「医科診療報酬点数表 調剤報酬点数表 令和６年改正版」正誤表

○官報掲載事項の一部訂正（「令和６年３月29日 厚生労働省保険局医療課 事務連絡 別添６」）による正誤

該当箇所	誤	正
84頁７行目	特別入院基本料等含む	特別入院基本料等を含む
153頁16行目	特定感染症入院医療管理加算、地域加算	地域加算
208頁５行目	第１節医学管理等	第１節医学管理料等
208頁14行目	B005の14	区分番号B005の14
428頁 下から11行目 注１	特定疾患療養管理料	特定疾患療養管理料及び区分番号B001-3-3に掲げる生活習慣病管理料（Ⅱ）
647頁１行目 イ	医学管理等（がん	医学管理等（通則第３号から第６号までに規定する加算、がん
647頁３行目 イ	在宅医療（在宅植込型	在宅医療（救急患者連携搬送料及び在宅植込型
647頁 下から10行目 ヌ	その他に掲げる診療料	その他に掲げる診療料（外来・在宅ベースアップ評価料（Ⅰ）及び外来・在宅ベースアップ評価料（Ⅱ）（再診時に限る。）を除く。）
648頁14行目 ロ	診療料（がん	診療料（通則第３号から第６号までに規定する加算、がん
648頁18行目 ハ	往診料及び在宅	往診料、救急患者連携搬送料及び在宅

医科診療報酬点数表

〔目　次〕

調剤報酬点数表

〔目　次〕

____（アンダーライン）又は □（線囲み）の部分が改正になりました。

○厚生労働省告示第57号

健康保険法（大正11年法律第70号）第76条第2項（同法第149条において準用する場合を含む。）及び高齢者の医療の確保に関する法律（昭和57年法律第80号）第71条第1項の規定に基づき，診療報酬の算定方法の一部を改正する告示を次のように定める。

令和6年3月5日　　　　　　　　　　　　厚生労働大臣　武見　敬三

附　則

この告示は，令和6年6月1日から適用する。次に掲げる規定は，定める日から適用する。

区分番号A 101の注13のただし書，区分番号A 106の注10のただし書，区分番号A 207－3の注4のただし書，区分番号A 214の注4のただし書，区分番号A 304の注8のただし書及び区分番号A 308－3の注5のただし書に係る規定　令和7年6月1日

診療報酬の算定方法

1　健康保険法第63条第3項第1号に規定する保険医療機関に係る療養（高齢者の医療の確保に関する法律（以下「高齢者医療確保法」という。）の規定による療養を含む。以下同じ。）に要する費用の額は，歯科診療以外の診療にあっては別表第一医科診療報酬点数表により，歯科診療にあっては別表第二歯科診療報酬点数表により算定するものとする。ただし，別に厚生労働大臣が指定する病院の病棟における療養（健康保険法第63条第1項第5号に掲げる療養（同条第2項に規定する食事療養，生活療養，評価療養，患者申出療養及び選定療養を除く。）及びその療養に伴う同条第1項第1号から第3号までに掲げる療養並びに高齢者医療確保法第64条第1項第5号に掲げる療養（同条第2項に規定する食事療養，生活療養，評価療養，患者申出療養及び選定療養を除く。）及びその療養に伴う同条第1項第1号から第3号までに掲げる療養に限る。）に要する費用の額は，当該療養を提供する病院の病棟ごとに別に厚生労働大臣が定めるところにより算定するものとする。

2　保険医療機関に係る療養に要する費用の額は，1点の単価を10円とし，別表第一又は別表第二に定める点数を乗じて算定するものとする。

3　健康保険法第63条第3項第1号に規定する保険薬局に係る療養に要する費用の額は，別表第三調剤報酬点数表により，1点の単価を10円とし，同表に定める点数を乗じて算定するものとする。

4　前3号の規定により保険医療機関又は保険薬局が毎月分につき保険者（高齢者医療確保法第7条第2項に規定する保険者をいう。）又は後期高齢者医療広域連合（同法第48条に規定する後期高齢者医療広域連合をいう。）ごとに請求すべき療養に要する費用の額を算定した場合において，その額に1円未満の端数があるときは，その端数金額は切り捨てて計算するものとする。

5　特別の事由がある場合において，都道府県知事が厚生労働大臣の承認を得て別に療養担当手当を定めた場合における療養に要する費用の額は，前各号により算定した額に当該療養担当手当の額を加算して算定するものとする。

6　前各号の規定により保険医療機関又は保険薬局において算定する療養に要する費用の額は，別に厚生労働大臣が定める場合を除き，介護保険法（平成9年法律第123号）第62条に規定する要介護被保険者等については，算定しないものとする。

7　別表第一から別表第三までにおける届出については，届出を行う保険医療機関又は保険薬局の所在地を管轄する地方厚生局長又は地方厚生支局長(以下「地方厚生局長等」という。）に対して行うものとする。ただし，当該所在地を管轄する地方厚生局又は地方厚生支局の分室がある場合には，当該分室を経由して行うものとする。

医科診療報酬点数表

第1章　基本診療料

第1部　初・再診料

通　則

1　健康保険法第63条第1項第1号及び高齢者医療確保法第64条第1項第1号の規定による初診及び再診の費用は，第1節又は第2節の各区分の所定点数により算定する。ただし，同時に2以上の傷病について初診を行った場合又は再診を行った場合には，区分番号A000に掲げる初診料の注5のただし書，区分番号A001に掲げる再診料の注3及び区分番号A002に掲げる外来診療料の注5に規定する場合を除き，初診料又は再診料（外来診療料を含む。）は，1回として算定する。

2　歯科診療及び歯科診療以外の診療を併せて行う保険医療機関にあっては，歯科診療及び歯科診療以外の診療につき，それぞれ別に初診料又は再診料（外来診療料を含む。）を算定する。

3　入院中の患者（第2部第4節に規定する短期滞在手術等基本料を算定する患者を含む。）に対する再診の費用（区分番号A001に掲げる再診料の注5及び注6に規定する加算並びに区分番号A002に掲げる外来診療料の注8及び注9に規定する加算を除く。）は，第2部第1節，第3節又は第4節の各区分の所定点数に含まれるものとする。

第1節　初　診　料

区分

A000 初診料……………………………………………… **291点**

注1　保険医療機関において初診を行った場合に算定する。ただし，別に厚生労働大臣が定める施設基準に適合しているものとして地方厚生局長等に届け出た保険医療機関において，情報通信機器を用いた初診を行った場合には，**253点**を算定する。

2　病院である保険医療機関（特定機能病院（医療法（昭和23年法律第205号）第4条の2第1項に規定する特定機能病院をい

う。以下この表において同じ。)，地域医療支援病院（同法第4条第1項に規定する地域医療支援病院をいう。以下この表において同じ。)（同法第7条第2項第5号に規定する一般病床(以下「一般病床」という。)の数が200未満であるものを除く。)及び外来機能報告対象病院等（同法第30条の18の2第1項に規定する外来機能報告対象病院等をいう。以下この表において同じ。)（同法第30条の18の4第1項第2号の規定に基づき，同法第30条の18の2第1項第1号の厚生労働省令で定める外来医療を提供する基幹的な病院として都道府県が公表したものに限り，一般病床の数が200未満であるものを除く。)に限る。）であって，初診の患者に占める他の病院又は診療所等からの文書による紹介があるものの割合等が低いものにおいて，別に厚生労働大臣が定める患者に対して初診を行った場合には，注1本文の規定にかかわらず，**216点**（注1のただし書に規定する場合にあっては，**188点**）を算定する。

3　病院である保険医療機関（許可病床（医療法の規定に基づき許可を受け，若しくは届出をし，又は承認を受けた病床をいう。以下この表において同じ。）の数が400床以上である病院（特定機能病院，地域医療支援病院，外来機能報告対象病院等（同法第30条の18の4第1項第2号の規定に基づき，同法第30条の18の2第1項第1号の厚生労働省令で定める外来医療を提供する基幹的な病院として都道府県が公表したものに限る。）及び一般病床の数が200未満であるものを除く。）に限る。）であって，初診の患者に占める他の病院又は診療所等からの文書による紹介があるものの割合等が低いものにおいて，別に厚生労働大臣が定める患者に対して初診を行った場合には，注1本文の規定にかかわらず，**216点**（注1のただし書に規定する場合にあっては，**188点**）を算定する。

4　医療用医薬品の取引価格の妥結率（当該保険医療機関において購入された使用薬剤の薬価（薬価基準）（平成20年厚生労働省告示第60号。以下「薬価基準」という。）に収載されている医療用医薬品の薬価総額（各医療用医薬品の規格単位数量に薬価を乗じた価格を合算したものをいう。以下同じ。）に占める卸売販売業者（医薬品，医療機器等の品質，有効性及び安全性の確保等に関する法律（昭和35年法律第145号）第34条第5項に規定する卸売販売業者をいう。）と当該保険医療機関との間での取引価格が定められた薬価基準に収載されている医療用医薬品の薬価総額の割合をいう。以下同じ。）に関して別に厚生労働大臣が定める施設基準を満たす保険医療機関（許可病床数が200床以上である病院に限る。）において初診を行った場合には，注1本文の規定にかかわらず，特定妥結率初診料として，**216点**（注1のただし書に規定する場合にあっては，**188点**）を算定する。

5　1傷病の診療継続中に他の傷病が発生して初診を行った場合は，それらの傷病に係る初診料は，併せて1回とし，第1回の初診のときに算定する。ただし，同一保険医療機関において，同一日に他の傷病について，新たに別の診療科を初診として受診した場合は，2つ目の診療科に限り**146点**（注1のただし書に規定する場合にあっては，**127点**）を，この場合において注2から注4までに規定する場合は，**108点**（注1のただし書に規定する場合にあっては，**94点**）を算定できる。ただし書の場合においては，注6から注16までに規定する加算は算定しない。

6　6歳未満の乳幼児に対して初診を行った場合は，乳幼児加算として，**75点**を所定点数に加算する。ただし，注7又は注8に規定する加算を算定する場合は算定しない。

7　保険医療機関が表示する診療時間以外の時間（深夜（午後10時から午前6時までの間をいう。以下この表において同じ。）及び休日を除く。以下この表において同じ。），休日（深夜を除く。以下この表において同じ。）又は深夜において初診を行った場合は，時間外加算，休日加算又は深夜加算として，それぞれ**85点**，**250点**又は**480点**（6歳未満の乳幼児の場合にあっては，それぞれ**200点**，**365点**又は**695点**）を所定点数に加算する。ただし，専ら夜間における救急医療の確保のために設けられている保険医療機関にあっては，夜間であって別に厚生労働大臣が定める時間において初診を行った場合は，**230点**（6歳未満の乳幼児の場合にあっては，**345点**）を所定点数に加算する。

8　小児科を標榜する保険医療機関（注7のただし書に規定するものを除く。）にあっては，夜間であって別に厚生労働大臣が定める時間，休日又は深夜（当該保険医療機関が表示する診療時間内の時間に限る。）において6歳未満の乳幼児に対して初診を行った場合は，注7の規定にかかわらず，それぞれ**200点**，**365点**又は**695点**を所定点数に加算する。

9　別に厚生労働大臣が定める施設基準を満たす保険医療機関（診療所に限る。）が，午後6時（土曜日にあっては正午）から午前8時までの間（深夜及び休日を除く。），休日又は深夜であって，当該保険医療機関が表示する診療時間内の時間において初診を行った場合は，夜間・早朝等加算として，**50点**を所定点数に加算する。ただし，注7のただし書又は注8に規定する加算を算定する場合にあっては，この限りでない。

10　別に厚生労働大臣が定める施設基準に適合しているものとして地方厚生局長等に届け出た保険医療機関（許可病床数が200床未満の病院又は診療所に限る。）において初診を行った場合は，機能強化加算として，**80点**を所定点数に加算する。

11　組織的な感染防止対策につき別に厚生労働大臣が定める施設基準に適合しているものとして地方厚生局長等に届け出た保険医療機関（診療所に限る。）において初診を行った場合は，外来感染対策向上加算として，月1回に限り**6点**を所定点数に加算する。ただし，発熱その他感染症を疑わせるような症状を呈する患者に対して適切な感染防止対策を講じた上で初診を行った場合は，発熱患者等対応加算として，月1回に限り**20点**を更に所定点数に加算する。

12　注11本文に該当する場合であって，感染症対策に関する医療機関間の連携体制につき別に厚生労働大臣が定める施設基準に適合しているものとして地方厚生局長等に届け出た保険医療機関において初診を行った場合は，連携強化加算として，月1回に限り**3点**を更に所定点数に加算する。

13　注11本文に該当する場合であって，感染防止対策に資する情報を提供する体制につき別に厚生労働大臣が定める施設基準に適合しているものとして地方厚生局長等に届け出た保険医療機関において初診を行った場合は，サーベイランス強化加算として，月1回に限り**1点**を更に所定点数に加算する。

14　注11本文に該当する場合であって，抗菌薬の使用状況につき別に厚生労働大臣が定める施設基準に適合しているものとして地方厚生局長等に届け出た保険医療機関において初診を行った場合は，抗菌薬適正使用体制加算として，月に1回に限り**5点**を更に所定点数に加算する。

15　別に厚生労働大臣が定める施設基準を満たす保険医療機関を受診した患者に対して十分な情報を取得した上で初診を行った場合は，医療情報取得加算1として，月1回に限り**3点**を所定点数に加算する。ただし，健康保険法第3条第13項に規定する電子資格確認により当該患者に係る診療情報を取得等した場合又は他の保険医療機関から当該患者に係る診療情報の提供を受けた場合にあっては，医療情報取得加算2として，月1回に限り**1点**を所定点数に加算する。

16　医療ＤＸ推進に係る体制として別に厚生労働大臣が定める施設基準に適合しているものとして地方厚生局長等に届け出た保険医療機関を受診した患者に対して初診を行った場合は，医療ＤＸ推進体制整備加算として，月1回に限り**8点**を所定点数に加算する。

第2節　再　診　料

区分

A 001 再診料……………………………………………………………… **75点**

注1　保険医療機関（許可病床のうち一般病床に係るものの数が200以上のものを除く。）において再診を行った場合（別に厚生労働大臣が定める施設基準に適合しているものとして地方厚生局長等に届け出た保険医療機関において情報通信機器を用いた再診を行った場合を含む。）に算定する。

2　医療用医薬品の取引価格の妥結率に関して別に厚生労働大臣が定める施設基準を満たす保険医療機関（許可病床数が200床以上である病院に限る。）において再診を行った場合には，注1の規定にかかわらず，特定妥結率再診料として，**55点**を算定する。

3　同一保険医療機関において，同一日に他の傷病について，別の診療科を再診として受診した場合は，注1の規定にかかわらず，2つ目の診療科に限り，**38点**（注2に規定する場合にあっては，**28点**）を算定する。この場合において，注4から注8まで及び注10から注20までに規定する加算は算定しない。

4　6歳未満の乳幼児に対して再診を行った場合は，乳幼児加算として，**38点**を所定点数に加算する。ただし，注5又は注6に規定する加算を算定する場合は算定しない。

5　保険医療機関が表示する診療時間以外の時間，休日又は深夜において再診を行った場合は，時間外加算，休日加算又は深夜加算として，それぞれ**65点**，**190点**又は**420点**（6歳未満の乳幼児の場合にあっては，それぞれ**135点**，**260点**又は**590点**）を所定点数に加算する。ただし，区分番号A 000に掲げる初診料の注7のただし書に規定する保険医療機関にあっては，同注のただし書に規定する時間において再診を行った場合は，**180点**（6歳未満の乳幼児の場合にあっては，**250点**）を所定点数に加算する。

6　小児科を標榜する保険医療機関（区分番号A 000に掲げる初診料の注7のただし書に規定するものを除く。）にあっては，夜間であって別に厚生労働大臣が定める時間，休日又は深夜（当該保険医療機関が表示する診療時間内の時間に限る。）において6歳未満の乳幼児に対して再診を行った場合は，注5の規定にかかわらず，それぞれ**135点**，**260点**又は**590点**を所定点数に加算する。

7　区分番号A 000に掲げる初診料の注9に規定する別に厚生労働大臣が定める施設基準を満たす保険医療機関（診療所に限

る。）が，午後6時（土曜日にあっては正午）から午前8時までの間（深夜及び休日を除く。），休日又は深夜であって，当該保険医療機関が表示する診療時間内の時間において再診を行った場合は，夜間・早朝等加算として，**50点**を所定点数に加算する。ただし，注5のただし書又は注6に規定する場合にあっては，この限りでない。

8　入院中の患者以外の患者に対して，慢性疼痛疾患管理並びに別に厚生労働大臣が定める検査並びに第7部リハビリテーション，第8部精神科専門療法，第9部処置，第10部手術，第11部麻酔及び第12部放射線治療を行わないものとして別に厚生労働大臣が定める計画的な医学管理を行った場合は，外来管理加算として，**52点**を所定点数に加算する。

9　患者又はその看護に当たっている者から電話等によって治療上の意見を求められて指示をした場合においても，再診料を算定することができる。ただし，この場合において，注8，注12，注13及び注15から注20までに規定する加算は算定しない。

10　別に厚生労働大臣が定める施設基準に適合しているものとして地方厚生局長等に届け出た保険医療機関（診療所に限る。）において再診を行った場合には，当該基準に係る区分に従い，次に掲げる点数をそれぞれ所定点数に加算する。

イ　時間外対応加算1 ……………………………… **5点**
ロ　時間外対応加算2 ……………………………… **4点**
ハ　時間外対応加算3 ……………………………… **3点**
ニ　時間外対応加算4 ……………………………… **1点**

11　個別の費用の計算の基礎となった項目ごとに記載した明細書の発行等につき別に厚生労働大臣が定める施設基準を満たす保険医療機関（診療所に限る。）を受診した患者については，明細書発行体制等加算として，**1点**を所定点数に加算する。

12　別に厚生労働大臣が定める施設基準に適合しているものとして地方厚生局長等に届け出た保険医療機関（診療所に限る。）において，脂質異常症，高血圧症，糖尿病，慢性心不全，慢性腎臓病（慢性維持透析を行っていないものに限る。）又は認知症のうち2以上の疾患を有する患者に対して，当該患者の同意を得て，療養上必要な指導及び診療を行った場合には，地域包括診療加算として，当該基準に係る区分に従い，次に掲げる点数を所定点数に加算する。

イ　地域包括診療加算1……………………………………………… **28点**

ロ　地域包括診療加算2……………………………………………… **21点**

13　別に厚生労働大臣が定める施設基準を満たす保険医療機関（診療所に限る。）において，認知症の患者（認知症以外に1以上の疾患（疑いのものを除く。）を有するものであって，1処方につき5種類を超える内服薬の投薬を行った場合及び1処方につき抗うつ薬，抗精神病薬，抗不安薬又は睡眠薬を合わせて3種類を超えて投薬を行った場合のいずれにも該当しないものに限る。）に対して，当該患者又はその家族等の同意を得て，療養上必要な指導及び診療を行った場合には，認知症地域包括診療加算として，当該基準に係る区分に従い，次に掲げる点数を所定点数に加算する。

イ　認知症地域包括診療加算1…………………………………… **38点**

ロ　認知症地域包括診療加算2…………………………………… **31点**

14　注12又は注13の場合において，他の保険医療機関に入院した患者又は介護保険法第8条第28項に規定する介護老人保健施設（以下「介護老人保健施設」という。）に入所した患者について，当該他の保険医療機関又は介護老人保健施設と連携して薬剤の服用状況や薬剤服用歴に関する情報共有等を行うとともに，当該他の保険医療機関又は介護老人保健施設において処方した薬剤の種類数が減少した場合であって，退院後又は退所後1月以内に当該他の保険医療機関又は介護老人保健施設から入院中又は入所中の処方内容について情報提供を受けた場合には，薬剤適正使用連携加算として，退院日又は退所日の属する月から起算して2月目までに1回に限り，**30点**を更に所定点数に加算する。

15　組織的な感染防止対策につき別に厚生労働大臣が定める施設基準に適合しているものとして地方厚生局長等に届け出た保険

医療機関（診療所に限る。）において再診を行った場合は，外来感染対策向上加算として，月１回に限り**6点**を所定点数に加算する。ただし，発熱その他感染症を疑わせるような症状を呈する患者に対して適切な感染防止対策を講じた上で再診を行った場合については，発熱患者等対応加算として，月１回に限り**20点**を更に所定点数に加算する。

16　注15本文に該当する場合であって，感染症対策に関する医療機関間の連携体制につき別に厚生労働大臣が定める施設基準に適合しているものとして地方厚生局長等に届け出た保険医療機関において再診を行った場合は，連携強化加算として，月１回に限り**3点**を更に所定点数に加算する。

17　注15本文に該当する場合であって，感染防止対策に資する情報を提供する体制につき別に厚生労働大臣が定める施設基準に適合しているものとして地方厚生局長等に届け出た保険医療機関において再診を行った場合は，サーベイランス強化加算として，月１回に限り**1点**を更に所定点数に加算する。

18　注15本文に該当する場合であって，抗菌薬の使用状況につき別に厚生労働大臣が定める施設基準に適合しているものとして地方厚生局長等に届け出た保険医療機関において再診を行った場合は，抗菌薬適正使用体制加算として，月に１回に限り**5点**を更に所定点数に加算する。

19　別に厚生労働大臣が定める施設基準を満たす保険医療機関を受診した患者に対して十分な情報を取得した上で再診を行った場合は，医療情報取得加算３として，３月に１回に限り**2点**を所定点数に加算する。ただし，健康保険法第３条第13項に規定する電子資格確認により当該患者に係る診療情報を取得等した場合又は他の保険医療機関から当該患者に係る診療情報の提供を受けた場合にあっては，医療情報取得加算４として，３月に１回に限り**1点**を所定点数に加算する。

20　別に厚生労働大臣が定める施設基準に適合しているものとして地方厚生局長等に届け出た保険医療機関において，看護師等といる患者に対して情報通信機器を用いた診療を行った場合は，看護師等遠隔診療補助加算として，**50点**を所定点数に加算する。

A 002 外来診療料……………………………………………………… **76点**

注1 許可病床のうち一般病床に係るものの数が200以上である保険医療機関において再診を行った場合に算定する。ただし，別に厚生労働大臣が定める施設基準に適合しているものとして地方厚生局長等に届け出た保険医療機関において，情報通信機器を用いた再診を行った場合には，**75点**を算定する。

2 病院である保険医療機関（特定機能病院，地域医療支援病院及び外来機能報告対象病院等（医療法第30条の18の4第1項第2号の規定に基づき，同法第30条の18の2第1項第1号の厚生労働省令で定める外来医療を提供する基幹的な病院として都道府県が公表したものに限る。）に限る。）であって，初診の患者に占める他の病院又は診療所等からの文書による紹介があるものの割合等が低いものにおいて，別に厚生労働大臣が定める患者に対して再診を行った場合には，注1の規定にかかわらず，**56点**を算定する。

3 病院である保険医療機関（許可病床数が400床以上である病院（特定機能病院，地域医療支援病院及び外来機能報告対象病院等（医療法第30条の18の4第1項第2号の規定に基づき，同法第30条の18の2第1項第1号の厚生労働省令で定める外来医療を提供する基幹的な病院として都道府県が公表したものに限る。）を除く。）に限る。）であって，初診の患者に占める他の病院又は診療所等からの文書による紹介があるものの割合等が低いものにおいて，別に厚生労働大臣が定める患者に対して再診を行った場合には，注1の規定にかかわらず，**56点**を算定する。

4 医療用医薬品の取引価格の妥結率に関して別に厚生労働大臣が定める施設基準を満たす保険医療機関において再診を行った場合には，注1の規定にかかわらず，特定妥結率外来診療料として，**56点**を算定する。

5 同一保険医療機関において，同一日に他の傷病について，別の診療料を再診として受診した場合は，注1の規定にかかわらず，2つ目の診療料に限り**38点**（注2から注4までに規定する場合にあっては，**28点**）を算定する。この場合において，注6のただし書及び注7から注11までに規定する加算は算定しない。

6　第2章第3部検査及び第9部処置のうち次に掲げるものは，外来診療料に含まれるものとする。ただし，第2章第3部第1節第1款検体検査実施料の通則第3号に規定する加算は，外来診療料に係る加算として別に算定することができる。

イ　尿検査

区分番号D000からD002－2までに掲げるもの

ロ　糞便検査

区分番号D003（カルプロテクチン（糞便）を除く。）に掲げるもの

ハ　血液形態・機能検査

区分番号D005（ヘモグロビンA1c（HbA1c），デオキシチミジンキナーゼ（TK）活性，ターミナルデオキシヌクレオチジルトランスフェラーゼ（TdT），骨髄像及び造血器腫瘍細胞抗原検査（一連につき）を除く。）に掲げるもの

ニ　創傷処置

100平方センチメートル未満のもの及び100平方センチメートル以上500平方センチメートル未満のもの

ホ　削除

ヘ　皮膚科軟膏処置

100平方センチメートル以上500平方センチメートル未満のもの

ト　膀胱洗浄

チ　腟洗浄

リ　眼処置

ヌ　睫毛抜去

ル　耳処置

ヲ　耳管処置

ワ　鼻処置

カ　口腔，咽頭処置

ヨ　間接喉頭鏡下喉頭処置

タ　ネブライザ

レ　超音波ネブライザ

ソ　介達牽引

ツ　消炎鎮痛等処置

7　6歳未満の乳幼児に対して再診を行った場合は，乳幼児加算として，**38点**を所定点数に加算する。ただし，注8又は注9に規定する加算を算定する場合は算定しない。

8　保険医療機関が表示する診療時間以外の時間，休日又は深夜において再診を行った場合は，時間外加算，休日加算又は深夜加算として，それぞれ**65点**，**190点**又は**420点**（6歳未満の乳幼児の場合にあっては，それぞれ**135点**，**260点**又は**590点**）を所定点数に加算する。ただし，区分番号A 000に掲げる初診料の注7のただし書に規定する保険医療機関にあっては，同注のただし書に規定する時間において再診を行った場合は，**180点**（6歳未満の乳幼児の場合においては，**250点**）を所定点数に加算する。

9　小児科を標榜する保険医療機関（区分番号A 000に掲げる初診料の注7のただし書に規定するものを除く。）にあっては，夜間であって別に厚生労働大臣が定める時間，休日又は深夜（当該保険医療機関が表示する診療時間内の時間に限る。）において6歳未満の乳幼児に対して再診を行った場合は，注8の規定にかかわらず，それぞれ**135点**，**260点**又は**590点**を所定点数に加算する。

10　別に厚生労働大臣が定める施設基準を満たす保険医療機関を受診した患者に対して十分な情報を取得した上で再診を行った場合は，医療情報取得加算3として，3月に1回に限り**2点**を所定点数に加算する。ただし，健康保険法第3条第13項に規定する電子資格確認により当該患者に係る診療情報を取得等した場合又は他の保険医療機関から当該患者に係る診療情報の提供を受けた場合にあっては，医療情報取得加算４として，３月に１回に限り**１点**を所定点数に加算する。

11　別に厚生労働大臣が定める施設基準に適合しているものとして地方厚生局長等に届け出た保険医療機関において，看護師等といる患者に対して情報通信機器を用いた診療を行った場合は，看護師等遠隔診療補助加算として，**50点**を所定点数に加算する。

A 003 削除

第２部　入院料等

通　則

1　健康保険法第63条第１項第５号及び高齢者医療確保法第64条第１項第５号による入院及び看護の費用は，第１節から第５節までの各区分の所定点数により算定する。この場合において，特に規定する場合を除き，通常必要とされる療養環境の提供，看護及び医学的管理に要する費用は，第１節，第３節又は第４節の各区分の所定点数に含まれるものとする。

2　同一の保険医療機関において，同一の患者につき，第１節の各区分に掲げる入院基本料（特別入院基本料，月平均夜勤時間超過減算，夜勤時間特別入院基本料及び重症患者割合特別入院基本料（以下「特別入院基本料等」という。）を含む。），第３節の各区分に掲げる特定入院料及び第４節の各区分に掲げる短期滞在手術等基本料を同一の日に算定することはできない。

3　別に厚生労働大臣が定める患者の場合には，特別入院基本料等，区分番号Ａ108に掲げる有床診療所入院基本料又は区分番号Ａ109に掲げる有床診療所療養病床入院基本料を算定する場合を除き，入院日から起算して５日までの間は，区分番号Ａ400の２に掲げる短期滞在手術等基本料３を算定し，６日目以降は第１節の各区分に掲げる入院基本料（特別入院基本料等を含む。）又は第３節の各区分に掲げる特定入院料のいずれかを算定する。

4　歯科診療及び歯科診療以外の診療を併せて行う保険医療機関にあっては，当該患者の主傷病に係る入院基本料（特別入院基本料等を含む。），特定入院料又は短期滞在手術等基本料を算定する。

5　第1節から第4節までに規定する期間の計算は，特に規定する場合を除き，保険医療機関に入院した日から起算して計算する。ただし，保険医療機関を退院した後，同一の疾病又は負傷により，当該保険医療機関又は当該保険医療機関と特別の関係にある保険医療機関に入院した場合には，急性増悪その他やむを得ない場合を除き，最初の保険医療機関に入院した日から起算して計算する。

6　別に厚生労働大臣が定める入院患者数の基準又は医師等の員数の基準に該当する保険医療機関の入院基本料については，別に厚生労働大臣が定めるところにより算定する。

7　入院診療計画，院内感染防止対策，医療安全管理体制，褥瘡対策，栄養管理体制，意思決定支援及び身体的拘束最小化について，別に厚生労働大臣が定める基準を満たす場合に限り，第1節（特別入院基本料等を含む。），第3節及び第4節（短期滞在手術等基本料1を除く。）の各区分に掲げるそれぞれの入院基本料，特定入院料又は短期滞在手術等基本料の所定点数を算定する。

8　7に規定する別に厚生労働大臣が定める基準のうち，栄養管理体制に関する基準を満たすことができない保険医療機関（診療所を除き，別に厚生労働大臣が定める基準を満たすものに限る。）については，第1節（特別入院基本料等を除く。），第3節及び第4節（短期滞在手術等基本料1を除く。）の各区分に掲げるそれぞれの入院基本料，特定入院料又は短期滞在手術等基本料の所定点数から1日につき**40点**を減算する。

9　7に規定する別に厚生労働大臣が定める基準のうち，身体的拘束最小化に関する基準を満たすことができない保険医療機関については，第1節（特別入院基本料等を除く。），第3節及び第4節（短期滞在手術等基本料1を除く。）の各区分に掲げるそれぞれの入院基本料，特定入院料又は短期滞在手術等基本料の所定点数から1日につき**40点**を減算する。

第1節　入院基本料

区分

A 100 一般病棟入院基本料（1日につき）

1　急性期一般入院基本料

イ　急性期一般入院料１…………………………………………… 1,688点
ロ　急性期一般入院料２…………………………………………… 1,644点
ハ　急性期一般入院料３…………………………………………… 1,569点
ニ　急性期一般入院料４…………………………………………… 1,462点
ホ　急性期一般入院料５…………………………………………… 1,451点
ヘ　急性期一般入院料６…………………………………………… 1,404点

2　地域一般入院基本料

イ　地域一般入院料１……………………………………………… 1,176点
ロ　地域一般入院料２……………………………………………… 1,170点
ハ　地域一般入院料３……………………………………………… 1,003点

注１　療養病棟入院基本料，結核病棟入院基本料又は精神病棟入院基本料を算定する病棟以外の病院の病棟（以下この表において「一般病棟」という。）であって，看護配置，看護師比率，平均在院日数その他の事項につき別に厚生労働大臣が定める施設基準に適合しているものとして保険医療機関が地方厚生局長等に届け出た病棟に入院している患者（第３節の特定入院料を算定する患者を除く。）について，当該基準に係る区分に従い，それぞれ所定点数を算定する。ただし，通則第６号に規定する保険医療機関の病棟については，この限りでない。

２　注１に規定する病棟以外の一般病棟については，当分の間，地方厚生局長等に届け出た場合に限り，当該病棟に入院している患者（第３節の特定入院料を算定する患者を除く。）について，特別入院基本料として，612点を算定できる。ただし，注１に規定する別に厚生労働大臣が定める施設基準に適合するものとして地方厚生局長等に届け出ていた病棟であって，当該基準のうち別に厚生労働大臣が定めるもののみに適合しなくなったものとして地方厚生局長等に届け出た病棟については，当該病棟に入院している患者（第３節の特定入院料を算定する患者を除く。）について，当該基準に適合しなくなった後の直近３月に限り，月平均夜勤時間超過減算として，それぞれの所定点数から**100分の15**に相当する点数を減算する。なお，別に厚生労働大臣が定める場合には，算定できない。

3　当該病棟の入院患者の入院期間に応じ，次に掲げる点数をそれぞれ1日につき所定点数に加算する。

イ　14日以内の期間……………………………………………… **450点**

（特別入院基本料等については，**300点**）

ロ　15日以上30日以内の期間 ………………………………… **192点**

（特別入院基本料等については，**155点**）

4　地域一般入院基本料を算定する病棟において，当該患者が他の保険医療機関から転院してきた者であって，当該他の保険医療機関において区分番号A 246に掲げる入退院支援加算3を算定したものである場合には，重症児（者）受入連携加算として，入院初日に限り**2,000点**を所定点数に加算する。

5　地域一般入院基本料を算定する病棟に入院している患者のうち，急性期医療を担う他の保険医療機関の一般病棟から転院した患者又は介護老人保健施設，介護保険法第8条第29項に規定する介護医療院（以下「介護医療院」という。），老人福祉法（昭和38年法律第133号）第20条の5に規定する特別養護老人ホーム（以下この表において「特別養護老人ホーム」という。），同法第20条の6に規定する軽費老人ホーム（以下この表において「軽費老人ホーム」という。），同法第29条第1項に規定する有料老人ホーム（以下この表において「有料老人ホーム」という。）等若しくは自宅から入院した患者については，転院又は入院した日から起算して14日を限度として，救急・在宅等支援病床初期加算として，1日につき**150点**を所定点数に加算する。

6　別に厚生労働大臣が定める保険医療機関においては，別に厚生労働大臣が定める日の入院基本料（特別入院基本料等を含む。）は，夜間看護体制特定日減算として，次のいずれにも該当する場合に限り，所定点数の**100分の5**に相当する点数を減算する。

イ　年6日以内であること。

ロ　当該日が属する月が連続する2月以内であること。

7　注1に規定する別に厚生労働大臣が定める施設基準に適合

するものとして地方厚生局長等に届け出ていた病棟であって，当該基準のうち別に厚生労働大臣が定めるもののみに適合しなくなったものとして地方厚生局長等に届け出た病棟については，注２の規定にかかわらず，当該病棟に入院している患者（第３節の特定入院料を算定する患者を除く。）について，当分の間，夜勤時間特別入院基本料として，それぞれの所定点数の**100分の70**に相当する点数を算定できる。

8　退院が特定の時間帯に集中しているものとして別に厚生労働大臣が定める保険医療機関においては，別に厚生労働大臣が定める患者の退院日の入院基本料（特別入院基本料等を含む。）は，所定点数の**100分の92**に相当する点数により算定する。

9　入院日及び退院日が特定の日に集中しているものとして別に厚生労働大臣が定める保険医療機関においては，別に厚生労働大臣が定める日の入院基本料（特別入院基本料等を含む。）は，所定点数の**100分の92**に相当する点数により算定する。

10　当該病棟においては，第２節の各区分に掲げる入院基本料等加算のうち，次に掲げる加算について，同節に規定する算定要件を満たす場合に算定できる。

イ　総合入院体制加算

ロ　急性期充実体制加算（急性期一般入院料１を算定するものに限る。）

ハ　地域医療支援病院入院診療加算

ニ　臨床研修病院入院診療加算

ホ　紹介受診重点医療機関入院診療加算

ヘ　救急医療管理加算

ト　超急性期脳卒中加算

チ　妊産婦緊急搬送入院加算

リ　在宅患者緊急入院診療加算

ヌ　診療録管理体制加算

ル　医師事務作業補助体制加算

ヲ　急性期看護補助体制加算

ワ　看護職員夜間配置加算
カ　乳幼児加算・幼児加算
ヨ　特定感染症入院医療管理加算
タ　難病等特別入院診療加算
レ　超重症児（者）入院診療加算・準超重症児（者）入院診療加算
ソ　看護配置加算
ツ　看護補助加算
ネ　地域加算
ナ　離島加算
ラ　療養環境加算
ム　ＨＩＶ感染者療養環境特別加算
ウ　特定感染症患者療養環境特別加算
ヰ　重症者等療養環境特別加算
ノ　小児療養環境特別加算
オ　無菌治療室管理加算
ク　放射線治療病室管理加算
ヤ　緩和ケア診療加算
マ　小児緩和ケア診療加算
ケ　精神科リエゾンチーム加算
フ　強度行動障害入院医療管理加算
コ　依存症入院医療管理加算
エ　摂食障害入院医療管理加算
テ　がん拠点病院加算
ア　リハビリテーション・栄養・口腔連携体制加算（急性期一般入院基本料に限る。）
サ　栄養サポートチーム加算
キ　医療安全対策加算
ユ　感染対策向上加算
メ　患者サポート体制充実加算
ミ　報告書管理体制加算
シ　褥瘡ハイリスク患者ケア加算

ヱ　ハイリスク妊娠管理加算
ヒ　ハイリスク分娩等管理加算（ハイリスク分娩管理加算に限る。）
モ　呼吸ケアチーム加算
セ　術後疼痛管理チーム加算（急性期一般入院基本料に限る。）
ス　後発医薬品使用体制加算
ン　バイオ後続品使用体制加算
イイ　病棟薬剤業務実施加算1
イロ　データ提出加算
イハ　入退院支援加算（1のイ，2のイ又は3に限る。）
イニ　医療的ケア児（者）入院前支援加算
イホ　認知症ケア加算
イヘ　せん妄ハイリスク患者ケア加算（急性期一般入院基本料に限る。）
イト　精神疾患診療体制加算
イチ　薬剤総合評価調整加算
イリ　排尿自立支援加算
イヌ　地域医療体制確保加算（急性期一般入院基本料に限る。）
イル　協力対象施設入所者入院加算

11　当該病棟のうち，保険医療機関が地方厚生局長等に届け出たものに入院している患者であって，当該病棟に90日を超えて入院するものについては，注1から注10までの規定にかかわらず，区分番号A 101に掲げる療養病棟入院料1の例により算定する。

A 101 療養病棟入院基本料（1日につき）

1　療養病棟入院料1

イ　入院料1 ……………………………………………… 1,964点

（健康保険法第63条第2項第2号及び高齢者医療確保法第64条第2項第2号の療養（以下この表において「生活療養」という。）を受ける場合にあっては，1,949点）

ロ　入院料2 ……………………………………………… 1,909点

（生活療養を受ける場合にあっては，1,895点）

ハ　入院料3 ……………………………………………… 1,621点

（生活療養を受ける場合にあっては，1,607点）

ニ　入院料4 ……………………………………………… 1,692点
（生活療養を受ける場合にあっては，1,677点）

ホ　入院料5 ……………………………………………… 1,637点
（生活療養を受ける場合にあっては，1,623点）

ヘ　入院料6 ……………………………………………… 1,349点
（生活療養を受ける場合にあっては，1,335点）

ト　入院料7 ……………………………………………… 1,644点
（生活療養を受ける場合にあっては，1,629点）

チ　入院料8 ……………………………………………… 1,589点
（生活療養を受ける場合にあっては，1,575点）

リ　入院料9 ……………………………………………… 1,301点
（生活療養を受ける場合にあっては，1,287点）

ヌ　入院料10 ……………………………………………… 1,831点
（生活療養を受ける場合にあっては，1,816点）

ル　入院料11 ……………………………………………… 1,776点
（生活療養を受ける場合にあっては，1,762点）

ヲ　入院料12 ……………………………………………… 1,488点
（生活療養を受ける場合にあっては，1,474点）

ワ　入院料13 ……………………………………………… 1,455点
（生活療養を受ける場合にあっては，1,440点）

カ　入院料14 ……………………………………………… 1,427点
（生活療養を受ける場合にあっては，1,413点）

ヨ　入院料15 ……………………………………………… 1,273点
（生活療養を受ける場合にあっては，1,258点）

タ　入院料16 ……………………………………………… 1,371点
（生活療養を受ける場合にあっては，1,356点）

レ　入院料17 ……………………………………………… 1,343点
（生活療養を受ける場合にあっては，1,329点）

ソ　入院料18 ……………………………………………… 1,189点
（生活療養を受ける場合にあっては，1,174点）

ツ　入院料19 ……………………………………………… 1,831点

（生活療養を受ける場合にあっては，1,816点）
ネ　入院料20……1,776点
（生活療養を受ける場合にあっては，1,762点）
ナ　入院料21……1,488点
（生活療養を受ける場合にあっては，1,474点）
ラ　入院料22……1,442点
（生活療養を受ける場合にあっては，1,427点）
ム　入院料23……1,414点
（生活療養を受ける場合にあっては，1,400点）
ウ　入院料24……1,260点
（生活療養を受ける場合にあっては，1,245点）
ヰ　入院料25……983点
（生活療養を受ける場合にあっては，968点）
ノ　入院料26……935点
（生活療養を受ける場合にあっては，920点）
オ　入院料27……830点
（生活療養を受ける場合にあっては，816点）
ク　入院料28……1,831点
（生活療養を受ける場合にあっては，1,816点）
ヤ　入院料29……1,776点
（生活療養を受ける場合にあっては，1,762点）
マ　入院料30……1,488点
（生活療養を受ける場合にあっては，1,474点）

2　療養病棟入院料2

イ　入院料1……1,899点
（生活療養を受ける場合にあっては，1,885点）
ロ　入院料2……1,845点
（生活療養を受ける場合にあっては，1,831点）
ハ　入院料3……1,556点
（生活療養を受ける場合にあっては，1,542点）
ニ　入院料4……1,627点
（生活療養を受ける場合にあっては，1,613点）

ホ　入院料5 …………………………………………………………… 1,573点
（生活療養を受ける場合にあっては，1,559点）
ヘ　入院料6 …………………………………………………………… 1,284点
（生活療養を受ける場合にあっては，1,270点）
ト　入院料7 …………………………………………………………… 1,579点
（生活療養を受ける場合にあっては，1,565点）
チ　入院料8 …………………………………………………………… 1,525点
（生活療養を受ける場合にあっては，1,511点）
リ　入院料9 …………………………………………………………… 1,236点
（生活療養を受ける場合にあっては，1,222点）
ヌ　入院料10 ………………………………………………………… 1,766点
（生活療養を受ける場合にあっては，1,752点）
ル　入院料11 ………………………………………………………… 1,712点
（生活療養を受ける場合にあっては，1,698点）
ヲ　入院料12 ………………………………………………………… 1,423点
（生活療養を受ける場合にあっては，1,409点）
ワ　入院料13 ………………………………………………………… 1,389点
（生活療養を受ける場合にあっては，1,375点）
カ　入院料14 ………………………………………………………… 1,362点
（生活療養を受ける場合にあっては，1,347点）
ヨ　入院料15 ………………………………………………………… 1,207点
（生活療養を受ける場合にあっては，1,193点）
タ　入院料16 ………………………………………………………… 1,305点
（生活療養を受ける場合にあっては，1,291点）
レ　入院料17 ………………………………………………………… 1,278点
（生活療養を受ける場合にあっては，1,263点）
ソ　入院料18 ………………………………………………………… 1,123点
（生活療養を受ける場合にあっては，1,109点）
ツ　入院料19 ………………………………………………………… 1,766点
（生活療養を受ける場合にあっては，1,752点）
ネ　入院料20 ………………………………………………………… 1,712点
（生活療養を受ける場合にあっては，1,698点）

ナ　入院料21……………………………………………………1,423点
（生活療養を受ける場合にあっては，1,409点）
ラ　入院料22……………………………………………………1,376点
（生活療養を受ける場合にあっては，1,362点）
ム　入院料23……………………………………………………1,349点
（生活療養を受ける場合にあっては，1,334点）
ウ　入院料24……………………………………………………1,194点
（生活療養を受ける場合にあっては，1,180点）
ヰ　入院料25……………………………………………………918点
（生活療養を受ける場合にあっては，904点）
ノ　入院料26……………………………………………………870点
（生活療養を受ける場合にあっては，856点）
オ　入院料27……………………………………………………766点
（生活療養を受ける場合にあっては，751点）
ク　入院料28……………………………………………………1,766点
（生活療養を受ける場合にあっては，1,752点）
ヤ　入院料29……………………………………………………1,712点
（生活療養を受ける場合にあっては，1,698点）
マ　入院料30……………………………………………………1,423点
（生活療養を受ける場合にあっては，1,409点）

注1　病院の療養病棟（医療法第７条第２項第４号に規定する療養病床（以下「療養病床」という。）に係る病棟として地方厚生局長等に届け出たものをいう。以下この表において同じ。）であって，看護配置，看護師比率，看護補助配置その他の事項につき別に厚生労働大臣が定める施設基準に適合しているものとして保険医療機関が地方厚生局長等に届け出た病棟に入院している患者（第３節の特定入院料を算定する患者を除く。）について，当該基準に係る区分及び当該患者の疾患，状態，ＡＤＬ等について別に厚生労働大臣が定める区分に従い，当該患者ごとにそれぞれ所定点数を算定する。ただし，１又は２の入院料1から3まで，10から12まで又は19から21までのいずれかを算定する場合であって，当該病棟において中心静脈栄養を

実施している状態にある者の摂食機能又は嚥下機能の回復に必要な体制が確保されていると認められない場合には，それぞれ１又は２の入院料4から6まで，13から15まで又は22から24までのいずれかを算定し，注３のただし書に該当する場合には，当該基準に係る区分に従い，それぞれ１又は２の入院料27を算定する。

2　注１に規定する病棟以外の療養病棟については，当分の間，地方厚生局長等に届け出た場合に限り，当該病棟に入院している患者（第３節の特定入院料を算定する患者を除く。）について，特別入院基本料として，**582点**（生活療養を受ける場合にあっては，**568点**）を算定できる。

3　療養病棟入院基本料を算定する患者に対して行った第３部検査，第５部投薬，第６部注射，第７部リハビリテーション（別に厚生労働大臣が定めるものに限る。）及び第13部病理診断並びに第４部画像診断及び第９部処置のうち別に厚生労働大臣が定める画像診断及び処置の費用（フィルムの費用を含み，別に厚生労働大臣が定める薬剤及び注射薬（以下この表において「除外薬剤・注射薬」という。）の費用を除く。）は，当該入院基本料に含まれるものとする。ただし，患者の急性増悪により，同一の保険医療機関の一般病棟へ転棟又は別の保険医療機関の一般病棟へ転院する場合には，その日から起算して３日前までの当該費用については，この限りでない。

4　当該病棟に入院している患者のうち，別に厚生労働大臣が定める状態のものに対して，必要な褥瘡対策を行った場合に，患者の褥瘡の状態に応じて，１日につき次に掲げる点数を所定点数に加算する。

イ　褥瘡対策加算１……………………………………………………**15点**

ロ　褥瘡対策加算２……………………………………………………**5点**

5　当該患者が他の保険医療機関から転院してきた者であって，当該他の保険医療機関において区分番号Ａ246に掲げる入退院支援加算３を算定したものである場合には，重症児（者）受入連携加算として，入院初日に限り**2,000点**を所定点数に加算する。

6　当該病棟に入院している患者のうち，急性期医療を担う他の保険医療機関の一般病棟から転院した患者及び当該保険医療機関（急性期医療を担う保険医療機関に限る。）の一般病棟から転棟した患者については，転院又は転棟した日から起算して14日を限度として，急性期患者支援療養病床初期加算として，１日につき**300点**を所定点数に加算し，介護老人保健施設，介護医療院，特別養護老人ホーム，軽費老人ホーム，有料老人ホーム等又は自宅から入院した患者については，治療方針に関する患者又はその家族等の意思決定に対する支援を行った場合に，入院した日から起算して14日を限度として，在宅患者支援療養病床初期加算として，１日につき**350点**を所定点数に加算する。

7　当該病棟においては，第２節の各区分に掲げる入院基本料等加算のうち，次に掲げる加算について，同節に規定する算定要件を満たす場合に算定できる。

イ　地域医療支援病院入院診療加算

ロ　臨床研修病院入院診療加算

ハ　紹介受診重点医療機関入院診療加算

ニ　在宅患者緊急入院診療加算

ホ　診療録管理体制加算

ヘ　医師事務作業補助体制加算（50対１補助体制加算，75対１補助体制加算又は100対１補助体制加算に限る。）

ト　乳幼児加算・幼児加算

チ　超重症児（者）入院診療加算・準超重症児（者）入院診療加算

リ　地域加算

ヌ　離島加算

ル　ＨＩＶ感染者療養環境特別加算

ヲ　療養病棟療養環境加算

ワ　療養病棟療養環境改善加算

カ　重症皮膚潰瘍管理加算

ヨ　栄養サポートチーム加算
タ　医療安全対策加算
レ　感染対策向上加算
ソ　患者サポート体制充実加算
ツ　報告書管理体制加算
ネ　病棟薬剤業務実施加算１
ナ　データ提出加算
ラ　入退院支援加算（１のロ又は２のロに限る。）
ム　医療的ケア児（者）入院前支援加算
ウ　認知症ケア加算
ヰ　薬剤総合評価調整加算
ノ　排尿自立支援加算
オ　協力対象施設入所者入院加算

8　別に厚生労働大臣が指定する期間において，感染症の予防及び感染症の患者に対する医療に関する法律（平成10年法律第114号。以下「感染症法」という。）第６条第７項に規定する新型インフルエンザ等感染症の患者及びその疑似症患者が入院した場合に区分番号Ａ100に掲げる一般病棟入院基本料を算定する旨を地方厚生局長等に届け出た保険医療機関においては，当該患者について，注１の規定にかかわらず，区分番号Ａ100に掲げる一般病棟入院基本料の例により算定する。

9　当該病棟（療養病棟入院料１を算定するものに限る。）に入院している患者のうち，当該保険医療機関において，区分番号Ｊ038に掲げる人工腎臓，Ｊ038－２に掲げる持続緩徐式血液濾過，Ｊ039に掲げる血漿交換療法又はＪ042に掲げる腹膜灌流を行っている患者については，慢性維持透析管理加算として，１日につき**100点**を所定点数に加算する。

10　療養病棟入院料１を算定する病棟において，別に厚生労働大臣が定める施設基準に適合するものとして保険医療機関が地方厚生局長等に届け出た病棟に入院している患者については，在宅復帰機能強化加算として，１日につき**50点**を所定点数に加算する。

11　別に厚生労働大臣が定める施設基準に適合しているものとして地方厚生局長等に届け出た保険医療機関が，療養病棟入院基本料を算定する患者について，経腸栄養を開始した場合，経腸栄養管理加算として，入院中１回に限り，経腸栄養を開始した日から起算して７日を限度として，１日につき**300点**を所定点数に加算する。この場合において，区分番号Ａ233－２に掲げる栄養サポートチーム加算，区分番号Ｂ001の10に掲げる入院栄養食事指導料又は区分番号Ｂ001の11に掲げる集団栄養食事指導料は別に算定できない。

12　別に厚生労働大臣が定める施設基準に適合するものとして保険医療機関が地方厚生局長等に届け出た病棟に入院している患者については，夜間看護加算として，１日につき**50点**を所定点数に加算する。この場合において，注13に規定する看護補助体制充実加算は別に算定できない。

13　別に厚生労働大臣が定める施設基準に適合するものとして保険医療機関が地方厚生局長等に届け出た病棟に入院している患者については，当該基準に係る区分に従い，次に掲げる点数をそれぞれ１日につき所定点数に加算する。ただし，当該患者について，身体的拘束を実施した日は，看護補助体制充実加算３の例により所定点数に加算する。

イ　看護補助体制充実加算１……………………………………**80点**

ロ　看護補助体制充実加算２……………………………………**65点**

ハ　看護補助体制充実加算３……………………………………**55点**

Ａ 102 結核病棟入院基本料（１日につき）

1　7対１入院基本料………………………………………… **1,677点**

2　10対１入院基本料………………………………………… **1,405点**

3　13対１入院基本料………………………………………… **1,182点**

4　15対１入院基本料………………………………………… **1,013点**

5　18対１入院基本料…………………………………………… **868点**

6　20対１入院基本料…………………………………………… **819点**

注１　病院（特定機能病院を除く。）の結核病棟（医療法第７条第２項第３号に規定する結核病床に係る病棟として地方厚生局長等

に届出のあったものをいう。以下この表において同じ。)であって，看護配置，看護師比率その他の事項につき別に厚生労働大臣が定める施設基準に適合しているものとして保険医療機関が地方厚生局長等に届け出た病棟に入院している患者（第3節の特定入院料を算定する患者を除く。）について，当該基準に係る区分に従い，それぞれ所定点数を算定する。ただし，通則第6号に規定する保険医療機関の病棟については，この限りでない。

2　注1に規定する病棟以外の結核病棟については，当分の間，地方厚生局長等に届け出た場合に限り，当該病棟に入院している患者（第3節の特定入院料を算定する患者を除く。）について，特別入院基本料として，**586点**を算定できる。ただし，注1に規定する別に厚生労働大臣が定める施設基準に適合するものとして地方厚生局長等に届け出ていた病棟であって，当該基準のうち別に厚生労働大臣が定めるもののみに適合しなくなったものとして地方厚生局長等に届け出た病棟については，当該病棟に入院している患者（第3節の特定入院料を算定する患者を除く。）について，当該基準に適合しなくなった後の直近3月に限り，月平均夜勤時間超過減算として，それぞれの所定点数から**100分の15**に相当する点数を減算する。なお，別に厚生労働大臣が定める場合には，算定できない。

3　注1及び注2の規定にかかわらず，別に厚生労働大臣が定める患者については，特別入院基本料を算定する。

4　当該病棟の入院患者の入院期間に応じ，次に掲げる点数をそれぞれ1日につき所定点数に加算する。

イ　14日以内の期間……………………………………………**400点**
（特別入院基本料等については，**320点**）

ロ　15日以上30日以内の期間………………………………**300点**
（特別入院基本料等については，**240点**）

ハ　31日以上60日以内の期間………………………………**200点**
（特別入院基本料等については，**160点**）

ニ　61日以上90日以内の期間………………………………**100点**

5　当該病棟においては，第2節の各区分に掲げる入院基本料等加算のうち，次に掲げる加算について，同節に規定する算定要件を満たす場合に算定できる。

イ　地域医療支援病院入院診療加算
ロ　臨床研修病院入院診療加算
ハ　紹介受診重点医療機関入院診療加算
ニ　救急医療管理加算
ホ　妊産婦緊急搬送入院加算
ヘ　在宅患者緊急入院診療加算
ト　診療録管理体制加算
チ　医師事務作業補助体制加算（50 対 1 補助体制加算，75 対 1 補助体制加算又は 100 対 1 補助体制加算に限る。）
リ　乳幼児加算・幼児加算
ヌ　難病等特別入院診療加算（難病患者等入院診療加算に限る。）
ル　超重症児（者）入院診療加算・準超重症児（者）入院診療加算
ヲ　看護配置加算
ワ　看護補助加算
カ　地域加算
ヨ　離島加算
タ　療養環境加算
レ　ＨＩＶ感染者療養環境特別加算
ソ　特定感染症患者療養環境特別加算
ツ　栄養サポートチーム加算
ネ　医療安全対策加算
ナ　感染対策向上加算
ラ　患者サポート体制充実加算
ム　報告書管理体制加算
ウ　褥瘡ハイリスク患者ケア加算
ヰ　ハイリスク妊娠管理加算
ノ　術後疼痛管理チーム加算
オ　後発医薬品使用体制加算

ク　バイオ後続品使用体制加算

ヤ　病棟薬剤業務実施加算１
マ　データ提出加算
ケ　入退院支援加算（１のロ又は２のロに限る。）

フ　医療的ケア児（者）入院前支援加算

コ　認知症ケア加算
エ　精神疾患診療体制加算
テ　薬剤総合評価調整加算
ア　排尿自立支援加算
サ　地域医療体制確保加算（７対１入院基本料又は10対１入院基本料を算定するものに限る。）

キ　協力対象施設入所者入院加算

6　注１に規定する別に厚生労働大臣が定める施設基準に適合するものとして地方厚生局長等に届け出ていた病棟であって，当該基準のうち別に厚生労働大臣が定めるもののみに適合しなくなったものとして地方厚生局長等に届け出た病棟については，注２の規定にかかわらず，当該病棟に入院している患者（第３節の特定入院料を算定する患者を除く。）について，当分の間，夜勤時間特別入院基本料として，それぞれの所定点数の**100分の70**に相当する点数を算定できる。ただし，当該点数が注２本文に規定する特別入院基本料の点数を下回る場合は，本文の規定にかかわらず，**596点**を算定できる。

7　注１に規定する別に厚生労働大臣が定める施設基準に適合するものとして地方厚生局長等に届け出ていた病棟（別に厚生労働大臣が定める施設基準を満たすものに限る。）であって，当該基準のうち別に厚生労働大臣が定めるもののみに適合しなくなったものとして地方厚生局長等に届け出た場合に限り，注２の本文の規定にかかわらず，当該病棟に入院している患者（第３節の特定入院料を算定する患者を除く。）については，重症患者割合特別入院基本料として，それぞれの所定点数の**100分の95**に相当する点数により算定する。

8　別に厚生労働大臣が定める保険医療機関においては，別に厚生労働大臣が定める日の入院基本料（特別入院基本料等を含む。）は，夜間看護体制特定日減算として，次のいずれにも該当する場合に限り，所定点数の**100分の5**に相当する点数を減算する。

イ　年6日以内であること。

ロ　当該日が属する月が連続する2月以内であること。

A 103 精神病棟入院基本料（1日につき）

1　10対1入院基本料…………………… **1,306点**

2　13対1入院基本料…………………… **973点**

3　15対1入院基本料…………………… **844点**

4　18対1入院基本料…………………… **753点**

5　20対1入院基本料…………………… **697点**

注1　病院（特定機能病院を除く。）の精神病棟（医療法第7条第2項第1号に規定する精神病床に係る病棟として地方厚生局長等に届出のあったものをいう。以下この表において同じ。）であって，看護配置，看護師比率，平均在院日数その他の事項につき別に厚生労働大臣が定める施設基準に適合しているものとして保険医療機関が地方厚生局長等に届け出た病棟に入院している患者（第3節の特定入院料を算定する患者を除く。）について，当該基準に係る区分に従い，それぞれ所定点数を算定する。

2　注1に規定する病棟以外の精神病棟については，当分の間，別に厚生労働大臣が定める施設基準に適合しているものとして地方厚生局長等に届け出た場合に限り，当該病棟に入院している患者（第3節の特定入院料を算定する患者を除く。）について，特別入院基本料として，**566点**を算定できる。ただし，注1に規定する別に厚生労働大臣が定める施設基準に適合するものとして地方厚生局長等に届け出ていた病棟であって，当該基準のうち別に厚生労働大臣が定めるもののみに適合しなくなったものとして地方厚生局長等に届け出た病棟については，当該病棟に入院している患者（第3節の特定入院料を算定する患者を除く。）について，当該基準に適合しなくなった後の直近3月に限り，月平均夜勤時間超過減算として，それぞれの所定点数から**100分の15**に相当する点数を減算する。なお，別に厚生労働大臣が定める場合には，算定できない。

3　当該病棟の入院患者の入院期間に応じ，次に掲げる点数をそれぞれ1日につき所定点数に加算する。

イ　14日以内の期間……………………………………………**465点**
（特別入院基本料等については，**300点**）

ロ　15日以上30日以内の期間……………………………………**250点**
（特別入院基本料等については，**155点**）

ハ　31日以上90日以内の期間……………………………………**125点**
（特別入院基本料等については，**100点**）

ニ　91日以上180日以内の期間……………………………………**10点**

ホ　181日以上1年以内の期間………………………………………**3点**

4　別に厚生労働大臣が定める施設基準に適合しているものとして保険医療機関が地方厚生局長等に届け出た病棟に入院している患者が別に厚生労働大臣が定めるものである場合には，入院した日から起算して1月以内の期間に限り，重度認知症加算として，1日につき**300点**を所定点数に加算する。

5　当該病棟に入院する患者が，入院に当たって区分番号A238－7に掲げる精神科救急搬送患者地域連携受入加算を算定したものである場合には，入院した日から起算して14日を限度として，救急支援精神病棟初期加算として，1日につき**100点**を所定点数に加算する。

6　当該病棟においては，第2節の各区分に掲げる入院基本料等加算のうち，次に掲げる加算について，同節に規定する算定要件を満たす場合に算定できる。

イ　地域医療支援病院入院診療加算

ロ　臨床研修病院入院診療加算

ハ　紹介受診重点医療機関入院診療加算

ニ　救急医療管理加算

ホ　妊産婦緊急搬送入院加算

ヘ　在宅患者緊急入院診療加算

ト　診療録管理体制加算

チ　医師事務作業補助体制加算（50対1補助体制加算，75対1補助体制加算又は100対1補助体制加算に限る。）
リ　乳幼児加算・幼児加算
ヌ　特定感染症入院医療管理加算
ル　難病等特別入院診療加算
ヲ　特殊疾患入院施設管理加算
ワ　超重症児（者）入院診療加算・準超重症児（者）入院診療加算
カ　看護配置加算
ヨ　看護補助加算
タ　地域加算
レ　離島加算
ソ　療養環境加算
ツ　ＨＩＶ感染者療養環境特別加算
ネ　特定感染症患者療養環境特別加算
ナ　精神科措置入院診療加算
ラ　精神科応急入院施設管理加算
ム　精神科隔離室管理加算
ウ　精神病棟入院時医学管理加算
ヰ　精神科地域移行実施加算
ノ　精神科身体合併症管理加算（18対1入院基本料及び20対1入院基本料を算定するものを除く。）
オ　強度行動障害入院医療管理加算
ク　依存症入院医療管理加算
ヤ　摂食障害入院医療管理加算
マ　栄養サポートチーム加算
ケ　医療安全対策加算
フ　感染対策向上加算
コ　患者サポート体制充実加算
エ　報告書管理体制加算
テ　褥瘡ハイリスク患者ケア加算
ア　ハイリスク妊娠管理加算

サ　ハイリスク分娩等管理加算（ハイリスク分娩管理加算に限る。）
キ　精神科救急搬送患者地域連携受入加算
ユ　後発医薬品使用体制加算
メ　バイオ後続品使用体制加算
ミ　病棟薬剤業務実施加算１
シ　データ提出加算
ヱ　精神科入退院支援加算
ヒ　精神科急性期医師配置加算（10対１入院基本料又は13対１入院基本料を算定するものに限る。）
モ　薬剤総合評価調整加算
セ　排尿自立支援加算
ス　地域医療体制確保加算（10対１入院基本料を算定するものに限る。）
ン　協力対象施設入所者入院加算

7　別に厚生労働大臣が定める施設基準に適合しているものとして保険医療機関が地方厚生局長等に届け出た病棟に入院している患者について，精神保健福祉士配置加算として，１日につき**30点**を所定点数に加算する。

8　精神保健福祉士配置加算を算定した場合は，区分番号Ａ230－２に掲げる精神科地域移行実施加算，区分番号Ａ246－２に掲げる精神科入退院支援加算，区分番号Ｂ005に掲げる退院時共同指導料２，区分番号Ｂ005－１－２に掲げる介護支援等連携指導料，区分番号Ｉ011に掲げる精神科退院指導料及び区分番号Ｉ011－２に掲げる精神科退院前訪問指導料は，算定しない。

9　注１に規定する別に厚生労働大臣が定める施設基準に適合するものとして地方厚生局長等に届け出ていた病棟であって，当該基準のうち別に厚生労働大臣が定めるもののみに適合しなくなったものとして地方厚生局長等に届け出た病棟については，注２の規定にかかわらず，当該病棟に入院している患者（第３節の特定入院料を算定する患者を除く。）について，当分の間，夜勤時間特別入院基本料として，それぞれの所定点数の

100分の70に相当する点数を算定できる。ただし，当該点数が注2本文に規定する特別入院基本料の点数を下回る場合は，本文の規定にかかわらず，**576点**を算定できる。

10　別に厚生労働大臣が定める保険医療機関においては，別に厚生労働大臣が定める日の入院基本料（特別入院基本料等を含む。）は，夜間看護体制特定日減算として，次のいずれにも該当する場合に限り，所定点数の**100分の5**に相当する点数を減算する。

イ　年6日以内であること。

ロ　当該日が属する月が連続する2月以内であること。

A 104 特定機能病院入院基本料（1日につき）

1　一般病棟の場合

イ　7対1入院基本料……………………………… **1,822点**

ロ　10対1入院基本料……………………………… **1,458点**

2　結核病棟の場合

イ　7対1入院基本料……………………………… **1,822点**

ロ　10対1入院基本料……………………………… **1,458点**

ハ　13対1入院基本料……………………………… **1,228点**

ニ　15対1入院基本料……………………………… **1,053点**

3　精神病棟の場合

イ　7対1入院基本料……………………………… **1,551点**

ロ　10対1入院基本料……………………………… **1,393点**

ハ　13対1入院基本料……………………………… **1,038点**

ニ　15対1入院基本料……………………………… **948点**

注1　特定機能病院の一般病棟，結核病棟又は精神病棟であって，看護配置，看護師比率，平均在院日数その他の事項につき別に厚生労働大臣が定める施設基準に適合しているものとして保険医療機関が地方厚生局長等に届け出た病棟に入院している患者（第3節の特定入院料を算定する患者を除く。）について，当該基準に係る区分に従い，それぞれ所定点数を算定する。

2　注1の規定にかかわらず，別に厚生労働大臣が定める患者については，区分番号A 102に掲げる結核病棟入院基本料の注3

に規定する特別入院基本料の例により算定する。

3　当該病棟の入院患者の入院期間に応じ，次に掲げる点数をそれぞれ1日につき所定点数に加算する。

イ　一般病棟の場合

(1)　14日以内の期間……………………………………………**712点**

(2)　15日以上30日以内の期間………………………………**207点**

ロ　結核病棟の場合

(1)　30日以内の期間……………………………………………**330点**

(2)　31日以上90日以内の期間………………………………**200点**

ハ　精神病棟の場合

(1)　14日以内の期間……………………………………………**505点**

(2)　15日以上30日以内の期間………………………………**250点**

(3)　31日以上90日以内の期間………………………………**125点**

(4)　91日以上180日以内の期間………………………………**30点**

(5)　181日以上1年以内の期間………………………………**15点**

4　当該病棟（精神病棟に限る。）に入院している患者が別に厚生労働大臣が定めるものである場合には，入院した日から起算して1月以内の期間に限り，重度認知症加算として，1日につき**300点**を所定点数に加算する。

5　当該病棟に入院している患者の重症度，医療・看護必要度（以下この表において「看護必要度」という。）につき別に厚生労働大臣が定める施設基準に適合するものとして地方厚生局長等に届け出た病棟に入院している患者については，当該基準に係る区分に従い，次に掲げる点数をそれぞれ1日につき所定点数に加算する。

イ　看護必要度加算1……………………………………………**55点**

ロ　看護必要度加算2……………………………………………**45点**

ハ　看護必要度加算3……………………………………………**25点**

6　退院が特定の時間帯に集中しているものとして別に厚生労働大臣が定める保険医療機関においては，別に厚生労働大臣が定める患者の退院日の入院基本料（一般病棟に限る。）は，所定点数の**100分の92**に相当する点数により算定する。

7　入院日及び退院日が特定の日に集中しているものとして別に厚生労働大臣が定める保険医療機関においては，別に厚生労働大臣が定める日の入院基本料（一般病棟に限る。）は，所定点数の**100分の92**に相当する点数により算定する。

8　当該病棟においては，第2節の各区分に掲げる入院基本料等加算のうち，次に掲げる加算について，同節に規定する算定要件を満たす場合に算定できる。

イ　臨床研修病院入院診療加算
ロ　救急医療管理加算
ハ　超急性期脳卒中加算（一般病棟に限る。）
ニ　妊産婦緊急搬送入院加算
ホ　在宅患者緊急入院診療加算
ヘ　診療録管理体制加算
ト　医師事務作業補助体制加算
チ　急性期看護補助体制加算（一般病棟に限る。）
リ　看護職員夜間配置加算（一般病棟に限る。）
ヌ　乳幼児加算・幼児加算
ル　特定感染症入院医療管理加算
ヲ　難病等特別入院診療加算（二類感染症患者入院診療加算は一般病棟又は精神病棟に限る。）
ワ　超重症児（者）入院診療加算・準超重症児（者）入院診療加算
カ　看護補助加算（一般病棟を除く。）
ヨ　地域加算
タ　離島加算
レ　療養環境加算
ソ　ＨＩＶ感染者療養環境特別加算
ツ　特定感染症患者療養環境特別加算
ネ　重症者等療養環境特別加算（一般病棟に限る。）
ナ　小児療養環境特別加算（一般病棟に限る。）
ラ　無菌治療室管理加算（一般病棟に限る。）
ム　放射線治療病室管理加算（一般病棟に限る。）
ウ　緩和ケア診療加算（一般病棟に限る。）

キ　小児緩和ケア診療加算（一般病棟に限る。）
ノ　精神科措置入院診療加算（精神病棟に限る。）
オ　精神科応急入院施設管理加算（精神病棟に限る。）
ク　精神科隔離室管理加算（精神病棟に限る。）
ヤ　精神病棟入院時医学管理加算（精神病棟に限る。）
マ　精神科地域移行実施加算（精神病棟に限る。）
ケ　精神科身体合併症管理加算（精神病棟に限る。）
フ　精神科リエゾンチーム加算（一般病棟に限る。）
コ　強度行動障害入院医療管理加算（一般病棟又は精神病棟に限る。）
エ　依存症入院医療管理加算（一般病棟又は精神病棟に限る。）
テ　摂食障害入院医療管理加算（一般病棟又は精神病棟に限る。）
ア　がん拠点病院加算（一般病棟に限る。）
サ　リハビリテーション・栄養・口腔連携体制加算（一般病棟に限る。）
キ　栄養サポートチーム加算
ユ　医療安全対策加算
メ　感染対策向上加算
ミ　患者サポート体制充実加算
シ　報告書管理体制加算
ヱ　褥瘡ハイリスク患者ケア加算
ヒ　ハイリスク妊娠管理加算
モ　ハイリスク分娩等管理加算（ハイリスク分娩管理加算に限る。）（一般病棟又は精神病棟に限る。）
セ　呼吸ケアチーム加算（一般病棟に限る。）
ス　術後疼痛管理チーム加算（一般病棟又は結核病棟に限る。）
ン　後発医薬品使用体制加算
イイ　バイオ後続品使用体制加算
イロ　病棟薬剤業務実施加算１
イハ　データ提出加算
イニ　入退院支援加算（一般病棟は１のイ，２のイ又は３に限り，結核病棟は１のロ又は２のロに限る。)

イホ　精神科入退院支援加算（精神病棟に限る。）
イヘ　医療的ケア児（者）入院前支援加算（一般病棟又は結核病棟に限る。）

イト　認知症ケア加算（一般病棟又は結核病棟に限る。）
イチ　せん妄ハイリスク患者ケア加算（一般病棟に限る。）
イリ　精神疾患診療体制加算（精神病棟を除く。）
イヌ　精神科急性期医師配置加算（精神病棟の７対１入院基本料，10 対１入院基本料又は 13 対１入院基本料を算定するものに限る。）
イル　薬剤総合評価調整加算
イヲ　排尿自立支援加算
イワ　地域医療体制確保加算（７対１入院基本料又は 10 対１入院基本料を算定するものに限る。）

イカ　協力対象施設入所者入院加算

9　当該病棟（一般病棟に限る。）のうち，保険医療機関が地方厚生局長等に届け出たものに入院している患者であって，当該病棟に 90 日を超えて入院するものについては，注１から注８までの規定にかかわらず，区分番号Ａ 101 に掲げる療養病棟入院料１の例により算定する。

10　別に厚生労働大臣が定める施設基準に適合しているものとして保険医療機関が地方厚生局長等に届け出た病棟に入院している患者に対して，管理栄養士が必要な栄養管理を行った場合には，入院栄養管理体制加算として，入院初日及び退院時にそれぞれ１回に限り，**270 点**を所定点数に加算する。この場合において，区分番号Ａ 233 に掲げるリハビリテーション・栄養・口腔連携体制加算，区分番号Ａ 233 － ２に掲げる栄養サポートチーム加算及び区分番号Ｂ 001 の 10 に掲げる入院栄養食事指導料は別に算定できない。

A 105 専門病院入院基本料（１日につき）

1　7 対 1 入院基本料……………………………… **1,705 点**
2　10 対 1 入院基本料……………………………… **1,421 点**

3　13対1入院基本料……………………………………………… **1,191点**

注1　専門病院（主として悪性腫瘍，循環器疾患等の患者を入院させる保険医療機関であって高度かつ専門的な医療を行っているものとして地方厚生局長等に届け出たものをいう。）の一般病棟であって，看護配置，看護師比率，平均在院日数その他の事項につき別に厚生労働大臣が定める施設基準に適合しているものとして保険医療機関が地方厚生局長等に届け出た病棟に入院している患者（第3節の特定入院料を算定する患者を除く。）について，当該基準に係る区分に従い，それぞれ所定点数を算定する。ただし，通則第6号に規定する保険医療機関の病棟については，この限りでない。

2　当該病棟の入院患者の入院期間に応じ，次に掲げる点数をそれぞれ1日につき所定点数に加算する。

イ　14日以内の期間………………………………………………… **512点**

ロ　15日以上30日以内の期間 ………………………………… **207点**

3　当該病棟に入院している患者の看護必要度につき別に厚生労働大臣が定める施設基準に適合するものとして地方厚生局長等に届け出た病棟に入院している患者については，当該基準に係る区分に従い，次に掲げる点数をそれぞれ1日につき所定点数に加算する。

イ　看護必要度加算1………………………………………………**55点**

ロ　看護必要度加算2………………………………………………**45点**

ハ　看護必要度加算3………………………………………………**25点**

4　別に厚生労働大臣が定める施設基準に適合するものとして地方厚生局長等に届け出た病棟において，当該患者の看護必要度について測定を行った場合には，一般病棟看護必要度評価加算として，1日につき**5点**を所定点数に加算する。

5　退院が特定の時間帯に集中しているものとして別に厚生労働大臣が定める保険医療機関においては，別に厚生労働大臣が定める患者の退院日の入院基本料は，所定点数の**100分の92**に相当する点数により算定する。

6　入院日及び退院日が特定の日に集中しているものとして別

に厚生労働大臣が定める保険医療機関においては，別に厚生労働大臣が定める日の入院基本料は，所定点数の**100分の92**に相当する点数により算定する。

7　当該病棟においては，第2節の各区分に掲げる入院基本料等加算のうち，次に掲げる加算について，同節に規定する算定要件を満たす場合に算定できる。

イ　臨床研修病院入院診療加算
ロ　救急医療管理加算
ハ　超急性期脳卒中加算
ニ　妊産婦緊急搬送入院加算
ホ　在宅患者緊急入院診療加算
ヘ　診療録管理体制加算
ト　医師事務作業補助体制加算
チ　急性期看護補助体制加算
リ　看護職員夜間配置加算
ヌ　乳幼児加算・幼児加算
ル　特定感染症入院医療管理加算
ヲ　難病等特別入院診療加算（難病患者等入院診療加算に限る。）
ワ　超重症児（者）入院診療加算・準超重症児（者）入院診療加算
カ　看護補助加算
ヨ　地域加算
タ　離島加算
レ　療養環境加算
ソ　ＨＩＶ感染者療養環境特別加算
ツ　特定感染症患者療養環境特別加算
ネ　重症者等療養環境特別加算
ナ　小児療養環境特別加算
ラ　無菌治療室管理加算
ム　放射線治療病室管理加算
ウ　緩和ケア診療加算

ヰ　小児緩和ケア診療加算
ノ　精神科リエゾンチーム加算
オ　強度行動障害入院医療管理加算
ク　依存症入院医療管理加算
ヤ　摂食障害入院医療管理加算
マ　がん拠点病院加算
ケ　リハビリテーション・栄養・口腔連携体制加算（7対1入院基本料又は10対1入院基本料を算定するものに限る。）
フ　栄養サポートチーム加算
コ　医療安全対策加算
エ　感染対策向上加算
テ　患者サポート体制充実加算
ア　報告書管理体制加算
サ　褥瘡ハイリスク患者ケア加算
キ　ハイリスク妊娠管理加算
ユ　呼吸ケアチーム加算
メ　術後疼痛管理チーム加算
ミ　後発医薬品使用体制加算
シ　バイオ後続品使用体制加算
ヱ　病棟薬剤業務実施加算1
ヒ　データ提出加算
モ　入退院支援加算（1のイ，2のイ又は3に限る。）
セ　医療的ケア児（者）入院前支援加算
ス　認知症ケア加算
ン　精神疾患診療体制加算
イイ　薬剤総合評価調整加算
イロ　排尿自立支援加算
イハ　地域医療体制確保加算（7対1入院基本料又は10対1入院基本料を算定するものに限る。）
イニ　協力対象施設入所者入院加算

8　当該病棟のうち，保険医療機関が地方厚生局長等に届け出たものに入院している患者であって，当該病棟に90日を超えて入院するものについては，注１から注７までの規定にかかわらず，区分番号Ａ101に掲げる療養病棟入院料１の例により算定する。

9 別に厚生労働大臣が定める保険医療機関においては，別に厚生労働大臣が定める日の入院基本料は，夜間看護体制特定日減算として，次のいずれにも該当する場合に限り，所定点数の**100分の5**に相当する点数を減算する。

イ　年６日以内であること。

ロ　当該日が属する月が連続する２月以内であること。

Ａ106 障害者施設等入院基本料（１日につき）

1　7対1入院基本料………………………………………… **1,637点**

2　10対1入院基本料……………………………………… **1,375点**

3　13対1入院基本料……………………………………… **1,155点**

4　15対1入院基本料……………………………………… **1,010点**

注1　障害者施設等一般病棟（児童福祉法（昭和22年法律第164号）第42条第２号に規定する医療型障害児入所施設（主として肢体不自由のある児童又は重症心身障害児（同法第７条第２項に規定する重症心身障害児をいう。）を入所させるものに限る。）及びこれらに準ずる施設に係る一般病棟並びに別に厚生労働大臣が定める重度の障害者（重度の意識障害者を含む。），筋ジストロフィー患者又は難病患者等を主として入院させる病棟に関する施設基準に適合しているものとして，保険医療機関が地方厚生局長等に届け出た一般病棟をいう。）であって，看護配置，看護師比率その他の事項につき別に厚生労働大臣が定める施設基準に適合しているものとして保険医療機関が地方厚生局長等に届け出た一般病棟に入院している患者（第３節の特定入院料を算定する患者を除く。）について，当該基準に係る区分に従い，それぞれ所定点数を算定する。

2　注１に規定する別に厚生労働大臣が定める施設基準に適合するものとして地方厚生局長等に届け出ていた病棟であって，当該基準のうち別に厚生労働大臣が定めるもののみに適合しなくなったものとして地方厚生局長等に届け出た病棟については，当該病棟に入院している患者（第3節の特定入院料を算定する患者を除く。）について，当該基準に適合しなくなった後の直近3月に限り，月平均夜勤時間超過減算として，それぞれの所定点数から**100分の15**に相当する点数を減算する。なお，別に厚生労働大臣が定める場合には，算定できない。

3　当該病棟の入院患者の入院期間に応じ，次に掲げる点数をそれぞれ1日につき所定点数に加算する。

イ　14日以内の期間……………………………………………**312点**

ロ　15日以上30日以内の期間………………………………**167点**

4　当該患者が他の保険医療機関から転院してきた者であって，当該他の保険医療機関において区分番号A246に掲げる入退院支援加算3を算定したものである場合には，重症児（者）受入連携加算として，入院初日に限り**2,000点**を所定点数に加算する。

5　当該病棟に入院している特定患者（当該病棟に90日を超えて入院する患者（別に厚生労働大臣が定める状態等にあるものを除く。）をいう。）に該当する者（第3節の特定入院料を算定する患者を除く。）については，注1から注3まで及び注13の規定にかかわらず，特定入院基本料として**984点**を算定する。ただし，月平均夜勤時間超過減算として所定点数の**100分の15**に相当する点数を減算する患者については，**878点**を算定する。この場合において，特定入院基本料を算定する患者に対して行った第3部検査，第5部投薬，第6部注射及び第13部病理診断並びに第4部画像診断及び第9部処置のうち別に厚生労働大臣が定める画像診断及び処置の費用（フィルムの費用を含み，除外薬剤・注射薬の費用を除く。）は，所定点数に含まれるものとする。

6　当該病棟に入院する重度の意識障害（脳卒中の後遺症であるものに限る。）の患者であって，基本診療料の施設基準等（平成20年厚生労働省告示第62号）第5の3(1)のロに規定する医療区分2の患者又は第6の3(2)のロの④に規定する医療区分1の患者に相当するものについては，注1及び注3の規定にかかわらず，当該患者が入院している病棟の区分に従い，次に掲げる点数をそれぞれ算定する。

イ　7対1入院基本料又は10対1入院基本料の施設基準を届け出た病棟に入院している場合

(1)　医療区分2の患者に相当するもの……………………**1,517点**

(2)　医療区分1の患者に相当するもの……………………**1,377点**

ロ　13対1入院基本料の施設基準を届け出た病棟に入院している場合

(1)　医療区分2の患者に相当するもの……………………**1,362点**

(2)　医療区分1の患者に相当するもの……………………**1,224点**

ハ　15対1入院基本料の施設基準を届け出た病棟に入院している場合

(1)　医療区分2の患者に相当するもの……………………**1,262点**

(2)　医療区分1の患者に相当するもの……………………**1,124点**

7　当該病棟においては，第2節の各区分に掲げる入院基本料等加算のうち，次に掲げる加算について，同節に規定する算定要件を満たす場合に算定できる。

イ　臨床研修病院入院診療加算

ロ　在宅患者緊急入院診療加算

ハ　診療録管理体制加算

ニ　医師事務作業補助体制加算

ホ　乳幼児加算・幼児加算

ヘ　特定感染症入院医療管理加算

ト　難病等特別入院診療加算（難病患者等入院診療加算に限る。）

チ　特殊疾患入院施設管理加算

リ　超重症児（者）入院診療加算・準超重症児（者）入院診療加算

ヌ　看護配置加算

ル　看護補助加算（特定入院基本料を算定するものを除く。）

ヲ　地域加算

ワ　離島加算

カ　療養環境加算

ヨ　ＨＩＶ感染者療養環境特別加算
タ　特定感染症患者療養環境特別加算
レ　重症者等療養環境特別加算
ソ　強度行動障害入院医療管理加算
ツ　栄養サポートチーム加算
ネ　医療安全対策加算
ナ　感染対策向上加算
ラ　患者サポート体制充実加算
ム　報告書管理体制加算
ウ　褥瘡ハイリスク患者ケア加算
ヰ　後発医薬品使用体制加算（特定入院基本料を算定するものを除く。）
ノ　バイオ後続品使用体制加算（特定入院基本料を算定するものを除く。）
オ　データ提出加算
ク　入退院支援加算（１のロ又は２のロに限る。）
ヤ　医療的ケア児（者）入院前支援加算
マ　認知症ケア加算
ケ　排尿自立支援加算
フ　協力対象施設入所者入院加算

8　注６，注13又は注14に規定する点数を算定する患者に対して行った第３部検査，第５部投薬，第６部注射及び第13部病理診断並びに第４部画像診断及び第９部処置のうち別に厚生労働大臣が定める画像診断及び処置の費用(フィルムの費用を含み，除外薬剤・注射薬の費用を除く。)は，当該入院基本料に含まれるものとする。ただし，患者の急性増悪により，同一の保険医療機関の他の一般病棟へ転棟又は別の保険医療機関の一般病棟へ転院する場合には，その日から起算して３日前までの当該費用については，この限りでない。

9　別に厚生労働大臣が定める施設基準に適合しているものとして地方厚生局長等に届け出た病棟に入院している患者（７対１入院基本料又は10対１入院基本料を現に算定している患者

に限る。）については，看護補助加算として，当該患者の入院期間に応じ，次に掲げる点数をそれぞれ１日につき所定点数に加算する。この場合において，注10に規定する看護補助体制充実加算は別に算定できない。

イ　14日以内の期間……………………………………………… 146点

ロ　15日以上30日以内の期間 ………………………………… 121点

10　別に厚生労働大臣が定める施設基準に適合しているものとして地方厚生局長等に届け出た病棟に入院している患者（７対１入院基本料又は10対１入院基本料を現に算定している患者に限る。）については，当該基準に係る区分に従い，かつ，当該患者の入院期間に応じ，次に掲げる点数をそれぞれ１日につき所定点数に加算する。ただし，当該患者について，身体的拘束を実施した日は，看護補助体制充実加算３の例により所定点数に加算する。

イ　14日以内の期間

⑴　看護補助体制充実加算１ ………………………………… 176点

⑵　看護補助体制充実加算２ ………………………………… 161点

⑶　看護補助体制充実加算３ ………………………………… 151点

ロ　15日以上30日以内の期間

⑴　看護補助体制充実加算１ ………………………………… 151点

⑵　看護補助体制充実加算２ ………………………………… 136点

⑶　看護補助体制充実加算３ ………………………………… 126点

11　夜間における看護業務の体制につき別に厚生労働大臣が定める施設基準に適合しているものとして地方厚生局長等に届け出た病棟に入院している患者（７対１入院基本料又は10対１入院基本料を現に算定している患者に限る。）について，夜間看護体制加算として，入院初日に限り161点を所定点数に加算する。

12　別に厚生労働大臣が定める保険医療機関においては，別に厚生労働大臣が定める日の入院基本料（注２の規定により算定される入院基本料及び注５に規定する特定入院基本料を含む。）は，夜間看護体制特定日減算として，次のいずれにも該当する場合に限り，所定点数の**100分の5**に相当する点数を減算する。

イ　年6日以内であること。

ロ　当該日が属する月が連続する2月以内であること。

13　当該病棟に入院する脳卒中又は脳卒中の後遺症の患者（重度の意識障害者，筋ジストロフィー患者及び難病患者等を除く。）であって，基本診療料の施設基準等第5の3(1)のロに規定する医療区分2の患者又は第6の3(2)のロの④に規定する医療区分1の患者に相当するものについては，注1及び注3の規定にかかわらず，当該患者が入院している病棟の区分に従い，次に掲げる点数をそれぞれ算定する。

イ　7対1入院基本料又は10対1入院基本料の施設基準を届け出た病棟に入院している場合

(1)　医療区分2の患者に相当するもの……………………**1,364点**

(2)　医療区分1の患者に相当するもの……………………**1,239点**

ロ　13対1入院基本料の施設基準を届け出た病棟に入院している場合

(1)　医療区分2の患者に相当するもの……………………**1,225点**

(2)　医療区分1の患者に相当するもの……………………**1,100点**

ハ　15対1入院基本料の施設基準を届け出た病棟に入院している場合

(1)　医療区分2の患者に相当するもの……………………**1,135点**

(2)　医療区分1の患者に相当するもの……………………**1,010点**

14　当該病棟に入院している患者のうち，区分番号Ｊ038に掲げる人工腎臓，区分番号Ｊ038－2に掲げる持続緩徐式血液濾過，区分番号Ｊ039に掲げる血漿交換療法又は区分番号Ｊ042に掲げる腹膜灌流を行っている慢性腎臓病の患者（注6及び注13に規定する点数を算定する患者を除く。）であって，基本診療料の施設基準等第5の3(1)のロに規定する医療区分2の患者に相当するものについては，注1及び注3の規定にかかわらず，当該患者が入院している病棟の区分に従い，次に掲げる点数をそれぞれ算定する。

イ　7対1入院基本料又は10対1入院基本料の施設基準を届け出た病棟に入院している場合……………………………1,581点
ロ　13対1入院基本料の施設基準を届け出た病棟に入院している場合……………………………………………………1,420点
ハ　15対1入院基本料の施設基準を届け出た病棟に入院している場合……………………………………………………1,315点

A 107 削除

A 108 有床診療所入院基本料（1日につき）

1　有床診療所入院基本料1

イ　14日以内の期間……………………………………………932点
ロ　15日以上30日以内の期間………………………………724点
ハ　31日以上の期間……………………………………………615点

2　有床診療所入院基本料2

イ　14日以内の期間……………………………………………835点
ロ　15日以上30日以内の期間………………………………627点
ハ　31日以上の期間……………………………………………566点

3　有床診療所入院基本料3

イ　14日以内の期間……………………………………………616点
ロ　15日以上30日以内の期間………………………………578点
ハ　31日以上の期間……………………………………………544点

4　有床診療所入院基本料4

イ　14日以内の期間……………………………………………838点
ロ　15日以上30日以内の期間………………………………652点
ハ　31日以上の期間……………………………………………552点

5　有床診療所入院基本料5

イ　14日以内の期間……………………………………………750点
ロ　15日以上30日以内の期間………………………………564点
ハ　31日以上の期間……………………………………………509点

6　有床診療所入院基本料6

イ　14日以内の期間……………………………………………553点
ロ　15日以上30日以内の期間………………………………519点
ハ　31日以上の期間……………………………………………490点

注1　有床診療所（療養病床に係るものを除く。）であって，看護配置その他の事項につき別に厚生労働大臣が定める施設基準に適合しているものとして地方厚生局長等に届け出た診療所である保険医療機関に入院している患者について，当該基準に係る区分に従い，それぞれ所定点数を算定する。

2　当該患者が他の保険医療機関から転院してきた者であって，当該他の保険医療機関において区分番号A 246 に掲げる入退院支援加算3を算定したものである場合には，重症児（者）受入連携加算として，入院初日に限り**2,000 点**を所定点数に加算する。

3　別に厚生労働大臣が定める施設基準に適合しているものとして地方厚生局長等に届け出た診療所である保険医療機関に入院している患者のうち，急性期医療を担う他の保険医療機関の一般病棟から転院した患者については，転院した日から起算して21 日を限度として，有床診療所急性期患者支援病床初期加算として，１日につき**150 点**を所定点数に加算し，介護老人保健施設，介護医療院，特別養護老人ホーム，軽費老人ホーム，有料老人ホーム等又は自宅から入院した患者については，治療方針に関する当該患者又はその家族等の意思決定に対する支援を行った場合に，入院した日から起算して21 日を限度として，有床診療所在宅患者支援病床初期加算として，１日につき**300 点**を所定点数に加算する。

4　夜間の緊急体制確保につき別に厚生労働大臣が定める施設基準に適合しているものとして地方厚生局長等に届け出た診療所である保険医療機関に入院している患者については，夜間緊急体制確保加算として，１日につき**15 点**を所定点数に加算する。

5　医師配置等につき別に厚生労働大臣が定める施設基準に適合しているものとして地方厚生局長等に届け出た診療所である保険医療機関に入院している患者については，当該基準に係る区分に従い，次に掲げる点数をそれぞれ１日につき所定点数に加算する。

イ　医師配置加算１……………………………………………………**120 点**

ロ　医師配置加算２……………………………………………………**90点**

6　看護配置等につき別に厚生労働大臣が定める施設基準に適合しているものとして地方厚生局長等に届け出た診療所である保険医療機関に入院している患者については，当該基準に係る区分に従い，次に掲げる点数をそれぞれ１日につき所定点数に加算する。

イ　看護配置加算１……………………………………………………**60点**

ロ　看護配置加算２……………………………………………………**35点**

ハ　夜間看護配置加算１……………………………………………**105点**

ニ　夜間看護配置加算２………………………………………………**55点**

ホ　看護補助配置加算１………………………………………………**25点**

ヘ　看護補助配置加算２………………………………………………**15点**

7　別に厚生労働大臣が定める施設基準に適合しているものとして地方厚生局長等に届け出た診療所である保険医療機関において，入院している患者を，当該入院の日から30日以内に看取った場合には，看取り加算として，**1,000点**（在宅療養支援診療所（区分番号Ｂ004に掲げる退院時共同指導料１に規定する在宅療養支援診療所をいう。）にあっては，**2,000点**）を所定点数に加算する。

8　当該診療所においては，第２節の各区分に掲げる入院基本料等加算のうち，次に掲げる加算について，同節に規定する算定要件を満たす場合に算定できる。

イ　救急医療管理加算

ロ　超急性期脳卒中加算

ハ　妊産婦緊急搬送入院加算

ニ　在宅患者緊急入院診療加算

ホ　診療録管理体制加算

ヘ　医師事務作業補助体制加算（50対１補助体制加算，75対１補助体制加算又は100対１補助体制加算に限る。）

ト　乳幼児加算・幼児加算

チ　特定感染症入院医療管理加算

リ　難病等特別入院診療加算（難病患者等入院診療加算に限

る。)

ヌ　特殊疾患入院施設管理加算

ル　超重症児（者）入院診療加算・準超重症児（者）入院診療加算

ヲ　地域加算

ワ　離島加算

カ　ＨＩＶ感染者療養環境特別加算

ヨ　特定感染症患者療養環境特別加算

タ　小児療養環境特別加算

レ　無菌治療室管理加算

ソ　放射線治療病室管理加算

ツ　重症皮膚潰瘍管理加算

ネ　有床診療所緩和ケア診療加算

ナ　医療安全対策加算

ラ　感染対策向上加算

ム　患者サポート体制充実加算

ウ　報告書管理体制加算

ヰ　ハイリスク妊娠管理加算

ノ　ハイリスク分娩等管理加算（地域連携分娩管理加算に限る。）

オ　後発医薬品使用体制加算

ク　バイオ後続品使用体制加算

ヤ　入退院支援加算（１のイ又は２のイに限る。）

マ　医療的ケア児（者）入院前支援加算

ケ　薬剤総合評価調整加算

フ　排尿自立支援加算

コ　協力対象施設入所者入院加算

9　別に厚生労働大臣が定める施設基準に適合しているものとして地方厚生局長等に届け出た診療所である保険医療機関については，注１から注８までの規定にかかわらず，当該保険医療機関に入院している患者について，区分番号Ａ109に掲げる有床診療所療養病床入院基本料の例により算定できる。

10　栄養管理体制その他の事項につき別に厚生労働大臣が定め

る施設基準に適合しているものとして地方厚生局長等に届け出た診療所である保険医療機関に入院している患者について，栄養管理実施加算として，１日につき**12点**を所定点数に加算する。この場合において，区分番号Ｂ001の10に掲げる入院栄養食事指導料は，算定できない。

11　１から３までを算定する診療所である保険医療機関であって，別に厚生労働大臣が定める施設基準に適合するものとして地方厚生局長等に届け出たものに入院している患者については，有床診療所在宅復帰機能強化加算として，入院日から起算して15日以降に１日につき**20点**を所定点数に加算する。

12　１から３までを算定する診療所である保険医療機関であって，別に厚生労働大臣が定める施設基準を満たすものに入院している患者のうち，介護保険法施行令（平成10年政令第412号）第２条各号に規定する疾病を有する40歳以上65歳未満のもの又は65歳以上のもの又は重度の肢体不自由児（者）については，当該基準に係る区分に従い，入院日から起算して15日以降30日までの期間に限り，次に掲げる点数をそれぞれ１日につき所定点数に加算する。

イ　介護障害連携加算１…………**192点**

ロ　介護障害連携加算２…………**38点**

Ａ109 有床診療所療養病床入院基本料（１日につき）

1　入院基本料Ａ…………**1,073点**

（生活療養を受ける場合にあっては，**1,058点**）

2　入院基本料Ｂ…………**960点**

（生活療養を受ける場合にあっては，**944点**）

3　入院基本料Ｃ…………**841点**

（生活療養を受ける場合にあっては，**826点**）

4　入院基本料Ｄ…………**665点**

（生活療養を受ける場合にあっては，**650点**）

5　入院基本料Ｅ…………**575点**

（生活療養を受ける場合にあっては，**560点**）

注１　有床診療所（療養病床に係るものに限る。）であって，看護配

置その他の事項につき別に厚生労働大臣が定める施設基準に適合しているものとして地方厚生局長等に届け出た診療所である保険医療機関に入院している患者について，当該患者の疾患，状態，ＡＤＬ等について別に厚生労働大臣が定める区分に従い，当該患者ごとにそれぞれ所定点数を算定する。ただし，注3のただし書に該当する場合には，入院基本料Eを算定する。

2　注1に規定する有床診療所以外の療養病床を有する有床診療所については，当分の間，地方厚生局長等に届け出た場合に限り，当該有床診療所に入院している患者について，特別入院基本料として，**493点**（生活療養を受ける場合にあっては，**478点**）を算定できる。

3　有床診療所療養病床入院基本料を算定している患者に対して行った第3部検査，第5部投薬，第6部注射及び第13部病理診断並びに第4部画像診断及び第9部処置のうち別に厚生労働大臣が定める画像診断及び処置の費用（フィルムの費用を含み，除外薬剤・注射薬の費用を除く。）は，当該入院基本料に含まれるものとする。ただし，患者の急性増悪により，同一の保険医療機関の療養病床以外へ転室又は別の保険医療機関の一般病棟若しくは有床診療所の療養病床以外の病室へ転院する場合には，その日から起算して3日前までの当該費用については，この限りでない。

4　入院患者が別に厚生労働大臣が定める状態にあり，必要な褥瘡対策を行った場合は，患者の褥瘡の状態に応じて，1日につき次に掲げる点数を所定点数に加算する。

イ　褥瘡対策加算1……………………………………………**15点**

ロ　褥瘡対策加算2……………………………………………**5点**

5　当該患者が他の保険医療機関から転院してきた者であって，当該他の保険医療機関において区分番号A246に掲げる入退院支援加算3を算定したものである場合には，重症児（者）受入連携加算として，入院初日に限り**2,000点**を所定点数に加算する。

6　別に厚生労働大臣が定める施設基準に適合しているものと

して地方厚生局長等に届け出た診療所である保険医療機関に入院している患者のうち，急性期医療を担う他の保険医療機関の一般病棟から転院した患者については，転院した日から起算して21日を限度として，有床診療所急性期患者支援療養病床初期加算として，1日につき**300点**を所定点数に加算し，介護老人保健施設，介護医療院，特別養護老人ホーム，軽費老人ホーム，有料老人ホーム等又は自宅から入院した患者については，治療方針に関する当該患者又はその家族等の意思決定に対する支援を行った場合に，入院した日から起算して21日を限度として，有床診療所在宅患者支援療養病床初期加算として，1日につき**350点**を所定点数に加算する。

7　別に厚生労働大臣が定める施設基準に適合しているものとして地方厚生局長等に届け出た診療所である保険医療機関において，入院している患者を，当該入院の日から30日以内に看取った場合には，看取り加算として，**1,000点**（在宅療養支援診療所（区分番号Ｂ004に掲げる退院時共同指導料１に規定する在宅療養支援診療所をいう。）にあっては，**2,000点**）を所定点数に加算する。

8　当該診療所においては，第２節の各区分に掲げる入院基本料等加算のうち，次に掲げる加算について，同節に規定する算定要件を満たす場合に算定できる。

イ　在宅患者緊急入院診療加算

ロ　診療録管理体制加算

ハ　医師事務作業補助体制加算（50対１補助体制加算，75対１補助体制加算又は100対１補助体制加算に限る。）

ニ　乳幼児加算・幼児加算

ホ　超重症児（者）入院診療加算・準超重症児（者）入院診療加算

ヘ　地域加算

ト　離島加算

チ　ＨＩＶ感染者療養環境特別加算

リ　診療所療養病床療養環境加算

ヌ　診療所療養病床療養環境改善加算
ル　重症皮膚潰瘍管理加算
ヲ　有床診療所緩和ケア診療加算
ワ　医療安全対策加算
カ　感染対策向上加算
ヨ　患者サポート体制充実加算
タ　報告書管理体制加算
レ　入退院支援加算（1のロ又は2のロに限る。）
ソ　医療的ケア児（者）入院前支援加算
ツ　薬剤総合評価調整加算
ネ　排尿自立支援加算
ナ　協力対象施設入所者入院加算

9　別に厚生労働大臣が定める施設基準に適合しているものとして地方厚生局長等に届け出た診療所である保険医療機関については，注1から注8までの規定にかかわらず，当該保険医療機関に入院している患者について，区分番号A 108に掲げる有床診療所入院基本料の例により算定できる。

10　栄養管理体制その他の事項につき別に厚生労働大臣が定める施設基準に適合しているものとして地方厚生局長等に届け出た診療所である保険医療機関に入院している患者について，栄養管理実施加算として，1日につき**12点**を所定点数に加算する。この場合において，区分番号B 001の10に掲げる入院栄養食事指導料は，算定できない。

11　有床診療所療養病床入院基本料を算定する診療所である保険医療機関であって，別に厚生労働大臣が定める施設基準に適合するものとして地方厚生局長等に届け出たものに入院している患者については，有床診療所療養病床在宅復帰機能強化加算として，1日につき**10点**を所定点数に加算する。

12　有床診療所療養病床入院基本料を算定する診療所である保険医療機関に入院している患者のうち，当該保険医療機関において，区分番号J 038に掲げる人工腎臓，J 038－2に掲げる持続緩徐式血液濾過，J 039に掲げる血漿交換療法又はJ 042に掲げる腹膜灌流を行っている患者については，慢性維持透析管理加算として，１日につき**100点**を所定点数に加算する。

第２節　入院基本料等加算

区分

A 200 総合入院体制加算（１日につき）

1　総合入院体制加算１…………………………………………… **260点**
2　総合入院体制加算２…………………………………………… **200点**
3　総合入院体制加算３…………………………………………… **120点**

注　急性期医療を提供する体制，医療従事者の負担の軽減及び処遇の改善に対する体制その他の事項につき別に厚生労働大臣が定める施設基準に適合しているものとして地方厚生局長等に届け出た保険医療機関に入院している患者（第１節の入院基本料（特別入院基本料等を除く。）又は第３節の特定入院料のうち，総合入院体制加算を算定できるものを現に算定している患者に限る。）について，当該基準に係る区分に従い，入院した日から起算して14日を限度として所定点数に加算する。この場合において，区分番号A 200－２に掲げる急性期充実体制加算は別に算定できない。

A 200-2 急性期充実体制加算（１日につき）

1　急性期充実体制加算１
イ　７日以内の期間…………………………………………… **440点**
ロ　８日以上11日以内の期間……………………………… **200点**
ハ　12日以上14日以内の期間……………………………… **120点**

2　急性期充実体制加算２
イ　７日以内の期間…………………………………………… **360点**
ロ　８日以上11日以内の期間……………………………… **150点**
ハ　12日以上14日以内の期間……………………………… **90点**

注１　高度かつ専門的な医療及び急性期医療を提供する体制その他の事項につき別に厚生労働大臣が定める施設基準に適合しているものとして地方厚生局長等に届け出た保険医療機関に入院している患者（第１節の入院基本料（特別入院基本料等を除く。）又は第３節の特定入院料のうち，急性期充実体制加算を算定で

きるものを現に算定している患者に限る。）について，当該基準に係る区分に従い，かつ，当該患者の入院期間に応じ，それぞれ所定点数に加算する。この場合において，区分番号Ａ200に掲げる総合入院体制加算は別に算定できない。

2　小児患者，妊産婦である患者及び精神疾患を有する患者の受入れに係る充実した体制の確保につき別に厚生労働大臣が定める施設基準に適合しているものとして地方厚生局長等に届け出た保険医療機関に入院している患者については，小児・周産期・精神科充実体制加算として，算定する急性期充実体制加算の区分に応じ，次に掲げる点数を更に所定点数に加算する。

イ　急性期充実体制加算１の場合……………………………**90点**

ロ　急性期充実体制加算２の場合……………………………**60点**

3　注２に該当しない場合であって，精神疾患を有する患者の受入れに係る充実した体制の確保につき別に厚生労働大臣が定める施設基準に適合しているものとして地方厚生局長等に届け出た保険医療機関に入院している患者については，精神科充実体制加算として，**30点**を更に所定点数に加算する。

Ａ201からＡ203まで　削除

Ａ204　地域医療支援病院入院診療加算（入院初日）………………………**1,000点**

注　地域医療支援病院である保険医療機関に入院している患者（第１節の入院基本料（特別入院基本料等を除く。）のうち，地域医療支援病院入院診療加算を算定できるものを現に算定している患者に限る。）について，入院初日に限り所定点数に加算する。この場合において，区分番号Ａ204－３に掲げる紹介受診重点医療機関入院診療加算は別に算定できない。

Ａ204-2　臨床研修病院入院診療加算（入院初日）

1　基幹型……………………………………………………………**40点**

2　協力型……………………………………………………………**20点**

注　医師法（昭和23年法律第201号）第16条の２第１項に規定する都道府県知事の指定する病院であって，別に厚生労働大臣が定める施設基準を満たす保険医療機関に入院している患者（第１節の入院基本料（特別入院基本料等を除く。），第３節の特定入院料又は第４節の短期滞在手術等基本料のうち，臨床研修病院入院診療加算を算定できるものを現に算定している患者に限る。）について，当該基準に係る区分に従い，現に臨床研修を実施している期間について，入院初日に限り所定点数に加算する。

A 204-3 **紹介受診重点医療機関入院診療加算**（入院初日）…………………**800点**

注 外来機能報告対象病院等（医療法第30条の18の４第１項第２号の規定に基づき，同法第30条の18の２第１項第１号の厚生労働省令で定める外来医療を提供する基幹的な病院として都道府県が公表したものに限り，一般病床の数が200未満であるものを除く。）である保険医療機関に入院している患者（第１節の入院基本料（特別入院基本料等を除く。）のうち，紹介受診重点医療機関入院診療加算を算定できるものを現に算定している患者に限る。）について，入院初日に限り所定点数に加算する。この場合において，区分番号Ａ204に掲げる地域医療支援病院入院診療加算は別に算定できない。

A 205 **救急医療管理加算**（１日につき）

1 救急医療管理加算１…………………………………………………**1,050点**

2 救急医療管理加算２…………………………………………………**420点**

注１ 救急医療管理加算は，地域における救急医療体制の計画的な整備のため，入院可能な診療応需の態勢を確保する保険医療機関であって，別に厚生労働大臣が定める施設基準に適合しているものとして地方厚生局長等に届け出た保険医療機関において，当該態勢を確保している日に救急医療を受け，緊急に入院を必要とする重症患者として入院した患者（第１節の入院基本料（特別入院基本料等を含む。）又は第３節の特定入院料のうち，救急医療管理加算を算定できるものを現に算定している患者に限る。）について，当該患者の状態に従い，入院した日から起算して７日を限度として所定点数に加算する。ただし，別に厚生労働大臣が定める施設基準に該当する保険医療機関において，救急医療管理加算２を算定する患者については，本文の規定にかかわらず，入院した日から起算して７日を限度として，**210点**を所定点数に加算する。

2　救急医療管理加算を算定する患者が6歳未満である場合には，乳幼児加算として，**400点**を更に所定点数に加算する。

3　救急医療管理加算を算定する患者が6歳以上15歳未満である場合には，小児加算として，**200点**を更に所定点数に加算する。

A 205-2 超急性期脳卒中加算（入院初日）……………………………**10,800点**

注　別に厚生労働大臣が定める施設基準に適合しているものとして地方厚生局長等に届け出た保険医療機関に入院している患者（第1節の入院基本料（特別入院基本料等を除く。）又は第3節の特定入院料のうち，超急性期脳卒中加算を算定できるものを現に算定している患者に限る。）であって別に厚生労働大臣が定めるものに対して，組織プラスミノーゲン活性化因子を投与した場合又は当該施設基準に適合しているものとして地方厚生局長等に届け出た他の保険医療機関の外来において，組織プラスミノーゲン活性化因子の投与後に搬送され，入院治療を行った場合に，入院初日に限り所定点数に加算する。

A 205-3 妊産婦緊急搬送入院加算（入院初日）…………………………**7,000点**

注　産科又は産婦人科を標榜する保険医療機関であって，別に厚生労働大臣が定める施設基準を満たすものにおいて，入院医療を必要とする異常が疑われ緊急用の自動車等で緊急に搬送された妊産婦を入院させた場合に，当該患者（第1節の入院基本料（特別入院基本料等を除く。）又は第3節の特定入院料のうち，妊産婦緊急搬送入院加算を算定できるものを現に算定している患者に限る。）について，入院初日に限り所定点数に加算する。

A 206 在宅患者緊急入院診療加算（入院初日）

1　**他の保険医療機関との連携により在宅療養支援診療所**（区分番号B 004に掲げる退院時共同指導料1に規定する在宅療養支援診療所をいう。）**若しくは在宅療養支援病院**（区分番号C 000に掲げる往診料の注1に規定する在宅療養支援病院をいう。）（別に厚生労働大臣が定めるものに限る。）**の体制を確保している保険医療機関において，当該他の保険医療機関の求めに応じて行う場合又は在宅療養後方支援病院**（区分番号C 012に掲げる在宅患者共同診療料の注１に規定する在宅療養後方支援病院をいう。）**が他の保険医療機関の求めに応じて行う場合**……………………… **2,500点**

2　連携医療機関である場合（1の場合を除く。）……………… **2,000点**

3　1及び2以外の場合……………………………………………… **1,000点**

注１　別の保険医療機関（診療所に限る。）において区分番号Ｃ002に掲げる在宅時医学総合管理料，区分番号Ｃ002－２に掲げる施設入居時等医学総合管理料，区分番号Ｃ003に掲げる在宅がん医療総合診療料又は第２章第２部第２節第１款の各区分に掲げる在宅療養指導管理料（区分番号Ｃ101に掲げる在宅自己注射指導管理料を除く。）を入院した日の属する月又はその前月に算定している患者の病状の急変等に伴い，当該保険医療機関の医師の求めに応じて入院させた場合に，当該患者（第１節の入院基本料（特別入院基本料等を含む。）又は第３節の特定入院料のうち，在宅患者緊急入院診療加算を算定できるものを現に算定している患者に限る。）について，入院初日に限り所定点数に加算する。

２　１について，在宅療養後方支援病院（許可病床数が400床以上のものに限る。）において，別に厚生労働大臣が定める疾病等を有する患者を入院させた場合に，当該患者（第１節の入院基本料（特別入院基本料等を含む。）又は第３節の特定入院料のうち，在宅患者緊急入院診療加算を算定できるものを現に算定している患者に限る。）について，入院初日に限り所定点数に加算する。

A 207 診療録管理体制加算（入院初日）

１　診療録管理体制加算１………………………………………… 140点

２　診療録管理体制加算２………………………………………… 100点

３　診療録管理体制加算３………………………………………… 30点

注　診療録管理体制その他の事項につき別に厚生労働大臣が定める施設基準に適合しているものとして地方厚生局長等に届け出た保険医療機関に入院している患者（第１節の入院基本料（特別入院基本料等を含む。）又は第３節の特定入院料のうち，診療録管理体制加算を算定できるものを現に算定している患者に限る。）について，当該基準に係る区分に従い，入院初日に限り所定点数に加算する。

A 207-2 **医師事務作業補助体制加算**（入院初日）

1 **医師事務作業補助体制加算 1**

イ 15 対 1 補助体制加算…… 1,070 点
ロ 20 対 1 補助体制加算…… 855 点
ハ 25 対 1 補助体制加算…… 725 点
ニ 30 対 1 補助体制加算…… 630 点
ホ 40 対 1 補助体制加算…… 530 点
ヘ 50 対 1 補助体制加算…… 450 点
ト 75 対 1 補助体制加算…… 370 点
チ 100 対 1 補助体制加算…… 320 点

2 **医師事務作業補助体制加算 2**

イ 15 対 1 補助体制加算…… 995 点
ロ 20 対 1 補助体制加算…… 790 点
ハ 25 対 1 補助体制加算…… 665 点
ニ 30 対 1 補助体制加算…… 580 点
ホ 40 対 1 補助体制加算…… 495 点
ヘ 50 対 1 補助体制加算…… 415 点
ト 75 対 1 補助体制加算…… 335 点
チ 100 対 1 補助体制加算…… 280 点

注 勤務医の負担の軽減及び処遇の改善を図るための医師事務作業の補助の体制その他の事項につき別に厚生労働大臣が定める施設基準に適合しているものとして地方厚生局長等に届け出た保険医療機関に入院している患者（第 1 節の入院基本料（特別入院基本料等を除く。）又は第 3 節の特定入院料のうち，医師事務作業補助体制加算を算定できるものを現に算定している患者に限る。）について，当該基準に係る区分に従い，入院初日に限り所定点数に加算する。

A 207-3 **急性期看護補助体制加算**（1 日につき）

1 **25 対 1 急性期看護補助体制加算**（看護補助者 5 割以上）…… 240 点
2 **25 対 1 急性期看護補助体制加算**（看護補助者 5 割未満）…… 220 点

3　50対1急性期看護補助体制加算……………………………200点

4　75対1急性期看護補助体制加算……………………………160点

注1　看護職員の負担の軽減及び処遇の改善を図るための看護業務の補助の体制その他の事項につき別に厚生労働大臣が定める施設基準に適合しているものとして地方厚生局長等に届け出た病棟に入院している患者（第1節の入院基本料（特別入院基本料等を除く。）のうち，急性期看護補助体制加算を算定できるものを現に算定している患者に限る。）について，入院した日から起算して14日を限度として所定点数に加算する。

2　夜間における看護業務の補助の体制につき別に厚生労働大臣が定める施設基準に適合しているものとして地方厚生局長等に届け出た病棟に入院している患者については，当該基準に係る区分に従い，1日につき次に掲げる点数をそれぞれ更に所定点数に加算する。

イ　夜間30対1急性期看護補助体制加算……………………**125点**

ロ　夜間50対1急性期看護補助体制加算……………………**120点**

ハ　夜間100対1急性期看護補助体制加算…………………**105点**

3　夜間における看護業務の体制につき別に厚生労働大臣が定める施設基準に適合しているものとして地方厚生局長等に届け出た病棟に入院している患者については，夜間看護体制加算として，**71点**を更に所定点数に加算する。

4　看護職員の負担の軽減及び処遇の改善を図るための看護業務の補助に係る十分な体制につき別に厚生労働大臣が定める施設基準に適合しているものとして地方厚生局長等に届け出た病棟に入院している患者について，当該基準に係る区分に従い，1日につき次に掲げる点数をそれぞれ更に所定点数に加算する。ただし，当該患者について，身体的拘束を実施した日は，看護補助体制充実加算2の例により算定する。

イ	看護補助体制充実加算1…………………………………………	**20点**
ロ	看護補助体制充実加算2…………………………………………	**5点**

A 207-4　看護職員夜間配置加算（1日につき）

1　看護職員夜間12対1配置加算

イ　看護職員夜間12対1配置加算1……………………………110点

ロ　看護職員夜間12対1配置加算2……………………………90点

2　看護職員夜間16対1配置加算

イ　看護職員夜間16対1配置加算1……………………………70点

ロ　看護職員夜間16対1配置加算2……………………………45点

注　別に厚生労働大臣が定める施設基準に適合しているものとして地方厚生局長等に届け出た病棟に入院している患者（第1節の入院基本料（特別入院基本料等を除く。）のうち，看護職員夜間配置加算を算定できるものを現に算定している患者に限る。）について，当該基準に係る区分に従い，入院した日から起算して14日を限度として所定点数に加算する。

A 208　乳幼児加算・幼児加算（1日につき）

1　乳幼児加算

イ　病院の場合（特別入院基本料等を算定する場合を除く。）… 333点

ロ　病院の場合（特別入院基本料等を算定する場合に限る。）… 289点

ハ　診療所の場合…………………………………………………289点

2　幼児加算

イ　病院の場合（特別入院基本料等を算定する場合を除く。）… 283点

ロ　病院の場合（特別入院基本料等を算定する場合に限る。）… 239点

ハ　診療所の場合…………………………………………………239点

注1　乳幼児加算は，保険医療機関に入院している3歳未満の乳幼児（第1節の入院基本料（特別入院基本料等を含む。）又は第3節の特定入院料のうち，乳幼児加算・幼児加算を算定できるものを現に算定している患者に限る。）について，所定点数に加算する。

2　幼児加算は，保険医療機関に入院している3歳以上6歳未満の幼児（第1節の入院基本料（特別入院基本料等を含む。）又は第3節の特定入院料のうち，乳幼児加算・幼児加算を算定できるものを現に算定している患者に限る。）について，所定点数に加算する。

A 209　特定感染症入院医療管理加算（1日につき）

1　治療室の場合…………………………………………………200点

2　それ以外の場合……………………………………………………………100点

注　感染症法第6条第4項に規定する三類感染症の患者，同条第5項に規定する四類感染症の患者，同条第6項に規定する五類感染症の患者及び同条第8項に規定する指定感染症の患者並びにこれらの疑似症患者のうち感染対策が特に必要なものに対して，適切な感染防止対策を実施した場合に，1入院に限り7日（当該感染症を他の患者に感染させるおそれが高いことが明らかであり，感染対策の必要性が特に認められる患者に対する場合を除く。）を限度として，算定する。ただし，疑似症患者については，初日に限り所定点数に加算する。

A 210 難病等特別入院診療加算（1日につき）

1　難病患者等入院診療加算……………………………………………250点

2　二類感染症患者入院診療加算………………………………………250点

注1　難病患者等入院診療加算は，別に厚生労働大臣が定める疾患を主病として保険医療機関に入院している患者であって，別に厚生労働大臣が定める状態にあるもの（第1節の入院基本料（特別入院基本料等を含む。）又は第3節の特定入院料のうち，難病等特別入院診療加算を算定できるものを現に算定している患者に限る。）について，所定点数に加算する。

2　二類感染症患者入院診療加算は，感染症法第6条第15項に規定する第二種感染症指定医療機関である保険医療機関に入院している同条第3項に規定する二類感染症の患者及び同条第7項に規定する新型インフルエンザ等感染症の患者並びにそれらの疑似症患者（第1節の入院基本料（特別入院基本料等を含む。）又は第3節の特定入院料のうち，難病等特別入院診療加算を算定できるものを現に算定している患者に限る。）について，所定点数に加算する。

A 211 特殊疾患入院施設管理加算（1日につき）……………………………350点

注　重度の障害者（重度の意識障害者を含む。），筋ジストロフィー患者又は難病患者等を主として入院させる病院の病棟又は有床診療所に関する別に厚生労働大臣が定める施設基準に適合しているものとして，保険医療機関が地方厚生局長等に届け出た病棟又は有床診療所に入院している患者（第１節の入院基本料（特別入院基本料等を含む。）のうち，特殊疾患入院施設管理加算を算定できるものを現に算定している患者に限る。）について，所定点数に加算する。ただし，この場合において，難病等特別入院診療加算は算定しない。

A 212 **超重症児（者）入院診療加算・準超重症児（者）入院診療加算**（１日につき）

1　超重症児（者）入院診療加算

イ　6歳未満の場合…… **800点**

ロ　6歳以上の場合…… **400点**

2　準超重症児（者）入院診療加算

イ　6歳未満の場合…… **200点**

ロ　6歳以上の場合…… **100点**

注１　超重症児（者）入院診療加算は，保険医療機関に入院している患者であって，別に厚生労働大臣が定める超重症の状態にあるもの（第１節の入院基本料（特別入院基本料等を含む。）又は第３節の特定入院料のうち，超重症児（者）入院診療加算・準超重症児（者）入院診療加算を算定できるものを現に算定している患者に限る。）について，所定点数に加算する。

２　準超重症児（者）入院診療加算は，保険医療機関に入院している患者であって，別に厚生労働大臣が定める準超重症の状態にあるもの（第１節の入院基本料（特別入院基本料等を含む。）又は第３節の特定入院料のうち，超重症児（者）入院診療加算・準超重症児（者）入院診療加算を算定できるものを現に算定している患者に限る。）について，所定点数に加算する。

３　当該患者が自宅から入院した患者又は他の保険医療機関から転院してきた患者であって，当該他の保険医療機関において区分番号Ａ301に掲げる特定集中治療室管理料の注２に規定する小児加算，区分番号Ａ301－４に掲げる小児特定集中治療室管理料，区分番号Ａ302に掲げる新生児特定集中治療室管理料，区分番号Ａ302－２に掲げる新生児特定集中治療室重症児対応体制強化管理料又は区分番号Ａ303の２に掲げる新生児集中治療室管理料を算定したことのある者である場合には，入院した日から起算して5日を限度として，救急・在宅重症児（者）受入加算として，1日につき**200点**を更に所定点数に加算する。

4　超重症児（者）入院診療加算・準超重症児（者）入院診療加算は，一般病棟に入院している患者（区分番号A 106に掲げる障害者施設等入院基本料，区分番号A 306に掲げる特殊疾患入院医療管理料及び区分番号A 309に掲げる特殊疾患病棟入院料を算定するものを除く。）については，入院した日から起算して90日を限度として，所定点数に加算する。

A 213 看護配置加算（1日につき）……………………………………………**25点**

注　別に厚生労働大臣が定める基準に適合しているものとして保険医療機関が地方厚生局長等に届け出て当該基準による看護を行う病棟に入院している患者（第1節の入院基本料（特別入院基本料等を除く。）又は第3節の特定入院料のうち，看護配置加算を算定できるものを現に算定している患者に限る。）について，所定点数に加算する。

A 214 看護補助加算（1日につき）

1　看護補助加算1……………………………………………………**141点**

2　看護補助加算2……………………………………………………**116点**

3　看護補助加算3……………………………………………………**88点**

注1　別に厚生労働大臣が定める基準に適合しているものとして保険医療機関が地方厚生局長等に届け出て当該基準による看護を行う病棟に入院している患者（第1節の入院基本料（特別入院基本料等を除く。）又は第3節の特定入院料のうち，看護補助加算を算定できるものを現に算定している患者に限る。）について，当該基準に係る区分に従い，所定点数に加算する。

2　別に厚生労働大臣が定める基準に適合しているものとして地方厚生局長等に届け出た病棟に入院している患者については，夜間75対1看護補助加算として，入院した日から起算して20日を限度として**55点**を更に所定点数に加算する。

3　夜間における看護業務の体制につき別に厚生労働大臣が定め

る基準に適合しているものとして地方厚生局長等に届け出た病棟に入院している患者については，夜間看護体制加算として，入院初日に限り**176点**を更に所定点数に加算する。

4　看護職員の負担の軽減及び処遇の改善を図るための看護業務の補助に係る十分な体制につき別に厚生労働大臣が定める基準に適合しているものとして地方厚生局長等に届け出た病棟に入院している患者について，当該基準に係る区分に従い，1日につき次に掲げる点数をそれぞれ更に所定点数に加算する。ただし，当該患者について，身体的拘束を実施した日は，看護補助体制充実加算2の例により算定する。

イ	看護補助体制充実加算1	**20点**
ロ	看護補助体制充実加算2	**5点**

A 215からA 217まで　削除

A 218　地域加算（1日につき）

1　**1級地**……**18点**
2　**2級地**……**15点**
3　**3級地**……**14点**
4　**4級地**……**11点**
5　**5級地**……**9点**
6　**6級地**……**5点**
7　**7級地**……**3点**

注　一般職の職員の給与に関する法律（昭和25年法律第95号）第11条の3第1項に規定する人事院規則で定める地域その他の厚生労働大臣が定める地域に所在する保険医療機関に入院している患者（第1節の入院基本料（特別入院基本料等を含む。），第3節の特定入院料又は第4節の短期滞在手術等基本料のうち，地域加算を算定できるものを現に算定している患者に限る。）について，同令で定める級地区分に準じて，所定点数に加算する。

A 218-2　離島加算（1日につき）……**18点**

注　別に厚生労働大臣が定める地域に所在する保険医療機関に入院している患者（第1節の入院基本料（特別入院基本料等を含む。），第3節の特定入院料又は第4節の短期滞在手術等基本料のうち，離島加算を算定できるものを現に算定している患者に限る。）について，所定点数に加算する。

A 219 療養環境加算（1日につき）……………………………………………25点

注 1床当たりの平均床面積が8平方メートル以上である病室（健康保険法第63条第2項第5号及び高齢者医療確保法第64条第2項第5号に規定する選定療養としての特別の療養環境の提供に係るものを除く。）として保険医療機関が地方厚生局長等に届け出た病室に入院している患者（第1節の入院基本料（特別入院基本料等を含む。）又は第3節の特定入院料のうち，療養環境加算を算定できるものを現に算定している患者に限る。）について，所定点数に加算する。

A 220 HIV感染者療養環境特別加算（1日につき）

1　**個室の場合**……………………………………………………………350点

2　**2人部屋の場合**………………………………………………………150点

注 HIV感染者療養環境特別加算は，保険医療機関に入院している後天性免疫不全症候群の病原体に感染している患者（第1節の入院基本料（特別入院基本料等を含む。）又は第3節の特定入院料のうち，HIV感染者療養環境特別加算を算定できるものを現に算定している患者に限り，小児療養環境特別加算又は無菌治療室管理加算を算定するものを除く。）について，所定点数に加算する。

A 220-2 特定感染症患者療養環境特別加算（1日につき）

1　**個室加算**………………………………………………………………300点

2　**陰圧室加算**……………………………………………………………200点

注 保険医療機関に入院している次に掲げる感染症の患者及びそれらの疑似症患者であって個室又は陰圧室に入院させる必要性が特に高い患者（第1節の入院基本料（特別入院基本料等を含む。）又は第3節の特定入院料のうち，特定感染症患者療養環境特別加算を算定できるものを現に算定している患者に限る。）について，必要を認めて個室又は陰圧室に入院させた場合に，個室加算又は陰圧室加算として，それぞれ所定点数に加算する。ただし，疑似症患者については，初日に限り所定点数に加算する。

イ　感染症法第６条第３項に規定する二類感染症 ロ　感染症法第６条第４項に規定する三類感染症 ハ　感染症法第６条第５項に規定する四類感染症 ニ　感染症法第６条第６項に規定する五類感染症 ホ　感染症法第６条第７項に規定する新型インフルエンザ等感染症 ヘ　感染症法第６条第８項に規定する指定感染症

A 221 重症者等療養環境特別加算（１日につき）

1　個室の場合……………………………………………………**300 点**

2　２人部屋の場合………………………………………………**150 点**

注　別に厚生労働大臣が定める施設基準に適合しているものとして保険医療機関が地方厚生局長等に届け出た病室に入院している重症者等（第１節の入院基本料（特別入院基本料等を除く。）又は第３節の特定入院料のうち，重症者等療養環境特別加算を算定できるものを現に算定している患者に限り，小児療養環境特別加算又は無菌治療室管理加算を算定するものを除く。）について，所定点数に加算する。

A 221-2 小児療養環境特別加算（１日につき）…………………**300 点**

注　治療上の必要があって，保険医療機関において，個室に入院した 15 歳未満の小児（第１節の入院基本料（特別入院基本料等を含む。）又は第３節の特定入院料のうち，小児療養環境特別加算を算定できるものを現に算定している患者に限り，ＨＩＶ感染者療養環境特別加算，重症者等療養環境特別加算又は無菌治療室管理加算を算定するものを除く。）について，所定点数に加算する。

A 222 療養病棟療養環境加算（１日につき）

1　療養病棟療養環境加算１………………………………………**132 点**

2　療養病棟療養環境加算２………………………………………**115 点**

注　療養病棟であって，別に厚生労働大臣が定める施設基準に適合しているものとして保険医療機関が地方厚生局長等に届け出た病棟に入院している患者（第１節の入院基本料（特別入院基本料等を除く。）のうち，療養病棟療養環境加算を算定できるものを現に算定している患者に限る。）について，当該基準に係る区分に従い，所定点数に加算する。

A 222-2 療養病棟療養環境改善加算（1日につき）

1　療養病棟療養環境改善加算1……………………………………………**80点**

2　療養病棟療養環境改善加算2……………………………………………**20点**

注　療養病棟であって，療養環境の改善につき別に厚生労働大臣が定める施設基準に適合しているものとして保険医療機関が地方厚生局長等に届け出た病棟に入院している患者（第1節の入院基本料（特別入院基本料等を除く。）のうち，療養病棟療養環境改善加算を算定できるものを現に算定している患者に限る。）について，当該基準に係る区分に従い，所定点数に加算する。

A 223 診療所療養病床療養環境加算（1日につき）……………………**100点**

注　診療所の療養病床であって，別に厚生労働大臣が定める施設基準に適合しているものとして保険医療機関が地方厚生局長等に届け出たものに入院している患者について，所定点数に加算する。

A 223-2 診療所療養病床療養環境改善加算（1日につき）………………**35点**

注　診療所の療養病床であって，療養環境の改善につき別に厚生労働大臣が定める施設基準に適合しているものとして保険医療機関が地方厚生局長等に届け出たものに入院している患者について，所定点数に加算する。

A 224 無菌治療室管理加算（1日につき）

1　無菌治療室管理加算1…………………………………………**3,000点**

2　無菌治療室管理加算2…………………………………………**2,000点**

注　別に厚生労働大臣が定める施設基準に適合しているものとして保険医療機関が地方厚生局長等に届け出た病室において，治療上の必要があって無菌治療室管理が行われた入院患者（第1節の入院基本料（特別入院基本料等を除く。）又は第3節の特定入院料のうち，無菌治療室管理加算を算定できるものを現に算定している患者に限り，ＨＩＶ感染者療養環境特別加算，重症者等療養環境特別加算又は小児療養環境特別加算を算定するものを除く。）について，当該基準に係る区分に従い，90日を限度として所定点数に加算する。

A 225 放射線治療病室管理加算（1日につき）

1　治療用放射性同位元素による治療の場合……………………6,370点
2　密封小線源による治療の場合………………………………2,200点

注1　1については，別に厚生労働大臣が定める施設基準に適合しているものとして保険医療機関が地方厚生局長等に届け出た病室において，治療上の必要があって放射線治療病室管理が行われた入院患者(第1節の入院基本料(特別入院基本料等を含む。)又は第3節の特定入院料のうち，放射線治療病室管理加算を算定できるものを現に算定している患者であって，治療用放射性同位元素による治療が行われたものに限る。) について，所定点数に加算する。

2　2については，別に厚生労働大臣が定める施設基準に適合しているものとして保険医療機関が地方厚生局長等に届け出た病室において，治療上の必要があって放射線治療病室管理が行われた入院患者(第1節の入院基本料(特別入院基本料等を含む。)又は第3節の特定入院料のうち，放射線治療病室管理加算を算定できるものを現に算定している患者であって，密封小線源による治療が行われたものに限る。) について，所定点数に加算する。

A 226 **重症皮膚潰瘍管理加算**（1日につき）……………………………………18点

注　別に厚生労働大臣が定める施設基準を満たす保険医療機関において，重症皮膚潰瘍を有している患者に対して，当該保険医療機関が計画的な医学管理を継続して行い，かつ，療養上必要な指導を行った場合に，当該患者（第1節の入院基本料（特別入院基本料等を含む。) のうち，重症皮膚潰瘍管理加算を算定できるものを現に算定している患者に限る。) について，所定点数に加算する。

A 226-2 **緩和ケア診療加算**（1日につき）………………………………390点

注1　別に厚生労働大臣が定める施設基準に適合しているものとして地方厚生局長等に届け出た保険医療機関において，緩和ケアを要する患者に対して，必要な診療を行った場合に，当該患者（第1節の入院基本料（特別入院基本料等を除く。) 又は第3節の特定入院料のうち，緩和ケア診療加算を算定できるものを現に算定している患者に限る。以下この区分番号において同じ。)

について，所定点数に加算する。

2　医療提供体制の確保の状況に鑑み別に厚生労働大臣が定める地域に所在する保険医療機関であって，別に厚生労働大臣が定める施設基準に適合しているものとして地方厚生局長等に届け出たものにおいては，注1に規定する届出の有無にかかわらず，当該加算の点数に代えて，緩和ケア診療加算（特定地域）として，**200点**を所定点数に加算することができる。

3　当該患者が15歳未満の小児である場合には，小児加算として，**100点**を更に所定点数に加算する。

4　別に厚生労働大臣が定める施設基準を満たす保険医療機関において，緩和ケアを要する患者に対して，緩和ケアに係る必要な栄養食事管理を行った場合には，個別栄養食事管理加算として，**70点**を更に所定点数に加算する。

A 226-3 有床診療所緩和ケア診療加算（1日につき）……………………… **250点**

注　別に厚生労働大臣が定める施設基準に適合しているものとして地方厚生局長等に届け出た診療所である保険医療機関において，緩和ケアを要する患者に対して，必要な診療を行った場合に，当該患者について，所定点数に加算する。

A 226-4 小児緩和ケア診療加算（1日につき）……………………………… **700点**

注1　別に厚生労働大臣が定める施設基準に適合しているものとして地方厚生局長等に届け出た保険医療機関において，緩和ケアを要する15歳未満の小児に対して，必要な診療を行った場合に，当該患者（第1節の入院基本料（特別入院基本料等を除く。）又は第3節の特定入院料のうち，小児緩和ケア診療加算を算定できるものを現に算定している患者に限る。以下この区分番号において同じ。）について，所定点数に加算する。この場合において，区分番号A 226－2に掲げる緩和ケア診療加算は別に算定できない。

2　別に厚生労働大臣が定める施設基準を満たす保険医療機関において，緩和ケアを要する15歳未満の小児に対して，緩和ケアに係る必要な栄養食事管理を行った場合には，小児個別栄養食事管理加算として，**70点**を更に所定点数に加算する。

A 227 精神科措置入院診療加算（入院初日）…………………………2,500 点

注 精神保健及び精神障害者福祉に関する法律（昭和 25 年法律第 123 号。以下「精神保健福祉法」という。）第 29 条又は第 29 条の 2 に規定する入院措置に係る患者（第 1 節の入院基本料（特別入院基本料等を含む。）又は第 3 節の特定入院料のうち，精神科措置入院診療加算を算定できるものを現に算定している患者に限る。）について，当該措置に係る入院初日に限り所定点数に加算する。

A 228 精神科応急入院施設管理加算（入院初日）……………………2,500 点

注 別に厚生労働大臣が定める施設基準に適合しているものとして地方厚生局長等に届け出た保険医療機関において，精神保健福祉法第 33 条の 6 第 1 項に規定する入院等に係る患者（第 1 節の入院基本料（特別入院基本料等を含む。）又は第 3 節の特定入院料のうち，精神科応急入院施設管理加算を算定できるものを現に算定している患者に限る。）について，当該措置に係る入院初日に限り所定点数に加算する。

A 229 精神科隔離室管理加算（1 日につき）…………………………220 点

注 精神科を標榜する病院である保険医療機関において，入院中の精神障害者である患者に対して，精神保健福祉法第 36 条第 3 項の規定に基づいて隔離を行った場合に，当該患者（第 1 節の入院基本料（特別入院基本料等を含む。）のうち，精神科隔離室管理加算を算定できるものを現に算定している患者に限る。）について，月 7 日に限り，所定点数に加算する。ただし，同法第 33 条の 6 第 1 項に規定する入院に係る患者について，精神科応急入院施設管理加算を算定した場合には，当該入院中は精神科隔離室管理加算を算定しない。

A 230 精神病棟入院時医学管理加算（1 日につき）……………………5 点

注 医師の配置その他の事項につき別に厚生労働大臣が定める施設基準に適合しているものとして保険医療機関が地方厚生局長等に届け出た精神病棟に入院している患者（第 1 節の入院基本料（特別入院基本料等を含む。）のうち，精神病棟入院時医学管理加算を算定できるものを現に算定している患者に限る。）について，所定点数に加算する。

A 230-2 精神科地域移行実施加算（1日につき）……………………………**20 点**

注 別に厚生労働大臣が定める施設基準に適合しているものとして地方厚生局長等に届け出た保険医療機関において，精神病棟における入院期間が5年を超える患者に対して，退院調整を実施し，計画的に地域への移行を進めた場合に，当該保険医療機関の精神病棟に入院した患者（第1節の入院基本料（特別入院基本料等を含む。）又は第3節の特定入院料のうち，精神科地域移行実施加算を算定できるものを現に算定している患者に限る。）について，所定点数に加算する。

A 230-3 精神科身体合併症管理加算（1日につき）

1 7日以内……………………………………………………………………**450 点**

2 8日以上15日以内……………………………………………………………**300 点**

注 精神科を標榜する病院であって別に厚生労働大臣が定める施設基準に適合しているものとして地方厚生局長等に届け出た保険医療機関において，別に厚生労働大臣が定める身体合併症を有する精神障害者である患者に対して必要な治療を行った場合に，当該患者（第1節の入院基本料（特別入院基本料等を含む。）又は第3節の特定入院料のうち，精神科身体合併症管理加算を算定できるものを現に算定している患者に限る。）について，当該疾患の治療開始日から起算して15日を限度として，当該患者の治療期間に応じ，所定点数に加算する。

A 230-4 精神科リエゾンチーム加算（週1回）………………………………**300 点**

注 別に厚生労働大臣が定める施設基準に適合しているものとして地方厚生局長等に届け出た保険医療機関において，抑うつ若しくはせん妄を有する患者，精神疾患を有する患者又は自殺企図により入院した患者に対して，当該保険医療機関の精神科の医師，看護師，精神保健福祉士等が共同して，当該患者の精神症状の評価等の必要な診療を行った場合に，当該患者（第1節の入院基本料（特別入院基本料等を除く。）又は第3節の特定入院料のうち，精神科リエゾンチーム加算を算定できるものを現に算定している患者に限る。）について，所定点数に加算する。ただし，区分番号A 247に掲げる認知症ケア加算1は別に算定できない。

A 231 削除

A 231-2 強度行動障害入院医療管理加算（1日につき）……………………**300点**

注 別に厚生労働大臣が定める施設基準を満たす保険医療機関に入院している患者（第1節の入院基本料（特別入院基本料等を除く。）又は第3節の特定入院料のうち，強度行動障害入院医療管理加算を算定できるものを現に算定している患者に限る。）であって別に厚生労働大臣が定めるものに対して必要な治療を行った場合に，所定点数に加算する。

A 231-3 依存症入院医療管理加算（1日につき）

1　30日以内……………………………………………………………**200点**

2　31日以上60日以内…………………………………………………**100点**

注 別に厚生労働大臣が定める施設基準に適合しているものとして地方厚生局長等に届け出た保険医療機関に入院している患者（第1節の入院基本料（特別入院基本料等を除く。）又は第3節の特定入院料のうち，依存症入院医療管理加算を算定できるものを現に算定している患者に限る。）であって別に厚生労働大臣が定めるものに対して必要な治療を行った場合に，入院した日から起算して60日を限度として，当該患者の入院期間に応じ，それぞれ所定点数に加算する。

A 231-4 摂食障害入院医療管理加算（1日につき）

1　30日以内……………………………………………………………**200点**

2　31日以上60日以内…………………………………………………**100点**

注 別に厚生労働大臣が定める施設基準に適合しているものとして地方厚生局長等に届け出た保険医療機関に入院している患者（第1節の入院基本料（特別入院基本料等を除く。）又は第3節の特定入院料のうち，摂食障害入院医療管理加算を算定できるものを現に算定している患者に限る。）であって別に厚生労働大臣が定めるものに対して必要な治療を行った場合に，入院した日から起算して60日を限度として，当該患者の入院期間に応じ，それぞれ所定点数に加算する。

A 232 がん拠点病院加算（入院初日）

1　**がん診療連携拠点病院加算**

イ　がん診療連携拠点病院……………………………………………… 500 点

ロ　地域がん診療病院…………………………………………………… 300 点

2　小児がん拠点病院加算………………………………………………… 750 点

注1　別に厚生労働大臣が定める施設基準を満たす保険医療機関に，他の保険医療機関等からの紹介により入院した悪性腫瘍と診断された患者（第1節の入院基本料（特別入院基本料等を除く。），第3節の特定入院料又は第4節の短期滞在手術等基本料のうち，がん拠点病院加算を算定できるものを現に算定している患者に限る。）について，当該基準に係る区分に従い，入院初日に限り所定点数に加算する。ただし，別に厚生労働大臣が定める施設基準を満たす保険医療機関に，他の保険医療機関等からの紹介により入院した悪性腫瘍と診断された患者について，1のイ又はロの当該加算の点数に代えて，それぞれ**300点**又は**100点**を所定点数に加算する。

2　別に厚生労働大臣が定める施設基準を満たす保険医療機関であって，ゲノム情報を用いたがん医療を提供する保険医療機関に入院している患者については，がんゲノム拠点病院加算として，**250点**を更に所定点数に加算する。

A 233 リハビリテーション・栄養・口腔連携体制加算（1日につき）…… **120点**

注　リハビリテーション，栄養管理及び口腔管理を連携・推進する体制につき別に厚生労働大臣が定める施設基準に適合しているものとして保険医療機関が地方厚生局長等に届け出た病棟に入院している患者（急性期一般入院基本料，特定機能病院入院基本料（一般病棟に限る。）又は専門病院入院基本料（7対1入院基本料又は10対1入院基本料に限る。）を現に算定している患者に限る。）について，リハビリテーション，栄養管理及び口腔管理に係る計画を作成した日から起算して14日を限度として所定点数に加算する。この場合において，区分番号A 233－2に掲げる栄養サポートチーム加算は別に算定できない。

A 233-2 栄養サポートチーム加算（週1回）………………………… **200点**

注1　栄養管理体制その他の事項につき別に厚生労働大臣が定める施設基準に適合しているものとして地方厚生局長等に届け

出た保険医療機関において，栄養管理を要する患者として別に厚生労働大臣が定める患者に対して，当該保険医療機関の保険医，看護師，薬剤師，管理栄養士等が共同して必要な診療を行った場合に，当該患者（第1節の入院基本料（特別入院基本料等を除く。）又は第3節の特定入院料のうち，栄養サポートチーム加算を算定できるものを現に算定している患者に限る。）について，週1回（療養病棟入院基本料，結核病棟入院基本料，精神病棟入院基本料又は特定機能病院入院基本料（結核病棟又は精神病棟に限る。）を算定している患者については，入院した日から起算して1月以内の期間にあっては週1回，入院した日から起算して1月を超え6月以内の期間にあっては月1回）（障害者施設等入院基本料を算定している患者については，月1回）に限り所定点数に加算する。この場合において，区分番号B 001の10に掲げる入院栄養食事指導料，区分番号B 001の11に掲げる集団栄養食事指導料及び区分番号B 001－2－3に掲げる乳幼児育児栄養指導料は別に算定できない。

2　医療提供体制の確保の状況に鑑み別に厚生労働大臣が定める地域に所在する保険医療機関であって，別に厚生労働大臣が定める施設基準に適合しているものとして地方厚生局長等に届け出たものについては，注1に規定する届出の有無にかかわらず，当該加算の点数に代えて，栄養サポートチーム加算（特定地域）として，**100点**を所定点数に加算することができる。

3　注1の場合において，歯科医師が，注1の必要な診療を保険医等と共同して行った場合は，歯科医師連携加算として，**50点**を更に所定点数に加算する。

A 234 医療安全対策加算（入院初日）

1　医療安全対策加算1……………………………………………………**85点**

2　医療安全対策加算2……………………………………………………**30点**

注1　別に厚生労働大臣が定める組織的な医療安全対策に係る施設基準に適合しているものとして地方厚生局長等に届け出た保険医療機関に入院している患者（第1節の入院基本料（特別入院基本料等を除く。），第3節の特定入院料又は第4節の短期滞在

手術等基本料のうち，医療安全対策加算を算定できるものを現に算定している患者に限る。）について，当該基準に係る区分に従い，入院初日に限りそれぞれ所定点数に加算する。

2　医療安全対策に関する医療機関間の連携体制につき別に厚生労働大臣が定める施設基準に適合しているものとして地方厚生局長等に届け出た保険医療機関（特定機能病院を除く。）に入院している患者については，当該基準に係る区分に従い，次に掲げる点数をそれぞれ更に所定点数に加算する。

イ　医療安全対策地域連携加算１……………………………**50点**

ロ　医療安全対策地域連携加算２……………………………**20点**

A 234-2 感染対策向上加算（入院初日）

1　感染対策向上加算１……………………………………**710点**

2　感染対策向上加算２……………………………………**175点**

3　感染対策向上加算３………………………………………**75点**

注１　組織的な感染防止対策につき別に厚生労働大臣が定める施設基準に適合しているものとして地方厚生局長等に届け出た保険医療機関に入院している患者（第１節の入院基本料（特別入院基本料等を除く。），第３節の特定入院料又は第４節の短期滞在手術等基本料のうち，感染対策向上加算を算定できるものを現に算定している患者に限る。）について，当該基準に係る区分に従い，入院初日に限り（３については，入院初日及び入院期間が90日を超えるごとに１回）それぞれ所定点数に加算する。

2　感染対策向上加算１を算定する場合について，感染症対策に関する医療機関間の連携体制につき別に厚生労働大臣が定める施設基準に適合しているものとして地方厚生局長等に届け出た保険医療機関に入院している患者については，指導強化加算として，**30点**を更に所定点数に加算する。

3　感染対策向上加算２又は感染対策向上加算３を算定する場合について，感染症対策に関する医療機関間の連携体制につき別に厚生労働大臣が定める施設基準に適合しているものとして地方厚生局長等に届け出た保険医療機関に入院している患者については，連携強化加算として，**30 点**を更に所定点数に加算する。

4　感染対策向上加算２又は感染対策向上加算３を算定する場合について，感染防止対策に資する情報を提供する体制につき別に厚生労働大臣が定める施設基準に適合しているものとして地方厚生局長等に届け出た保険医療機関に入院している患者については，サーベイランス強化加算として，**3 点**を更に所定点数に加算する。

5　感染対策向上加算を算定する場合について，抗菌薬の使用状況につき別に厚生労働大臣が定める施設基準に適合しているものとして地方厚生局長等に届け出た保険医療機関に入院している患者については，抗菌薬適正使用体制加算として，**5 点**を更に所定点数に加算する。

A 234-3 患者サポート体制充実加算（入院初日）……………………………**70 点**

注　患者に対する支援体制につき別に厚生労働大臣が定める施設基準に適合しているものとして地方厚生局長等に届け出た保険医療機関に入院している患者（第１節の入院基本料（特別入院基本料等を除く。），第３節の特定入院料又は第４節の短期滞在手術等基本料のうち，患者サポート体制充実加算を算定できるものを現に算定している患者に限る。）について，入院初日に限り所定点数に加算する。

A 234-4 重症患者初期支援充実加算（１日につき）…………………………**300 点**

注　特に重篤な患者及びその家族等に対する支援体制につき別に厚生労働大臣が定める施設基準に適合しているものとして地方厚生局長等に届け出た保険医療機関に入院している患者（第３節の特定入院料のうち，重症患者初期支援充実加算を算定できるものを現に算定している患者に限る。）について，入院した日から起算して３日を限度として所定点数に加算する。

A 234-5 報告書管理体制加算（退院時１回）………………………………**7 点**

注　組織的な医療安全対策の実施状況の確認につき別に厚生労働大臣が定める施設基準に適合しているものとして地方厚生局長等に届け出た保険医療機関に入院している患者であって，当該入院中に第4部画像診断又は第13部病理診断に掲げる診療料を算定したもの（第1節の入院基本料（特別入院基本料等を除く。）又は第3節の特定入院料のうち，報告書管理体制加算を算定できるものを現に算定している患者に限る。）について，退院時1回に限り，所定点数に加算する。

A 235 削除

A 236 褥瘡ハイリスク患者ケア加算（入院中1回）…………………………**500点**

注1　別に厚生労働大臣が定める施設基準に適合しているものとして地方厚生局長等に届け出た保険医療機関に入院している患者（第1節の入院基本料（特別入院基本料等を除く。）又は第3節の特定入院料のうち，褥瘡ハイリスク患者ケア加算を算定できるものを現に算定している患者に限る。）について，重点的な褥瘡ケアを行う必要を認め，計画的な褥瘡対策が行われた場合に，入院中1回に限り，所定点数に加算する。

2　医療提供体制の確保の状況に鑑み別に厚生労働大臣が定める地域に所在する保険医療機関であって，別に厚生労働大臣が定める施設基準に適合しているものとして地方厚生局長等に届け出たものについては，注1に規定する届出の有無にかかわらず，当該加算の点数に代えて，褥瘡ハイリスク患者ケア加算（特定地域）として，**250点**を所定点数に加算することができる。

A 236-2 ハイリスク妊娠管理加算（1日につき）…………………………**1,200点**

注　別に厚生労働大臣が定める施設基準に適合しているものとして地方厚生局長等に届け出た保険医療機関が，別に厚生労働大臣が定める患者（第1節の入院基本料（特別入院基本料等を除く。）又は第3節の特定入院料のうち，ハイリスク妊娠管理加算を算定できるものを現に算定している患者に限る。）について，入院中にハイリスク妊娠管理を行った場合に，1入院に限り20日を限度として所定点数に加算する。

A 237 ハイリスク分娩等管理加算（1日につき）

1　ハイリスク分娩管理加算……………………………………………**3,200点**

2　地域連携分娩管理加算……………………………………………**3,200点**

注1　1については，別に厚生労働大臣が定める施設基準に適合し

ているものとして地方厚生局長等に届け出た保険医療機関が，別に厚生労働大臣が定める患者（第1節の入院基本料（特別入院基本料等を除く。）又は第3節の特定入院料のうち，ハイリスク分娩管理加算を算定できるものを現に算定している患者に限る。）について，分娩を伴う入院中にハイリスク分娩管理を行った場合に，1入院に限り8日を限度として所定点数に加算する。

2　2については，別に厚生労働大臣が定める施設基準に適合しているものとして地方厚生局長等に届け出た保険医療機関が，別に厚生労働大臣が定める患者（第1節の入院基本料（特別入院基本料等を除く。）のうち，地域連携分娩管理加算を算定できるものを現に算定している患者に限る。）について，分娩を伴う入院中に地域連携分娩管理を行った場合に，1入院に限り8日を限度として所定点数に加算する。

3　ハイリスク分娩管理又は地域連携分娩管理と同一日に行うハイリスク妊娠管理に係る費用は，1又は2に含まれるものとする。

A 238 からA 238-5 まで 削除

A 238-6 精神科救急搬送患者地域連携紹介加算（退院時1回）………… **1,000 点**

注　別に厚生労働大臣が定める施設基準に適合しているものとして地方厚生局長等に届け出た保険医療機関が，緊急に入院した患者（第3節の特定入院料のうち，精神科救急搬送患者地域連携紹介加算を算定できるものを現に算定している患者に限る。）について，当該入院した日から起算して60日以内に，当該患者に係る診療情報を文書により提供した上で，他の保険医療機関に転院させた場合に，退院時に1回に限り，所定点数に加算する。

A 238-7 精神科救急搬送患者地域連携受入加算（入院初日）…………… **2,000 点**

注　別に厚生労働大臣が定める施設基準に適合しているものとして地方厚生局長等に届け出た保険医療機関が，他の保険医療機関において区分番号A 238 − 6 に掲げる精神科救急搬送患者地域連携紹介加算を算定した患者を入院させた場合に，当該患者（第1節の入院基本料（特別入院基本料等を除く。）又は第3節の特定入院料のうち，精神科救急搬送患者地域連携受入加算を算定できるものを現に算定している患者に限る。）について，入院初日に限り所定点数に加算する。

A 238-8 から A 241 まで 削除

A 242 呼吸ケアチーム加算（週１回）…………………………………**150 点**

注 別に厚生労働大臣が定める施設基準に適合しているものとして地方厚生局長等に届け出た保険医療機関において，別に厚生労働大臣が定める患者に対して，当該保険医療機関の保険医，看護師，臨床工学技士，理学療法士等が共同して，人工呼吸器の離脱のために必要な診療を行った場合に，当該患者（第１節の入院基本料（特別入院基本料等を除く。）又は第３節の特定入院料のうち，呼吸ケアチーム加算を算定できるものを現に算定している患者に限る。）について，週１回に限り所定点数に加算する。ただし，区分番号Ｂ 011 － 4 に掲げる医療機器安全管理料の１は別に算定できない。

A 242-2 術後疼痛管理チーム加算（１日につき）……………………………**100 点**

注 別に厚生労働大臣が定める施設基準に適合しているものとして地方厚生局長等に届け出た保険医療機関において，区分番号Ｌ 008 に掲げるマスク又は気管内挿管による閉鎖循環式全身麻酔を伴う手術を行った患者であって，継続して手術後の疼痛管理を要するものに対して，当該保険医療機関の麻酔に従事する医師，看護師，薬剤師等が共同して疼痛管理を行った場合に，当該患者（第１節の入院基本料（特別入院基本料等を除く。）又は第３節の特定入院料のうち，術後疼痛管理チーム加算を算定できるものを現に算定している患者に限る。）について，手術日の翌日から起算して３日を限度として所定点数に加算する。

A 243 後発医薬品使用体制加算（入院初日）

１ 後発医薬品使用体制加算１…………………………………………**87 点**

２ 後発医薬品使用体制加算２…………………………………………**82 点**

３ 後発医薬品使用体制加算３…………………………………………**77 点**

注 別に厚生労働大臣が定める施設基準に適合しているものとして地方厚生局長等に届け出た保険医療機関に入院している患者（第１節の入院基本料（特別入院基本料等を含む。）又は第３節の特定入院料のうち，後発医薬品使用体制加算を算定できるものを現に算定している患者に限る。）について，当該基準に係る区分に従い，それぞれ入院初日に限り所定点数に加算する。

A 243-2 バイオ後続品使用体制加算（入院初日）…………………………… 100 点

注 別に厚生労働大臣が定める施設基準に適合しているものとして地方厚生局長等に届け出た保険医療機関に入院している患者（第1節の入院基本料（特別入院基本料等含む。）又は第3節の特定入院料のうち，バイオ後続品使用体制加算を算定できるものを現に算定している患者に限る。）であって，バイオ後続品のある先発バイオ医薬品（バイオ後続品の適応のない患者に対して使用する先発バイオ医薬品は除く。）及びバイオ後続品を使用する患者について，バイオ後続品使用体制加算として，入院初日に限り所定点数に加算する。

A 244 病棟薬剤業務実施加算

1 病棟薬剤業務実施加算1（週1回）……………………………… 120 点

2 病棟薬剤業務実施加算2（1日につき）………………………… 100 点

注1 別に厚生労働大臣が定める施設基準に適合しているものとして地方厚生局長等に届け出た保険医療機関に入院している患者について，薬剤師が病棟等において病院勤務医等の負担軽減及び薬物療法の有効性，安全性の向上に資する薬剤関連業務を実施している場合に，当該患者（第1節の入院基本料（特別入院基本料等を除く。）及び第3節の特定入院料のうち，病棟薬剤業務実施加算1又は病棟薬剤業務実施加算2を算定できるものを現に算定している患者に限る。）について，病棟薬剤業務実施加算1にあっては週1回に限り，病棟薬剤業務実施加算2にあっては1日につき所定点数に加算する。この場合において，療養病棟入院基本料，精神病棟入院基本料又は特定機能病院入院基本料（精神病棟に限る。）を算定している患者については，入院した日から起算して8週間を限度とする。

2 病棟薬剤業務の質の向上を図るための薬剤師の研修体制その他の事項につき別に厚生労働大臣が定める施設基準に適合しているものとして地方厚生局長等に届け出た保険医療機関に入院

している患者であって，病棟薬剤業務実施加算１を算定しているものについて，薬剤業務向上加算として，週１回に限り**100点**を所定点数に加算する。

A 245 データ提出加算

1　データ提出加算１（入院初日）

イ　許可病床数が200床以上の病院の場合……………………… **145点**

ロ　許可病床数が200床未満の病院の場合……………………… **215点**

2　データ提出加算２（入院初日）

イ　許可病床数が200床以上の病院の場合……………………… **155点**

ロ　許可病床数が200床未満の病院の場合……………………… **225点**

3　データ提出加算３（入院期間が90日を超えるごとに１回）

イ　許可病床数が200床以上の病院の場合……………………… **145点**

ロ　許可病床数が200床未満の病院の場合……………………… **215点**

4　データ提出加算４（入院期間が90日を超えるごとに１回）

イ　許可病床数が200床以上の病院の場合……………………… **155点**

ロ　許可病床数が200床未満の病院の場合……………………… **225点**

注１　１及び２については，別に厚生労働大臣が定める施設基準に適合しているものとして地方厚生局長等に届け出た保険医療機関において，当該保険医療機関における診療報酬の請求状況，手術の実施状況等の診療の内容に関するデータを継続して厚生労働省に提出している場合に，当該保険医療機関に入院している患者（第１節の入院基本料（特別入院基本料等を除く。）又は第３節の特定入院料のうち，データ提出加算を算定できるものを現に算定している患者に限る。）について，当該基準に係る区分に従い，入院初日に限り所定点数に加算する。

２　３及び４については，別に厚生労働大臣が定める施設基準に適合しているものとして地方厚生局長等に届け出た保険医療機関において，当該保険医療機関における診療報酬の請求状況，手術の実施状況等の診療の内容に関するデータを継続して厚生労働省に提出している場合に，当該保険医療機関に入院している患者（第１節の入院基本料（特別入院基本料等を除く。）又は第３節の特定入院料のうち，データ提出加算を算定できるものを現に算定している患者に限る。）であって，療養病棟入院基本料，結核病棟入院基本料，精神病棟入院基本料，障害者施設等入院基本料，特殊疾患入院医療管理料，回復期リハビリテーション病棟入院料，特殊疾患病棟入院料，緩和ケア病棟入院料，児童・思春期精神科入院医療管理料，精神療養病棟入院料，認知症治療病棟入院料，精神科地域包括ケア病棟入院料又は地域移行機能強化病棟入院料を届け出た病棟又は病室に入院しているものについて，当該基準に係る区分に従い，入院期間が90日を超えるごとに1回，所定点数に加算する。

A 246 入退院支援加算（退院時1回）

1　入退院支援加算1

イ　一般病棟入院基本料等の場合……………………………… **700点**

ロ　療養病棟入院基本料等の場合…………………………… **1,300点**

2　入退院支援加算2

イ　一般病棟入院基本料等の場合……………………………… **190点**

ロ　療養病棟入院基本料等の場合……………………………… **635点**

3　入退院支援加算3 ……………………………………………… **1,200点**

注1　入退院支援加算1は，別に厚生労働大臣が定める施設基準に適合しているものとして地方厚生局長等に届け出た保険医療機関が，次に掲げる入退院支援のいずれかを行った場合に，退院時1回に限り，所定点数に加算する。

イ　退院困難な要因を有する入院中の患者であって，在宅での療養を希望するもの（第1節の入院基本料（特別入院基本料等を除く。）又は第3節の特定入院料のうち，入退院支援加算1を算定できるものを現に算定している患者に限る。）に対して入退院支援を行った場合

ロ　連携する他の保険医療機関において当該加算を算定した患者（第1節の入院基本料（特別入院基本料等を除く。）又は第3節の特定入院料のうち，入退院支援加算1を算定できるものを現に算定している患者に限る。）の転院（1回の転院に限る。）を受け入れ，当該患者に対して入退院支援を行った場合

2 入退院支援加算2は，別に厚生労働大臣が定める施設基準に適合しているものとして地方厚生局長等に届け出た保険医療機関が，退院困難な要因を有する入院中の患者であって，在宅での療養を希望するもの（第1節の入院基本料（特別入院基本料等を除く。）又は第3節の特定入院料のうち，入退院支援加算2を算定できるものを現に算定している患者に限る。）に対して，入退院支援を行った場合に，退院時1回に限り，所定点数に加算する。

3 入退院支援加算3は，別に厚生労働大臣が定める施設基準に適合しているものとして地方厚生局長等に届け出た保険医療機関が，次に掲げる入退院支援のいずれかを行った場合に，退院時1回に限り，所定点数に加算する。

イ 当該保険医療機関に入院している患者であって，区分番号A302に掲げる新生児特定集中治療室管理料，区分番号A302－2に掲げる新生児特定集中治療室重症児対応体制強化管理料又は区分番号A303の2に掲げる新生児集中治療室管理料を算定したことがあるもの（第1節の入院基本料（特別入院基本料等を除く。）又は第3節の特定入院料のうち，入退院支援加算3を算定できるものを現に算定している患者に限る。）に対して，退院支援計画を作成し，入退院支援を行った場合

ロ 他の保険医療機関において当該加算を算定した患者（第1節の入院基本料（特別入院基本料等を除く。）又は第3節の特定入院料のうち，入退院支援加算3を算定できるものを現に算定している患者に限る。）の転院（1回の転院に限る。）を受け入れ，当該患者に対して，退院支援計画を作成し，入退院支援を行った場合

4 別に厚生労働大臣が定める施設基準に適合しているものとして地方厚生局長等に届け出た保険医療機関が，次に掲げる入退院支援のいずれかを行った場合に，地域連携診療計画加算として，退院時1回に限り，**300点**を更に所定点数に加算する。ただし，区分番号B003に掲げる開放型病院共同指導料（Ⅱ），

区分番号Ｂ005に掲げる退院時共同指導料２，区分番号Ｂ005－１－２に掲げる介護支援等連携指導料，区分番号Ｂ009に掲げる診療情報提供料（Ⅰ）及び区分番号Ｂ011に掲げる連携強化診療情報提供料は別に算定できない。

イ　当該保険医療機関において入退院支援加算の届出を行っている病棟に入院している患者（あらかじめ地域連携診療計画を作成し，当該計画に係る疾患の治療等を担う他の保険医療機関又は介護サービス事業者等と共有するとともに，当該患者の同意を得た上で，入院時に当該計画に基づく当該患者の診療計画を作成及び説明し，文書により提供したものに限る。）について，退院時又は転院時に当該他の保険医療機関又は介護サービス事業者等に当該患者に係る診療情報を文書により提供した場合

ロ　他の保険医療機関からの転院（１回の転院に限る。）患者（当該他の保険医療機関において当該加算を算定したものであって，当該患者の同意を得た上で，入院時にあらかじめ作成した地域連携診療計画に基づき当該患者の診療計画を作成及び説明し，文書により提供したものに限る。）について，退院時又は転院時に当該他の保険医療機関に当該患者に係る診療情報を文書により提供した場合

5　医療提供体制の確保の状況に鑑み別に厚生労働大臣が定める地域に所在する保険医療機関であって，別に厚生労働大臣が定める施設基準に適合しているものとして地方厚生局長等に届け出たものについては，注２に規定する届出の有無にかかわらず，注２に規定する加算の点数に代えて，入退院支援加算（特定地域）として，それぞれ**95点**又は**318点**を所定点数に加算することができる。

6　入退院支援加算１又は入退院支援加算２を算定する患者が15歳未満である場合には，小児加算として，**200点**を更に所定点数に加算する。

7　別に厚生労働大臣が定める施設基準に適合しているものとして地方厚生局長等に届け出た保険医療機関に入院している

患者であって別に厚生労働大臣が定めるものに対して，入院前に支援を行った場合に，その支援の内容に応じて，次に掲げる点数をそれぞれ更に所定点数に加算する。

イ　入院時支援加算１……………………………………………… **240点**

ロ　入院時支援加算２……………………………………………… **200点**

8　別に厚生労働大臣が定める施設基準に適合しているものとして地方厚生局長等に届け出た保険医療機関に入院している患者であって別に厚生労働大臣が定めるものに対して，当該患者の基本的な日常生活能力，認知機能，意欲等について総合的な評価を行った上で，その結果を踏まえて，入退院支援を行った場合に，総合機能評価加算として，**50点**を更に所定点数に加算する。

9　別に厚生労働大臣が定める患者に対して，入院前に患者及びその家族等並びに当該患者の在宅での生活を支援する障害福祉サービス事業者等と事前に入院中の支援に必要な調整を行った場合に，入院事前調整加算として，**200点**を更に所定点数に加算する。

A 246-2 精神科入退院支援加算（退院時１回）……………………………… **1,000点**

注１　別に厚生労働大臣が定める施設基準に適合しているものとして地方厚生局長等に届け出た保険医療機関が，次に掲げる入退院支援のいずれかを行った場合に，退院時１回に限り，所定点数に加算する。ただし，区分番号Ａ103に掲げる精神病棟入院基本料の注７若しくは区分番号Ａ312に掲げる精神療養病棟入院料の注５に規定する精神保健福祉士配置加算，区分番号Ａ230－２に掲げる精神科地域移行実施加算又は区分番号Ｉ011に掲げる精神科退院指導料を算定する場合は，算定できない。

イ　退院困難な要因を有する入院中の患者であって，在宅での療養を希望するもの（第１節の入院基本料（特別入院基本料等を除く。）又は第３節の特定入院料のうち，精神科入退院支援加算を算定できるものを現に算定している患者に限る。）に対して入退院支援を行った場合

ロ　連携する他の保険医療機関において当該加算を算定した患者（第1節の入院基本料（特別入院基本料等を除く。）又は第3節の特定入院料のうち，精神科入退院支援加算を算定できるものを現に算定している患者に限る。）の転院（1回の転院に限る。）を受け入れ，当該患者に対して入退院支援を行った場合

2　精神保健福祉法第29条又は第29条の2に規定する入院措置に係る患者について，都道府県，保健所を設置する市又は特別区と連携して退院に向けた支援を行った場合に，精神科措置入院退院支援加算として，退院時1回に限り，**300点**を更に所定点数に加算する。

A 246-3 医療的ケア児（者）入院前支援加算……………………………… **1,000点**

注1　別に厚生労働大臣が定める施設基準に適合しているものとして地方厚生局長等に届け出た保険医療機関において，当該保険医療機関の医師又は当該医師の指示を受けた看護職員が，入院前に別に厚生労働大臣が定める患者（第1節の入院基本料（特別入院基本料等を含む。）及び第3節の特定入院料のうち，医療的ケア児（者）入院前支援加算を算定できるものを現に算定している患者に限り，当該保険医療機関の入院期間が通算30日以上のものを除く。）の患家等を訪問し，患者の状態，療養生活環境及び必要な処置等を確認した上で療養支援計画を策定し，入院前又は入院した日に当該計画書を患者又はその家族等に説明し，文書により提供した場合に，保険医療機関ごとに患者1人につき1回に限り，入院初日に限り所定点数に加算する。

2　別に厚生労働大臣が定める施設基準に適合しているものとして地方厚生局長等に届け出た保険医療機関において，医療的ケア児（者）入院前支援加算を算定すべき入院前支援を情報通信機器を用いて行った場合は，当該加算の点数に代えて，**500点**を所定点数に加算する。

3　区分番号A 246の注7に掲げる入院時支援加算は別に算定できない。

A 247 認知症ケア加算（1日につき）

1 認知症ケア加算1

イ 14日以内の期間……………………………………………… 180点

ロ 15日以上の期間……………………………………………… 34点

2 認知症ケア加算2

イ 14日以内の期間……………………………………………… 112点

ロ 15日以上の期間……………………………………………… 28点

3 認知症ケア加算3

イ 14日以内の期間……………………………………………… 44点

ロ 15日以上の期間………………………………………………10点

注1 別に厚生労働大臣が定める施設基準に適合しているものとして地方厚生局長等に届け出た保険医療機関に入院している患者（第1節の入院基本料（特別入院基本料等を除く。）又は第3節の特定入院料のうち，認知症ケア加算を算定できるものを現に算定している患者に限る。）であって別に厚生労働大臣が定めるものに対して必要なケアを行った場合に，当該基準に係る区分に従い，当該患者が入院した日から起算し，当該患者の入院期間に応じ，それぞれ所定点数に加算する。この場合において，区分番号A 230－4に掲げる精神科リエゾンチーム加算（認知症ケア加算1を算定する場合に限る。）又は区分番号A 247－2に掲げるせん妄ハイリスク患者ケア加算は別に算定できない。

2 身体的拘束を実施した日は，所定点数の100分の40に相当する点数により算定する。

A 247-2 せん妄ハイリスク患者ケア加算（入院中1回）………… 100点

注 別に厚生労働大臣が定める施設基準に適合しているものとして地方厚生局長等に届け出た保険医療機関に入院している患者（第1節の入院基本料（特別入院基本料等を除く。）又は第3節の特定入院料のうち，せん妄ハイリスク患者ケア加算を算定できるものを現に算定している患者に限る。）について，せん妄のリスクを確認し，その結果に基づいてせん妄対策の必要を認め，当該対策を行った場合に，入院中1回に限り，所定点数に加算する。

A 248 精神疾患診療体制加算

1　精神疾患診療体制加算１（入院初日）……………………… 1,000 点

2　精神疾患診療体制加算２（入院初日から３日以内に１回）… 330 点

注１　精神疾患診療体制加算１は，別に厚生労働大臣が定める施設基準に適合しているものとして地方厚生局長等に届け出た保険医療機関が，他の保険医療機関の求めに応じ，当該他の保険医療機関の精神病棟に入院する身体合併症の入院治療を要する精神疾患患者（第１節の入院基本料（特別入院基本料等を含む。）又は第３節の特定入院料のうち，精神疾患診療体制加算を算定できるものを現に算定している患者に限る。）の転院を受け入れた場合に，入院初日に限り所定点数に加算する。

２　精神疾患診療体制加算２は，別に厚生労働大臣が定める施設基準に適合しているものとして地方厚生局長等に届け出た保険医療機関において，救急用の自動車等により緊急に搬送された身体疾患又は外傷及び抑うつ，せん妄等の精神症状を有する患者（第１節の入院基本料（特別入院基本料等を含む。）又は第３節の特定入院料のうち，精神疾患診療体制加算を算定できるものを現に算定している患者に限る。）に対し，精神保健福祉法第 18 条第１項に規定する精神保健指定医（以下この表において「精神保健指定医」という。）等の精神科の医師が診察を行った場合に，入院初日から３日以内に１回に限り，所定点数に加算する。

A 249 精神科急性期医師配置加算（１日につき）

1　精神科急性期医師配置加算１ …………………………………… 600 点

2　精神科急性期医師配置加算２

イ　精神病棟入院基本料等の場合………………………………… 500 点

ロ　精神科急性期治療病棟入院料の場合………………………… 450 点

3　精神科急性期医師配置加算３ …………………………………… 400 点

注　別に厚生労働大臣が定める施設基準に適合しているものとして地方厚生局長等に届け出た病棟に入院している患者（第１節の入院基本料（特別入院基本料等を除く。）又は第３節の特定入院料のうち，精神科急性期医師配置加算を算定できるものを現に算

定している患者に限る。）について，当該基準に係る区分に従い，それぞれ所定点数に加算する。

A 250 薬剤総合評価調整加算（退院時1回）…………………………………… **100点**

注1　入院中の患者について，次のいずれかに該当する場合に，退院時1回に限り所定点数に加算する。

イ　入院前に6種類以上の内服薬（特に規定するものを除く。）が処方されていた患者について，当該処方の内容を総合的に評価した上で，当該処方の内容を変更し，かつ，療養上必要な指導を行った場合

ロ　精神病棟に入院中の患者であって，入院直前又は退院1年前のいずれか遅い時点で抗精神病薬を4種類以上内服していたものについて，当該抗精神病薬の処方の内容を総合的に評価した上で，当該処方の内容を変更し，かつ，療養上必要な指導を行った場合

2　次のいずれかに該当する場合に，薬剤調整加算として**150点**を更に所定点数に加算する。

イ　注1のイに該当する場合であって，当該患者の退院時に処方する内服薬が2種類以上減少した場合

ロ　注1のロに該当する場合であって，退院日までの間に抗精神病薬の種類数が2種類以上減少した場合その他これに準ずる場合

A 251 排尿自立支援加算（週1回）………………………………………………… **200点**

注　別に厚生労働大臣が定める施設基準に適合しているものとして地方厚生局長等に届け出た保険医療機関に入院している患者（第1節の入院基本料（特別入院基本料等を除く。）又は第3節の特定入院料のうち，排尿自立支援加算を算定できるものを現に算定している患者に限る。）であって別に厚生労働大臣が定めるものに対して，包括的な排尿ケアを行った場合に，患者1人につき，週1回に限り12週を限度として所定点数に加算する。

A 252 地域医療体制確保加算（入院初日）…………………………… **620点**

注　救急医療を提供する体制，病院勤務医の負担の軽減及び処遇の改善に対する体制その他の事項につき別に厚生労働大臣が定める

施設基準に適合しているものとして地方厚生局長等に届け出た保険医療機関に入院している患者（第1節の入院基本料（特別入院基本料等を除く。）又は第3節の特定入院料のうち，地域医療体制確保加算を算定できるものを現に算定している患者に限る。）について，入院初日に限り所定点数に加算する。

A 253 **協力対象施設入所者入院加算**（入院初日）

1　往診が行われた場合……………………………………600点

2　1以外の場合……………………………………200点

注　別に厚生労働大臣が定める施設基準に適合しているものとして地方厚生局長等に届け出た保険医療機関において介護老人保健施設，介護医療院及び特別養護老人ホーム（以下この区分番号において，「介護保険施設等」という。）であって当該保険医療機関を協力医療機関として定めているものに入所している患者の病状の急変等に伴い，当該介護保険施設等の従事者等の求めに応じて当該保険医療機関又は当該保険医療機関以外の協力医療機関が診療を行い，当該保険医療機関に入院させた場合に，協力対象施設入所者入院加算として，入院初日に限り所定点数に加算する。

第3節　特定入院料

区分

A 300 **救命救急入院料**（1日につき）

1　救命救急入院料1

イ　3日以内の期間……………………………………10,268点

ロ　4日以上7日以内の期間……………………………………9,292点

ハ　8日以上の期間……………………………………7,934点

2　救命救急入院料2

イ　3日以内の期間……………………………………11,847点

ロ　4日以上7日以内の期間……………………………………10,731点

ハ　8日以上の期間……………………………………9,413点

3　救命救急入院料3

イ　救命救急入院料

(1)　3日以内の期間……………………………………10,268点

(2) 4日以上7日以内の期間…………………………………… 9,292点

(3) 8日以上の期間…………………………………………… 7,934点

ロ 広範囲熱傷特定集中治療管理料

(1) 3日以内の期間…………………………………………… 10,268点

(2) 4日以上7日以内の期間…………………………………… 9,292点

(3) 8日以上60日以内の期間 ……………………………… 8,356点

4 救命救急入院料4

イ 救命救急入院料

(1) 3日以内の期間…………………………………………… 11,847点

(2) 4日以上7日以内の期間…………………………………… 10,731点

(3) 8日以上の期間…………………………………………… 9,413点

ロ 広範囲熱傷特定集中治療管理料

(1) 3日以内の期間…………………………………………… 11,847点

(2) 4日以上7日以内の期間…………………………………… 10,731点

(3) 8日以上14日以内の期間 ……………………………… 9,413点

(4) 15日以上60日以内の期間 ……………………………… 8,356点

注1 別に厚生労働大臣が定める施設基準に適合しているものとして地方厚生局長等に届け出た保険医療機関において，重篤な患者に対して救命救急医療が行われた場合に，当該基準に係る区分及び当該患者の状態について別に厚生労働大臣が定める区分（救命救急入院料3及び救命救急入院料4に限る。）に従い，14日（別に厚生労働大臣が定める状態の患者（救命救急入院料3又は救命救急入院料4に係る届出を行った保険医療機関に入院した患者に限る。）にあっては60日，別に厚生労働大臣が定める施設基準に適合しているものとして地方厚生局長等に届け出た保険医療機関に入院している患者であって，急性血液浄化（腹膜透析を除く。）又は体外式心肺補助（ＥＣＭＯ）を必要とするものにあっては25日，臓器移植を行ったものにあっては30日）を限度として，それぞれ所定点数を算定する。

2 当該保険医療機関において，自殺企図等による重篤な患者であって精神疾患を有するもの又はその家族等からの情報等に基づいて，当該保険医療機関の精神保健指定医又は精神科の医師

が，当該患者の精神疾患にかかわる診断治療等を行った場合は，精神疾患診断治療初回加算として，当該精神保健指定医等による最初の診療時に限り，次に掲げる点数をそれぞれ所定点数に加算する。この場合において，区分番号A 248に掲げる精神疾患診療体制加算は別に算定できない。

イ　別に厚生労働大臣が定める施設基準に適合しているものとして地方厚生局長等に届け出た保険医療機関において行った場合……………………………………………………………**7,000点**

ロ　イ以外の場合………………………………………………………**3,000点**

3　別に厚生労働大臣が定める施設基準に適合しているものとして地方厚生局長等に届け出た保険医療機関において救命救急医療が行われた場合には，当該基準に係る区分に従い，1日につき次に掲げる点数をそれぞれ所定点数に加算する。

イ　救急体制充実加算1………………………………………**1,500点**

ロ　救急体制充実加算2………………………………………**1,000点**

ハ　救急体制充実加算3…………………………………………**500点**

4　別に厚生労働大臣が定める施設基準に適合しているものとして地方厚生局長等に届け出た保険医療機関において救命救急医療が行われた場合には，1日につき**100点**を所定点数に加算する。

5　当該保険医療機関において，急性薬毒物中毒の患者に対して救命救急医療が行われた場合には，入院初日に限り，次に掲げる点数をそれぞれ所定点数に加算する。

イ　急性薬毒物中毒加算1（機器分析）……………………**5,000点**

ロ　急性薬毒物中毒加算2（その他のもの）………………**350点**

6　別に厚生労働大臣が定める施設基準に適合しているものとして地方厚生局長等に届け出た保険医療機関において，15歳未満の重篤な患者に対して救命救急医療が行われた場合には，小児加算として，入院初日に限り**5,000点**を所定点数に加算する。

7　第1章基本診療料並びに第2章第3部検査，第6部注射，第9部処置及び第13部病理診断のうち次に掲げるものは，救命救急入院料に含まれるものとする。

イ　入院基本料

ロ　入院基本料等加算（臨床研修病院入院診療加算，超急性期脳卒中加算，妊産婦緊急搬送入院加算，医師事務作業補助体制加算，特定感染症入院医療管理加算，難病等特別入院診療加算（二類感染症患者入院診療加算に限る。），地域加算，離島加算，医療安全対策加算，感染対策向上加算，患者サポート体制充実加算，重症患者初期支援充実加算，報告書管理体制加算，褥瘡ハイリスク患者ケア加算，術後疼痛管理チーム加算，病棟薬剤業務実施加算２，データ提出加算，入退院支援加算（１のイ及び３に限る。），認知症ケア加算，せん妄ハイリスク患者ケア加算，精神疾患診療体制加算，排尿自立支援加算及び地域医療体制確保加算を除く。）

ハ　第２章第３部の各区分の検査（同部第１節第２款の検体検査判断料を除く。）

ニ　点滴注射

ホ　中心静脈注射

ヘ　酸素吸入（使用した酸素及び窒素の費用を除く。）

ト　留置カテーテル設置

チ　第13部第１節の病理標本作製料

8　別に厚生労働大臣が定める施設基準に適合しているものとして地方厚生局長等に届け出た病室に入院している患者に対して，入室後早期から離床等に必要な治療を行った場合に，早期離床・リハビリテーション加算として，入室した日から起算して14日を限度として**500点**を所定点数に加算する。この場合において，同一日に区分番号Ｈ000に掲げる心大血管疾患リハビリテーション料，Ｈ001に掲げる脳血管疾患等リハビリテーション料，Ｈ001－２に掲げる廃用症候群リハビリテーション料，Ｈ002に掲げる運動器リハビリテーション料，Ｈ003に掲げる呼吸器リハビリテーション料，Ｈ007に掲げる障害児（者）リハビリテーション料及びＨ007－２に掲げるがん患者リハビリテーション料は，算定できない。

9　別に厚生労働大臣が定める施設基準に適合しているものとし

て地方厚生局長等に届け出た病室に入院している患者に対して，入室後早期から必要な栄養管理を行った場合に，早期栄養介入管理加算として，入室した日から起算して7日を限度として**250点**（入室後早期から経腸栄養を開始した場合は，当該開始日以降は**400点**）を所定点数に加算する。ただし，区分番号B 001の10に掲げる入院栄養食事指導料は別に算定できない。

10　注2のイに該当する場合であって，当該患者に対し，生活上の課題又は精神疾患の治療継続上の課題を確認し，助言又は指導を行った場合は，当該患者の退院時に1回に限り，**2,500点**を更に所定点数に加算する。この場合において，区分番号I 002－3に掲げる救急患者精神科継続支援料は別に算定できない。

11　重症患者の対応に係る体制につき別に厚生労働大臣が定める施設基準に適合しているものとして地方厚生局長等に届け出た病室に入院している患者（救命救急入院料2又は救命救急入院料4に係る届出を行った保険医療機関の病室に入院した患者に限る。）について，重症患者対応体制強化加算として，当該患者の入院期間に応じ，次に掲げる点数をそれぞれ所定点数に加算する。

イ　3日以内の期間……………………………………………… **750点**

ロ　4日以上7日以内の期間…………………………………… **500点**

ハ　8日以上14日以内の期間 ………………………………… **300点**

A 301 特定集中治療室管理料（1日につき）

1　特定集中治療室管理料1

イ　7日以内の期間……………………………………………… **14,406点**

ロ　8日以上の期間……………………………………………… **12,828点**

2　特定集中治療室管理料2

イ　特定集中治療室管理料

(1)　7日以内の期間…………………………………………… **14,406点**

(2)　8日以上の期間…………………………………………… **12,828点**

ロ　広範囲熱傷特定集中治療管理料

(1)　7日以内の期間…………………………………………… **14,406点**

(2) 8日以上60日以内の期間…………………………13,028点

3 特定集中治療室管理料3

イ 7日以内の期間………………………………………9,890点

ロ 8日以上の期間………………………………………8,307点

4 特定集中治療室管理料4

イ 特定集中治療室管理料

(1) 7日以内の期間……………………………………9,890点

(2) 8日以上の期間……………………………………8,307点

ロ 広範囲熱傷特定集中治療管理料

(1) 7日以内の期間……………………………………9,890点

(2) 8日以上60日以内の期間…………………………8,507点

5 特定集中治療室管理料5

イ 7日以内の期間………………………………………8,890点

ロ 8日以上の期間………………………………………7,307点

6 特定集中治療室管理料6

イ 特定集中治療室管理料

(1) 7日以内の期間……………………………………8,890点

(2) 8日以上の期間……………………………………7,307点

ロ 広範囲熱傷特定集中治療管理料

(1) 7日以内の期間……………………………………8,890点

(2) 8日以上60日以内の期間…………………………7,507点

注1 別に厚生労働大臣が定める施設基準に適合しているものとして地方厚生局長等に届け出た保険医療機関において，必要があって特定集中治療室管理が行われた場合に，当該基準に係る区分及び当該患者の状態について別に厚生労働大臣が定める区分（特定集中治療室管理料2，4及び6に限る。）に従い，14日(別に厚生労働大臣が定める状態の患者（特定集中治療室管理料2，4及び6に係る届出を行った保険医療機関に入院した患者に限る。）にあっては60日，別に厚生労働大臣が定める施設基準に適合しているものとして地方厚生局長等に届け出た保険医療機関に入院している患者であって，急性血液浄化（腹膜透析を除く。）又は体外式心肺補助（ＥＣＭＯ）を必要とするものにあっ

ては25日，臓器移植を行ったものにあっては30日）を限度として，それぞれ所定点数を算定する。

2　別に厚生労働大臣が定める施設基準に適合しているものとして地方厚生局長等に届け出た保険医療機関において，15歳未満の重篤な患者に対して特定集中治療室管理が行われた場合には，小児加算として，当該患者の入院期間に応じ，次に掲げる点数をそれぞれ1日につき所定点数に加算する。

イ　7日以内の期間……………………………………………… **2,000点**

ロ　8日以上14日以内の期間………………………………… **1,500点**

3　第1章基本診療料並びに第2章第3部検査，第6部注射，第9部処置及び第13部病理診断のうち次に掲げるものは，特定集中治療室管理料に含まれるものとする。

イ　入院基本料

ロ　入院基本料等加算（臨床研修病院入院診療加算，超急性期脳卒中加算，妊産婦緊急搬送入院加算，医師事務作業補助体制加算，特定感染症入院医療管理加算，難病等特別入院診療加算（二類感染症患者入院診療加算に限る。），地域加算，離島加算，精神科リエゾンチーム加算，がん拠点病院加算，医療安全対策加算，感染対策向上加算，患者サポート体制充実加算，重症患者初期支援充実加算，報告書管理体制加算，褥瘡ハイリスク患者ケア加算，術後疼痛管理チーム加算，病棟薬剤業務実施加算2，データ提出加算，入退院支援加算（1のイ及び3に限る。），認知症ケア加算，せん妄ハイリスク患者ケア加算，精神疾患診療体制加算，排尿自立支援加算及び地域医療体制確保加算を除く。）

ハ　第2章第3部の各区分の検査（同部第1節第2款の検体検査判断料を除く。）

ニ　点滴注射

ホ　中心静脈注射

ヘ　酸素吸入（使用した酸素及び窒素の費用を除く。）

ト　留置カテーテル設置

チ　第13部第1節の病理標本作製料

4　別に厚生労働大臣が定める施設基準に適合しているものとして地方厚生局長等に届け出た病室に入院している患者に対して，入室後早期から離床等に必要な治療を行った場合に，早期離床・リハビリテーション加算として，入室した日から起算して14日を限度として**500点**を所定点数に加算する。この場合において，同一日に区分番号H000に掲げる心大血管疾患リハビリテーション料，H001に掲げる脳血管疾患等リハビリテーション料，H001－2に掲げる廃用症候群リハビリテーション料，H002に掲げる運動器リハビリテーション料，H003に掲げる呼吸器リハビリテーション料，H007に掲げる障害児（者）リハビリテーション料及びH007－2に掲げるがん患者リハビリテーション料は，算定できない。

5　別に厚生労働大臣が定める施設基準に適合しているものとして地方厚生局長等に届け出た病室に入院している患者に対して，入室後早期から必要な栄養管理を行った場合に，早期栄養介入管理加算として，入室した日から起算して7日を限度として**250点**（入室後早期から経腸栄養を開始した場合は，当該開始日以降は**400点**）を所定点数に加算する。ただし，区分番号B001の10に掲げる入院栄養食事指導料は別に算定できない。

6　重症患者の対応に係る体制につき別に厚生労働大臣が定める施設基準に適合しているものとして地方厚生局長等に届け出た病室に入院している患者について，重症患者対応体制強化加算として，当該患者の入院期間に応じ，次に掲げる点数をそれぞれ所定点数に加算する。

イ　3日以内の期間……………………………………………… **750点**
ロ　4日以上7日以内の期間……………………………………… **500点**
ハ　8日以上14日以内の期間 …………………………………… **300点**

7　特定集中治療室管理料5又は特定集中治療室管理料6を算定する保険医療機関であって別に厚生労働大臣が定める施設基準を満たすものにおいて，特定集中治療室管理に係る専門的な医療機関として別に厚生労働大臣が定める保険医療機関と情報通信機器を用いて連携して特定集中治療室管理が行われた場合に，特定集中治療室遠隔支援加算として，**980 点**を所定点数に加算する。

A 301-2 ハイケアユニット入院医療管理料（1日につき）

1 ハイケアユニット入院医療管理料 1 ………………………… **6,889 点**

2 ハイケアユニット入院医療管理料 2 ………………………… **4,250 点**

注1 別に厚生労働大臣が定める施設基準に適合しているものとして地方厚生局長等に届け出た保険医療機関において，必要があってハイケアユニット入院医療管理が行われた場合に，当該基準に係る区分に従い，21 日を限度として算定する。

2 第 1 章基本診療料並びに第 2 章第 3 部検査，第 6 部注射，第 9 部処置及び第 13 部病理診断のうち次に掲げるものは，ハイケアユニット入院医療管理料に含まれるものとする。

イ 入院基本料

ロ 入院基本料等加算（臨床研修病院入院診療加算，超急性期脳卒中加算，妊産婦緊急搬送入院加算，医師事務作業補助体制加算，特定感染症入院医療管理加算，難病等特別入院診療加算（二類感染症患者入院診療加算に限る。），地域加算，離島加算，精神科リエゾンチーム加算，がん拠点病院加算，医療安全対策加算，感染対策向上加算，患者サポート体制充実加算，重症患者初期支援充実加算，報告書管理体制加算，褥瘡ハイリスク患者ケア加算，術後疼痛管理チーム加算，病棟薬剤業務実施加算 2，データ提出加算，入退院支援加算（1のイ及び 3 に限る。），認知症ケア加算，せん妄ハイリスク患者ケア加算，精神疾患診療体制加算，排尿自立支援加算及び地域医療体制確保加算を除く。）

ハ 第 2 章第 3 部の各区分の検査（同部第 1 節第 2 款の検体検査判断料を除く。）

ニ 点滴注射

ホ 中心静脈注射

ヘ 酸素吸入（使用した酸素及び窒素の費用を除く。）

ト 留置カテーテル設置

チ 第 13 部第 1 節の病理標本作製料

3　別に厚生労働大臣が定める施設基準に適合しているものとして地方厚生局長等に届け出た病室に入院している患者に対して，入室後早期から離床等に必要な治療を行った場合に，早期離床・リハビリテーション加算として，入室した日から起算して14日を限度として**500点**を所定点数に加算する。この場合において，同一日に区分番号H 000に掲げる心大血管疾患リハビリテーション料，H 001に掲げる脳血管疾患等リハビリテーション料，H 001－2に掲げる廃用症候群リハビリテーション料，H 002に掲げる運動器リハビリテーション料，H 003に掲げる呼吸器リハビリテーション料，H 007に掲げる障害児（者）リハビリテーション料及びH 007－2に掲げるがん患者リハビリテーション料は，算定できない。

4　別に厚生労働大臣が定める施設基準に適合しているものとして地方厚生局長等に届け出た病室に入院している患者に対して，入室後早期から必要な栄養管理を行った場合に，早期栄養介入管理加算として，入室した日から起算して7日を限度として**250点**（入室後早期から経腸栄養を開始した場合は，当該開始日以降は**400点**）を所定点数に加算する。ただし，区分番号B 001の10に掲げる入院栄養食事指導料は別に算定できない。

A 301-3 脳卒中ケアユニット入院医療管理料（1日につき）………… **6,045点**

注1　別に厚生労働大臣が定める施設基準に適合しているものとして地方厚生局長等に届け出た保険医療機関において，脳梗塞，脳出血又はくも膜下出血の患者に対して，専門の医師等により組織的，計画的に脳卒中ケアユニット入院医療管理が行われた場合に，発症後14日を限度として算定する。

2　第1章基本診療料並びに第2章第3部検査，第6部注射，第9部処置及び第13部病理診断のうち次に掲げるものは，脳卒中ケアユニット入院医療管理料に含まれるものとする。

イ　入院基本料

ロ　入院基本料等加算（臨床研修病院入院診療加算，超急性期脳卒中加算，妊産婦緊急搬送入院加算，医師事務作業補助体制加算，特定感染症入院医療管理加算，難病等特別入院診療

加算（二類感染症患者入院診療加算に限る。），地域加算，離島加算，精神科リエゾンチーム加算，医療安全対策加算，感染対策向上加算，患者サポート体制充実加算，重症患者初期支援充実加算，報告書管理体制加算，褥瘡ハイリスク患者ケア加算，病棟薬剤業務実施加算２，データ提出加算，入退院支援加算（１のイ及び３に限る。），認知症ケア加算，せん妄ハイリスク患者ケア加算，精神疾患診療体制加算，排尿自立支援加算及び地域医療体制確保加算を除く。）

ハ　第２章第３部の各区分の検査（同部第１節第２款の検体検査判断料を除く。）

ニ　点滴注射

ホ　中心静脈注射

ヘ　酸素吸入（使用した酸素及び窒素の費用を除く。）

ト　留置カテーテル設置

チ　第13部第１節の病理標本作製料

3　別に厚生労働大臣が定める施設基準に適合しているものとして地方厚生局長等に届け出た病室に入院している患者に対して，入室後早期から離床等に必要な治療を行った場合に，早期離床・リハビリテーション加算として，入室した日から起算して14日を限度として**500点**を所定点数に加算する。この場合において，同一日に区分番号Ｈ000に掲げる心大血管疾患リハビリテーション料，Ｈ001に掲げる脳血管疾患等リハビリテーション料，Ｈ001－２に掲げる廃用症候群リハビリテーション料，Ｈ002に掲げる運動器リハビリテーション料，Ｈ003に掲げる呼吸器リハビリテーション料，Ｈ007に掲げる障害児（者）リハビリテーション料及びＨ007－２に掲げるがん患者リハビリテーション料は，算定できない。

4　別に厚生労働大臣が定める施設基準に適合しているものとして地方厚生局長等に届け出た病室に入院している患者に対して，入室後早期から必要な栄養管理を行った場合に，早期栄養介入管理加算として，入室した日から起算して７日を限度として**250点**（入室後早期から経腸栄養を開始した場合は，当該開始日以降は**400点**）を所定点数に加算する。ただし，区分番号B 001の10に掲げる入院栄養食事指導料は別に算定できない。

A 301-4 小児特定集中治療室管理料（1日につき）

1　7日以内の期間……………………………………………… **16,362点**

2　8日以上の期間……………………………………………… **14,256点**

注1　別に厚生労働大臣が定める施設基準に適合しているものとして地方厚生局長等に届け出た保険医療機関において，15歳未満の小児（児童福祉法第6条の2第3項に規定する小児慢性特定疾病医療支援の対象である場合は，20歳未満の者）に対し，必要があって小児特定集中治療室管理が行われた場合に，14日（急性血液浄化（腹膜透析を除く。）を必要とする状態，心臓手術ハイリスク群，左心低形成症候群，急性呼吸窮迫症候群又は心筋炎・心筋症のいずれかに該当する小児にあっては21日，臓器移植を行った小児にあっては30日，体外式心肺補助（ECMO）を必要とする状態の小児にあっては35日，手術を必要とする先天性心疾患の新生児にあっては55日）を限度として算定する。

2　第1章基本診療料並びに第2章第3部検査，第6部注射，第9部処置及び第13部病理診断のうち次に掲げるものは，小児特定集中治療室管理料に含まれるものとする。

イ　入院基本料

ロ　入院基本料等加算（臨床研修病院入院診療加算，超急性期脳卒中加算，医師事務作業補助体制加算，特定感染症入院医療管理加算，難病等特別入院診療加算（二類感染症患者入院診療加算に限る。），地域加算，離島加算，医療安全対策加算，感染対策向上加算，患者サポート体制充実加算，重症患者初期支援充実加算，報告書管理体制加算，褥瘡ハイリスク患者ケア加算，術後疼痛管理チーム加算，病棟薬剤業務実施加算2，データ提出加算，入退院支援加算（1のイ及び3に限る。），精神疾患診療体制加算，排尿自立支援加算及び地域医療体制確保加算を除く。）

ハ　第2章第3部の各区分の検査（同部第1節第2款の検体検

査判断料を除く。)

ニ　点滴注射

ホ　中心静脈注射

ヘ　酸素吸入（使用した酸素及び窒素の費用を除く。)

ト　留置カテーテル設置

チ　第13部第1節の病理標本作製料

3　別に厚生労働大臣が定める施設基準に適合しているものとして地方厚生局長等に届け出た病室に入院している患者に対して，入室後早期から離床等に必要な治療を行った場合に，早期離床・リハビリテーション加算として，入室した日から起算して14日を限度として**500点**を所定点数に加算する。この場合において，同一日に区分番号H 000に掲げる心大血管疾患リハビリテーション料，H 001に掲げる脳血管疾患等リハビリテーション料，H 001－2に掲げる廃用症候群リハビリテーション料，H 002に掲げる運動器リハビリテーション料，H 003に掲げる呼吸器リハビリテーション料，H 007に掲げる障害児（者）リハビリテーション料及びH 007－2に掲げるがん患者リハビリテーション料は，算定できない。

4　別に厚生労働大臣が定める施設基準に適合しているものとして地方厚生局長等に届け出た病室に入院している患者に対して，入室後早期から必要な栄養管理を行った場合に，早期栄養介入管理加算として，入室した日から起算して7日を限度として**250点**（入室後早期から経腸栄養を開始した場合は，当該開始日以降は**400点**）を所定点数に加算する。ただし，区分番号B 001の10に掲げる入院栄養食事指導料は別に算定できない。

A 302　新生児特定集中治療室管理料（1日につき）

1　新生児特定集中治療室管理料1……………………………… **10,584点**

2　新生児特定集中治療室管理料2……………………………… **8,472点**

注1　別に厚生労働大臣が定める施設基準に適合しているものとして地方厚生局長等に届け出た保険医療機関において，必要があって新生児特定集中治療室管理が行われた場合に，当該基準に係る区分に従い，区分番号A 302－2に掲げる新生児特定集

中治療室重症児対応体制強化管理料，区分番号Ａ303の２に掲げる新生児集中治療室管理料及び区分番号Ａ303－２に掲げる新生児治療回復室入院医療管理料を算定した期間と通算して21日（出生時体重が1,500グラム以上であって，別に厚生労働大臣が定める疾患を主病として入院している新生児にあっては35日，出生時体重が1,000グラム未満の新生児にあっては90日（出生時体重が500グラム以上750グラム未満であって慢性肺疾患の新生児にあっては105日，出生時体重が500グラム未満であって慢性肺疾患の新生児にあっては110日），出生時体重が1,000グラム以上1,500グラム未満の新生児にあっては60日）を限度として，それぞれ所定点数を算定する。

2　第１章基本診療料並びに第２章第３部検査，第６部注射，第９部処置及び第13部病理診断のうち次に掲げるものは，新生児特定集中治療室管理料に含まれるものとする。

イ　入院基本料

ロ　入院基本料等加算（臨床研修病院入院診療加算，超急性期脳卒中加算，医師事務作業補助体制加算，特定感染症入院医療管理加算，難病等特別入院診療加算（二類感染症患者入院診療加算に限る。），地域加算，離島加算，医療安全対策加算，感染対策向上加算，患者サポート体制充実加算，重症患者初期支援充実加算，報告書管理体制加算，褥瘡ハイリスク患者ケア加算，病棟薬剤業務実施加算２，データ提出加算，入退院支援加算（１のイ及び３に限る。），排尿自立支援加算及び地域医療体制確保加算を除く。）

ハ　第２章第３部の各区分の検査（同部第１節第２款の検体検査判断料を除く。）

ニ　点滴注射

ホ　中心静脈注射

ヘ　酸素吸入（使用した酸素及び窒素の費用を除く。）

ト　インキュベーター（使用した酸素及び窒素の費用を除く。）

チ　第13部第１節の病理標本作製料

Ａ 302-2 新生児特定集中治療室重症児対応体制強化管理料（１日につ

き）……………………………………………………………………14,539点

注1　別に厚生労働大臣が定める施設基準に適合しているものとして地方厚生局長等に届け出た保険医療機関において，別に厚生労働大臣が定める状態の患者に対して，必要があって新生児特定集中治療室管理が行われた場合に，区分番号A 302に掲げる新生児特定集中治療室管理料，区分番号A 303の2に掲げる新生児集中治療室管理料及び区分番号A 303－2に掲げる新生児治療回復室入院医療管理料を算定した期間と通算して，当該管理料の届出を行っている病床を有する治療室に入室した日から起算して7日を限度として，所定点数を算定する。

2　第1章基本診療料並びに第2章第3部検査，第6部注射，第9部処置及び第13部病理診断のうち次に掲げるものは，新生児特定集中治療室重症児対応体制強化管理料に含まれるものとする。

イ　入院基本料

ロ　入院基本料等加算（臨床研修病院入院診療加算，超急性期脳卒中加算，医師事務作業補助体制加算，特定感染症入院医療管理加算，難病等特別入院診療加算（二類感染症患者入院診療加算に限る。），地域加算，離島加算，医療安全対策加算，感染対策向上加算，患者サポート体制充実加算，重症患者初期支援充実加算，報告書管理体制加算，褥瘡ハイリスク患者ケア加算，病棟薬剤業務実施加算2，データ提出加算，入退院支援加算（1のイ及び3に限る。），排尿自立支援加算及び地域医療体制確保加算を除く。）

ハ　第2章第3部の各区分の検査（同部第1節第2款の検体検査判断料を除く。）

ニ　点滴注射

ホ　中心静脈注射

ヘ　酸素吸入（使用した酸素及び窒素の費用を除く。）

ト　インキュベーター（使用した酸素及び窒素の費用を除く。）

チ　第13部第1節の病理標本作製料

A 303　総合周産期特定集中治療室管理料（1日につき）

1　母体・胎児集中治療室管理料……………………………… 7,417点

2　新生児集中治療室管理料……………………………………… 10,584点

注1　別に厚生労働大臣が定める施設基準に適合しているものとして地方厚生局長等に届け出た保険医療機関において，必要があって総合周産期特定集中治療室管理が行われた場合に，1については妊産婦である患者に対して14日を限度として，2については新生児である患者に対して区分番号A302に掲げる新生児特定集中治療室管理料，区分番号A302－2に掲げる新生児特定集中治療室重症児対応体制強化管理料及び区分番号A303－2に掲げる新生児治療回復室入院医療管理料を算定した期間と通算して21日（出生時体重が1,500グラム以上であって，別に厚生労働大臣が定める疾患を主病として入院している新生児にあっては35日，出生時体重が1,000グラム未満の新生児にあっては90日（出生時体重が500グラム以上750グラム未満であって慢性肺疾患の新生児にあっては105日，出生時体重が500グラム未満であって慢性肺疾患の新生児にあっては110日），出生時体重が1,000グラム以上1,500グラム未満の新生児にあっては60日）を限度として，それぞれ所定点数を算定する。

2　第1章基本診療料並びに第2章第3部検査，第6部注射，第9部処置及び第13部病理診断のうち次に掲げるものは，総合周産期特定集中治療室管理料（ロに掲げる術後疼痛管理チーム加算及びトにあっては母体・胎児集中治療室管理料に限り，チにあっては新生児集中治療室管理料に限る。）に含まれるものとする。

イ　入院基本料

ロ　入院基本料等加算（臨床研修病院入院診療加算，超急性期脳卒中加算，妊産婦緊急搬送入院加算，医師事務作業補助体制加算，特定感染症入院医療管理加算，難病等特別入院診療加算（二類感染症患者入院診療加算に限る。），地域加算，離島加算，医療安全対策加算，感染対策向上加算，患者サポート体制充実加算，重症患者初期支援充実加算，報告書管理体制加算，

褥瘡ハイリスク患者ケア加算，術後疼痛管理チーム加算，病棟薬剤業務実施加算２，データ提出加算，入退院支援加算（１のイ及び３に限る。），精神疾患診療体制加算，排尿自立支援加算及び地域医療体制確保加算を除く。）

ハ　第２章第３部の各区分の検査（同部第１節第２款の検体検査判断料を除く。）

ニ　点滴注射

ホ　中心静脈注射

へ　酸素吸入（使用した酸素及び窒素の費用を除く。）

ト　留置カテーテル設置

チ　インキュベーター（使用した酸素及び窒素の費用を除く。）

リ　第13部第１節の病理標本作製料

３　別に厚生労働大臣が定める施設基準に適合しているものとして地方厚生局長等に届け出た保険医療機関において，胎児が重篤な状態であると診断された，又は疑われる妊婦に対して，当該保険医療機関の医師，助産師，看護師，社会福祉士，公認心理師等が共同して必要な支援を行った場合に，成育連携支援加算として，入院中１回に限り，**1,200点**を所定点数に加算する。

A 303-2 新生児治療回復室入院医療管理料（１日につき）……………… **5,728点**

注１　別に厚生労働大臣が定める施設基準に適合しているものとして地方厚生局長等に届け出た保険医療機関において，必要があって新生児治療回復室入院医療管理が行われた場合に，区分番号Ａ302に掲げる新生児特定集中治療室管理料，区分番号Ａ302－２に掲げる新生児特定集中治療室重症児対応体制強化管理料及び区分番号Ａ303の２に掲げる新生児集中治療室管理料を算定した期間と通算して30日（出生時体重が1,500グラム以上であって，別に厚生労働大臣が定める疾患を主病として入院している新生児にあっては50日，出生時体重が1,000グラム未満の新生児にあっては120日（出生時体重が500グラム以上750グラム未満であって慢性肺疾患の新生児にあっては135日，出生時体重が500グラム未満であって慢性肺疾患の新生児にあっては140日），出生時体重が1,000グラム以上1,500グ

ラム未満の新生児にあっては90日）を限度として算定する。

2　第１章基本診療料並びに第２章第３部検査，第６部注射，第９部処置及び第13部病理診断のうち次に掲げるものは，新生児治療回復室入院医療管理料に含まれるものとする。

イ　入院基本料

ロ　入院基本料等加算（臨床研修病院入院診療加算，超急性期脳卒中加算，医師事務作業補助体制加算，特定感染症入院医療管理加算，難病等特別入院診療加算（二類感染症患者入院診療加算に限る。），地域加算，離島加算，医療安全対策加算，感染対策向上加算，患者サポート体制充実加算，重症患者初期支援充実加算，報告書管理体制加算，褥瘡ハイリスク患者ケア加算，データ提出加算，入退院支援加算（１のイ及び３に限る。），排尿自立支援加算及び地域医療体制確保加算を除く。）

ハ　第２章第３部の各区分の検査（同部第１節第２款の検体検査判断料を除く。）

ニ　点滴注射

ホ　中心静脈注射

ヘ　酸素吸入（使用した酸素及び窒素の費用を除く。）

ト　インキュベーター（使用した酸素及び窒素の費用を除く。）

チ　第13部第１節の病理標本作製料

A 304 地域包括医療病棟入院料（１日につき）…………………………… **3,050点**

注１　別に厚生労働大臣が定める施設基準に適合しているものとして地方厚生局長等に届け出た病棟を有する保険医療機関において，当該届出に係る病棟に入院している患者について，所定点数を算定する。ただし，90日を超えて入院するものについては，区分番号Ａ100に掲げる一般病棟入院基本料の地域一般入院料３の例により，算定する。

２　入院した日から起算して14日を限度として，初期加算として，１日につき**150点**を所定点数に加算する。

３　別に厚生労働大臣が定める保険医療機関においては，別に厚生労働大臣が定める日の特定入院料は，夜間看護体制特定日減算として，次のいずれにも該当する場合に限り，所定点数の**100分の5**に相当する点数を減算する。

イ　年6日以内であること。

ロ　当該日が属する月が連続する2月以内であること。

4　診療に係る費用のうち次に掲げるものは，地域包括医療病棟入院料に含まれるものとする。

イ　入院基本料

ロ　入院基本料等加算（臨床研修病院入院診療加算，救急医療管理加算，在宅患者緊急入院診療加算，医師事務作業補助体制加算，地域加算，離島加算，特定感染症患者療養環境特別加算，栄養サポートチーム加算，医療安全対策加算，感染対策向上加算，患者サポート体制充実加算，報告書管理体制加算，褥瘡ハイリスク患者ケア加算，病棟薬剤業務実施加算（1に限る。），データ提出加算，入退院支援加算（1のイに限る。），医療的ケア児（者）入院前支援加算，認知症ケア加算，薬剤総合評価調整加算，排尿自立支援加算，地域医療体制確保加算及び協力対象施設入所者入院加算を除く。）

ハ　第2章第1部医学管理等（区分番号B000に掲げる特定疾患療養管理料，B001に掲げる特定疾患治療管理料，B001－2に掲げる小児科外来診療料，B001－2－2に掲げる地域連携小児夜間・休日診療料，B001－2－3に掲げる乳幼児育児栄養指導料，B001－2－4に掲げる地域連携夜間・休日診療料，B001－2－5に掲げる院内トリアージ実施料，B001－2－6に掲げる夜間休日救急搬送医学管理料，B001－2－7に掲げる外来リハビリテーション診療料，B001－2－8に掲げる外来放射線照射診療料，B001－2－9に掲げる地域包括診療料，B001－2－10に掲げる認知症地域包括診療料，B001－2－11に掲げる小児かかりつけ診療料，B001－2－12に掲げる外来腫瘍化学療法診療料，B001－3に掲げる生活習慣病管理料（Ⅰ），B001－3－2に掲げるニコチン依存症管理料，B001－3－3に掲げる生活習慣病管理料（Ⅱ），B001－6に掲げる肺血栓塞栓症予防管理料，Ｂ001－７に掲げるリンパ浮腫指導管理料，Ｂ001－８に掲げる臍ヘルニア圧迫指導管理料，Ｂ001－９に掲げる療養・就労両立支援指導料，Ｂ002に掲げる開放型病院共同指導料（Ⅰ），Ｂ003に掲げる開放型病院共同指導料（Ⅱ），Ｂ004に掲げる退院時共同指導料１，Ｂ005に掲げる退院時共同指導料２，Ｂ005－１－２に掲げる介護支援等連携指導料，Ｂ005－１－３に掲げる介護保険リハビリテーション移行支援料，Ｂ005－４に掲げるハイリスク妊産婦共同管理料（Ⅰ），Ｂ005－５に掲げるハイリスク妊産婦共同管理料（Ⅱ），Ｂ005－６に掲げるがん治療連携計画策定料，Ｂ005－６－２に掲げるがん治療連携指導料，Ｂ005－６－３に掲げるがん治療連携管理料，Ｂ005－６－４に掲げる外来がん患者在宅連携指導料，Ｂ005－７に掲げる認知症専門診断管理料，Ｂ005－７－２に掲げる認知症療養指導料，Ｂ005－７－３に掲げる認知症サポート指導料，Ｂ005－８に掲げる肝炎インターフェロン治療計画料，Ｂ005－９に掲げる外来排尿自立指導料，Ｂ005－10に掲げるハイリスク妊産婦連携指導料１，Ｂ005－10－２に掲げるハイリスク妊産婦連携指導料２，Ｂ005－11に掲げる遠隔連携診療料，Ｂ005－12に掲げるこころの連携指導料（Ⅰ），Ｂ005－13に掲げるこころの連携指導料（Ⅱ），Ｂ005－14に掲げるプログラム医療機器等指導管理料，Ｂ006に掲げる救急救命管理料，Ｂ006－３に掲げる退院時リハビリテーション指導料，Ｂ007に掲げる退院前訪問指導料，Ｂ007－２に掲げる退院後訪問指導料，Ｂ008に掲げる薬剤管理指導料，Ｂ008－２に掲げる薬剤総合評価調整管理料，Ｂ009に掲げる診療情報提供料（Ⅰ），Ｂ009－２に掲げる電子的診療情報評価料，Ｂ010に掲げる診療情報提供料（Ⅱ），Ｂ010－２に掲げる診療情報連携共有料，Ｂ011に掲げる連携強化診療情報提供料，Ｂ011－３に掲げる薬剤情報提供料，Ｂ011－４に掲げる医療機器安全管理料，Ｂ011－５に掲げるがんゲノムプロファイリング評価提供料，Ｂ011－６に掲げる栄養情報連携料，

Ｂ012に掲げる傷病手当金意見書交付料，Ｂ013に掲げる療養費同意書交付料，Ｂ014に掲げる退院時薬剤情報管理指導料，Ｂ015に掲げる精神科退院時共同指導料及びＢ200に掲げる特定保険医療材料（区分番号Ｂ000に掲げる特定疾患療養管理料，Ｂ001に掲げる特定疾患治療管理料，Ｂ001－２に掲げる小児科外来診療料，区分番号Ｂ001－２－２に掲げる地域連携小児夜間・休日診療料，Ｂ001－２－３に掲げる乳幼児育児栄養指導料，Ｂ001－２－４に掲げる地域連携夜間・休日診療料，Ｂ001－２－５に掲げる院内トリアージ実施料，Ｂ001－２－６に掲げる夜間休日救急搬送医学管理料，Ｂ001－２－７に掲げる外来リハビリテーション診療料，Ｂ001－２－８に掲げる外来放射線照射診療料，Ｂ001－２－９に掲げる地域包括診療料，Ｂ001－２－10に掲げる認知症地域包括診療料，Ｂ001－２－11に掲げる小児かかりつけ診療料，Ｂ001－２－12に掲げる外来腫瘍化学療法診療料，Ｂ001－３に掲げる生活習慣病管理料（Ⅰ），Ｂ001－３－２に掲げるニコチン依存症管理料，Ｂ001－３－３に掲げる生活習慣病管理料（Ⅱ），Ｂ001－６に掲げる肺血栓塞栓症予防管理料，Ｂ001－７に掲げるリンパ浮腫指導管理料，Ｂ001－８に掲げる臍ヘルニア圧迫指導管理料，Ｂ001－９に掲げる療養・就労両立支援指導料，Ｂ002に掲げる開放型病院共同指導料（Ⅰ），Ｂ003に掲げる開放型病院共同指導料（Ⅱ），Ｂ004に掲げる退院時共同指導料１，Ｂ005に掲げる退院時共同指導料２，Ｂ005－１－２に掲げる介護支援等連携指導料，Ｂ005－１－３に掲げる介護保険リハビリテーション移行支援料，Ｂ005－４に掲げるハイリスク妊産婦共同管理料（Ⅰ），Ｂ005－５に掲げるハイリスク妊産婦共同管理料（Ⅱ），Ｂ005－６に掲げるがん治療連携計画策定料，Ｂ005－６－２に掲げるがん治療連携指導料，Ｂ005－６－３に掲げるがん治療連携管理料，Ｂ005－６－４に掲げる外来がん患者在宅連携指導料，Ｂ005－７に掲げる認知症専門診断管理料，Ｂ005－７－２に掲げる認知症療養指導料，Ｂ

005－7－3に掲げる認知症サポート指導料，B 005－8に掲げる肝炎インターフェロン治療計画料，B 005－9に掲げる外来排尿自立指導料，B 005－10に掲げるハイリスク妊産婦連携指導料1，B 005－10－2に掲げるハイリスク妊産婦連携指導料2，B 005－11に掲げる遠隔連携診療料，B 005－12に掲げるこころの連携指導料（Ⅰ），B 005－13に掲げるこころの連携指導料（Ⅱ），B 005－14に掲げるプログラム医療機器等指導管理料，B 006に掲げる救急救命管理料，B 006－3に掲げる退院時リハビリテーション指導料，B 007に掲げる退院前訪問指導料，B 007－2に掲げる退院後訪問指導料，B 008に掲げる薬剤管理指導料，B 008－2に掲げる薬剤総合評価調整管理料，B 009に掲げる診療情報提供料（Ⅰ），B 009－2に掲げる電子的診療情報評価料，B 010に掲げる診療情報提供料（Ⅱ），B 010－2に掲げる診療情報連携共有料，B 011に掲げる連携強化診療情報提供料，B 011－3に掲げる薬剤情報提供料，B 011－4に掲げる医療機器安全管理料，B 011－5に掲げるがんゲノムプロファイリング評価提供料，B 011－6に掲げる栄養情報連携料，B 012に掲げる傷病手当金意見書交付料，B 013に掲げる療養費同意書交付料，B 014に掲げる退院時薬剤情報管理指導料及びB 015に掲げる精神科退院時共同指導料に係るものに限る。）を除く。）

ニ　第3部検査（区分番号D 206に掲げる心臓カテーテル法による諸検査（一連の検査について），D 295に掲げる関節鏡検査（片側），D 296に掲げる喉頭直達鏡検査，D 296－2に掲げる鼻咽腔直達鏡検査，D 296－3に掲げる内視鏡用テレスコープを用いた咽頭画像等解析（インフルエンザの診断の補助に用いるもの），D 298に掲げる嗅裂部・鼻咽腔・副鼻腔入口部ファイバースコピー（部位を問わず一連につき），D 298－2に掲げる内視鏡下嚥下機能検査，D 299に掲げる喉頭ファイバースコピー，D 300に掲げる中耳ファイバースコピー，D 300－2に掲げる顎関節鏡検査（片側），D 302に掲げる気管支ファイバースコピー，Ｄ302－２に掲げる気管支カテーテル気管支肺胞洗浄法検査，Ｄ303に掲げる胸腔鏡検査，Ｄ304に掲げる縦隔鏡検査，Ｄ306に掲げる食道ファイバースコピー，Ｄ308に掲げる胃・十二指腸ファイバースコピー，Ｄ309に掲げる胆道ファイバースコピー，Ｄ310に掲げる小腸内視鏡検査，Ｄ310－２に掲げる消化管通過性検査，Ｄ311に掲げる直腸鏡検査，Ｄ311－２に掲げる肛門鏡検査，Ｄ312に掲げる直腸ファイバースコピー，Ｄ312－２に掲げる回腸嚢ファイバースコピー，Ｄ313に掲げる大腸内視鏡検査，Ｄ314に掲げる腹腔鏡検査，Ｄ315に掲げる腹腔ファイバースコピー，Ｄ316に掲げるクルドスコピー，Ｄ317に掲げる膀胱尿道ファイバースコピー，Ｄ317－２に掲げる膀胱尿道鏡検査，Ｄ318に掲げる尿管カテーテル法（ファイバースコープによるもの）（両側），Ｄ319に掲げる腎盂尿管ファイバースコピー（片側），Ｄ320に掲げるヒステロスコピー，Ｄ321に掲げるコルポスコピー，Ｄ322に掲げる子宮ファイバースコピー，Ｄ323に掲げる乳管鏡検査，Ｄ324に掲げる血管内視鏡検査，Ｄ325に掲げる肺臓カテーテル法，肝臓カテーテル法，膵臓カテーテル法，Ｄ401に掲げる脳室穿刺，Ｄ402に掲げる後頭下穿刺，Ｄ403に掲げる腰椎穿刺，胸椎穿刺，頸椎穿刺（脳脊髄圧測定を含む。），Ｄ404に掲げる骨髄穿刺，Ｄ404－２に掲げる骨髄生検，Ｄ405に掲げる関節穿刺（片側），Ｄ406に掲げる上顎洞穿刺（片側），Ｄ406－２に掲げる扁桃周囲炎又は扁桃周囲膿瘍における試験穿刺（片側），Ｄ407に掲げる腎嚢胞又は水腎症穿刺，Ｄ408に掲げるダグラス窩穿刺，Ｄ409に掲げるリンパ節等穿刺又は針生検，Ｄ409－２に掲げるセンチネルリンパ節生検（片側），Ｄ410に掲げる乳腺穿刺又は針生検（片側），Ｄ411に掲げる甲状腺穿刺又は針生検，Ｄ412に掲げる経皮的針生検法（透視，心電図検査及び超音波検査を含む。），Ｄ412－２に掲げる経皮的腎生検法，Ｄ412－３に掲げる経頸静脈的肝生検，Ｄ413に掲げる前立腺針生検法，Ｄ414に掲げる内視鏡下生検法（１

臓器につき)，Ｄ414－２に掲げる超音波内視鏡下穿刺吸引生検法（ＥＵＳ－ＦＮＡ)，Ｄ415に掲げる経気管肺生検法，Ｄ415－２に掲げる超音波気管支鏡下穿刺吸引生検法（ＥＢＵＳ－ＴＢＮＡ)，Ｄ415－３に掲げる経気管肺生検法（ナビゲーションによるもの)，Ｄ415－４に掲げる経気管肺生検法（仮想気管支鏡を用いた場合)，Ｄ415－５に掲げる経気管支凍結生検法，Ｄ416に掲げる臓器穿刺，組織採取，Ｄ417に掲げる組織試験採取，切採法，Ｄ418に掲げる子宮腟部等からの検体採取，Ｄ419に掲げるその他の検体採取，Ｄ419－２に掲げる眼内液（前房水・硝子体液）検査，Ｄ500に掲げる薬剤（区分番号Ｄ206に掲げる心臓カテーテル法による諸検査（一連の検査について)，Ｄ295に掲げる関節鏡検査（片側)，Ｄ296に掲げる喉頭直達鏡検査，Ｄ296－２に掲げる鼻咽腔直達鏡検査，Ｄ296－３に掲げる内視鏡用テレスコープを用いた咽頭画像等解析（インフルエンザの診断の補助に用いるもの)，Ｄ298に掲げる嗅裂部・鼻咽腔・副鼻腔入口部ファイバースコピー（部位を問わず一連につき)，Ｄ298－２に掲げる内視鏡下嚥下機能検査，Ｄ299に掲げる喉頭ファイバースコピー，Ｄ300に掲げる中耳ファイバースコピー，Ｄ300－２に掲げる顎関節鏡検査（片側)，Ｄ302に掲げる気管支ファイバースコピー，Ｄ302－２に掲げる気管支カテーテル気管支肺胞洗浄法検査，Ｄ303に掲げる胸腔鏡検査，Ｄ304に掲げる縦隔鏡検査，Ｄ306に掲げる食道ファイバースコピー，Ｄ308に掲げる胃・十二指腸ファイバースコピー，Ｄ309に掲げる胆道ファイバースコピー，Ｄ310に掲げる小腸内視鏡検査，Ｄ310－２に掲げる消化管通過性検査，Ｄ311に掲げる直腸鏡検査，Ｄ311－２に掲げる肛門鏡検査，Ｄ312に掲げる直腸ファイバースコピー，Ｄ312－２に掲げる回腸嚢ファイバースコピー，Ｄ313に掲げる大腸内視鏡検査，Ｄ314に掲げる腹腔鏡検査，Ｄ315に掲げる腹腔ファイバースコピー，Ｄ316に掲げるクルドスコピー，Ｄ317に掲げる膀胱尿道ファイバースコピー，Ｄ317－２に掲げる膀胱尿道鏡検査，D 318に掲げる尿管カテーテル法(ファイバースコープによるもの）(両側)，D 319に掲げる腎盂尿管ファイバースコピー（片側)，D 320に掲げるヒステロスコピー，D 321に掲げるコルポスコピー，D 322に掲げる子宮ファイバースコピー，D 323に掲げる乳管鏡検査，D 324に掲げる血管内視鏡検査，D 325に掲げる肺臓カテーテル法，肝臓カテーテル法，膵臓カテーテル法，D 401に掲げる脳室穿刺，D 402に掲げる後頭下穿刺，D 403に掲げる腰椎穿刺，胸椎穿刺，頸椎穿刺（脳脊髄圧測定を含む。)，D 404に掲げる骨髄穿刺，D 404－2に掲げる骨髄生検，D 405に掲げる関節穿刺（片側)，D 406に掲げる上顎洞穿刺（片側)，D 406－2に掲げる扁桃周囲炎又は扁桃周囲膿瘍における試験穿刺（片側)，D 407に掲げる腎嚢胞又は水腎症穿刺，D 408に掲げるダグラス窩穿刺，D 409に掲げるリンパ節等穿刺又は針生検，D 409－2に掲げるセンチネルリンパ節生検（片側)，D 410に掲げる乳腺穿刺又は針生検（片側)，D 411に掲げる甲状腺穿刺又は針生検，D 412に掲げる経皮的針生検法（透視，心電図検査及び超音波検査を含む。)，D 412－2に掲げる経皮的腎生検法，D 412－3に掲げる経頸静脈的肝生検，D 413に掲げる前立腺針生検法，D 414に掲げる内視鏡下生検法（1臓器につき)，D 414－2に掲げる超音波内視鏡下穿刺吸引生検法（ＥＵＳ－ＦＮＡ)，D 415に掲げる経気管肺生検法，D 415－2に掲げる超音波気管支鏡下穿刺吸引生検法（ＥＢＵＳ－ＴＢＮＡ)，D 415－3に掲げる経気管肺生検法（ナビゲーションによるもの)，D 415－4に掲げる経気管肺生検法（仮想気管支鏡を用いた場合)，D 415－5に掲げる経気管支凍結生検法，D 416に掲げる臓器穿刺，組織採取，D 417に掲げる組織試験採取，切採法，D 418に掲げる子宮腟部等からの検体採取，D 419に掲げるその他の検体採取及びD 419－2に掲げる眼内液（前房水・硝子体液）検査に係るものに限る。）及びD 600に掲げる特定保険医療材料（区分番号D 206に掲げる心臓カテーテル法による諸検査（一連の検査について)，D 295 に掲げる関節鏡検査（片側)，D 296 に掲げる喉頭直達鏡検査，D 296 − 2 に掲げる鼻咽腔直達鏡検査，D 296 − 3 に掲げる内視鏡用テレスコープを用いた咽頭画像等解析（インフルエンザの診断の補助に用いるもの)，D 298 に掲げる嗅裂部・鼻咽腔・副鼻腔入口部ファイバースコピー（部位を問わず一連につき)，D 298 − 2 に掲げる内視鏡下嚥下機能検査，D 299 に掲げる喉頭ファイバースコピー，D 300 に掲げる中耳ファイバースコピー，D 300 − 2 に掲げる顎関節鏡検査（片側)，D 302 に掲げる気管支ファイバースコピー，D 302 − 2 に掲げる気管支カテーテル気管支肺胞洗浄法検査，D 303 に掲げる胸腔鏡検査，D 304 に掲げる縦隔鏡検査，D 306 に掲げる食道ファイバースコピー，D 308 に掲げる胃・十二指腸ファイバースコピー，D 309 に掲げる胆道ファイバースコピー，D 310 に掲げる小腸内視鏡検査，D 310 − 2 に掲げる消化管通過性検査，D 311 に掲げる直腸鏡検査，D 311 − 2 に掲げる肛門鏡検査，D 312 に掲げる直腸ファイバースコピー，D 312 − 2 に掲げる回腸嚢ファイバースコピー，D 313 に掲げる大腸内視鏡検査，D 314 に掲げる腹腔鏡検査，D 315 に掲げる腹腔ファイバースコピー，D 316 に掲げるクルドスコピー，D 317 に掲げる膀胱尿道ファイバースコピー，D 317 − 2 に掲げる膀胱尿道鏡検査，D 318 に掲げる尿管カテーテル法（ファイバースコープによるもの）（両側)，D 319 に掲げる腎盂尿管ファイバースコピー（片側)，D 320 に掲げるヒステロスコピー，D 321 に掲げるコルポスコピー，D 322 に掲げる子宮ファイバースコピー，D 323 に掲げる乳管鏡検査，D 324 に掲げる血管内視鏡検査，D 325 に掲げる肺臓カテーテル法，肝臓カテーテル法，膵臓カテーテル法，D 401 に掲げる脳室穿刺，D 402 に掲げる後頭下穿刺，D 403 に掲げる腰椎穿刺，胸椎穿刺，頸椎穿刺（脳脊髄圧測定を含む。)，D 404 に掲げる骨髄穿刺，D 404 − 2 に掲げる骨髄生検，D 405 に掲げる関節穿刺（片側)，D 406 に掲げる上顎洞穿刺（片側)，D 406 − 2 に掲げる扁桃周囲炎又は扁桃周囲膿瘍における試験穿刺（片側），D 407 に掲げる腎嚢胞又は水腎症穿刺，D 408 に掲げるダグラス窩穿刺，D 409 に掲げるリンパ節等穿刺又は針生検，D 409 － 2 に掲げるセンチネルリンパ節生検（片側），D 410 に掲げる乳腺穿刺又は針生検（片側），D 411 に掲げる甲状腺穿刺又は針生検，D 412 に掲げる経皮的針生検法（透視，心電図検査及び超音波検査を含む。），D 412 － 2 に掲げる経皮的腎生検法，D 412 － 3 に掲げる経頸静脈的肝生検，D 413 に掲げる前立腺針生検法，D 414 に掲げる内視鏡下生検法（1 臓器につき），D 414 － 2 に掲げる超音波内視鏡下穿刺吸引生検法（ＥＵＳ－ＦＮＡ），D 415 に掲げる経気管肺生検法，D 415 － 2 に掲げる超音波気管支鏡下穿刺吸引生検法（ＥＢＵＳ－ＴＢＮＡ），D 415 － 3 に掲げる経気管肺生検法（ナビゲーションによるもの），D 415 － 4 に掲げる経気管肺生検法（仮想気管支鏡を用いた場合），D 415 － 5 に掲げる経気管支凍結生検法，D 416 に掲げる臓器穿刺，組織採取，D 417 に掲げる組織試験採取，切採法，D 418 に掲げる子宮腟部等からの検体採取，D 419 に掲げるその他の検体採取及びD 419 － 2 に掲げる眼内液（前房水・硝子体液）検査に係るものに限る。）を除く。）

ホ　第 4 部画像診断（通則第 4 号及び第 6 号に掲げる画像診断管理加算 1，通則第 5 号及び第 7 号に掲げる画像診断管理加算 2，画像診断管理加算 3 及び画像診断管理加算 4，区分番号Ｅ 003 に掲げる造影剤注入手技（3 のイ（注 1 及び注 2 を含む。）に限る。），Ｅ 300 に掲げる薬剤（区分番号Ｅ 003 に掲げる造影剤注入手技（3 のイ（注 1 及び注 2 を含む。）に限る。）に係るものに限る。）並びにＥ 401 に掲げる特定保険医療材料（区分番号Ｅ 003 に掲げる造影剤注入手技（3 のイ（注 1 及び注 2 を含む。）に限る。）に係るものに限る。）を除く。）

ヘ　第 5 部投薬（除外薬剤・注射薬に係る費用を除く。）

ト　第 6 部注射（区分番号Ｇ 020 に掲げる無菌製剤処理料及び除外薬剤・注射薬に係る費用を除く。）

チ　第 7 部第 2 節薬剤料

リ　第8部第2節薬剤料

ヌ　第9部処置（区分番号Ｊ001に掲げる熱傷処置（5に限る。），Ｊ003に掲げる局所陰圧閉鎖処置（入院），Ｊ003－3に掲げる局所陰圧閉鎖処置（腹部開放創），Ｊ003－4に掲げる多血小板血漿処置，Ｊ007－2に掲げる硬膜外自家血注入，Ｊ010－2に掲げる経皮的肝膿瘍等穿刺術，Ｊ017に掲げるエタノールの局所注入，Ｊ017－2に掲げるリンパ管腫局所注入，Ｊ027に掲げる高気圧酸素治療，Ｊ034－3に掲げる内視鏡的結腸軸捻転解除術，Ｊ038に掲げる人工腎臓，Ｊ038－2に掲げる持続緩徐式血液濾過，Ｊ039に掲げる血漿交換療法，Ｊ040に掲げる局所灌流，Ｊ041に掲げる吸着式血液浄化法，Ｊ041－2に掲げる血球成分除去療法，Ｊ042に掲げる腹膜灌流，Ｊ043－6に掲げる人工膵臓療法，Ｊ043－7に掲げる経会陰的放射線治療用材料局所注入，Ｊ045－2に掲げる一酸化窒素吸入療法，Ｊ047に掲げるカウンターショック，Ｊ047－2に掲げる心腔内除細動，Ｊ049に掲げる食道圧迫止血チューブ挿入法，Ｊ052－2に掲げる熱傷温浴療法，Ｊ054－2に掲げる皮膚レーザー照射療法，Ｊ062に掲げる腎盂内注入（尿管カテーテル法を含む。），Ｊ116－5に掲げる酵素注射療法，Ｊ118－4に掲げる歩行運動処置（ロボットスーツによるもの），Ｊ122に掲げる四肢ギプス包帯（4から6までに限る。ただし，既装着のギプス包帯をギプスシャーレとして切割使用した場合を除く。），Ｊ123に掲げる体幹ギプス包帯（既装着のギプス包帯をギプスシャーレとして切割使用した場合を除く。），Ｊ124に掲げる鎖骨ギプス包帯（片側）（既装着のギプス包帯をギプスシャーレとして切割使用した場合を除く。），Ｊ125に掲げるギプスベッド（既装着のギプス包帯をギプスシャーレとして切割使用した場合を除く。），Ｊ126に掲げる斜頸矯正ギプス包帯（既装着のギプス包帯をギプスシャーレとして切割使用した場合を除く。），Ｊ127に掲げる先天性股関節脱臼ギプス包帯（既装着のギプス包帯をギプスシャーレとして切割使用した場合を除く。)，Ｊ128に掲げる脊椎側弯矯正ギプス包帯（既装着のギプス包帯をギプスシャーレとして切割使用した場合を除く。)，Ｊ129に掲げる義肢採型法（２に限る。ただし，既装着のギプス包帯をギプスシャーレとして切割使用した場合を除く。)，Ｊ129－２に掲げる練習用仮義足又は仮義手採型法（２に限る。ただし，既装着のギプス包帯をギプスシャーレとして切割使用した場合を除く。)，Ｊ300に掲げる薬剤（区分番号Ｊ001に掲げる熱傷処置（５に限る。)，Ｊ003に掲げる局所陰圧閉鎖処置（入院)，Ｊ003－３に掲げる局所陰圧閉鎖処置(腹部開放創)，Ｊ003－４に掲げる多血小板血漿処置，Ｊ007－２に掲げる硬膜外自家血注入，Ｊ010－２に掲げる経皮的肝膿瘍等穿刺術，Ｊ017に掲げるエタノールの局所注入，Ｊ017－２に掲げるリンパ管腫局所注入，Ｊ027に掲げる高気圧酸素治療，Ｊ034－３に掲げる内視鏡的結腸軸捻転解除術，Ｊ038に掲げる人工腎臓，Ｊ038－２に掲げる持続緩徐式血液濾過，Ｊ039に掲げる血漿交換療法，Ｊ040に掲げる局所灌流，Ｊ041に掲げる吸着式血液浄化法，Ｊ041－２に掲げる血球成分除去療法，Ｊ042に掲げる腹膜灌流，Ｊ043－６に掲げる人工膵臓療法，Ｊ043－７に掲げる経会陰的放射線治療用材料局所注入，Ｊ045－２に掲げる一酸化窒素吸入療法，Ｊ047に掲げるカウンターショック，Ｊ047－２に掲げる心腔内除細動，Ｊ049に掲げる食道圧迫止血チューブ挿入法，Ｊ052－２に掲げる熱傷温浴療法，Ｊ054－２に掲げる皮膚レーザー照射療法，Ｊ062に掲げる腎盂内注入（尿管カテーテル法を含む。)，Ｊ116－５に掲げる酵素注射療法，Ｊ118－４に掲げる歩行運動処置（ロボットスーツによるもの)，Ｊ122に掲げる四肢ギプス包帯（４から６までに限る。ただし，既装着のギプス包帯をギプスシャーレとして切割使用した場合を除く。)，Ｊ123に掲げる体幹ギプス包帯（既装着のギプス包帯をギプスシャーレとして切割使用した場合を除く。)，Ｊ124に掲げる鎖骨ギプス包帯（片側）(既装着のギプス包帯をギプスシャーレとして切割使用した場合を除く。)，Ｊ125に掲げるギプスベッド（既装着のギプス包帯をギプスシャーレとして切割使用した場合を除く。)，Ｊ126に掲げる斜頸矯正ギプス包帯（既装着のギプス包帯をギプスシャーレとして切割使用した場合を除く。)，Ｊ127に掲げる先天性股関節脱臼ギプス包帯（既装着のギプス包帯をギプスシャーレとして切割使用した場合を除く。)，Ｊ128に掲げる脊椎側弯矯正ギプス包帯（既装着のギプス包帯をギプスシャーレとして切割使用した場合を除く。)，Ｊ129に掲げる義肢採型法（２に限る。ただし，既装着のギプス包帯をギプスシャーレとして切割使用した場合を除く。）及びＪ129－２に掲げる練習用仮義足又は仮義手採型法（２に限る。ただし，既装着のギプス包帯をギプスシャーレとして切割使用した場合を除く。）に係るものに限る。）及びＪ400に掲げる特定保険医療材料（区分番号Ｊ001に掲げる熱傷処置（５に限る。)，Ｊ003に掲げる局所陰圧閉鎖処置（入院)，Ｊ003－３に掲げる局所陰圧閉鎖処置（腹部開放創)，Ｊ003－４に掲げる多血小板血漿処置，Ｊ007－２に掲げる硬膜外自家血注入，Ｊ010－２に掲げる経皮的肝膿瘍等穿刺術，Ｊ017に掲げるエタノールの局所注入，Ｊ017－２に掲げるリンパ管腫局所注入，Ｊ027に掲げる高気圧酸素治療，Ｊ034－３に掲げる内視鏡的結腸軸捻転解除術，Ｊ038に掲げる人工腎臓，Ｊ038－２に掲げる持続緩徐式血液濾過，Ｊ039に掲げる血漿交換療法，Ｊ040に掲げる局所灌流，Ｊ041に掲げる吸着式血液浄化法，Ｊ041－２に掲げる血球成分除去療法，Ｊ042に掲げる腹膜灌流，Ｊ043－６に掲げる人工膵臓療法，Ｊ043－７に掲げる経会陰的放射線治療用材料局所注入，Ｊ045－２に掲げる一酸化窒素吸入療法，Ｊ047に掲げるカウンターショック，Ｊ047－２に掲げる心腔内除細動，Ｊ049に掲げる食道圧迫止血チューブ挿入法，Ｊ052－２に掲げる熱傷温浴療法，Ｊ054－２に掲げる皮膚レーザー照射療法，Ｊ062に掲げる腎盂内注入（尿管カテーテル法を含む。)，Ｊ116－５に掲げる酵素注射療法，Ｊ118－４に掲げる歩行運動処置（ロボットスーツによるもの），Ｊ122に掲げる四肢ギプス包帯（４から６までに限る。ただし，既装着のギプス包帯をギプスシャーレとして切割使用した場合を除く。），Ｊ123に掲げる体幹ギプス包帯（既装着のギプス包帯をギプスシャーレとして切割使用した場合を除く。），Ｊ124に掲げる鎖骨ギプス包帯（片側）（既装着のギプス包帯をギプスシャーレとして切割使用した場合を除く。），Ｊ125に掲げるギプスベッド（既装着のギプス包帯をギプスシャーレとして切割使用した場合を除く。），Ｊ126に掲げる斜頸矯正ギプス包帯（既装着のギプス包帯をギプスシャーレとして切割使用した場合を除く。），Ｊ127に掲げる先天性股関節脱臼ギプス包帯（既装着のギプス包帯をギプスシャーレとして切割使用した場合を除く。），Ｊ128に掲げる脊椎側弯矯正ギプス包帯（既装着のギプス包帯をギプスシャーレとして切割使用した場合を除く。），Ｊ129に掲げる義肢採型法（２に限る。ただし，既装着のギプス包帯をギプスシャーレとして切割使用した場合を除く。）及びＪ129－２に掲げる練習用仮義足又は仮義手採型法（２に限る。ただし，既装着のギプス包帯をギプスシャーレとして切割使用した場合を除く。）に係るものに限る。）を除く。）

ル　第13部第１節病理標本作製料（区分番号Ｎ003に掲げる術中迅速病理組織標本作製（１手術につき）を除く。）

5　看護職員の負担の軽減及び処遇の改善を図るための看護業務の補助の体制その他の事項につき別に厚生労働大臣が定める施設基準に適合しているものとして地方厚生局長等に届け出た病棟に入院している患者については，看護補助体制加算として，当該基準に係る区分に従い，入院した日から起算して14日を限度として，それぞれ所定点数に加算する。

イ　25対１看護補助体制加算（看護補助者５割以上）……… **240点**

ロ　25対１看護補助体制加算（看護補助者５割未満）……… **220点**

ハ　50対１看護補助体制加算…………………………………… **200点**

ニ　75対１看護補助体制加算…………………………………… **160点**

6　夜間における看護業務の補助の体制につき別に厚生労働大臣が定める施設基準に適合しているものとして地方厚生局長等に届け出た病棟に入院している患者（看護補助体制加算を算定する患者に限る。）については，夜間看護補助体制加算として，当該基準に係る区分に従い，1日につき次に掲げる点数をそれぞれ更に所定点数に加算する。

イ　夜間30対1看護補助体制加算……………………………**125点**

ロ　夜間50対1看護補助体制加算……………………………**120点**

ハ　夜間100対1看護補助体制加算…………………………**105点**

7　夜間における看護業務の体制につき別に厚生労働大臣が定める施設基準に適合しているものとして地方厚生局長等に届け出た病棟に入院している患者（看護補助体制加算を算定する患者に限る。）については，夜間看護体制加算として，**71点**を更に所定点数に加算する。

8　看護職員の負担の軽減及び処遇の改善を図るための看護業務の補助に係る十分な体制につき別に厚生労働大臣が定める施設基準に適合しているものとして地方厚生局長等に届け出た病棟に入院している患者（看護補助体制加算を算定する患者に限る。）については，看護補助体制充実加算として，当該基準に係る区分に従い，1日につきそれぞれ更に所定点数に加算する。ただし，当該患者について，身体的拘束を実施した日は，看護補助体制充実加算3の例により所定点数に加算する。

イ　看護補助体制充実加算1……………………………………**25点**

ロ　看護補助体制充実加算2……………………………………**15点**

ハ　看護補助体制充実加算3………………………………………**5点**

9　別に厚生労働大臣が定める施設基準に適合しているものとして地方厚生局長等に届け出た病棟に入院している患者については，看護職員夜間配置加算として，当該基準に係る区分に従い，入院した日から起算して14日を限度として所定点数に加算する。

イ　看護職員夜間12対1配置加算

(1)　看護職員夜間12対1配置加算1…………………………**110点**

(2)　看護職員夜間12対1配置加算2……………………………**90点**

ロ　看護職員夜間16対1配置加算
(1)　看護職員夜間16対1配置加算1……………………………**70点**
(2)　看護職員夜間16対1配置加算2……………………………**45点**

10　リハビリテーション，栄養管理及び口腔管理を連携・推進する体制につき別に厚生労働大臣が定める施設基準に適合しているものとして保険医療機関が地方厚生局長等に届け出た病棟に入院している患者については，リハビリテーション・栄養・口腔連携加算として，リハビリテーション，栄養管理及び口腔管理に係る計画を作成した日から起算して14日を限度として**80点**を所定点数に加算する。この場合において，区分番号A233－2に掲げる栄養サポートチーム加算は別に算定できない。

A 305　一類感染症患者入院医療管理料（1日につき）

1　14日以内の期間……………………………………………………**9,413点**
2　15日以上の期間……………………………………………………**8,147点**

注1　別に厚生労働大臣が定める施設基準に適合しているものとして地方厚生局長等に届け出た感染症法第6条第13項に規定する特定感染症指定医療機関又は同条第14項に規定する第一種感染症指定医療機関である保険医療機関において，別に厚生労働大臣が定める感染症患者に対して入院医療管理が行われた場合に算定する。なお，同法第19条及び第20条の規定に係る入院の期間を超えた期間は算定しない。

2　第1章基本診療料並びに第2章第9部処置及び第13部病理診断のうち次に掲げるものは，一類感染症患者入院医療管理料に含まれるものとする。

イ　入院基本料

ロ　入院基本料等加算（臨床研修病院入院診療加算，超急性期脳卒中加算，妊産婦緊急搬送入院加算，医師事務作業補助体制加算，地域加算，離島加算，医療安全対策加算，感染対策向上加算，患者サポート体制充実加算，報告書管理体制加算，褥瘡ハイリスク患者ケア加算，データ提出加算，入退院支援加算（1のイに限る。），医療的ケア児（者）入院前支援加算，排尿自立支援加算及び地域医療体制確保加算を除く。）

ハ　酸素吸入（使用した酸素及び窒素の費用を除く。）

ニ　留置カテーテル設置

ホ　第13部第1節の病理標本作製料

A 306 特殊疾患入院医療管理料（1日につき）…………………………… **2,090点**

注1　重度の障害者（重度の意識障害者を含む。），筋ジストロフィー患者又は難病患者等を主として入院させる病室に関する別に厚生労働大臣が定める施設基準に適合しているものとして，地方厚生局長等に届け出た保険医療機関（療養病棟入院基本料，障害者施設等入院基本料，特殊疾患入院施設管理加算又は特殊疾患病棟入院料を算定する病棟を有しないものに限る。）に入院している患者について，所定点数を算定する。

2　当該病室に入院している患者が人工呼吸器を使用している場合は，1日につき所定点数に**600点**を加算する。

3　当該患者が，他の保険医療機関から転院してきた者であって，当該他の保険医療機関において区分番号A 246に掲げる入退院支援加算3を算定したものである場合には，重症児（者）受入連携加算として，入院初日に限り**2,000点**を所定点数に加算する。

4　当該病室に入院する重度の意識障害（脳卒中の後遺症であるものに限る。）の患者であって，基本診療料の施設基準等第5の3(1)のロに規定する医療区分2の患者又は第6の3(2)のロの④に規定する医療区分1の患者に相当するものについては，注1の規定にかかわらず，次に掲げる点数をそれぞれ算定する。

イ　医療区分2の患者に相当するもの…………………… **1,927点**

ロ　医療区分1の患者に相当するもの…………………… **1,761点**

5　診療に係る費用（注2及び注3に規定する加算，第2節に規定する臨床研修病院入院診療加算，超急性期脳卒中加算，医師事務作業補助体制加算，特定感染症患者療養環境特別加算，超重症児（者）入院診療加算・準超重症児（者）入院診療加算，地域加算，離島加算，医療安全対策加算，感染対策向上加算，患者サポート体制充実加算，報告書管理体制加算，データ提出加算，

入退院支援加算（１のロ及び２のロに限る。），医療的ケア児（者）入院前支援加算，認知症ケア加算及び排尿自立支援加算，第14部その他並びに除外薬剤・注射薬の費用を除く。）は，特殊疾患入院医療管理料に含まれるものとする。

6　当該病室に入院する脳卒中又は脳卒中の後遺症の患者（重度の意識障害者，筋ジストロフィー患者及び難病患者等を除く。）であって，基本診療料の施設基準等第５の３(1)のロに規定する医療区分２の患者又は第６の３(2)のロの④に規定する医療区分１の患者に相当するものについては，注１の規定にかかわらず，次に掲げる点数をそれぞれ算定する。

イ　医療区分２の患者に相当するもの……………………… **1,734点**

ロ　医療区分１の患者に相当するもの……………………… **1,588点**

7　当該病棟に入院している患者のうち，区分番号Ｊ038に掲げる人工腎臓，区分番号Ｊ038－２に掲げる持続緩徐式血液濾過，区分番号Ｊ039に掲げる血漿交換療法又は区分番号Ｊ042に掲げる腹膜灌流を行っている慢性腎臓病の患者（注４及び注６に規定する点数を算定する患者を除く。）であって，基本診療料の施設基準等第５の３(1)のロに規定する医療区分２の患者に相当するものについては，注１の規定にかかわらず，**2,011点**を算定する。

A 307 小児入院医療管理料（１日につき）

1　小児入院医療管理料１………………………………………… **4,807点**

2　小児入院医療管理料２………………………………………… **4,275点**

3　小児入院医療管理料３………………………………………… **3,849点**

4　小児入院医療管理料４………………………………………… **3,210点**

5　小児入院医療管理料５………………………………………… **2,235点**

注１　別に厚生労働大臣の定める小児を入院させる病棟又は施設に関する基準に適合しているものとして地方厚生局長等に届け出た小児科を標榜する保険医療機関の病棟（療養病棟を除く。）に入院している15歳未満の小児（児童福祉法第６条の２第３項に規定する小児慢性特定疾病医療支援の対象である場合は，20歳未満の者）について，当該基準に係る区分に従い，所定点数

を算定する。ただし，小児入院医療管理料5を算定する病棟において，当該入院医療管理料に係る算定要件に該当しない患者が当該病棟（精神病棟に限る。）に入院した場合は，区分番号A103に掲げる精神病棟入院基本料の15対1入院基本料の例により算定する。

2　別に厚生労働大臣が定める施設基準に適合しているものとして地方厚生局長等に届け出た保険医療機関の病棟において小児入院医療管理が行われた場合は，当該基準に係る区分に従い，次に掲げる点数をそれぞれ1日につき所定点数に加算する。

イ	保育士1名の場合	**100点**
ロ	保育士2名以上の場合	**180点**

3　当該病棟に入院している患者が人工呼吸器を使用している場合は，人工呼吸器使用加算として，1日につき**600点**を所定点数に加算する。

4　別に厚生労働大臣が定める施設基準に適合しているものとして地方厚生局長等に届け出た保険医療機関に入院している患者（小児入院医療管理料3，小児入院医療管理料4又は小児入院医療管理料5を算定している患者に限る。）について，当該基準に係る区分に従い，次に掲げる点数をそれぞれ1日につき所定点数に加算する。

イ	重症児受入体制加算1	**200点**
ロ	重症児受入体制加算2	**280点**

5　別に厚生労働大臣が定める施設基準に適合しているものとして地方厚生局長等に届け出た保険医療機関の病室において，造血幹細胞移植を実施する患者に対して，治療上の必要があって無菌治療室管理が行われた場合は，当該基準に係る区分に従い，90日を限度として，1日につき次に掲げる点数をそれぞれ所定点数に加算する。ただし，区分番号A221－2小児療養環境特別加算を算定する場合は算定しない。

イ　無菌治療管理加算1……**2,000点**

ロ　無菌治療管理加算2……**1,500点**

6　当該病棟に入院している児童福祉法第6条の2第3項に規定

する小児慢性特定疾病医療支援の対象である患者又は同法第56条の6第2項に規定する障害児である患者について，当該保険医療機関の医師又は当該医師の指示に基づき薬剤師が，退院に際して当該患者又はその家族等に対して，退院後の薬剤の服用等に関する必要な指導を行った上で，保険薬局に対して，当該患者又はその家族等の同意を得て，当該患者に係る調剤に際して必要な情報等を文書により提供した場合は，退院時薬剤情報管理指導連携加算として，退院の日に1回に限り，**150点**を所定点数に加算する。

7　患者に対する支援体制につき別に厚生労働大臣が定める施設基準に適合しているものとして地方厚生局長等に届け出た保険医療機関の病棟に入院している患者について，養育支援体制加算として，入院初日に限り**300点**を所定点数に加算する。

8　当該保険医療機関が表示する診療時間以外の時間，休日又は深夜において，緊急に入院を必要とする小児患者を受け入れる体制の確保につき別に厚生労働大臣が定める施設基準に適合しているものとして地方厚生局長等に届け出た保険医療機関の病棟に入院している患者（小児入院医療管理料1又は小児入院医療管理料2を現に算定している患者に限る。）について，当該基準に係る区分に従い，入院初日に限り，次に掲げる点数をそれぞれ所定点数に加算する。

イ　時間外受入体制強化加算1……………………………… **300点**

ロ　時間外受入体制強化加算2……………………………… **180点**

9　別に厚生労働大臣が定める基準に適合しているものとして保険医療機関が地方厚生局長等に届け出た病棟に入院している患者（小児入院医療管理料1，小児入院医療管理料2又は小児入院医療管理料3を算定している患者に限る。）について，看護補助加算として，入院した日から起算して14日を限度として，**151点**を所定点数に加算する。この場合において，注10に掲げる看護補助体制充実加算は別に算定できない。

10　看護職員の負担の軽減及び処遇の改善を図るための看護業務の補助の体制その他の事項につき別に厚生労働大臣が定める施

設基準に適合しているものとして地方厚生局長等に届け出た病棟に入院している患者（小児入院医療管理料１，小児入院医療管理料２又は小児入院医療管理料３を算定している患者に限る。）について，看護補助体制充実加算として，入院した日から起算して14日を限度として，**156点**を所定点数に加算する。

11　診療に係る費用（注２，注３及び注５から注10までに規定する加算，当該患者に対して行った第２章第２部第２節在宅療養指導管理料，第３節薬剤料，第４節特定保険医療材料料，第５部投薬，第６部注射，第10部手術，第11部麻酔，第12部放射線治療，第13部第２節病理診断・判断料及び第14部その他の費用並びに第２節に規定する臨床研修病院入院診療加算，超急性期脳卒中加算，在宅患者緊急入院診療加算，医師事務作業補助体制加算，超重症児（者）入院診療加算・準超重症児（者）入院診療加算，地域加算，離島加算，特定感染症患者療養環境特別加算，小児療養環境特別加算，緩和ケア診療加算，小児緩和ケア診療加算，がん拠点病院加算，医療安全対策加算，感染対策向上加算，患者サポート体制充実加算，報告書管理体制加算，褥瘡ハイリスク患者ケア加算，術後疼痛管理チーム加算，病棟薬剤業務実施加算１，データ提出加算，入退院支援加算（１のイ及び３に限る。），医療的ケア児（者）入院前支援加算，精神疾患診療体制加算，排尿自立支援加算及び地域医療体制確保加算を除く。）は，小児入院医療管理料１及び小児入院医療管理料２に含まれるものとする。

12　診療に係る費用（注２から注７まで，注９（小児入院医療管理料３を算定するものに限る。）及び注10（小児入院医療管理料３を算定するものに限る。）に規定する加算，当該患者に対して行った第２章第２部第２節在宅療養指導管理料，第３節薬剤料，第４節特定保険医療材料料，第５部投薬，第６部注射，第10部手術，第11部麻酔，第12部放射線治療，第13部第２節病理診断・判断料及び第14部その他の費用並びに第２節に規定する臨床研修病院入院診療加算，超急性期脳卒中加算，在宅患者緊急入院診療加算，医師事務作業補助体制加算，超重症児（者）入院診療加算・準超重症児（者）入院診療加算，地域加算，離島加算，特定感染症患者療養環境特別加算，小児療養環境特別加算，医療安全対策加算，感染対策向上加算，患者サポート体制充実加算，報告書管理体制加算，褥瘡ハイリスク患者ケア加算，術後疼痛管理チーム加算，病棟薬剤業務実施加算1，データ提出加算，入退院支援加算（1のイ及び3に限る。），医療的ケア児（者）入院前支援加算，精神疾患診療体制加算，排尿自立支援加算及び地域医療体制確保加算を除く。）は，小児入院医療管理料3及び小児入院医療管理料4に含まれるものとする。

13　診療に係る費用（注2から注7までに規定する加算，当該患者に対して行った第2章第2部第2節在宅療養指導管理料，第3節薬剤料，第4節特定保険医療材料料，第5部投薬，第6部注射，第10部手術，第11部麻酔，第12部放射線治療，第13部第2節病理診断・判断料及び第14部その他の費用並びに第2節に規定する臨床研修病院入院診療加算，超急性期脳卒中加算，在宅患者緊急入院診療加算，医師事務作業補助体制加算，超重症児（者）入院診療加算・準超重症児（者）入院診療加算，地域加算，離島加算，特定感染症患者療養環境特別加算，小児療養環境特別加算，強度行動障害入院医療管理加算，摂食障害入院医療管理加算，医療安全対策加算，感染対策向上加算，患者サポート体制充実加算，報告書管理体制加算，褥瘡ハイリスク患者ケア加算，術後疼痛管理チーム加算，病棟薬剤業務実施加算1，データ提出加算，入退院支援加算（1のイ及び3に限る。），医療的ケア児（者）入院前支援加算，精神疾患診療体制加算（精神病棟を除く。）及び排尿自立支援加算を除く。）は，小児入院医療管理料5に含まれるものとする。

A 308 回復期リハビリテーション病棟入院料（1日につき）

1　回復期リハビリテーション病棟入院料1 …………………… **2,229点**
（生活療養を受ける場合にあっては，**2,215点**）

2　回復期リハビリテーション病棟入院料2 …………………… **2,166点**
（生活療養を受ける場合にあっては，**2,151点**）

3　回復期リハビリテーション病棟入院料３…………………… **1,917点**
（生活療養を受ける場合にあっては，**1,902点**）
4　回復期リハビリテーション病棟入院料４…………………… **1,859点**
（生活療養を受ける場合にあっては，**1,845点**）
5　回復期リハビリテーション病棟入院料５…………………… **1,696点**
（生活療養を受ける場合にあっては，**1,682点**）
6　回復期リハビリテーション入院医療管理料………………… **1,859点**
（生活療養を受ける場合にあっては，**1,845点**）

注１　１から５までについては，別に厚生労働大臣が定める施設基準に適合しているものとして保険医療機関が地方厚生局長等に届け出た病棟に入院している患者（別に厚生労働大臣が定める回復期リハビリテーションを要する状態にあるものに限る。）について，６については，別に厚生労働大臣が定める施設基準に適合しているものとして保険医療機関が地方厚生局長等に届け出た病室に入院している患者（別に厚生労働大臣が定める回復期リハビリテーションを要する状態にあるものに限る。）について，当該基準に係る区分に従い，当該病棟又は病室に入院した日から起算して，それぞれの状態に応じて別に厚生労働大臣が定める日数を限度として所定点数を算定する。ただし，当該病棟又は病室に入院した患者が当該入院料に係る算定要件に該当しない場合は，当該病棟が一般病棟であるときには区分番号Ａ100に掲げる一般病棟入院基本料の注２に規定する特別入院基本料の例により，当該病棟が療養病棟であるときには区分番号Ａ101に掲げる療養病棟入院料１の入院料27又は療養病棟入院料２の入院料27の例により，それぞれ算定する。

２　回復期リハビリテーション病棟入院料を算定する患者（回復期リハビリテーション病棟入院料３，回復期リハビリテーション病棟入院料４，回復期リハビリテーション病棟入院料５又は回復期リハビリテーション入院医療管理料を現に算定している患者に限る。）が入院する保険医療機関について，別に厚生労働大臣が定める施設基準を満たす場合（注１のただし書に規定する場合を除く。）は，休日リハビリテーション提供体制加算として，患者1人につき1日につき**60点**を所定点数に加算する。

3　診療に係る費用（注2及び注4に規定する加算，当該患者に対して行った第2章第1部医学管理等の区分番号Ｂ001の10に掲げる入院栄養食事指導料（回復期リハビリテーション病棟入院料1を算定するものに限る。），区分番号Ｂ011－6に掲げる栄養情報連携料（回復期リハビリテーション病棟入院料1を算定するものに限る。）及び区分番号Ｂ001の34に掲げる二次性骨折予防継続管理料（ロに限る。），第2部在宅医療，第7部リハビリテーションの費用（別に厚生労働大臣が定める費用を除く。），第14部その他，第2節に規定する臨床研修病院入院診療加算，医師事務作業補助体制加算，地域加算，離島加算，特定感染症患者療養環境特別加算，医療安全対策加算，感染対策向上加算，患者サポート体制充実加算，報告書管理体制加算，データ提出加算，入退院支援加算（1のイに限る。），認知症ケア加算，薬剤総合評価調整加算，排尿自立支援加算，区分番号Ｊ038に掲げる人工腎臓，区分番号Ｊ042に掲げる腹膜灌流及び区分番号Ｊ400に掲げる特定保険医療材料（区分番号Ｊ038に掲げる人工腎臓又は区分番号Ｊ042に掲げる腹膜灌流に係るものに限る。）並びに除外薬剤・注射薬の費用を除く。）は，回復期リハビリテーション病棟入院料1，回復期リハビリテーション病棟入院料2，回復期リハビリテーション病棟入院料3，回復期リハビリテーション病棟入院料4，回復期リハビリテーション病棟入院料5及び回復期リハビリテーション入院医療管理料に含まれるものとする。

4　5については，算定を開始した日から起算して2年（回復期リハビリテーション病棟入院料1，回復期リハビリテーション病棟入院料2，回復期リハビリテーション病棟入院料3又は回復期リハビリテーション病棟入院料4を算定していた病棟にあっては，1年）を限度として算定する。

Ａ308-2 削除

Ａ308-3 地域包括ケア病棟入院料（1日につき）

1　**地域包括ケア病棟入院料1**

イ　40日以内の期間……………………………………………	2,838点
	（生活療養を受ける場合にあっては，2,823点）
ロ　41日以上の期間……………………………………………	2,690点
	（生活療養を受ける場合にあっては，2,675点）

2　地域包括ケア入院医療管理料1

イ　40日以内の期間……………………………………………	2,838点
	（生活療養を受ける場合にあっては，2,823点）
ロ　41日以上の期間……………………………………………	2,690点
	（生活療養を受ける場合にあっては，2,675点）

3　地域包括ケア病棟入院料2

イ　40日以内の期間……………………………………………	2,649点
	（生活療養を受ける場合にあっては，2,634点）
ロ　41日以上の期間……………………………………………	2,510点
	（生活療養を受ける場合にあっては，2,495点）

4　地域包括ケア入院医療管理料2

イ　40日以内の期間……………………………………………	2,649点
	（生活療養を受ける場合にあっては，2,634点）
ロ　41日以上の期間……………………………………………	2,510点
	（生活療養を受ける場合にあっては，2,495点）

5　地域包括ケア病棟入院料3

イ　40日以内の期間……………………………………………	2,312点
	（生活療養を受ける場合にあっては，2,297点）
ロ　41日以上の期間……………………………………………	2,191点
	（生活療養を受ける場合にあっては，2,176点）

6　地域包括ケア入院医療管理料3

イ　40日以内の期間……………………………………………	2,312点
	（生活療養を受ける場合にあっては，2,297点）
ロ　41日以上の期間……………………………………………	2,191点
	（生活療養を受ける場合にあっては，2,176点）

7　地域包括ケア病棟入院料4

イ　40日以内の期間……………………………………………	2,102点
	（生活療養を受ける場合にあっては，2,086点）

ロ　41日以上の期間……………………………………………………1,992点 （生活療養を受ける場合にあっては，1,976点）

8　**地域包括ケア入院医療管理料4**

イ　40日以内の期間……………………………………………………2,102点 （生活療養を受ける場合にあっては，2,086点） ロ　41日以上の期間……………………………………………………1,992点 （生活療養を受ける場合にあっては，1,976点）

注1　1，3，5及び7については，別に厚生労働大臣が定める施設基準に適合しているものとして地方厚生局長等に届け出た病棟を有する保険医療機関において，当該届出に係る病棟に入院している患者について，2，4，6及び8については，別に厚生労働大臣が定める施設基準に適合しているものとして地方厚生局長等に届け出た病室を有する保険医療機関において，当該届出に係る病室に入院している患者について，当該病棟又は病室に入院した日から起算して60日を限度としてそれぞれ所定点数（当該病棟又は病室に係る病床が療養病床である場合にあっては，別に厚生労働大臣が定める場合を除き，所定点数の**100分の95**に相当する点数）を算定する。ただし，当該病棟又は病室に入院した患者が地域包括ケア病棟入院料又は地域包括ケア入院医療管理料に係る算定要件に該当しない場合は，当該病棟又は病室を有する病棟が一般病棟であるときには区分番号A100に掲げる一般病棟入院基本料の注2に規定する特別入院基本料の例により，当該病棟又は病室を有する病棟が療養病棟であるときには区分番号A101に掲げる療養病棟入院料1の入院料27又は療養病棟入院料2の入院料27の例により，それぞれ算定する。

2　医療提供体制の確保の状況に鑑み別に厚生労働大臣が定める地域に所在する保険医療機関であって，別に厚生労働大臣が定める施設基準に適合しているものとして地方厚生局長等に届け出た病棟又は病室を有するものについては，注1に規定する届出の有無にかかわらず，地域包括ケア病棟入院料1のイ（特定地域），地域包括ケア病棟入院料1のロ（特定地域），地域包括ケア入院医療管理料１のイ（特定地域），地域包括ケア入院医療管理料１のロ（特定地域），地域包括ケア病棟入院料２のイ（特定地域），地域包括ケア病棟入院料２のロ（特定地域），地域包括ケア入院医療管理料２のイ（特定地域），地域包括ケア入院医療管理料２のロ（特定地域），地域包括ケア病棟入院料３のイ（特定地域），地域包括ケア病棟入院料３のロ（特定地域），地域包括ケア入院医療管理料３のイ（特定地域），地域包括ケア入院医療管理料３のロ（特定地域），地域包括ケア病棟入院料４のイ（特定地域），地域包括ケア病棟入院料４のロ（特定地域），地域包括ケア入院医療管理料４のイ（特定地域）又は地域包括ケア入院医療管理料４のロ（特定地域）について，所定点数に代えて，当該病棟又は病室に入院した日から起算して60日を限度として，１日につき，それぞれ**2,460点**，**2,331点**，**2,460点**，**2,331点**，**2,271点**，**2,152点**，**2,271点**，**2,152点**，**2,008点**，**1,903点**，**2,008点**，**1,903点**，**1,797点**，**1,703点**，**1,797点**又は**1,703点**（生活療養を受ける場合にあっては，それぞれ**2,445点**，**2,316点**，**2,445点**，**2,316点**，**2,257点**，**2,138点**，**2,257点**，**2,138点**，**1,994点**，**1,889点**，**1,994点**，**1,889点**，**1,783点**，**1,689点**，**1,783点**又は**1,689点**）を算定することができる。ただし，当該病棟又は病室に入院した患者が地域包括ケア病棟入院料（特定地域）又は地域包括ケア入院医療管理料（特定地域）に係る算定要件に該当しない場合は，当該病棟又は病室を有する病棟が一般病棟であるときには区分番号Ａ100に掲げる一般病棟入院基本料の注２に規定する特別入院基本料の例により，当該病棟又は病室を有する病棟が療養病棟であるときには区分番号Ａ101に掲げる療養病棟入院料１の入院料27又は療養病棟入院料２の入院料27の例により，それぞれ算定する。

３　別に厚生労働大臣が定める施設基準に適合しているものとして地方厚生局長等に届け出た病棟又は病室に入院している患者については，看護職員配置加算として，１日につき**150点**を所定点数に加算する。

4　別に厚生労働大臣が定める施設基準に適合しているものとして地方厚生局長等に届け出た病棟又は病室に入院している患者については，看護補助者配置加算として，1日につき**160点**を所定点数に加算する。この場合において，注5に規定する看護補助体制充実加算は別に算定できない。

5　別に厚生労働大臣が定める施設基準に適合しているものとして地方厚生局長等に届け出た病棟又は病室に入院している患者については，当該基準に係る区分に従い，次に掲げる点数をそれぞれ1日につき所定点数に加算する。ただし，当該患者について，身体的拘束を実施した日は，看護補助体制充実加算3の例により所定点数に加算する。

イ　看護補助体制充実加算1……………………………………**190点**

ロ　看護補助体制充実加算2……………………………………**175点**

ハ　看護補助体制充実加算3……………………………………**165点**

6　当該病棟又は病室に入院している患者のうち，急性期医療を担う他の保険医療機関の一般病棟から転院した患者又は当該保険医療機関（急性期医療を担う保険医療機関に限る。）の一般病棟から転棟した患者については，急性期患者支援病床初期加算として，介護老人保健施設，介護医療院，特別養護老人ホーム，軽費老人ホーム，有料老人ホーム等又は自宅から入院した患者については，治療方針に関する患者又はその家族の意思決定に対する支援を行った場合に，在宅患者支援病床初期加算として，転棟若しくは転院又は入院した日から起算して14日を限度として，次に掲げる点数をそれぞれ1日につき所定点数に加算する。

イ　急性期患者支援病床初期加算

(1)　許可病床数が400床以上の保険医療機関の場合

①　他の保険医療機関（当該保険医療機関と特別の関係にあるものを除く。）の一般病棟から転棟した患者の場合……………………………………………………………**150点**

②　①の患者以外の患者の場合…………………………………**50点**

(2)　許可病床数が400床未満の保険医療機関の場合

① 他の保険医療機関（当該保険医療機関と特別の関係にあるものを除く。）の一般病棟から転棟した患者の場合……………………………………………………… **250点**

② ①の患者以外の患者の場合……………………………… **125点**

ロ 在宅患者支援病床初期加算

(1) 介護老人保健施設から入院した患者の場合

① 救急搬送された患者又は他の保険医療機関で区分番号C 004－2に掲げる救急患者連携搬送料を算定し当該他の保険医療機関から搬送された患者であって，入院初日から当該病棟に入院した患者の場合……………………… **580点**
② ①の患者以外の患者の場合……………………………… **480点**

(2) 介護医療院，特別養護老人ホーム，軽費老人ホーム，有料老人ホーム等又は自宅から入院した患者の場合

① 救急搬送された患者又は他の保険医療機関で区分番号C 004－2に掲げる救急患者連携搬送料を算定し当該他の保険医療機関から搬送された患者であって，入院初日から当該病棟に入院した患者の場合……………………… **480点**
② ①の患者以外の患者の場合……………………………… **380点**

7 診療に係る費用（注3から注6まで及び注8に規定する加算，第2節に規定する臨床研修病院入院診療加算，在宅患者緊急入院診療加算，医師事務作業補助体制加算，地域加算，離島加算，特定感染症患者療養環境特別加算，医療安全対策加算，感染対策向上加算，患者サポート体制充実加算，報告書管理体制加算，データ提出加算，入退院支援加算（1のイに限る。），医療的ケア児（者）入院前支援加算，認知症ケア加算，薬剤総合評価調整加算，排尿自立支援加算及び協力対象施設入所者入院加算，区分番号B 001の34に掲げる二次性骨折予防継続管理料（ロに限る。），第2章第2部在宅医療，区分番号H 004に掲げる摂食機能療法，区分番号J 038に掲げる人工腎臓，区分番号J 042に掲げる腹膜灌流及び区分番号J 400に掲げる特定保険医療材料（区分番号J 038に掲げる人工腎臓又は区分番号J 042に掲げる腹膜灌流に係るものに限る。），第10部手術，

第11部麻酔，第14部その他並びに除外薬剤・注射薬の費用を除く。）は，地域包括ケア病棟入院料1，地域包括ケア入院医療管理料1，地域包括ケア病棟入院料2，地域包括ケア入院医療管理料2，地域包括ケア病棟入院料3，地域包括ケア入院医療管理料3，地域包括ケア病棟入院料4及び地域包括ケア入院医療管理料4に含まれるものとする。

8 別に厚生労働大臣が定める施設基準に適合しているものとして地方厚生局長等に届け出た病棟又は病室に入院している患者については，看護職員夜間配置加算として，1日（別に厚生労働大臣が定める日を除く。）につき**70点**を所定点数に加算する。

9 別に厚生労働大臣が定める保険医療機関においては，別に厚生労働大臣が定める日の特定入院料は，夜間看護体制特定日減算として，次のいずれにも該当する場合に限り，所定点数の**100分の5**に相当する点数を減算する。

イ 年6日以内であること。

ロ 当該日が属する月が連続する2月以内であること。

10 注1に規定する地域包括ケア病棟入院料2又は地域包括ケア病棟入院料4の施設基準のうち別に厚生労働大臣が定めるもののみに適合しなくなったものとして地方厚生局長等に届け出た場合に限り，当該病棟に入院している患者については，それぞれの所定点数の**100分の85**に相当する点数を算定する。

11 注1に規定する地域包括ケア病棟入院料3，地域包括ケア入院医療管理料3，地域包括ケア病棟入院料4又は地域包括ケア入院医療管理料4の施設基準のうち別に厚生労働大臣が定めるもののみに適合しなくなったものとして地方厚生局長等に届け出た場合に限り，当該病棟又は病室に入院している患者については，それぞれの所定点数の**100分の90**に相当する点数を算定する。

12 注1に規定する地域包括ケア病棟入院料2，地域包括ケア入院医療管理料2，地域包括ケア病棟入院料4又は地域包括ケア入院医療管理料4の施設基準のうち別に厚生労働大臣が定めるもののみに適合しなくなったものとして地方厚生局長等に届け出た場合に限り，当該病棟又は病室に入院している患者については，それぞれの所定点数の**100分の90**に相当する点数を算定する。

13　別に厚生労働大臣が定める保険医療機関において，地域包括ケア病棟入院料１，地域包括ケア入院医療管理料１，地域包括ケア病棟入院料２又は地域包括ケア入院医療管理料２を算定する病棟又は病室に入院している患者については，それぞれの所定点数の**100分の90**に相当する点数を算定する。

A 309 特殊疾患病棟入院料（１日につき）

１　特殊疾患病棟入院料１……………………………………… **2,090点**

２　特殊疾患病棟入院料２……………………………………… **1,694点**

注１　別に厚生労働大臣が定める重度の障害者（重度の意識障害者を含む。），筋ジストロフィー患者又は難病患者等を主として入院させる病棟に関する施設基準に適合しているものとして，保険医療機関が地方厚生局長等に届け出た病棟に入院している患者について，当該基準に係る区分に従い，それぞれ所定点数を算定する。

２　当該病棟に入院している患者が人工呼吸器を使用している場合は，１日につき**600点**を所定点数に加算する。

３　当該患者が，他の保険医療機関から転院してきた者であって，当該他の保険医療機関において区分番号Ａ246に掲げる入退院支援加算３を算定したものである場合には，重症児（者）受入連携加算として，入院初日に限り**2,000点**を所定点数に加算する。

４　当該病棟に入院する重度の意識障害（脳卒中の後遺症であるものに限る。）の患者であって，基本診療料の施設基準等第５の３⑴のロに規定する医療区分２の患者又は第６の３⑵のロの④に規定する医療区分１の患者に相当するものについては，注１の規定にかかわらず，当該患者が入院している病棟の区分に従い，次に掲げる点数をそれぞれ算定する。

イ　特殊疾患病棟入院料１の施設基準を届け出た病棟に入院

している場合

(1) 医療区分２の患者に相当するもの…………………… **1,928点**

(2) 医療区分１の患者に相当するもの…………………… **1,763点**

ロ　特殊疾患病棟入院料２の施設基準を届け出た病棟に入院している場合

(1) 医療区分２の患者に相当するもの…………………… **1,675点**

(2) 医療区分１の患者に相当するもの…………………… **1,508点**

5　診療に係る費用（注２及び注３に規定する加算，第２節に規定する臨床研修病院入院診療加算，医師事務作業補助体制加算（50対１補助体制加算，75対１補助体制加算又は100対１補助体制加算に限る。），超重症児（者）入院診療加算・準超重症児（者）入院診療加算，地域加算，離島加算，特定感染症患者療養環境特別加算，医療安全対策加算，感染対策向上加算，患者サポート体制充実加算，報告書管理体制加算，データ提出加算，入退院支援加算（１のロ及び２のロに限る。），医療的ケア児（者）入院前支援加算，認知症ケア加算，排尿自立支援加算及び協力対象施設入所者入院加算，第14部その他並びに除外薬剤・注射薬の費用を除く。）は，特殊疾患病棟入院料に含まれるものとする。

6　当該病棟に入院する脳卒中又は脳卒中の後遺症の患者（重度の意識障害者，筋ジストロフィー患者及び難病患者等を除く。）であって，基本診療料の施設基準等第５の３(1)のロに規定する医療区分２の患者又は第６の３(2)のロの④に規定する医療区分１の患者に相当するものについては，注１の規定にかかわらず，当該患者が入院している病棟の区分に従い，次に掲げる点数をそれぞれ算定する。

イ　特殊疾患病棟入院料１の施設基準を届け出た病棟に入院している場合

(1) 医療区分２の患者に相当するもの…………………… **1,735点**

(2) 医療区分１の患者に相当するもの…………………… **1,586点**

ロ　特殊疾患病棟入院料２の施設基準を届け出た病棟に入院している場合

(1) 医療区分2の患者に相当するもの…………………… 1,507点

(2) 医療区分1の患者に相当するもの…………………… 1,357点

7 当該病棟に入院する患者のうち，区分番号Ｊ038に掲げる人工腎臓，区分番号Ｊ038－2に掲げる持続緩徐式血液濾過，区分番号Ｊ039に掲げる血漿交換療法又は区分番号Ｊ042に掲げる腹膜灌流を行っている慢性腎臓病の患者（注4及び注6に規定する点数を算定する患者を除く。）であって，基本診療料の施設基準等第5の3(1)のロに規定する医療区分2の患者に相当するものについては，注1の規定にかかわらず，当該患者が入院している病棟の区分に従い，次に掲げる点数をそれぞれ算定する。

イ 特殊疾患病棟入院料1の施設基準を届け出た病棟に入院している場合……………………………………………………… 2,010点

ロ 特殊疾患病棟入院料2の施設基準を届け出た病棟に入院している場合……………………………………………………… 1,615点

A 310 緩和ケア病棟入院料（1日につき）

1 緩和ケア病棟入院料1

イ 30日以内の期間……………………………………………… 5,135点

ロ 31日以上60日以内の期間 ………………………………… 4,582点

ハ 61日以上の期間……………………………………………… 3,373点

2 緩和ケア病棟入院料2

イ 30日以内の期間……………………………………………… 4,897点

ロ 31日以上60日以内の期間 ………………………………… 4,427点

ハ 61日以上の期間……………………………………………… 3,321点

注1 別に厚生労働大臣が定める施設基準に適合しているものとして地方厚生局長等に届け出た緩和ケアを行う病棟を有する保険医療機関において，当該届出に係る病棟に入院している緩和ケアを要する患者について，当該基準に係る区分に従い，それぞれ算定する。ただし，悪性腫瘍の患者及び後天性免疫不全症候群の患者以外の患者が当該病棟に入院した場合は，区分番号Ａ100に掲げる一般病棟入院基本料の注2に規定する特別入院基本料の例により算定する。

2　当該保険医療機関と連携して緩和ケアを提供する別の保険医療機関（在宅療養支援診療所又は在宅療養支援病院に限る。）により在宅での緩和ケアが行われ，当該別の保険医療機関からあらかじめ文書で情報提供を受けた患者について，病状の急変等に伴い，当該別の保険医療機関からの求めに応じて入院させた場合に，緩和ケア病棟緊急入院初期加算として，入院した日から起算して15日を限度として，１日につき**200点**を更に所定点数に加算する。

3　診療に係る費用（注２及び注４に規定する加算，第２節に規定する臨床研修病院入院診療加算，妊産婦緊急搬送入院加算，医師事務作業補助体制加算，地域加算，離島加算，特定感染症患者療養環境特別加算，がん拠点病院加算，医療安全対策加算，感染対策向上加算，患者サポート体制充実加算，報告書管理体制加算，褥瘡ハイリスク患者ケア加算，データ提出加算，入退院支援加算（１のイに限る。）及び排尿自立支援加算，第２章第２部第２節在宅療養管理指導料，第３節薬剤料，第４節特定保険医療材料料，第12部放射線治療及び第14部その他，退院時に当該指導管理を行ったことにより算定できる区分番号C108に掲げる在宅麻薬等注射指導管理料，区分番号C108－2に掲げる在宅腫瘍化学療法注射指導管理料，区分番号C108－3に掲げる在宅強心剤持続投与指導管理料，区分番号C108－4に掲げる在宅悪性腫瘍患者共同指導管理料及び区分番号C109に掲げる在宅寝たきり患者処置指導管理料並びに除外薬剤・注射薬の費用を除く。）は，緩和ケア病棟入院料に含まれるものとする。

4　当該病棟に入院している疼痛を有する患者に対して，疼痛の評価その他の療養上必要な指導を行った場合は，緩和ケア疼痛評価加算として，１日につき**100点**を所定点数に加算する。

A 311 精神科救急急性期医療入院料（１日につき）

1　30日以内の期間……………………………………… **2,420点**

2　31日以上60日以内の期間…………………………… **2,120点**

3　61日以上90日以内の期間…………………………… **1,918点**

注1　別に厚生労働大臣が定める施設基準に適合しているものとして地方厚生局長等に届け出た精神病棟を有する保険医療機関において，当該届出に係る精神病棟に入院している患者（別に厚生労働大臣が定める基準に適合するものに限る。）について算定する。ただし，当該病棟に入院した患者が当該入院料に係る算定要件に該当しない場合は，区分番号Ａ103に掲げる精神病棟入院基本料の15対１入院基本料の例により算定する。

2　診療に係る費用（注３から注5までに規定する加算，第２節に規定する臨床研修病院入院診療加算，医師事務作業補助体制加算，地域加算，離島加算，特定感染症患者療養環境特別加算，精神科措置入院診療加算，精神科応急入院施設管理加算，精神科身体合併症管理加算，医療安全対策加算，感染対策向上加算，患者サポート体制充実加算，報告書管理体制加算，褥瘡ハイリスク患者ケア加算，精神科救急搬送患者地域連携紹介加算，データ提出加算，精神科入退院支援加算，精神科急性期医師配置加算（精神科救急急性期医療入院料を算定するものに限る。），薬剤総合評価調整加算，排尿自立支援加算及び地域医療体制確保加算，第２章第１部医学管理等の区分番号Ｂ015に掲げる精神科退院時共同指導料２，第８部精神科専門療法，第10部手術，第11部麻酔，第12部放射線治療及び第14部その他並びに除外薬剤・注射薬に係る費用を除く。）は，精神科救急急性期医療入院料に含まれるものとする。

3　当該病棟に入院している統合失調症の患者に対して，計画的な医学管理の下に非定型抗精神病薬による治療を行い，かつ，療養上必要な指導を行った場合には，当該患者が使用した１日当たりの抗精神病薬が２種類以下の場合に限り，非定型抗精神病薬加算として，１日につき**15点**を所定点数に加算する。

4　別に厚生労働大臣が定める施設基準に適合しているものとして地方厚生局長等に届け出た病棟に入院している患者については，入院した日から起算して30日を限度として，看護職員夜間配置加算として，１日（別に厚生労働大臣が定める日を除く。）につき**70点**を所定点数に加算する。

5 別に厚生労働大臣が定める施設基準に適合しているものとして地方厚生局長等に届け出た病棟に入院している患者については，当該基準に係る区分に従い，入院した日から起算して90日を限度として，精神科救急医療体制加算として，次に掲げる点数（別に厚生労働大臣が定める場合にあっては，それぞれの点数の**100分の60**に相当する点数）をそれぞれ1日につき所定点数に加算する。

イ 精神科救急医療体制加算1……………………………**600点**
ロ 精神科救急医療体制加算2……………………………**590点**
ハ 精神科救急医療体制加算3……………………………**500点**

A 311-2 精神科急性期治療病棟入院料（1日につき）

1 精神科急性期治療病棟入院料1

イ 30日以内の期間……………………………**2,020点**
ロ 31日以上60日以内の期間……………………………**1,719点**
ハ 61日以上90日以内の期間……………………………**1,518点**

2 精神科急性期治療病棟入院料2

イ 30日以内の期間……………………………**1,903点**
ロ 31日以上60日以内の期間……………………………**1,618点**
ハ 61日以上90日以内の期間……………………………**1,466点**

注1 別に厚生労働大臣が定める施設基準に適合しているものとして地方厚生局長等に届け出た精神病棟を有する保険医療機関において，当該届出に係る精神病棟に入院している患者（別に厚生労働大臣が定める基準に適合するものに限る。）について，当該基準に係る区分に従い，それぞれ所定点数を算定する。ただし，当該病棟に入院した患者が当該入院料に係る算定要件に該当しない場合は，区分番号A 103に掲げる精神病棟入院基本料の15対1入院基本料の例により算定する。

2 診療に係る費用（注3に規定する加算，第2節に規定する臨床研修病院入院診療加算，妊産婦緊急搬送入院加算，医師事務作業補助体制加算，地域加算，離島加算，特定感染症患者療養環境特別加算，精神科措置入院診療加算，精神科応急入院施設管理加算，精神科身体合併症管理加算，依存症入院医療管理加

算，医療安全対策加算，感染対策向上加算，患者サポート体制充実加算，報告書管理体制加算，褥瘡ハイリスク患者ケア加算，精神科救急搬送患者地域連携紹介加算，データ提出加算，精神科入退院支援加算，精神科急性期医師配置加算（精神科急性期治療病棟入院料1を算定するものに限る。），薬剤総合評価調整加算及び排尿自立支援加算，第2章第1部医学管理等の区分番号B 015に掲げる精神科退院時共同指導料2，第8部精神科専門療法，第10部手術，第11部麻酔，第12部放射線治療及び第14部その他並びに除外薬剤・注射薬に係る費用を除く。）は，精神科急性期治療病棟入院料に含まれるものとする。

3　当該病棟に入院している統合失調症の患者に対して，計画的な医学管理の下に非定型抗精神病薬による治療を行い，かつ，療養上必要な指導を行った場合には，当該患者が使用した1日当たりの抗精神病薬が2種類以下の場合に限り，非定型抗精神病薬加算として，1日につき**15点**を所定点数に加算する。

A 311-3 精神科救急・合併症入院料（1日につき）

1　30日以内の期間……………………………………………… **3,624点**

2　31日以上60日以内の期間 ………………………………… **3,323点**

3　61日以上90日以内の期間 ………………………………… **3,123点**

注1　別に厚生労働大臣が定める施設基準に適合しているものとして地方厚生局長等に届け出た精神病棟を有する保険医療機関において，当該届出に係る精神病棟に入院している患者（別に厚生労働大臣が定める基準に適合するものに限る。）について算定する。ただし，当該病棟に入院した患者が当該入院料に係る算定要件に該当しない場合は，区分番号A 103に掲げる精神病棟入院基本料の15対1入院基本料の例により算定する。

2　診療に係る費用（注3及び注4に規定する加算，第2節に規定する臨床研修病院入院診療加算，妊産婦緊急搬送入院加算，医師事務作業補助体制加算，地域加算，離島加算，特定感染症患者療養環境特別加算，精神科措置入院診療加算，精神科応急入院施設管理加算，精神科身体合併症管理加算，依存症入院医療管理加算，摂食障害入院医療管理加算，医療安全対策加算，

感染対策向上加算，患者サポート体制充実加算，報告書管理体制加算，褥瘡ハイリスク患者ケア加算，精神科救急搬送患者地域連携紹介加算，データ提出加算，精神科入退院支援加算，薬剤総合評価調整加算，排尿自立支援加算及び地域医療体制確保加算，第２章第１部医学管理等の区分番号Ｂ 015 に掲げる精神科退院時共同指導料２，第７部リハビリテーションの区分番号Ｈ 000 に掲げる心大血管疾患リハビリテーション料，Ｈ 001 に掲げる脳血管疾患等リハビリテーション料，Ｈ 001 － 2 に掲げる廃用症候群リハビリテーション料，Ｈ 002 に掲げる運動器リハビリテーション料，Ｈ 003 に掲げる呼吸器リハビリテーション料，区分番号Ｈ 004 に掲げる摂食機能療法，区分番号Ｈ 007 に掲げる障害児（者）リハビリテーション料及び区分番号Ｈ 007 － 2 に掲げるがん患者リハビリテーション料，第８部精神科専門療法，第９部処置の区分番号Ｊ 038 に掲げる人工腎臓，区分番号Ｊ 042 に掲げる腹膜灌流及び区分番号Ｊ 400 に掲げる特定保険医療材料（区分番号Ｊ 038 に掲げる人工腎臓又は区分番号Ｊ 042 に掲げる腹膜灌流に係るものに限る。），第 10 部手術，第 11 部麻酔，第 12 部放射線治療並びに第 14 部その他並びに除外薬剤・注射薬に係る費用を除く。）は，精神科救急・合併症入院料に含まれるものとする。

3　当該病棟に入院している統合失調症の患者に対して，計画的な医学管理の下に非定型抗精神病薬による治療を行い，かつ，療養上必要な指導を行った場合には，当該患者が使用した１日当たりの抗精神病薬が２種類以下の場合に限り，非定型抗精神病薬加算として，１日につき **15 点**を所定点数に加算する。

4　別に厚生労働大臣が定める施設基準に適合しているものとして地方厚生局長等に届け出た病棟に入院している患者については，入院した日から起算して 30 日を限度として，看護職員夜間配置加算として，１日（別に厚生労働大臣が定める日を除く。）につき **70 点**を所定点数に加算する。

A 311-4 児童・思春期精神科入院医療管理料（１日につき）………… **3,016 点**

注１　別に厚生労働大臣が定める施設基準に適合しているものと

して地方厚生局長等に届け出た病棟又は治療室に入院している20歳未満の精神疾患を有する患者について，所定点数を算定する。ただし，当該病棟又は治療室に入院した患者が当該入院料に係る算定要件に該当しない場合は，区分番号A 103に掲げる精神病棟入院基本料の注2に規定する特別入院基本料の例により算定する。

2　診療に係る費用（注3に規定する加算，第2節に規定する臨床研修病院入院診療加算，医師事務作業補助体制加算（50対1補助体制加算，75対1補助体制加算又は100対1補助体制加算に限る。），地域加算，離島加算，特定感染症患者療養環境特別加算，強度行動障害入院医療管理加算，摂食障害入院医療管理加算，医療安全対策加算，感染対策向上加算，患者サポート体制充実加算，報告書管理体制加算，褥瘡ハイリスク患者ケア加算，精神科救急搬送患者地域連携受入加算，データ提出加算，精神科入退院支援加算，薬剤総合評価調整加算及び排尿自立支援加算並びに第2章第5部投薬，第6部注射，第10部手術，第11部麻酔，第13部第2節病理診断・判断料及び第14部その他の費用を除く。）は，児童・思春期精神科入院医療管理料に含まれるものとする。

3　当該病棟又は治療室に入院している20歳未満の精神疾患を有する患者に対する支援体制につき別に厚生労働大臣が定める施設基準に適合しているものとして地方厚生局長等に届け出た保険医療機関の病棟に入院している患者について，精神科養育支援体制加算として，入院初日に限り**300点**を所定点数に加算する。

A 312 精神療養病棟入院料（1日につき）…………………………………… **1,108点**

注1　別に厚生労働大臣が定める施設基準に適合しているものとして地方厚生局長等に届け出た精神病棟を有する保険医療機関において，当該届出に係る精神病棟に入院している患者について，所定点数を算定する。

2　診療に係る費用（注3から注5までに規定する加算，第2節に規定する臨床研修病院入院診療加算，医師事務作業補助体制加算（50対1補助体制加算，75対1補助体制加算又は100対1補助体制加算に限る。），地域加算，離島加算，特定感染症患者療養環境特別加算，精神科措置入院診療加算，精神科地域移行実施加算，医療安全対策加算，感染対策向上加算，患者サポート体制充実加算，報告書管理体制加算，精神科救急搬送患者地域連携受入加算，データ提出加算，精神科入退院支援加算，薬剤総合評価調整加算及び排尿自立支援加算，第2章第1部医学管理等の区分番号B015に掲げる精神科退院時共同指導料2，第7部リハビリテーションの区分番号H000に掲げる心大血管疾患リハビリテーション料，区分番号H001に掲げる脳血管疾患等リハビリテーション料，区分番号H001－2に掲げる廃用症候群リハビリテーション料，区分番号H002に掲げる運動器リハビリテーション料，区分番号H003に掲げる呼吸器リハビリテーション料及び区分番号H003－2に掲げるリハビリテーション総合計画評価料，第8部精神科専門療法，第14部その他並びに除外薬剤・注射薬に係る費用を除く。）は，精神療養病棟入院料に含まれるものとする。

3　当該病棟に入院している統合失調症の患者に対して，計画的な医学管理の下に非定型抗精神病薬による治療を行い，かつ，療養上必要な指導を行った場合には，当該患者が使用した1日当たりの抗精神病薬が2種類以下の場合に限り，非定型抗精神病薬加算として，1日につき**15点**を所定点数に加算する。

4　別に厚生労働大臣が定める状態の患者については，重症者加算として，当該患者に係る区分に従い，次に掲げる点数をそれぞれ1日につき所定点数に加算する。ただし，重症者加算1については，別に厚生労働大臣が定める施設基準に適合しているものとして地方厚生局長等に届け出た保険医療機関に入院している患者についてのみ加算する。

イ　重症者加算1……………………………………………………**60点**

ロ　重症者加算2……………………………………………………**30点**

5　別に厚生労働大臣が定める施設基準に適合しているものとして保険医療機関が地方厚生局長等に届け出た病棟に入院し

ている患者について，精神保健福祉士配置加算として，1日につき**30点**を所定点数に加算する。

6　精神保健福祉士配置加算を算定した場合は，注5に規定する加算，区分番号A 230－2に掲げる精神科地域移行実施加算，区分番号A 246－2に掲げる精神科入退院支援加算，区分番号I 011に掲げる精神科退院指導料及び区分番号I 011－2に掲げる精神科退院前訪問指導料は，算定しない。

A 313 削除

A 314 認知症治療病棟入院料（1日につき）

1　認知症治療病棟入院料1

イ　30日以内の期間……………………………… **1,829点**

ロ　31日以上60日以内の期間……………………… **1,521点**

ハ　61日以上の期間……………………………… **1,221点**

2　認知症治療病棟入院料2

イ　30日以内の期間……………………………… **1,334点**

ロ　31日以上60日以内の期間……………………… **1,129点**

ハ　61日以上の期間……………………………… **1,003点**

注1　別に厚生労働大臣が定める施設基準に適合しているものとして地方厚生局長等に届け出た病院である保険医療機関において，当該届出に係る病棟に入院している患者について，当該基準に係る区分に従い，それぞれ算定する。

2　当該病棟が，別に厚生労働大臣が定める施設基準に適合しているものとして保険医療機関が地方厚生局長等に届け出た病棟である場合には，認知症夜間対応加算として，当該患者の入院期間に応じ，次に掲げる点数をそれぞれ1日につき所定点数に加算する。

イ　30日以内の期間……………………………………**84点**

ロ　31日以上の期間……………………………………**40点**

3　診療に係る費用（注2に規定する加算，第2節に規定する臨床研修病院入院診療加算，医師事務作業補助体制加算（50対1補助体制加算，75対1補助体制加算又は100対1補助体制加算に限る。），地域加算，離島加算，特定感染症患者療養環境特別加算，精神科措置入院診療加算，精神科身体合併症管理加算，医療安全対策加算，感染対策向上加算，患者サポート体制充実加算，報告書管理体制加算，精神科救急搬送患者地域連携受入加算，データ提出加算，精神科入退院支援加算，薬剤総合評価調整加算及び排尿自立支援加算，第２章第１部医学管理等の区分番号Ｂ015に掲げる精神科退院時共同指導料２，第７部リハビリテーションの区分番号Ｈ003－２に掲げるリハビリテーション総合計画評価料（１に限る。），区分番号Ｈ004に掲げる摂食機能療法及び区分番号Ｈ007－３に掲げる認知症患者リハビリテーション料，第８部精神科専門療法，第９部処置の区分番号Ｊ038に掲げる人工腎臓（入院した日から起算して60日以内の期間に限る。）及び区分番号Ｊ400に掲げる特定保険医療材料（入院した日から起算して60日以内の期間における区分番号Ｊ038に掲げる人工腎臓に係るものに限る。），第14部その他並びに除外薬剤・注射薬に係る費用を除く。）は，認知症治療病棟入院料に含まれるものとする。

Ａ315 精神科地域包括ケア病棟入院料（１日につき）…………………… **1,535点**

注１　別に厚生労働大臣が定める施設基準に適合しているものとして地方厚生局長等に届け出た精神病棟を有する保険医療機関において，当該届出に係る精神病棟に入院している患者について，区分番号Ａ311に掲げる精神科救急急性期医療入院料，区分番号Ａ311－２に掲げる精神科急性期治療病棟入院料及び区分番号Ａ311－３に掲げる精神科救急・合併症入院料を算定した期間と通算して180日を限度として，所定点数を算定する。ただし，当該病棟に入院した患者が当該入院料に係る算定要件に該当しない場合は，区分番号Ａ103に掲げる精神病棟入院基本料の注２に規定する特別入院基本料の例により算定する。

２　当該病棟に転棟若しくは転院又は入院した日から起算して90日間に限り，自宅等移行初期加算として，**100点**を加算する。

３　過去１年以内に，注１本文及び注２に規定する点数を算定した患者（当該保険医療機関以外の保険医療機関で算定した患者を含む。）については，当該期間を注１本文及び注２に規定する期間に通算する。

4　区分番号Ａ103に掲げる精神病棟入院基本料の15対１入院基本料，18対１入院基本料並びに20対１入院基本料，区分番号Ａ312に掲げる精神療養病棟入院料，区分番号Ａ314に掲げる認知症治療病棟入院料及び区分番号Ａ318に掲げる地域移行機能強化病棟入院料を届け出ている病棟から，当該病棟への転棟は，患者１人につき１回に限る。

5　当該病棟に入院している統合失調症の患者に対して，計画的な医学管理の下に非定型抗精神病薬による治療を行い，かつ，療養上必要な指導を行った場合には，当該患者が使用した１日当たりの抗精神病薬が２種類以下の場合に限り，非定型抗精神病薬加算として，１日につき**15点**を所定点数に加算する。

6　診療に係る費用（注２及び注５に規定する加算，第２節に規定する臨床研修病院入院診療加算，医師事務作業補助体制加算（50対１補助体制加算，75対１補助体制加算又は100対１補助体制加算に限る。），特定感染症入院医療管理加算，地域加算，離島加算，特定感染症患者療養環境特別加算，精神科措置入院診療加算，精神科応急入院施設管理加算，精神科身体合併症管理加算，強度行動障害入院医療管理加算，依存症入院医療管理加算，摂食障害入院医療管理加算，医療安全対策加算，感染対策向上加算，患者サポート体制充実加算，報告書管理体制加算，褥瘡ハイリスク患者ケア加算，精神科救急搬送患者地域連携受入加算，データ提出加算，精神科入退院支援加算，薬剤総合評価調整加算及び排尿自立支援加算，第２章第１部医学管理等の区分番号Ｂ015に掲げる精神科退院時共同指導料２，第７部リハビリテーションの区分番号Ｈ000に掲げる心大血管疾患リハビリテーション料，区分番号Ｈ001に掲げる脳血管疾患等リハビリテーション料，区分番号Ｈ001－２に掲げる廃用症候群リハビリテーション料，区分番号Ｈ002に掲げる運動器リハビリテーション料，区分番号Ｈ003に掲げる呼吸器リハビリテーション料，区分番号Ｈ003－２に掲げるリハビリテーション総合計画評価料，第８部精神科専門療法（区分番号Ｉ011に掲げる精神科退院指導料及び区分番号Ｉ011－２に掲げる精神科退院前訪問指導料を除く。)，第10部手術，第11部麻酔，第12部放射線治療及び第14部その他並びに除外薬剤・注射薬に係る費用を除く。）は，精神科地域包括ケア病棟入院料に含まれるものとする。

A 316 削除

A 317 特定一般病棟入院料（１日につき）

１　特定一般病棟入院料１……………………………… **1,168点**

２　特定一般病棟入院料２……………………………… **1,002点**

注１　医療提供体制の確保の状況に鑑み別に厚生労働大臣が定める地域に所在する保険医療機関（一般病棟が１病棟のものに限る。）が，一定地域で必要とされる医療を当該保険医療機関で確保するための体制につき別に厚生労働大臣が定める施設基準に適合しているものとして地方厚生局長等に届け出た病棟に入院している患者について，当該基準に係る区分に従い，それぞれ所定点数を算定する。

２　当該病棟の入院患者の入院期間に応じ，次に掲げる点数をそれぞれ１日につき所定点数に加算する。

イ　14日以内の期間……………………………………… **450点**

ロ　15日以上30日以内の期間………………………… **192点**

３　当該患者が他の保険医療機関から転院してきた者であって，当該他の保険医療機関において区分番号Ａ246に掲げる入退院支援加算３を算定したものである場合には，重症児（者）受入連携加算として，入院初日に限り**2,000点**を所定点数に加算する。

４　当該病棟に入院している患者のうち，急性期医療を担う他の保険医療機関の一般病棟から転院した患者又は介護老人保健施設，介護医療院，特別養護老人ホーム，軽費老人ホーム，有料老人ホーム等若しくは自宅から入院した患者については，転院又は入院した日から起算して14日を限度として，救急・在宅等支援病床初期加算として，１日につき**150点**を所定点数に加算する。

5　別に厚生労働大臣が定める施設基準に適合するものとして地方厚生局長等に届け出た病棟において，当該患者の看護必要度について測定を行った場合には，一般病棟看護必要度評価加算として，1日につき**5点**を所定点数に加算する。

6　当該病棟においては，第2節の各区分に掲げる入院基本料等加算のうち，総合入院体制加算，急性期充実体制加算，臨床研修病院入院診療加算，救急医療管理加算，超急性期脳卒中加算，妊産婦緊急搬送入院加算，在宅患者緊急入院診療加算，診療録管理体制加算，医師事務作業補助体制加算，乳幼児加算・幼児加算，特定感染症入院医療管理加算，難病等特別入院診療加算，超重症児（者）入院診療加算・準超重症児（者）入院診療加算，看護配置加算，看護補助加算，地域加算，離島加算，療養環境加算，ＨＩＶ感染者療養環境特別加算，特定感染症患者療養環境特別加算，重症者等療養環境特別加算，小児療養環境特別加算，無菌治療室管理加算，放射線治療病室管理加算，緩和ケア診療加算，小児緩和ケア診療加算，精神科リエゾンチーム加算，強度行動障害入院医療管理加算，依存症入院医療管理加算，摂食障害入院医療管理加算，がん拠点病院加算，栄養サポートチーム加算，医療安全対策加算，感染対策向上加算，患者サポート体制充実加算，報告書管理体制加算，褥瘡ハイリスク患者ケア加算，ハイリスク妊娠管理加算，ハイリスク分娩等管理加算（ハイリスク分娩管理加算に限る。），呼吸ケアチーム加算，術後疼痛管理チーム加算，後発医薬品使用体制加算，バイオ後続品使用体制加算，データ提出加算，入退院支援加算（1のイ，2のイ及び3に限る。），医療的ケア児（者）入院前支援加算，認知症ケア加算，せん妄ハイリスク患者ケア加算，精神疾患診療体制加算，薬剤総合評価調整加算，排尿自立支援加算及び協力対象施設入所者入院加算について，同節に規定する算定要件を満たす場合に算定できる。

7　当該病棟の病室のうち，別に厚生労働大臣が定める施設基準に適合しているものとして地方厚生局長等に届け出たものに入院する患者に対し，必要があって地域包括ケア入院医療管理が行われた場合には，注1から注6までの規定にかかわらず，当該病室に入院した日から起算して60日を限度として，40日以内の期間においては，それぞれ**2,459点**，**2,270点**，**2,007点**又は**1,796点**を，41日以上の期間においては，それぞれ**2,330点**，**2,151点**，**1,902点**又は**1,702点**を算定する。ただし，当該病室に入院した患者が算定要件に該当しない場合は，区分番号A 100に掲げる一般病棟入院基本料の注2に規定する特別入院基本料の例により算定する。

8 注7本文の規定により所定点数を算定する場合においては，診療に係る費用（区分番号A 308－3に掲げる地域包括ケア病棟入院料の注3から注6まで及び注8に規定する加算，第2節に規定する臨床研修病院入院診療加算，在宅患者緊急入院診療加算，医師事務作業補助体制加算，地域加算，離島加算，特定感染症患者療養環境特別加算，医療安全対策加算，感染対策向上加算，患者サポート体制充実加算，報告書管理体制加算，データ提出加算，入退院支援加算（1のイに限る。），医療的ケア児（者）入院前支援加算，認知症ケア加算，薬剤総合評価調整加算，排尿自立支援加算及び協力対象施設入所者入院加算，第2章第2部在宅医療，第7部リハビリテーションの区分番号H 004に掲げる摂食機能療法，第9部処置の区分番号J 038に掲げる人工腎臓，区分番号J 042に掲げる腹膜灌流及び区分番号J 400に掲げる特定保険医療材料（区分番号J 038に掲げる人工腎臓又は区分番号J 042に掲げる腹膜灌流に係るものに限る。）及び第14部その他並びに除外薬剤・注射薬の費用を除く。）は，当該所定点数に含まれるものとする。

9 注1から注6までの規定にかかわらず，保険医療機関が地方厚生局長等に届け出た病棟に入院している患者（注7の規定により地方厚生局長等に届け出た病室に入院する者を除く。）であって，当該病棟に90日を超えて入院する患者については，区分番号A 101に掲げる療養病棟入院料1の例により算定する。

A 318 地域移行機能強化病棟入院料（1日につき）…………………… **1,557点**

注1　別に厚生労働大臣が定める施設基準に適合しているものとして地方厚生局長等に届け出た精神病棟を有する保険医療機関において，当該届出に係る精神病棟に入院している患者について算定する。ただし，当該病棟に入院した患者が当該入院料に係る算定要件に該当しない場合は，区分番号Ａ103に掲げる精神病棟入院基本料の15対１入院基本料の例により算定する。

2　当該病棟に入院している統合失調症の患者に対して，計画的な医学管理の下に非定型抗精神病薬による治療を行い，かつ，療養上必要な指導を行った場合には，当該患者が使用した１日当たりの抗精神病薬が２種類以下の場合に限り，非定型抗精神病薬加算として，１日につき**15点**を所定点数に加算する。

3　別に厚生労働大臣が定める状態の患者については，重症者加算として，当該患者に係る区分に従い，次に掲げる点数をそれぞれ１日につき所定点数に加算する。ただし，重症者加算１については，別に厚生労働大臣が定める施設基準に適合しているものとして地方厚生局長等に届け出た保険医療機関に入院している患者についてのみ加算する。

イ　重症者加算１……………………………………………………**60点**

ロ　重症者加算２……………………………………………………**30点**

4　診療に係る費用（注２及び注３本文に規定する加算，第２節に規定する臨床研修病院入院診療加算，医師事務作業補助体制加算（50対１補助体制加算，75対１補助体制加算又は100対１補助体制加算に限る。），地域加算，離島加算，特定感染症患者療養環境特別加算，精神科措置入院診療加算，医療安全対策加算，感染対策向上加算，患者サポート体制充実加算，報告書管理体制加算，データ提出加算，精神科入退院支援加算，薬剤総合評価調整加算及び排尿自立支援加算，第２章第１部医学管理等の区分番号Ｂ015に掲げる精神科退院時共同指導料２，第８部精神科専門療法（区分番号Ｉ011に掲げる精神科退院指導料及び区分番号Ｉ011－２に掲げる精神科退院前訪問指導料を除く。），第14部その他並びに除外薬剤・注射薬に係る費用を除く。）は，地域移行機能強化病棟入院料に含まれるものとする。

A 319 特定機能病院リハビリテーション病棟入院料……………………… **2,229点**

（生活療養を受ける場合にあっては，**2,215点**）

注1　主として回復期リハビリテーションを行う病棟に関する別に厚生労働大臣が定める施設基準に適合しているものとして保険医療機関（特定機能病院に限る。）が地方厚生局長等に届け出た病棟に入院している患者であって，別に厚生労働大臣が定める回復期リハビリテーションを要する状態にあるものについて，当該病棟に入院した日から起算して，それぞれの状態に応じて別に厚生労働大臣が定める日数を限度として所定点数を算定する。ただし，当該病棟に入院した患者が当該入院料に係る算定要件に該当しない場合は，区分番号A 100に掲げる一般病棟入院基本料の注2に規定する特別入院基本料の例により算定する。

2　診療に係る費用（当該患者に対して行った第2章第1部医学管理等の区分番号B 001の10に掲げる入院栄養食事指導料及び区分番号B 011－6に掲げる栄養情報連携料，第2部在宅医療，第7部リハビリテーションの費用（別に厚生労働大臣が定める費用を除く。），第2節に規定する臨床研修病院入院診療加算，医師事務作業補助体制加算，地域加算，離島加算，特定感染症患者療養環境特別加算，医療安全対策加算，感染対策向上加算，患者サポート体制充実加算，報告書管理体制加算，データ提出加算，入退院支援加算（1のイに限る。），認知症ケア加算，薬剤総合評価調整加算及び排尿自立支援加算，区分番号J 038に掲げる人工腎臓，区分番号J 042に掲げる腹膜灌流及び区分番号J 400に掲げる特定保険医療材料（区分番号J 038に掲げる人工腎臓又は区分番号J 042に掲げる腹膜灌流に係るものに限る。），第14部その他並びに除外薬剤・注射薬の費用を除く。）は，特定機能病院リハビリテーション病棟入院料に含まれるものとする。

第4節　短期滞在手術等基本料

区分

A 400 短期滞在手術等基本料

1　**短期滞在手術等基本料1**（日帰りの場合）

イ　主として入院で実施されている手術を行った場合

(1)　麻酔を伴う手術を行った場合……………………2,947点

(2)　(1)以外の場合……………………………………2,718点

ロ　イ以外の場合

(1)　麻酔を伴う手術を行った場合……………………1,588点

(2)　(1)以外の場合……………………………………1,359点

2　**短期滞在手術等基本料3**（4泊5日までの場合）

イ　D 237　終夜睡眠ポリグラフィー　3　1及び2以外の場合

イ　安全精度管理下で行うもの……………………9,537点

（生活療養を受ける場合にあっては，9,463点）

ロ　D 237　終夜睡眠ポリグラフィー　3　1及び2以外の場合

ロ　その他のもの……………………………………8,400点

（生活療養を受ける場合にあっては，8,326点）

ハ　D 237－2　反復睡眠潜時試験（MSLT）…………12,676点

（生活療養を受ける場合にあっては，12,602点）

ニ　D 287　内分泌負荷試験　1　下垂体前葉負荷試験

イ　成長ホルモン（GH）（一連として）……………9,194点

（生活療養を受ける場合にあっては，9,120点）

ホ　D 291-2　小児食物アレルギー負荷検査…………5,278点

（生活療養を受ける場合にあっては，5,204点）

ヘ　D 413　前立腺針生検法　2　その他のもの………10,262点

（生活療養を受ける場合にあっては，10,188点）

ト　K 007-2　経皮的放射線治療用金属マーカー留置術…30,882点

（生活療養を受ける場合にあっては，30,808点）

チ　K 030　四肢・躯幹軟部腫瘍摘出術　2　手，足

（手に限る。）………………………………………14,667点

（生活療養を受ける場合にあっては，14,593点）

リ　K 046　**骨折観血的手術　2　前腕，下腿，手舟状骨**（手舟状骨に限る。）……………………………… 36,240 点
（生活療養を受ける場合にあっては，36,166 点）

ヌ　K 048　**骨内異物**（挿入物を含む。）**除去術　3　前腕，下腿**（前腕に限る。）……………………………… 19,082 点
（生活療養を受ける場合にあっては，19,008 点）

ル　K 048　**骨内異物**（挿入物を含む。）**除去術　4　鎖骨，膝蓋骨，手，足，指（手，足）その他**（鎖骨に限る。）‥ 20,549 点
（生活療養を受ける場合にあっては，20,475 点）

ヲ　K 048　**骨内異物**（挿入物を含む。）**除去術　4　鎖骨，膝蓋骨，手，足，指（手，足）その他**（手に限る。）…… 14,893 点
（生活療養を受ける場合にあっては，14,819 点）

ワ　K 070　**ガングリオン摘出術　1　手，足，指（手，足）**（手に限る。）……………………………… 13,653 点
（生活療養を受ける場合にあっては，13,579 点）

カ　K 093-2　**関節鏡下手根管開放手術** ……………………… 18,038 点
（生活療養を受ける場合にあっては，17,964 点）

ヨ　K 196-2　**胸腔鏡下交感神経節切除術**（両側）………… 32,137 点
（生活療養を受ける場合にあっては，32,063 点）

タ　K 202　**涙管チューブ挿入術　1　涙道内視鏡を用いるもの**（片側）……………………………… 8,663 点
（生活療養を受ける場合にあっては，8,589 点）

レ　K 202　**涙管チューブ挿入術　1　涙道内視鏡を用いるもの**（両側）……………………………… 13,990 点
（生活療養を受ける場合にあっては，13,916 点）

ソ　K 217　**眼瞼内反症手術　2　皮膚切開法**（片側）…… 6,524 点
（生活療養を受ける場合にあっては，6,450 点）

ツ　K 217　**眼瞼内反症手術　2　皮膚切開法**（両側）…… 14,425 点
（生活療養を受ける場合にあっては，14,351 点）

ネ　K 219　**眼瞼下垂症手術　1　眼瞼挙筋前転法**（片側）……………………………… 11,000 点
（生活療養を受ける場合にあっては，10,926 点）

ナ　K 219　**眼瞼下垂症手術　1　眼瞼挙筋前転法**
（両側）……………………………………………………19,357 点
（生活療養を受ける場合にあっては，19,283 点）

ラ　K 219　**眼瞼下垂症手術　3　その他のもの**（片側）…10,493 点
（生活療養を受ける場合にあっては，10,419 点）

ム　K 219　**眼瞼下垂症手術　3　その他のもの**（両側）…17,249 点
（生活療養を受ける場合にあっては，17,175 点）

ウ　K 224　**翼状片手術**（弁の移植を要するもの）
（片側）……………………………………………………8,437 点
（生活療養を受ける場合にあっては，8,363 点）

キ　K 224　**翼状片手術**（弁の移植を要するもの）
（両側）……………………………………………………13,030 点
（生活療養を受ける場合にあっては，12,956 点）

ノ　K 242　**斜視手術　2　後転法**（片側）……………13,877 点
（生活療養を受ける場合にあっては，13,803 点）

オ　K 242　**斜視手術　2　後転法**（両側）……………19,632 点
（生活療養を受ける場合にあっては，19,558 点）

ク　K 242　**斜視手術　3　前転法及び後転法の併施**
（片側）……………………………………………………20,488 点
（生活療養を受ける場合にあっては，20,414 点）

ヤ　K 242　**斜視手術　3　前転法及び後転法の併施**
（両側）……………………………………………………33,119 点
（生活療養を受ける場合にあっては，33,045 点）

マ　K 254　**治療的角膜切除術　1　エキシマレーザーによるもの**（角膜ジストロフィー又は帯状角膜変性に係るものに限る。）（片側）……………………16,748 点
（生活療養を受ける場合にあっては，16,674 点）

ケ　K 254　**治療的角膜切除術　1　エキシマレーザーによるもの**（角膜ジストロフィー又は帯状角膜変性に係るものに限る。）（両側）……………………28,464 点
（生活療養を受ける場合にあっては，28,390 点）

フ　K 268　**緑内障手術　6　水晶体再建術併用眼内ドレーン**

挿入術（片側）……………………………………………34,516点

（生活療養を受ける場合にあっては，34,442点）

コ　K 268　**緑内障手術　6　水晶体再建術併用眼内ドレーン挿入術**（両側）……………………………………………67,946点

（生活療養を受ける場合にあっては，67,872点）

エ　K 282　**水晶体再建術　1　眼内レンズを挿入する場合　ロ　その他のもの**（片側）……………………………17,457点

（生活療養を受ける場合にあっては，17,383点）

テ　K 282　**水晶体再建術　1　眼内レンズを挿入する場合　ロ　その他のもの**（両側）……………………………31,685点

（生活療養を受ける場合にあっては，31,611点）

ア　K 282　**水晶体再建術　2　眼内レンズを挿入しない場合**（片側）……………………………………………14,901点

（生活療養を受ける場合にあっては，14,827点）

サ　K 282　**水晶体再建術　2　眼内レンズを挿入しない場合**（両側）……………………………………………25,413点

（生活療養を受ける場合にあっては，25,339点）

キ　K 318　**鼓膜形成手術**………………………………31,981点

（生活療養を受ける場合にあっては，31,907点）

ユ　K 333　**鼻骨骨折整復固定術**……………………16,988点

（生活療養を受ける場合にあっては，16,914点）

メ　K 389　**喉頭・声帯ポリープ切除術　2　直達喉頭鏡又はファイバースコープによるもの**……………………24,709点

（生活療養を受ける場合にあっては，24,635点）

ミ　K 474　**乳腺腫瘍摘出術　1　長径5センチメートル未満**……………………………………………………16,684点

（生活療養を受ける場合にあっては，16,610点）

シ　K 474　**乳腺腫瘍摘出術　2　長径5センチメートル以上**……………………………………………………22,904点

（生活療養を受ける場合にあっては，22,830点）

ヱ　K 616-4　**経皮的シャント拡張術・血栓除去術　1　初回**………………………………………………26,013点

（生活療養を受ける場合にあっては，25,939 点）

ヒ　K 616-4　**経皮的シャント拡張術・血栓除去術**

2　1の実施後3月以内に実施する場合……………………26,057 点

（生活療養を受ける場合にあっては，25,983 点）

モ　K 617　**下肢静脈瘤手術　1　抜去切除術**……………20,366 点

（生活療養を受ける場合にあっては，20,292 点）

セ　K 617　**下肢静脈瘤手術　2　硬化療法**（一連として）‥8,262 点

（生活療養を受ける場合にあっては，8,188 点）

ス　K 617　**下肢静脈瘤手術　3　高位結紮術**……………9,258 点

（生活療養を受ける場合にあっては，9,184 点）

ン　K 617-2　**大伏在静脈抜去術**………………………………20,829 点

（生活療養を受ける場合にあっては，20,755 点）

イイ　K 617-4　**下肢静脈瘤血管内焼灼術**……………………19,368 点

（生活療養を受ける場合にあっては，19,294 点）

イロ　K 617-6　**下肢静脈瘤血管内塞栓術**……………………20,479 点

（生活療養を受ける場合にあっては，20,405 点）

イハ　K 633　**ヘルニア手術　5　鼠径ヘルニア**

（3歳未満に限る。）……………………………………………31,914 点

（生活療養を受ける場合にあっては，31,840 点）

イニ　K 633　**ヘルニア手術　5　鼠径ヘルニア**

（3歳以上6歳未満に限る。）…………………………………24,786 点

（生活療養を受ける場合にあっては，24,712 点）

イホ　K 633　**ヘルニア手術　5　鼠径ヘルニア**

（6歳以上15歳未満に限る。）………………………………21,023 点

（生活療養を受ける場合にあっては，20,949 点）

イヘ　K 633　**ヘルニア手術　5　鼠径ヘルニア**

（15歳以上に限る。）…………………………………………24,147 点

（生活療養を受ける場合にあっては，24,073 点）

イト　K 634　**腹腔鏡下鼠径ヘルニア手術**（両側）

（3歳未満に限る。）……………………………………………63,751 点

（生活療養を受ける場合にあっては，63,677 点）

イチ　K 634　**腹腔鏡下鼠径ヘルニア手術**（両側）

（3歳以上6歳未満に限る。）……………………………… 50,817点

（生活療養を受ける場合にあっては，50,743点）

イリ　K 634　**腹腔鏡下鼠径ヘルニア手術**（両側）

（6歳以上15歳未満に限る。）……………………………… 37,838点

（生活療養を受ける場合にあっては，37,764点）

イヌ　K 634　**腹腔鏡下鼠径ヘルニア手術**（両側）

（15歳以上に限る。）……………………………………… 49,389点

（生活療養を受ける場合にあっては，49,315点）

イル　K 721　**内視鏡的大腸ポリープ・粘膜切除術　1　長径2センチメートル未満**……………………………………… 12,580点

（生活療養を受ける場合にあっては，12,506点）

イヲ　K 721　**内視鏡的大腸ポリープ・粘膜切除術　2　長径2センチメートル以上**……………………………………… 16,153点

（生活療養を受ける場合にあっては，16,079点）

イワ　K 743　**痔核手術**（脱肛を含む。）　**2　硬化療法**（四段階注射法によるもの）……………………………………… 10,386点

（生活療養を受ける場合にあっては，10,312点）

イカ　K 747　**肛門良性腫瘍，肛門ポリープ，肛門尖圭コンジローム切除術**（肛門ポリープ切除術に限る。）……………… 10,017点

（生活療養を受ける場合にあっては，9,943点）

イヨ　K 747　**肛門良性腫瘍，肛門ポリープ，肛門尖圭コンジローム切除術**（肛門尖圭コンジローム切除術に限る。）…… 7,617点

（生活療養を受ける場合にあっては，7,543点）

イタ　K 768　**体外衝撃波腎・尿管結石破砕術**

（一連につき）……………………………………………… 25,702点

（生活療養を受ける場合にあっては，25,628点）

イレ　K 823-6　**尿失禁手術**（ボツリヌス毒素によるもの）……………………………………………………… 23,829点

（生活療養を受ける場合にあっては，23,755点）

イソ　K 834-3　**顕微鏡下精索静脈瘤手術**……………………… 21,524点

（生活療養を受ける場合にあっては，21,450点）

イツ　K 867　**子宮頸部（腟部）切除術**……………………… 15,253点

（生活療養を受ける場合にあっては，15,179点）

イネ　K 872-3　子宮鏡下有茎粘膜下筋腫切出術，子宮内膜ポリープ切除術　1　電解質溶液利用のもの…………22,099点

（生活療養を受ける場合にあっては，22,025点）

イナ　K 872-3　子宮鏡下有茎粘膜下筋腫切出術，子宮内膜ポリープ切除術　3　その他のもの……………………18,115点

（生活療養を受ける場合にあっては，18,041点）

イラ　K 873　子宮鏡下子宮筋腫摘出術　1　電解質溶液利用のもの………………………………………………36,674点

（生活療養を受ける場合にあっては，36,600点）

イム　K 873　子宮鏡下子宮筋腫摘出術　2　その他のもの……………………………………………………32,538点

（生活療養を受ける場合にあっては，32,464点）

イウ　K 890-3　腹腔鏡下卵管形成術……………………100,243点

（生活療養を受ける場合にあっては，100,169点）

イヰ　M 001-2　ガンマナイフによる定位放射線治療……60,796点

（生活療養を受ける場合にあっては，60,722点）

注1　別に厚生労働大臣が定める施設基準に適合しているものとして地方厚生局長等に届け出た保険医療機関において，別に厚生労働大臣が定める手術を行った場合（同一の日に入院及び退院した場合に限る。）は，短期滞在手術等基本料1を算定する。ただし，当該患者が同一の疾病又は負傷につき，退院の日から起算して7日以内に再入院した場合は，当該基本料は算定しない。

2　別に厚生労働大臣が定める保険医療機関において，当該手術を行った場合（入院した日から起算して5日までの期間に限る。）は，短期滞在手術等基本料3を算定する。ただし，当該患者が同一の疾病につき，退院の日から起算して7日以内に再入院した場合は，当該基本料は算定しない。

3　第2章第3部検査，第4部画像診断及び第11部麻酔のうち次に掲げるものは，短期滞在手術等基本料1に含まれるものとする。

イ　尿中一般物質定性半定量検査

ロ　血液形態・機能検査

末梢血液像（自動機械法），末梢血液像（鏡検法）及び末梢血液一般検査

ハ　出血・凝固検査

出血時間，プロトロンビン時間（ＰＴ）及び活性化部分トロンボプラスチン時間（ＡＰＴＴ）

ニ　血液化学検査

総ビリルビン，直接ビリルビン又は抱合型ビリルビン，総蛋白，アルブミン（ＢＣＰ改良法・ＢＣＧ法），尿素窒素，クレアチニン，尿酸，アルカリホスファターゼ（ＡＬＰ），コリンエステラーゼ（ＣｈＥ），γ－グルタミルトランスフェラーゼ（γ－ＧＴ），中性脂肪，ナトリウム及びクロール，カリウム，カルシウム，マグネシウム，クレアチン，グルコース，乳酸デヒドロゲナーゼ（ＬＤ），アミラーゼ，ロイシンアミノペプチダーゼ（ＬＡＰ），クレアチンキナーゼ（ＣＫ），アルドラーゼ，遊離コレステロール，鉄（Ｆｅ），血中ケトン体・糖・クロール検査（試験紙法・アンプル法・固定化酵素電極によるもの），リン脂質，ＨＤＬ－コレステロール，ＬＤＬ－コレステロール，無機リン及びリン酸，総コレステロール，アスパラギン酸アミノトランスフェラーゼ（ＡＳＴ），アラニンアミノトランスフェラーゼ（ＡＬＴ）並びにイオン化カルシウム

ホ　感染症免疫学的検査

梅毒血清反応（ＳＴＳ）定性，抗ストレプトリジンＯ（ＡＳＯ）定性，抗ストレプトリジンＯ（ＡＳＯ）半定量，抗ストレプトリジンＯ（ＡＳＯ）定量，抗ストレプトキナーゼ（ＡＳＫ）定性，抗ストレプトキナーゼ（ＡＳＫ）半定量，梅毒トレポネーマ抗体定性，ＨＩＶ－１抗体，肺炎球菌抗原定性（尿・髄液），ヘモフィルス・インフルエンザｂ型（Ｈｉｂ）抗原定性（尿・髄液），単純ヘルペスウイルス抗原定性，ＲＳウイルス抗原定性及び淋菌抗原定性

ヘ　肝炎ウイルス関連検査

ＨＢｓ抗原定性・半定量及びＨＣＶ抗体定性・定量

ト　血漿蛋白免疫学的検査

Ｃ反応性蛋白（ＣＲＰ）定性及びＣ反応性蛋白（ＣＲＰ）

チ　心電図検査

区分番号Ｄ208の１に掲げるもの

リ　写真診断

区分番号Ｅ001の１に掲げるもの

ヌ　撮影

区分番号Ｅ002の１に掲げるもの

ル　麻酔管理料（Ⅰ）

区分番号Ｌ009に掲げるもの

ヲ　麻酔管理料（Ⅱ）

区分番号Ｌ010に掲げるもの

4　第１章基本診療料及び第２章特掲診療料に掲げるもの（当該患者に対して行った第２章第２部第２節在宅療養指導管理料，第３節薬剤料，第４節特定保険医療材料料，区分番号Ｊ038に掲げる人工腎臓及び退院時の投薬に係る薬剤料，第14部その他並びに除外薬剤・注射薬の費用を除く。）は，短期滞在手術等基本料３に含まれるものとする。

第2章　特掲診療料

第1部　医学管理等

通　則

1　医学管理等の費用は，第1節の各区分の所定点数により算定する。

2　医学管理等に当たって，別に厚生労働大臣が定める保険医療材料（以下この部において「特定保険医療材料」という。）を使用した場合は，前号により算定した点数及び第3節の所定点数を合算した点数により算定する。

3　組織的な感染防止対策につき区分番号A 000に掲げる初診料の注11及び区分番号A 001に掲げる再診料の注15に規定する別に厚生労働大臣が定める施設基準に適合しているものとして地方厚生局長等に届け出た保険医療機関（診療所に限る。）において，第1節の各区分に掲げる医学管理料等のうち次に掲げるものを算定した場合は，外来感染対策向上加算として，月1回に限り**6点**を所定点数に加算する。ただし，発熱その他感染症を疑わせるような症状を呈する患者に対して適切な感染防止対策を講じた上で，第1節の各区分に掲げる医学管理料等のうち次に掲げるものを算定した場合については，発熱患者等対応加算として，月1回に限り**20点**を更に所定点数に加算する。この場合において，区分番号A 000に掲げる初診料の注11，区分番号A 001に掲げる再診料の注15，第2部の通則第5号又は区分番号I 012に掲げる精神科訪問看護・指導料の注13にそれぞれ規定する外来感染対策向上加算を算定した月は，別に算定できない。

イ　小児科外来診療料

ロ　外来リハビリテーション診療料

ハ　外来放射線照射診療料

ニ　地域包括診療料

ホ　認知症地域包括診療料

ヘ　小児かかりつけ診療料

ト　外来腫瘍化学療法診療料

チ　救急救命管理料

リ　退院後訪問指導料

4　感染症対策に関する医療機関間の連携体制につき区分番号Ａ000に掲げる初診料の注12及び区分番号Ａ001に掲げる再診料の注16に規定する別に厚生労働大臣が定める施設基準に適合しているものとして地方厚生局長等に届け出た保険医療機関において，前号に規定する外来感染対策向上加算を算定した場合は，連携強化加算として，月1回に限り**3点**を更に所定点数に加算する。

5　感染防止対策に資する情報を提供する体制につき区分番号Ａ000に掲げる初診料の注13及び区分番号Ａ001に掲げる再診料の注17に規定する別に厚生労働大臣が定める施設基準に適合しているものとして地方厚生局長等に届け出た保険医療機関において，第3号に規定する外来感染対策向上加算を算定した場合は，サーベイランス強化加算として，月1回に限り**1点**を更に所定点数に加算する。

6　抗菌薬の使用状況につき区分番号Ａ000に掲げる初診料の注14及び区分番号Ａ001に掲げる再診料の注18に規定する別に厚生労働大臣が定める施設基準に適合しているものとして地方厚生局長等に届け出た保険医療機関において，第3号に規定する外来感染対策向上加算を算定した場合は，抗菌薬適正使用体制加算として，月1回に限り**5点**を更に所定点数に加算する。

第1節　医学管理料等

区分

B 000 特定疾患療養管理料

1　診療所の場合……………………………………………………**225点**

2　許可病床数が100床未満の病院の場合…………………………**147点**

3　許可病床数が100床以上200床未満の病院の場合………………**87点**

注1　別に厚生労働大臣が定める疾患を主病とする患者に対して，治療計画に基づき療養上必要な管理を行った場合に，月2回に

限り算定する。

2　区分番号Ａ000に掲げる初診料を算定する初診の日に行った管理又は当該初診の日から１月以内に行った管理の費用は，初診料に含まれるものとする。

3　入院中の患者に対して行った管理又は退院した患者に対して退院の日から起算して１月以内に行った管理の費用は，第１章第２部第１節に掲げる入院基本料に含まれるものとする。

4　第２部第２節第１款在宅療養指導管理料の各区分に掲げる指導管理料又は区分番号Ｂ001の８に掲げる皮膚科特定疾患指導管理料を算定すべき指導管理を受けている患者に対して行った管理の費用は，各区分に掲げるそれぞれの指導管理料に含まれるものとする。

5　別に厚生労働大臣が定める施設基準に適合しているものとして地方厚生局長等に届け出た保険医療機関において，特定疾患療養管理料を算定すべき医学管理を情報通信機器を用いて行った場合は，１，２又は３の所定点数に代えて，それぞれ**196点**，**128点**又は**76点**を算定する。

Ｂ001 特定疾患治療管理料

1　ウイルス疾患指導料

イ　ウイルス疾患指導料１……………………………………**240点**

ロ　ウイルス疾患指導料２……………………………………**330点**

注1　イについては，肝炎ウイルス疾患又は成人Ｔ細胞白血病に罹患している患者に対して，ロについては，後天性免疫不全症候群に罹患している患者に対して，それぞれ療養上必要な指導及び感染予防に関する指導を行った場合に，イについては患者１人につき１回に限り，ロについては患者１人につき月１回に限り算定する。ただし，区分番号Ｂ000に掲げる特定疾患療養管理料を算定している患者については算定しない。

2　別に厚生労働大臣が定める施設基準に適合しているものとして地方厚生局長等に届け出た保険医療機関において，ロの指導が行われる場合は，**220点**を所定点数に加算する。

3　別に厚生労働大臣が定める施設基準に適合しているものとして地方厚生局長等に届け出た保険医療機関において，ウイルス疾患指導料を算定すべき医学管理を情報通信機器を用いて行った場合は，イ又はロの所定点数に代えて，それぞれ**209点**又は**287点**を算定する。

2　特定薬剤治療管理料

イ　特定薬剤治療管理料1……………………………………………**470点**

ロ　特定薬剤治療管理料2……………………………………………**100点**

注1　イについては，ジギタリス製剤又は抗てんかん剤を投与している患者，免疫抑制剤を投与している臓器移植後の患者その他別に厚生労働大臣が定める患者に対して，薬物血中濃度を測定して計画的な治療管理を行った場合に算定する。

2　イについては，同一の患者につき特定薬剤治療管理料を算定すべき測定及び計画的な治療管理を月2回以上行った場合においては，特定薬剤治療管理料は1回に限り算定することとし，第1回の測定及び計画的な治療管理を行ったときに算定する。

3　イについては，ジギタリス製剤の急速飽和を行った場合又はてんかん重積状態の患者に対して，抗てんかん剤の注射等を行った場合は，所定点数にかかわらず，1回に限り**740点**を特定薬剤治療管理料1として算定する。

4　イについては，抗てんかん剤又は免疫抑制剤を投与している患者以外の患者に対して行った薬物血中濃度の測定及び計画的な治療管理のうち，4月目以降のものについては，所定点数の**100分の50**に相当する点数により算定する。

5　イについては，てんかんの患者であって，2種類以上の抗てんかん剤を投与されているものについて，同一暦月に血中の複数の抗てんかん剤の濃度を測定し，その測定結果に基づき，個々の投与量を精密に管理した場合は，当該管理を行った月において，2回に限り所定点数を算定できる。

6　イについては，臓器移植後の患者に対して，免疫抑制剤の投与を行った場合は，臓器移植を行った日の属する月を含め

3月に限り，**2,740点**を所定点数に加算する。

7　イについては，入院中の患者であって，バンコマイシンを投与しているものに対して，血中のバンコマイシンの濃度を複数回測定し，その測定結果に基づき，投与量を精密に管理した場合は，1回に限り，**530点**を所定点数に加算する。

8　イについては，注6及び注7に規定する患者以外の患者に対して，特定薬剤治療管理に係る薬剤の投与を行った場合は，1回目の特定薬剤治療管理料を算定すべき月に限り，**280点**を所定点数に加算する。

9　イについては，ミコフェノール酸モフェチルを投与している臓器移植後の患者であって，2種類以上の免疫抑制剤を投与されているものについて，医師が必要と認め，同一暦月に血中の複数の免疫抑制剤の濃度を測定し，その測定結果に基づき，個々の投与量を精密に管理した場合は，6月に1回に限り**250点**を所定点数に加算する。

10　イについては，エベロリムスを投与している臓器移植後の患者であって，2種類以上の免疫抑制剤を投与されているものについて，医師が必要と認め，同一暦月に血中の複数の免疫抑制剤の濃度を測定し，その測定結果に基づき，個々の投与量を精密に管理した場合は，エベロリムスの初回投与を行った日の属する月を含め3月に限り月1回，4月目以降は4月に1回に限り**250点**を所定点数に加算する。

11　ロについては，サリドマイド及びその誘導体を投与している患者について，服薬に係る安全管理の遵守状況を確認し，その結果を所定の機関に報告する等により，投与の妥当性を確認した上で，必要な指導等を行った場合に月1回に限り所定点数を算定する。

3　悪性腫瘍特異物質治療管理料

イ　尿中ＢＴＡに係るもの……………………………………**220点**

ロ　その他のもの

(1)　1項目の場合…………………………………………………**360点**

(2)　２項目以上の場合……………………………………………… **400 点**

注１　イについては，悪性腫瘍の患者に対して，尿中ＢＴＡに係る検査を行い，その結果に基づいて計画的な治療管理を行った場合に，月１回に限り第１回の検査及び治療管理を行ったときに算定する。

２　ロについては，悪性腫瘍の患者に対して，区分番号Ｄ009に掲げる腫瘍マーカーに係る検査（注１に規定する検査を除く。）のうち１又は２以上の項目を行い，その結果に基づいて計画的な治療管理を行った場合に，月１回に限り第１回の検査及び治療管理を行ったときに算定する。

３　注２に規定する悪性腫瘍特異物質治療管理に係る腫瘍マーカーの検査を行った場合は，１回目の悪性腫瘍特異物質治療管理料を算定すべき月に限り，**150 点**をロの所定点数に加算する。ただし，当該月の前月に腫瘍マーカーの所定点数を算定している場合は，この限りでない。

４　注１に規定する検査及び治療管理並びに注２に規定する検査及び治療管理を同一月に行った場合にあっては，ロの所定点数のみにより算定する。

５　腫瘍マーカーの検査に要する費用は所定点数に含まれるものとする。

６　注１及び注２に規定されていない腫瘍マーカーの検査及び計画的な治療管理であって特殊なものに要する費用は，注１又は注２に掲げられている腫瘍マーカーの検査及び治療管理のうち，最も近似するものの所定点数により算定する。

４　小児特定疾患カウンセリング料

イ　医師による場合

(1)　初回……………………………………………………… **800 点**

(2)　初回のカウンセリングを行った日後１年以内の期間に行った場合

①　月の１回目………………………………………………… **600 点**

②　月の２回目………………………………………………… **500 点**

(3)　初回のカウンセリングを行った日から起算して２年以内の

期間に行った場合（(2)の場合を除く。）

① 月の１回目……………………………………………………………… **500点**

② 月の２回目……………………………………………………………… **400点**

(4) 初回のカウンセリングを行った日から起算して４年以内の期間に行った場合（(2)及び(3)の場合を除く。）………… **400点**

ロ 公認心理師による場合……………………………………………… **200点**

注1 小児科又は心療内科を標榜する保険医療機関において，小児科若しくは心療内科を担当する医師又は医師の指示を受けた公認心理師が，別に厚生労働大臣が定める患者であって入院中以外のものに対して，療養上必要なカウンセリングを同一月内に１回以上行った場合に，初回のカウンセリングを行った日から起算して，２年以内の期間においては月２回に限り，２年を超える期間においては，４年を限度として，月１回に限り，算定する。ただし，区分番号Ｂ000に掲げる特定疾患療養管理料，区分番号Ｉ002に掲げる通院・在宅精神療法又は区分番号Ｉ004に掲げる心身医学療法を算定している患者については算定しない。

2 別に厚生労働大臣が定める施設基準に適合しているものとして地方厚生局長等に届け出た保険医療機関において，小児特定疾患カウンセリング料イの(1)，(2)，(3)又は(4)を算定すべき医学管理を情報通信機器を用いて行った場合は，イの(1)，(2)の①若しくは②，(3)の①若しくは②又は(4)の所定点数に代えて，それぞれ**696点**，**522点**若しくは**435点**，**435点**若しくは**348点**又は**348点**を算定する。

5 小児科療養指導料…………………………………………………… **270点**

注1 小児科を標榜する保険医療機関において，慢性疾患であって生活指導が特に必要なものを主病とする15歳未満の患者であって入院中以外のものに対して，必要な生活指導を継続して行った場合に，月１回に限り算定する。ただし，区分番号Ｂ000に掲げる特定疾患療養管理料，区分番号Ｂ001の７に掲げる難病外来指導管理料又は区分番号Ｂ001の18に掲げる小児悪性腫瘍患者指導管理料を算定している患者につい

ては算定しない。

2　区分番号Ａ000に掲げる初診料を算定する初診の日に行った指導又は当該初診の日の同月内に行った指導の費用は，初診料に含まれるものとする。

3　入院中の患者に対して行った指導又は退院した患者に対して退院の日から起算して１月以内に行った指導の費用は，第１章第２部第１節に掲げる入院基本料に含まれるものとする。

4　第２部第２節第１款在宅療養指導管理料の各区分に掲げる指導管理料又は区分番号Ｂ001の８に掲げる皮膚科特定疾患指導管理料を算定すべき指導管理を受けている患者に対して行った指導の費用は，各区分に掲げるそれぞれの指導管理料に含まれるものとする。

5　人工呼吸器管理の適応となる患者と病状，治療方針等について話し合い，当該患者に対し，その内容を文書により提供した場合は，人工呼吸器導入時相談支援加算として，当該内容を文書により提供した日の属する月から起算して１月を限度として，１回に限り，**500点**を所定点数に加算する。

6　別に厚生労働大臣が定める施設基準に適合しているものとして地方厚生局長等に届け出た保険医療機関において，小児科療養指導料を算定すべき医学管理を情報通信機器を用いて行った場合は，所定点数に代えて，**235点**を算定する。

6　てんかん指導料……………………………………………………**250点**

注1　小児科，神経科，神経内科，精神科，脳神経外科又は心療内科を標榜する保険医療機関において，その標榜する診療科を担当する医師が，てんかん（外傷性のものを含む。）の患者であって入院中以外のものに対して，治療計画に基づき療養上必要な指導を行った場合に，月１回に限り算定する。

2　区分番号Ａ000に掲げる初診料を算定する初診の日に行った指導又は当該初診の日から１月以内に行った指導の費用は，初診料に含まれるものとする。

3　退院した患者に対して退院の日から起算して１月以内に指

導を行った場合における当該指導の費用は，第１章第２部第１節に掲げる入院基本料に含まれるものとする。

4　区分番号Ｂ000に掲げる特定疾患療養管理料，区分番号Ｂ001の５に掲げる小児科療養指導料又は区分番号Ｂ001の18に掲げる小児悪性腫瘍患者指導管理料を算定している患者については算定しない。

5　第２部第２節第１款在宅療養指導管理料の各区分に掲げる指導管理料を算定すべき指導管理を受けている患者に対して行った指導の費用は，各区分に掲げるそれぞれの指導管理料に含まれるものとする。

6　別に厚生労働大臣が定める施設基準に適合しているものとして地方厚生局長等に届け出た保険医療機関において，てんかん指導料を算定すべき医学管理を情報通信機器を用いて行った場合は，所定点数に代えて，**218点**を算定する。

7　難病外来指導管理料……………………………………………… **270点**

注1　入院中の患者以外の患者であって別に厚生労働大臣が定める疾患を主病とするものに対して，計画的な医学管理を継続して行い，かつ，治療計画に基づき療養上必要な指導を行った場合に，月１回に限り算定する。

2　区分番号Ａ000に掲げる初診料を算定する初診の日に行った指導又は当該初診の日から１月以内に行った指導の費用は，初診料に含まれるものとする。

3　退院した患者に対して退院の日から起算して１月以内に指導を行った場合における当該指導の費用は，第１章第２部第１節に掲げる入院基本料に含まれるものとする。

4　区分番号Ｂ000に掲げる特定疾患療養管理料又は区分番号Ｂ001の８に掲げる皮膚科特定疾患指導管理料を算定している患者については算定しない。

5　人工呼吸器管理の適応となる患者と病状，治療方針等について話し合い，当該患者に対し，その内容を文書により提供した場合は，人工呼吸器導入時相談支援加算として，当該内容を文書により提供した日の属する月から起算して１月を限度として，1回に限り，**500点**を所定点数に加算する。

6　別に厚生労働大臣が定める施設基準に適合しているものとして地方厚生局長等に届け出た保険医療機関において，難病外来指導管理料を算定すべき医学管理を情報通信機器を用いて行った場合は，所定点数に代えて，**235点**を算定する。

8　皮膚科特定疾患指導管理料

イ　皮膚科特定疾患指導管理料(Ⅰ)……………………………… **250点**

ロ　皮膚科特定疾患指導管理料(Ⅱ)……………………………… **100点**

注1　皮膚科又は皮膚泌尿器科を標榜する保険医療機関において，皮膚科又は皮膚泌尿器科を担当する医師が，別に厚生労働大臣が定める疾患に罹患している患者に対して，計画的な医学管理を継続して行い，かつ，療養上必要な指導を行った場合に，当該疾患の区分に従い，それぞれ月1回に限り算定する。

2　区分番号A000に掲げる初診料を算定する初診の日に行った指導又は当該初診の日から1月以内に行った指導の費用は，初診料に含まれるものとする。

3　入院中の患者に対して指導を行った場合又は退院した患者に対して退院の日から1月以内に指導を行った場合における当該指導の費用は，第1章第2部第1節に掲げる入院基本料に含まれるものとする。

4　別に厚生労働大臣が定める施設基準に適合しているものとして地方厚生局長等に届け出た保険医療機関において，皮膚科特定疾患指導管理料を算定すべき医学管理を情報通信機器を用いて行った場合は，イ又はロの所定点数に代えて，それぞれ**218点**又は**87点**を算定する。

9　外来栄養食事指導料

イ　外来栄養食事指導料1

(1)　初回

①　対面で行った場合…………………………………………… **260点**

②　情報通信機器等を用いた場合………………………………… **235点**

(2)　2回目以降

① 対面で行った場合……………………………………………… 200点

② 情報通信機器等を用いた場合………………………………… 180点

ロ 外来栄養食事指導料２

(1) 初回

① 対面で行った場合……………………………………………… 250点

② 情報通信機器等を用いた場合………………………………… 225点

(2) ２回目以降

① 対面で行った場合……………………………………………… 190点

② 情報通信機器等を用いた場合………………………………… 170点

注１ イの(1)の①及び(2)の①については，入院中の患者以外の患者であって，別に厚生労働大臣が定めるものに対して，保険医療機関の医師の指示に基づき当該保険医療機関の管理栄養士が具体的な献立等によって指導を行った場合に，初回の指導を行った月にあっては月２回に限り，その他の月にあっては月１回に限り算定する。

２ 別に厚生労働大臣が定める施設基準に適合しているものとして地方厚生局長等に届け出た保険医療機関において，外来化学療法を実施している悪性腫瘍の患者に対して，医師の指示に基づき当該保険医療機関の管理栄養士が具体的な献立等によって月２回以上の指導を行った場合に限り，月の２回目の指導時にイの(2)の①の点数を算定する。ただし，区分番号Ｂ001－２－12に掲げる外来腫瘍化学療法診療料を算定した日と同日であること。

３ 別に厚生労働大臣が定める施設基準に適合しているものとして地方厚生局長等に届け出た保険医療機関において，外来化学療法を実施している悪性腫瘍の患者に対して，医師の指示に基づき当該保険医療機関の専門的な知識を有する管理栄養士が具体的な献立等によって指導を行った場合に限り，月１回に限り**260点**を算定する。

４ イの(1)の②及び(2)の②については，入院中の患者以外の患者であって，別に厚生労働大臣が定めるものに対して，保険医療機関の医師の指示に基づき当該保険医療機関の管理栄養士が電話又は情報通信機器によって必要な指導を行った場合に，初回の指導を行った月にあっては月2回に限り，その他の月にあっては月1回に限り算定する。

5　ロの(1)の①及び(2)の①については，入院中の患者以外の患者であって，別に厚生労働大臣が定めるものに対して，保険医療機関（診療所に限る。）の医師の指示に基づき当該保険医療機関以外の管理栄養士が具体的な献立等によって指導を行った場合に，初回の指導を行った月にあっては月2回に限り，その他の月にあっては月1回に限り算定する。

6　ロの(1)の②及び(2)の②については，入院中の患者以外の患者であって，別に厚生労働大臣が定めるものに対して，保険医療機関（診療所に限る。）の医師の指示に基づき当該保険医療機関以外の管理栄養士が電話又は情報通信機器によって必要な指導を行った場合に，初回の指導を行った月にあっては月2回に限り，その他の月にあっては月1回に限り算定する。

10　入院栄養食事指導料（週1回）

イ　入院栄養食事指導料1

(1)　初回……………………………………………………… **260点**

(2)　2回目…………………………………………………… **200点**

ロ　入院栄養食事指導料2

(1)　初回……………………………………………………… **250点**

(2)　2回目…………………………………………………… **190点**

注1　イについては，入院中の患者であって，別に厚生労働大臣が定めるものに対して，保険医療機関の医師の指示に基づき当該保険医療機関の管理栄養士が具体的な献立等によって指導を行った場合に，入院中2回に限り算定する。

2　ロについては，診療所において，入院中の患者であって，別に厚生労働大臣が定めるものに対して，保険医療機関の医師の指示に基づき当該保険医療機関以外の管理栄養士が具体的な献立等によって指導を行った場合に，入院中2回に限り算定する。

11　集団栄養食事指導料…………………………………… **80点**

注 別に厚生労働大臣が定める特別食を必要とする複数の患者に対して，保険医療機関の医師の指示に基づき当該保険医療機関の管理栄養士が栄養指導を行った場合に，患者1人につき月1回に限り算定する。

12 心臓ペースメーカー指導管理料

イ 着用型自動除細動器による場合……………………………360点

ロ ペースメーカーの場合……………………………………300点

ハ 植込型除細動器又は両室ペーシング機能付き植込型除細動器の場合………………………………………………………520点

注1 体内植込式心臓ペースメーカー等を使用している患者（ロについては入院中の患者以外のものに限る。）に対して，療養上必要な指導を行った場合に，1月に1回に限り算定する。

2 区分番号K 597に掲げるペースメーカー移植術，区分番号K 598に掲げる両心室ペースメーカー移植術，区分番号K 599に掲げる植込型除細動器移植術又は区分番号K 599－3に掲げる両室ペーシング機能付き植込型除細動器移植術を行った日から起算して3月以内の期間に行った場合には，導入期加算として，**140点**を所定点数に加算する。

3 区分番号B 000に掲げる特定疾患療養管理料を算定している患者については算定しない。

4 別に厚生労働大臣が定める施設基準を満たす保険医療機関において，当該患者（イを算定する場合に限る。）に対して，植込型除細動器の適応の可否が確定するまでの期間等に使用する場合に限り，初回算定日の属する月から起算して3月を限度として，月1回に限り，植込型除細動器移行期加算として，**31,510点**を所定点数に加算する。

5 ロ又はハを算定する患者について，別に厚生労働大臣が定める施設基準に適合しているものとして地方厚生局長等に届け出た保険医療機関において，前回受診月の翌月から今回受診月の前月までの期間，遠隔モニタリングを用いて療養上必要な指導を行った場合は，遠隔モニタリング加算として，それぞれ**260点**又は**480点**に当該期間の月数（当該指導を行った月に限り，11月を限度とする。）を乗じて得た点数を，所定点数に加算する。

13 在宅療養指導料……………………………………………………**170点**

注1 第2部第2節第1款在宅療養指導管理料の各区分に掲げる指導管理料を算定すべき指導管理を受けている患者，器具を装着しておりその管理に配慮を必要とする患者又は退院後1月以内の慢性心不全の患者に対して，医師の指示に基づき保健師，助産師又は看護師が在宅療養上必要な指導を個別に行った場合に，患者1人につき月1回（初回の指導を行った月にあっては，月2回）に限り算定する。

2 1回の指導時間は30分を超えるものでなければならないものとする。

14 高度難聴指導管理料

イ 区分番号K 328に掲げる人工内耳植込術を行った日から起算して3月以内の期間に行った場合……………………………**500点**

ロ イ以外の場合……………………………………………………**420点**

注1 別に厚生労働大臣が定める施設基準を満たす保険医療機関において，高度難聴の患者に対して必要な療養上の指導を行った場合に算定する。

2 区分番号K 328に掲げる人工内耳植込術を行った患者については月1回に限り，その他の患者については年1回に限り算定する。

3 区分番号K 328に掲げる人工内耳植込術を行った患者に対して，人工内耳用音声信号処理装置の機器調整を行った場合は，人工内耳機器調整加算として6歳未満の乳幼児については3月に1回に限り，6歳以上の患者については6月に1回に限り**800点**を所定点数に加算する。

15 慢性維持透析患者外来医学管理料……………………………**2,211点**

注1 入院中の患者以外の慢性維持透析患者に対して検査の結果に基づき計画的な医学管理を行った場合に，月1回に限り算定する。

2　第３部検査及び第４部画像診断のうち次に掲げるものは所定点数に含まれるものとし，また，区分番号Ｄ026に掲げる尿・糞便等検査判断料，血液学的検査判断料，生化学的検査（Ⅰ）判断料，生化学的検査（Ⅱ）判断料又は免疫学的検査判断料は別に算定できないものとする。

イ　尿中一般物質定性半定量検査

ロ　尿沈渣（鏡検法）

ハ　糞便検査

　糞便中ヘモグロビン定性

ニ　血液形態・機能検査

　赤血球沈降速度（ＥＳＲ），網赤血球数，末梢血液一般検査，末梢血液像（自動機械法），末梢血液像（鏡検法），ヘモグロビンＡ１ｃ（ＨｂＡ１ｃ）

ホ　出血・凝固検査

　出血時間

ヘ　血液化学検査

　総ビリルビン，総蛋白，アルブミン（ＢＣＰ改良法・ＢＣＧ法），尿素窒素，クレアチニン，尿酸，グルコース，乳酸デヒドロゲナーゼ（ＬＤ），アルカリホスファターゼ（ＡＬＰ），コリンエステラーゼ（ＣｈＥ），アミラーゼ，γ－グルタミルトランスフェラーゼ（γ－ＧＴ），ロイシンアミノペプチダーゼ（ＬＡＰ），クレアチンキナーゼ（ＣＫ），中性脂肪，ナトリウム及びクロール，カリウム，カルシウム，鉄（Ｆｅ），マグネシウム，無機リン及びリン酸，総コレステロール，アスパラギン酸アミノトランスフェラーゼ（ＡＳＴ），アラニンアミノトランスフェラーゼ（ＡＬＴ），グリコアルブミン，1,5－アンヒドロ－Ｄ－グルシトール（1,5ＡＧ），1,25－ジヒドロキシビタミンD_3，ＨＤＬ－コレステロール，ＬＤＬ－コレステロール，不飽和鉄結合能（ＵＩＢＣ）（比色法），総鉄結合能（ＴＩＢＣ）（比色法），蛋白分画，血液ガス分析，アルミニウム（Ａｌ），フェリチン半定量，フェリチン定量，シスタチンＣ，ペントシジン

ト　内分泌学的検査

トリヨードサイロニン（T_3），サイロキシン（T_4），甲状腺刺激ホルモン（ＴＳＨ），副甲状腺ホルモン（ＰＴＨ），遊離トリヨードサイロニン（FT_3），Ｃ－ペプチド（ＣＰＲ），遊離サイロキシン（FT_4），カルシトニン，心房性Ｎａ利尿ペプチド（ＡＮＰ），脳性Ｎａ利尿ペプチド（ＢＮＰ）

チ　感染症免疫学的検査

梅毒血清反応（ＳＴＳ）定性，梅毒血清反応（ＳＴＳ）半定量，梅毒血清反応（ＳＴＳ）定量

リ　肝炎ウイルス関連検査

ＨＢｓ抗原，ＨＢｓ抗体，ＨＣＶ抗体定性・定量

ヌ　血漿蛋白免疫学的検査

Ｃ反応性蛋白（ＣＲＰ），血清補体価（CH_{50}），免疫グロブリン，C_3，C_4，トランスフェリン（Ｔｆ），β_2－マイクログロブリン

ル　心電図検査

ヲ　写真診断

単純撮影（胸部）

ワ　撮影

単純撮影（胸部）

3　腎代替療法に関して別に厚生労働大臣が定める施設基準に適合しているものとして地方厚生局長等に届け出た保険医療機関においては，腎代替療法実績加算として，**100点**を所定点数に加算する。

16　喘息治療管理料

イ　喘息治療管理料１

(1)　１月目……………………………………………………**75点**

(2)　２月目以降………………………………………………**25点**

ロ　喘息治療管理料２………………………………………**280点**

注１　イについては，入院中の患者以外の喘息の患者に対して，ピークフローメーターを用いて計画的な治療管理を行った場合に，月１回に限り算定する。

2　イについては，別に厚生労働大臣が定める施設基準に適合しているものとして地方厚生局長等に届け出た保険医療機関において，重度喘息である20歳以上の患者（中等度以上の発作により当該保険医療機関に緊急受診（区分番号Ａ000に掲げる初診料の注７，区分番号Ａ001に掲げる再診料の注５又は区分番号Ａ002に掲げる外来診療料の注８に規定する加算を算定したものに限る。）した回数が過去１年間に３回以上あるものに限る。）に対して，治療計画を策定する際に，日常の服薬方法，急性増悪時における対応方法について，その指導内容を文書により交付し，週１回以上ピークフローメーターに加え一秒量等計測器を用い，検査値等を報告させた上で管理した場合に，重度喘息患者治療管理加算として，次に掲げる点数を月１回に限り加算する。

イ　1月目……………………………………………………… **2,525点**

ロ　２月目以降６月目まで………………………………… **1,975点**

3　ロについては，入院中の患者以外の喘息の患者（６歳未満又は65歳以上のものに限る。）であって，吸入ステロイド薬を服用する際に吸入補助器具を必要とするものに対して，吸入補助器具を用いた服薬指導等を行った場合に，初回に限り算定する。

17　慢性疼痛疾患管理料……………………………………………… **130点**

注１　診療所である保険医療機関において，入院中の患者以外の慢性疼痛に係る疾患を主病とする患者に対して，療養上必要な指導を行った場合に，月１回に限り算定する。

2　区分番号Ｊ118に掲げる介達牽引，区分番号Ｊ118－２に掲げる矯正固定，区分番号Ｊ118－３に掲げる変形機械矯正術，区分番号Ｊ119に掲げる消炎鎮痛等処置，区分番号Ｊ119－２に掲げる腰部又は胸部固定帯固定，区分番号Ｊ119－３に掲げる低出力レーザー照射及び区分番号Ｊ119－４に掲げる肛門処置の費用（薬剤の費用を除く。）は，所定点数に含まれるものとする。

18　小児悪性腫瘍患者指導管理料………………………………… **550点**

注1　小児科を標榜する保険医療機関において，悪性腫瘍を主病とする15歳未満の患者であって入院中の患者以外のものに対して，計画的な治療管理を行った場合に，月1回に限り算定する。ただし，区分番号B000に掲げる特定疾患療養管理料又は区分番号B001の5に掲げる小児科療養指導料を算定している患者については算定しない。

2　区分番号A000に掲げる初診料を算定する初診の日に行った指導又は当該初診の日の同月内に行った指導の費用は，初診料に含まれるものとする。

3　入院中の患者に対して行った指導又は退院した患者に対して退院の日から起算して1月以内に行った指導の費用は，第1章第2部第1節に掲げる入院基本料に含まれるものとする。

4　第2部第2節第1款在宅療養指導管理料の各区分に掲げる指導管理料又は区分番号B001の8に掲げる皮膚科特定疾患指導管理料を算定すべき指導管理を受けている患者に対して行った指導の費用は，各区分に掲げるそれぞれの指導管理料に含まれるものとする。

5　別に厚生労働大臣が定める施設基準に適合しているものとして地方厚生局長等に届け出た保険医療機関において，小児悪性腫瘍患者指導管理料を算定すべき医学管理を情報通信機器を用いて行った場合は，所定点数に代えて，**479点**を算定する。

19　削除

20　糖尿病合併症管理料……………………………………………… **170点**

注1　別に厚生労働大臣が定める施設基準に適合しているものとして地方厚生局長等に届け出た保険医療機関において，糖尿病足病変ハイリスク要因を有し，医師が糖尿病足病変に関する指導の必要性があると認めた入院中の患者以外の患者に対して，医師又は医師の指示に基づき看護師が当該指導を行った場合に，月1回に限り算定する。

2　1回の指導時間は30分以上でなければならないものとす

る。

21　耳鼻咽喉科特定疾患指導管理料……………………………… **150点**

注1　耳鼻咽喉科を標榜する保険医療機関において，耳鼻咽喉科を担当する医師が，別に厚生労働大臣が定める患者であって入院中以外のものに対して，計画的な医学管理を継続して行い，かつ，療養上必要な指導を行った場合に，月1回に限り算定する。

2　区分番号A 000に掲げる初診料を算定する初診の日に行った指導又は当該初診の日から1月以内に行った指導の費用は，初診料に含まれるものとする。

3　退院した患者に対して退院の日から起算して1月以内に指導を行った場合における当該指導の費用は，第1章第2部第1節に掲げる入院基本料に含まれるものとする。

22　がん性疼痛緩和指導管理料……………………………… **200点**

注1　別に厚生労働大臣が定める施設基準に適合しているものとして地方厚生局長等に届け出た保険医療機関において，がん性疼痛の症状緩和を目的として麻薬を投与している患者に対して，WHO方式のがん性疼痛の治療法に基づき，当該保険医療機関の緩和ケアに係る研修を受けた保険医が計画的な治療管理及び療養上必要な指導を行い，麻薬を処方した場合に，月1回に限り算定する。

2　別に厚生労働大臣が定める施設基準に適合しているものとして地方厚生局長等に届け出た保険医療機関において，がん性疼痛緩和のための専門的な治療が必要な患者に対して，当該患者又はその家族等の同意を得て，当該保険医療機関の保険医が，その必要性及び診療方針等について文書により説明を行った場合に，難治性がん性疼痛緩和指導管理加算として，患者1人につき1回に限り所定点数に**100点**を加算する。

3　当該患者が15歳未満の小児である場合には，小児加算として，所定点数に**50点**を加算する。

4　別に厚生労働大臣が定める施設基準に適合しているものとして地方厚生局長等に届け出た保険医療機関において，がん性疼痛緩和指導管理料を算定すべき医学管理を情報通信機器を用いて行った場合は，所定点数に代えて，**174点**を算定する。

23　がん患者指導管理料

イ　医師が看護師と共同して診療方針等について話し合い，その内容を文書等により提供した場合……………………………500点

ロ　医師，看護師又は公認心理師が心理的不安を軽減するための面接を行った場合……………………………………………200点

ハ　医師又は薬剤師が抗悪性腫瘍剤の投薬又は注射の必要性等について文書により説明を行った場合………………………200点

ニ　医師が遺伝子検査の必要性等について文書により説明を行った場合……………………………………………………300点

注1　イについては，別に厚生労働大臣が定める施設基準に適合しているものとして地方厚生局長等に届け出た保険医療機関において，がんと診断された患者であって継続して治療を行うものに対して，当該患者の同意を得て，当該保険医療機関の保険医が看護師と共同して，診療方針等について十分に話し合い，その内容を文書等により提供した場合又は入院中の患者以外の末期の悪性腫瘍の患者に対して，当該患者の同意を得て，当該保険医療機関の保険医が看護師と共同して，診療方針等について十分に話し合った上で，当該診療方針等に関する当該患者の意思決定に対する支援を行い，その内容を文書等により提供した場合に，患者１人につき１回（当該患者について区分番号Ｂ005－６に掲げるがん治療連携計画策定料を算定した保険医療機関及び区分番号Ｂ005－６－２に掲げるがん治療連携指導料を算定した保険医療機関が，それぞれ当該指導管理を実施した場合には，それぞれの保険医療機関において，患者１人につき１回）に限り算定する。

2　ロについては，別に厚生労働大臣が定める施設基準に適合しているものとして地方厚生局長等に届け出た保険医療機関において，がんと診断された患者であって継続して治療を行うものに対して，当該患者の同意を得て，当該保険医療機関の保険医又は当該保険医の指示に基づき看護師若しくは公認心理師が，患者の心理的不安を軽減するための面接を行った場合に，患者１人につき６回に限り算定する。

3　ハについては，別に厚生労働大臣が定める施設基準に適合しているものとして地方厚生局長等に届け出た保険医療機関において，がんと診断された患者であって継続して抗悪性腫瘍剤の投薬又は注射を受けているものに対して，当該患者の同意を得て，当該保険医療機関の保険医又は当該保険医の指示に基づき薬剤師が，投薬又は注射の前後にその必要性等について文書により説明を行った場合に，患者１人につき６回に限り算定する。

4　ニについては，別に厚生労働大臣が定める施設基準に適合しているものとして地方厚生局長等に届け出た保険医療機関において，別に厚生労働大臣が定める患者に対して，当該患者の同意を得て，当該保険医療機関の保険医が，区分番号Ｄ006－18に掲げるＢＲＣＡ１／２遺伝子検査の血液を検体とするものを実施する前にその必要性及び診療方針等について文書により説明を行った場合に，患者１人につき１回に限り算定する。

5　ロについて，区分番号Ａ226－２に掲げる緩和ケア診療加算，区分番号Ｂ001の18に掲げる小児悪性腫瘍患者指導管理料，区分番号Ｂ001の22に掲げるがん性疼痛緩和指導管理料又は区分番号Ｂ001の24に掲げる外来緩和ケア管理料は，別に算定できない。

6　ハについて，区分番号Ｂ001の18に掲げる小児悪性腫瘍患者指導管理料，区分番号Ｂ001－２－12に掲げる外来腫瘍化学療法診療料，区分番号Ｂ008に掲げる薬剤管理指導料，区分番号Ｆ100に掲げる処方料の注７に規定する加算又は区分番号Ｆ400に掲げる処方箋料の注６に規定する加算は，別に算定できない。

7　別に厚生労働大臣が定める施設基準に適合しているものと

して地方厚生局長等に届け出た保険医療機関において，がん患者指導管理料を算定すべき医学管理を情報通信機器を用いて行った場合は，イ，ロ，ハ又はニの所定点数に代えて，それぞれ**435点**，**174点**，**174点**又は**261点**を算定する。

24　外来緩和ケア管理料……………………………………………**290点**

注1　別に厚生労働大臣が定める施設基準に適合しているものとして地方厚生局長等に届け出た保険医療機関において，緩和ケアを要する入院中の患者以外の患者（症状緩和を目的として麻薬が投与されている患者に限る。）に対して，当該保険医療機関の保険医，看護師，薬剤師等が共同して療養上必要な指導を行った場合に，月1回に限り算定する。

2　当該患者が15歳未満の小児である場合には，小児加算として，所定点数に**150点**を加算する。

3　区分番号B001の22に掲げるがん性疼痛緩和指導管理料は，別に算定できない。

4　医療提供体制の確保の状況に鑑み別に厚生労働大臣が定める地域に所在する保険医療機関であって，別に厚生労働大臣が定める施設基準に適合しているものとして地方厚生局長等に届け出たものについては，注1に規定する届出の有無にかかわらず，所定点数に代えて，外来緩和ケア管理料（特定地域）として，**150点**を算定する。

5　別に厚生労働大臣が定める施設基準に適合しているものとして地方厚生局長等に届け出た保険医療機関において，外来緩和ケア管理料を算定すべき医学管理を情報通信機器を用いて行った場合は，所定点数に代えて，**252点**（注4に規定する外来緩和ケア管理料（特定地域）を算定すべき医学管理を情報通信機器を用いて行った場合にあっては，**131点**）を算定する。

25　移植後患者指導管理料

イ　臓器移植後の場合……………………………………………**300点**

ロ　造血幹細胞移植後の場合……………………………………**300点**

注1　別に厚生労働大臣が定める施設基準に適合しているものと

して地方厚生局長等に届け出た保険医療機関において，臓器移植後又は造血幹細胞移植後の患者であって，入院中の患者以外の患者に対して，当該保険医療機関の保険医，看護師，薬剤師等が共同して計画的な医学管理を継続して行った場合に，月1回に限り算定する。

2　区分番号B 000に掲げる特定疾患療養管理料を算定している患者については算定しない。

3　別に厚生労働大臣が定める施設基準に適合しているものとして地方厚生局長等に届け出た保険医療機関において，移植後患者指導管理料を算定すべき医学管理を情報通信機器を用いて行った場合は，イ又はロの所定点数に代えて，それぞれ**261点**を算定する。

26　植込型輸液ポンプ持続注入療法指導管理料……………………**810点**

注1　植込型輸液ポンプ持続注入療法（髄腔内投与を含む。）を行っている入院中の患者以外の患者に対して，当該療法に関する指導管理を行った場合に算定する。

2　植込術を行った日から起算して3月以内の期間に行った場合には，導入期加算として，**140点**を所定点数に加算する。

27　糖尿病透析予防指導管理料……………………………………**350点**

注1　別に厚生労働大臣が定める施設基準に適合しているものとして地方厚生局長等に届け出た保険医療機関において，糖尿病の患者（別に厚生労働大臣が定める者に限る。）であって，医師が透析予防に関する指導の必要性があると認めた入院中の患者以外の患者に対して，当該保険医療機関の医師，看護師又は保健師及び管理栄養士等が共同して必要な指導を行った場合に，月1回に限り算定する。

2　区分番号B 001の9に掲げる外来栄養食事指導料及び区分番号B 001の11に掲げる集団栄養食事指導料は，所定点数に含まれるものとする。

3　医療提供体制の確保の状況に鑑み別に厚生労働大臣が定める地域に所在する保険医療機関であって，別に厚生労働大臣が定める施設基準に適合しているものとして地方厚生局長等に届け出たものについては，注１に規定する届出の有無にかかわらず，所定点数に代えて，糖尿病透析予防指導管理料（特定地域）として，**175点**を算定する。

4 別に厚生労働大臣が定める施設基準に適合しているものとして地方厚生局長等に届け出た保険医療機関において，高度腎機能障害の患者に対して医師が必要な指導を行った場合には，高度腎機能障害患者指導加算として，**100点**を所定点数に加算する。

5 別に厚生労働大臣が定める施設基準に適合しているものとして地方厚生局長等に届け出た保険医療機関において，糖尿病透析予防指導管理料を算定すべき医学管理を情報通信機器を用いて行った場合は，所定点数に代えて，**305点**（注3に規定する糖尿病透析予防指導管理料（特定地域）を算定すべき医学管理を情報通信機器を用いて行った場合にあっては，**152点**）を算定する。

28 小児運動器疾患指導管理料……………………………………**250点**

注 別に厚生労働大臣が定める施設基準に適合しているものとして地方厚生局長等に届け出た保険医療機関において，入院中の患者以外の患者であって，運動器疾患を有する20歳未満のものに対し，小児の運動器疾患に関する専門の知識を有する医師が，計画的な医学管理を継続して行い，かつ，療養上必要な指導を行った場合に，６月に１回（初回算定日の属する月から起算して６月以内は月１回）に限り算定する。ただし，同一月に区分番号Ｂ001の５に掲げる小児科療養指導料を算定している患者については，算定できない。

29 乳腺炎重症化予防ケア・指導料

イ 乳腺炎重症化予防ケア・指導料１

(1) 初回……………………………………………………**500点**

(2) ２回目から４回目まで…………………………………**150点**

ロ 乳腺炎重症化予防ケア・指導料２

(1) 初回……………………………………………………**500点**

(2) ２回目から８回目まで…………………………………**200点**

注1　イについては，別に厚生労働大臣が定める施設基準に適合しているものとして地方厚生局長等に届け出た保険医療機関において，入院中の患者以外の患者であって，乳腺炎が原因となり母乳育児に困難を来しているものに対して，医師又は助産師が乳腺炎に係る包括的なケア及び指導を行った場合に，1回の分娩につき4回に限り算定する。

2　ロについては，別に厚生労働大臣が定める施設基準に適合しているものとして地方厚生局長等に届け出た保険医療機関において，入院中の患者以外の患者であって，乳腺炎が悪化し区分番号K 472に掲げる乳腺膿瘍切開術を行ったことに伴い母乳育児に困難を来しているものに対し，医師又は助産師が乳腺膿瘍切開創の管理を含む乳腺炎に係る包括的なケア及び指導を行った場合に，1回の分娩につき8回に限り算定する。

30　婦人科特定疾患治療管理料……………………………………**250点**

注1　別に厚生労働大臣が定める施設基準に適合しているものとして地方厚生局長等に届け出た保険医療機関において，入院中の患者以外の器質性月経困難症の患者であって，ホルモン剤（器質性月経困難症に対して投与されたものに限る。）を投与している患者に対して，婦人科又は産婦人科を担当する医師が，患者の同意を得て，計画的な医学管理を継続して行い，かつ，療養上必要な指導を行った場合に，3月に1回に限り算定する。

2　区分番号A 000に掲げる初診料を算定する初診の日に行った指導又は当該初診の日の同月内に行った指導の費用は，初診料に含まれるものとする。

31　腎代替療法指導管理料……………………………………**500点**

注1　別に厚生労働大臣が定める施設基準に適合しているものとして地方厚生局長等に届け出た保険医療機関において，別に厚生労働大臣が定める患者であって入院中の患者以外のものに対して，当該患者の同意を得て，看護師と共同して，当該患者と診療方針等について十分に話し合い，その内容を文書

等により提供した場合に，患者1人につき2回に限り算定する。

2　1回の指導時間は30分以上でなければならないものとする。

3　別に厚生労働大臣が定める施設基準に適合しているものとして地方厚生局長等に届け出た保険医療機関において，腎代替療法指導管理料を算定すべき医学管理を情報通信機器を用いて行った場合は，所定点数に代えて，**435点**を算定する。

32　一般不妊治療管理料……………………………………………250点

注1　別に厚生労働大臣が定める施設基準に適合しているものとして地方厚生局長等に届け出た保険医療機関において，入院中の患者以外の不妊症の患者であって，一般不妊治療を実施しているものに対して，当該患者の同意を得て，計画的な医学管理を継続して行い，かつ，療養上必要な指導を行った場合に，3月に1回に限り算定する。ただし，区分番号B001の33に掲げる生殖補助医療管理料を算定している患者については算定しない。

2　区分番号A000に掲げる初診料を算定する初診の日に行った指導又は当該初診の日の同月内に行った指導の費用は，初診料に含まれるものとする。

33　生殖補助医療管理料

イ　生殖補助医療管理料1………………………………………300点

ロ　生殖補助医療管理料2………………………………………250点

注1　別に厚生労働大臣が定める施設基準に適合しているものとして地方厚生局長等に届け出た保険医療機関において，入院中の患者以外の不妊症の患者であって，生殖補助医療を実施しているものに対して，当該患者の同意を得て，計画的な医学管理を継続して行い，かつ，療養上必要な指導を行った場合に，当該基準に係る区分に従い，月1回に限り算定する。

2　区分番号A000に掲げる初診料を算定する初診の日に行った指導又は当該初診の日の同月内に行った指導の費用は，初診料に含まれるものとする。

34　二次性骨折予防継続管理料

イ　二次性骨折予防継続管理料 1……………………………1,000 点
ロ　二次性骨折予防継続管理料 2……………………………750 点
ハ　二次性骨折予防継続管理料 3……………………………500 点

注1　イについては，別に厚生労働大臣が定める施設基準に適合しているものとして保険医療機関が地方厚生局長等に届け出た病棟に入院している患者であって，大腿骨近位部骨折に対する手術を行ったものに対して，二次性骨折の予防を目的として，骨粗鬆症の計画的な評価及び治療等を行った場合に，当該入院中１回に限り算定する。

2　ロについては，別に厚生労働大臣が定める施設基準に適合しているものとして保険医療機関が地方厚生局長等に届け出た病棟に入院している患者であって，他の保険医療機関においてイを算定したものに対して，継続して骨粗鬆症の計画的な評価及び治療等を行った場合に，当該入院中１回に限り算定する。

3　ハについては，別に厚生労働大臣が定める施設基準に適合しているものとして地方厚生局長等に届け出た保険医療機関において，入院中の患者以外の患者であって，イを算定したものに対して，継続して骨粗鬆症の計画的な評価及び治療等を行った場合に，初回算定日の属する月から起算して１年を限度として，月１回に限り算定する。

35　アレルギー性鼻炎免疫療法治療管理料

イ　1 月目……………………………280 点
ロ　2 月目以降……………………………25 点

注　別に厚生労働大臣が定める施設基準を満たす保険医療機関において，入院中の患者以外のアレルギー性鼻炎の患者に対して，アレルゲン免疫療法による治療の必要を認め，治療内容等に係る説明を文書を用いて行い，当該患者の同意を得た上で，アレルゲン免疫療法による計画的な治療管理を行った場合に，月１回に限り算定する。

36　下肢創傷処置管理料……………………………500 点

注　別に厚生労働大臣が定める施設基準に適合しているものとして地方厚生局長等に届け出た保険医療機関において，入院中の患者以外の患者であって，下肢の潰瘍を有するものに対して，下肢創傷処置に関する専門の知識を有する医師が，計画的な医学管理を継続して行い，かつ，療養上必要な指導を行った場合に，区分番号Ｊ000－2に掲げる下肢創傷処置を算定した日の属する月において，月1回に限り算定する。ただし，区分番号Ｂ001の20に掲げる糖尿病合併症管理料は，別に算定できない。

37　慢性腎臓病透析予防指導管理料

イ　初回の指導管理を行った日から起算して1年以内の期間に行った場合……………………………………………………………**300点**

ロ　初回の指導管理を行った日から起算して1年を超えた期間に行った場合……………………………………………………………**250点**

注1　別に厚生労働大臣が定める施設基準に適合しているものとして地方厚生局長等に届け出た保険医療機関において，慢性腎臓病の患者（糖尿病患者又は現に透析療法を行っている患者を除き，別に厚生労働大臣が定める者に限る。）であって，医師が透析予防に関する指導の必要性があると認めた入院中の患者以外の患者に対して，当該保険医療機関の医師，看護師又は保健師及び管理栄養士等が共同して必要な指導を行った場合に，月1回に限り算定する。

2　区分番号Ｂ001の9に掲げる外来栄養食事指導料及び区分番号Ｂ001の11に掲げる集団栄養食事指導料は，所定点数に含まれるものとする。

3　別に厚生労働大臣が定める施設基準に適合しているものとして地方厚生局長等に届け出た保険医療機関において，慢性腎臓病透析予防指導管理料を算定すべき医学管理を情報通信機器を用いて行った場合は，イ又はロの所定点数に代えて，**261点**又は**218点**を算定する。

B 001-2 小児科外来診療料（1日につき）

1　保険薬局において調剤を受けるために処方箋を交付する場合

イ　初診時…………………………………………………………… **604点**

ロ　再診時…………………………………………………………… **410点**

2　1以外の場合

イ　初診時…………………………………………………………… **721点**

ロ　再診時…………………………………………………………… **528点**

注1　小児科を標榜する保険医療機関において，入院中の患者以外の患者（6歳未満の乳幼児に限る。）に対して診療を行った場合に，保険医療機関単位で算定する。

2　区分番号A 001に掲げる再診料の注9に規定する場合，区分番号B 001－2－11に掲げる小児かかりつけ診療料を算定する場合，第2部第2節第1款在宅療養指導管理料の各区分に掲げる指導管理料を算定している場合又は別に厚生労働大臣が定める薬剤を投与している場合については，算定しない。

3　注4に規定する加算，区分番号A 000に掲げる初診料の注7，注8，注10，注15及び注16に規定する加算，区分番号A 001に掲げる再診料の注5，注6及び注19に規定する加算，区分番号A 002に掲げる外来診療料の注8から注10までに規定する加算，通則第3号から第6号までに規定する加算，区分番号B 001－2－2に掲げる地域連携小児夜間・休日診療料，区分番号B 001－2－5に掲げる院内トリアージ実施料，区分番号B 001－2－6に掲げる夜間休日救急搬送医学管理料，区分番号B 010に掲げる診療情報提供料（Ⅱ），区分番号B 011に掲げる連携強化診療情報提供料，区分番号C 000に掲げる往診料及び第14部その他を除き，診療に係る費用は，小児科外来診療料に含まれるものとする。ただし，区分番号A 000に掲げる初診料の注7及び注8に規定する加算を算定する場合については，それぞれの加算点数から**115点**を減じた点数を，区分番号A 001に掲げる再診料の注5及び注6に規定する加算並びに区分番号A 002に掲げる外来診療料の注8及び注9に規定する加算を算定する場合については，それぞれの加算点数から**70点**を減じた点数を算定するものとする。

4　1のイ又は2のイについて，別に厚生労働大臣が定める施設基準を満たす保険医療機関において，急性気道感染症，急性中耳炎，急性副鼻腔炎又は急性下痢症により受診した患者であって，診察の結果，抗菌薬の投与の必要性が認められないため抗菌薬を使用しないものに対して，療養上必要な指導及び検査結果の説明を行い，文書により説明内容を提供した場合は，小児抗菌薬適正使用支援加算として，月１回に限り**80点**を所定点数に加算する。

B 001-2-2 地域連携小児夜間・休日診療料

1 地域連携小児夜間・休日診療料１……………………………… **450点**

2 地域連携小児夜間・休日診療料２……………………………… **600点**

注 別に厚生労働大臣が定める施設基準に適合しているものとして地方厚生局長等に届け出た小児科を標榜する保険医療機関において，夜間であって別に厚生労働大臣が定める時間，休日又は深夜において，入院中の患者以外の患者（６歳未満の小児に限る。）に対して診療を行った場合に，当該基準に係る区分に従い，それぞれ算定する。

B 001-2-3 乳幼児育児栄養指導料……………………………………… **130点**

注１ 小児科を標榜する保険医療機関において，小児科を担当する医師が，３歳未満の乳幼児に対する初診時に，育児，栄養その他療養上必要な指導を行った場合に算定する。

２ 別に厚生労働大臣が定める施設基準に適合しているものとして地方厚生局長等に届け出た保険医療機関において，乳幼児育児栄養指導料を算定すべき医学管理を情報通信機器を用いて行った場合は，所定点数に代えて，**113点**を算定する。

B 001-2-4 地域連携夜間・休日診療料…………………………………… **200点**

注 別に厚生労働大臣が定める施設基準に適合しているものとして地方厚生局長等に届け出た保険医療機関において，夜間であって別に厚生労働大臣が定める時間，休日又は深夜において，入院中の患者以外の患者（区分番号Ｂ001－２－２に掲げる地域連携小児夜間・休日診療料を算定する患者を除く。）に対して診療を行った場合に算定する。

B 001-2-5 院内トリアージ実施料……………………………………… **300点**

注 別に厚生労働大臣が定める施設基準に適合しているものとして地方厚生局長等に届け出た保険医療機関において，夜間であって別に厚生労働大臣が定める時間，休日又は深夜において，入院中の患者以外の患者（救急用の自動車等により緊急に搬送された者を除く。）であって，区分番号Ａ000に掲げる初診料を算定する患者に対し，当該患者の来院後速やかに院内トリアージが実施された場合に算定する。

B 001-2-6 夜間休日救急搬送医学管理料……………………………**600 点**

注1　別に厚生労働大臣が定める施設基準を満たす保険医療機関において，当該保険医療機関が表示する診療時間以外の時間（土曜日以外の日（休日を除く。）にあっては，夜間に限る。），休日又は深夜において，救急用の自動車等により緊急に搬送された患者に対して必要な医学管理を行った場合に，区分番号Ａ000に掲げる初診料を算定する初診の日に限り算定する。

2　急性薬毒物中毒（アルコール中毒を除く。）と診断された患者又は過去6月以内に精神科受診の既往がある患者に対して必要な医学管理を行った場合には，精神科疾患患者等受入加算として，**400 点**を所定点数に加算する。

3　別に厚生労働大臣が定める施設基準に適合しているものとして地方厚生局長等に届け出た保険医療機関において，必要な医学管理を行った場合は，当該基準に係る区分に従い，次に掲げる点数をそれぞれ所定点数に加算する。

イ　救急搬送看護体制加算1……………………………**400 点**

ロ　救急搬送看護体制加算2……………………………**200 点**

B 001-2-7 外来リハビリテーション診療料

1　外来リハビリテーション診療料1……………………………**73 点**

2　外来リハビリテーション診療料2……………………………**110 点**

注1　別に厚生労働大臣が定める施設基準を満たす保険医療機関において，リハビリテーション（区分番号Ｈ000に掲げる心大血管疾患リハビリテーション料，区分番号Ｈ001に掲げる脳血管疾患等リハビリテーション料，区分番号Ｈ001－2に掲げる廃用症候群リハビリテーション料，区分番号Ｈ002に掲げる運動

器リハビリテーション料又は区分番号H 003 に掲げる呼吸器リハビリテーション料を算定するものに限る。以下この区分番号において同じ。）を要する入院中の患者以外の患者に対して，リハビリテーションの実施に関し必要な診療を行った場合に，外来リハビリテーション診療料１については７日間に１回に限り，外来リハビリテーション診療料２については14日間に１回に限り算定する。

2　外来リハビリテーション診療料１を算定する日から起算して７日以内の期間においては，当該リハビリテーションの実施に係る区分番号A 000 に掲げる初診料（注 15 及び注 16 に規定する加算を除く。），区分番号A 001 に掲げる再診料（注 19 に規定する加算を除く。），区分番号A 002 に掲げる外来診療料（注 10 に規定する加算を除く。）及び外来リハビリテーション診療料２は，算定しない。

3　外来リハビリテーション診療料２を算定する日から起算して14 日以内の期間においては，当該リハビリテーションの実施に係る区分番号A 000 に掲げる初診料（注 15 及び注 16 に規定する加算を除く。），区分番号A 001 に掲げる再診料（注 19 に規定する加算を除く。），区分番号A 002 に掲げる外来診療料（注 10 に規定する加算を除く。）及び外来リハビリテーション診療料１は，算定しない。

B 001-2-8 外来放射線照射診療料……………………………………………**297 点**

注1　別に厚生労働大臣が定める施設基準に適合しているものとして地方厚生局長等に届け出た保険医療機関において，放射線治療を要する入院中の患者以外の患者に対して，放射線治療の実施に関し必要な診療を行った場合に，７日間に１回に限り算定する。

2　外来放射線照射診療料を算定する日から起算して７日以内の期間に４日以上の放射線治療を予定していない場合には，所定点数の **100 分の 50** に相当する点数により算定する。

3　外来放射線照射診療料を算定する日から起算して７日以内の期間においては，当該放射線治療の実施に係る区分番号A 000

に掲げる初診料（注15及び注16に規定する加算を除く。），区分番号Ａ001に掲げる再診料（注19に規定する加算を除く。）及び区分番号Ａ002に掲げる外来診療料（注10に規定する加算を除く。）は，算定しない。

Ｂ001-2-9 地域包括診療料（月１回）

1　地域包括診療料１……………………………………………… **1,660点**

2　地域包括診療料２……………………………………………… **1,600点**

注1　別に厚生労働大臣が定める施設基準に適合しているものとして地方厚生局長等に届け出た保険医療機関（許可病床数が200床未満の病院又は診療所に限る。）において，脂質異常症，高血圧症，糖尿病，慢性心不全，慢性腎臓病（慢性維持透析を行っていないものに限る。）又は認知症のうち２以上の疾患を有する入院中の患者以外の患者に対して，当該患者の同意を得て，療養上必要な指導及び診療を行った場合（初診の日を除く。）に，当該基準に係る区分に従い，それぞれ患者１人につき月１回に限り算定する。

2　地域包括診療を受けている患者に対して行った注３に規定する加算並びに区分番号Ａ001に掲げる再診料の注５から注７まで及び注19に規定する加算，通則第３号から第６号までに規定する加算，区分番号Ｂ001－２－２に掲げる地域連携小児夜間・休日診療料，区分番号Ｂ010に掲げる診療情報提供料（Ⅱ）及び区分番号Ｂ011に掲げる連携強化診療情報提供料並びに第２章第２部在宅医療（区分番号Ｃ001に掲げる在宅患者訪問診療料（Ⅰ），区分番号Ｃ001－２に掲げる在宅患者訪問診療料（Ⅱ），区分番号Ｃ002に掲げる在宅時医学総合管理料及び区分番号Ｃ002－２に掲げる施設入居時等医学総合管理料を除く。），第５部投薬（区分番号Ｆ100に掲げる処方料及び区分番号Ｆ400に掲げる処方箋料を除く。）及び第14部その他を除く費用は，地域包括診療料に含まれるものとする。ただし，患者の病状の急性増悪時に実施した検査，画像診断及び処置に係る費用は，所定点数が**550点**未満のものに限り，当該診療料に含まれるものとする。

3　他の保険医療機関に入院した患者又は介護老人保健施設に入所した患者について，当該他の保険医療機関又は介護老人保健施設と連携して薬剤の服用状況や薬剤服用歴に関する情報共有等を行うとともに，当該他の保険医療機関又は介護老人保健施設において処方した薬剤の種類数が減少した場合であって，退院後又は退所後1月以内に当該他の保険医療機関又は介護老人保健施設から入院中又は入所中の処方内容について情報提供を受けた場合には，薬剤適正使用連携加算として，退院日又は退所日の属する月から起算して2月目までに1回に限り，**30点**を所定点数に加算する。

B 001-2-10 認知症地域包括診療料（月1回）

1　認知症地域包括診療料1 ………………………………………… **1,681点**

2　認知症地域包括診療料2 ………………………………………… **1,613点**

注1　別に厚生労働大臣が定める施設基準を満たす保険医療機関（許可病床数が200床未満の病院又は診療所に限る。）において，認知症の患者（認知症以外に1以上の疾患（疑いのものを除く。）を有する入院中の患者以外のものであって，1処方につき5種類を超える内服薬の投薬を行った場合及び1処方につき抗うつ薬，抗精神病薬，抗不安薬又は睡眠薬を合わせて3種類を超えて投薬を行った場合のいずれにも該当しないものに限る。）に対して，当該患者又はその家族等の同意を得て，療養上必要な指導及び診療を行った場合（初診の日を除く。）に，当該基準に係る区分に従い，それぞれ患者1人につき月1回に限り算定する。

2　認知症地域包括診療を受けている患者に対して行った注3に規定する加算並びに区分番号A 001に掲げる再診料の注5から注7まで及び注19に規定する加算，通則第3号から第6号までに規定する加算，区分番号B 001－2－2に掲げる地域連携小児夜間・休日診療料，区分番号B 010に掲げる診療情報提供料（Ⅱ）及び区分番号B 011に掲げる連携強化診療情報提供料並びに第2章第2部在宅医療（区分番号C 001に掲げる在宅患者訪問診療料（Ⅰ），区分番号C 001－2に掲げる在宅患者訪問診療料（Ⅱ），区分番号C 002 に掲げる在宅時医学総合管理料及び区分番号C 002－2に掲げる施設入居時等医学総合管理料を除く。），第５部投薬（区分番号F 100 に掲げる処方料及び区分番号F 400 に掲げる処方箋料を除く。）及び第14 部その他を除く費用は，認知症地域包括診療料に含まれるものとする。ただし，患者の病状の急性増悪時に実施した検査，画像診断及び処置に係る費用は，所定点数が**550 点**未満のものに限り，当該診療料に含まれるものとする。

3　他の保険医療機関に入院した患者又は介護老人保健施設に入所した患者について，当該他の保険医療機関又は介護老人保健施設と連携して薬剤の服用状況や薬剤服用歴に関する情報共有等を行うとともに，当該他の保険医療機関又は介護老人保健施設において処方した薬剤の種類数が減少した場合であって，退院後又は退所後１月以内に当該他の保険医療機関又は介護老人保健施設から入院中又は入所中の処方内容について情報提供を受けた場合には，薬剤適正使用連携加算として，退院日又は退所日の属する月から起算して２月目までに１回に限り，**30 点**を所定点数に加算する。

B 001-2-11 小児かかりつけ診療料（１日につき）

1　小児かかりつけ診療料１

イ　処方箋を交付する場合

(1)　初診時……………………………………………………………… **652 点**

(2)　再診時……………………………………………………………… **458 点**

ロ　処方箋を交付しない場合

(1)　初診時……………………………………………………………… **769 点**

(2)　再診時……………………………………………………………… **576 点**

2　小児かかりつけ診療料２

イ　処方箋を交付する場合

(1)　初診時……………………………………………………………… **641 点**

(2)　再診時……………………………………………………………… **447 点**

ロ　処方箋を交付しない場合

(1)　初診時……………………………………………………………… **758 点**

(2) 再診時……………………………………………………………………… **565 点**

注 1 別に厚生労働大臣が定める施設基準に適合しているものとして地方厚生局長等に届け出た保険医療機関において，未就学児（6歳以上の患者にあっては，6歳未満から小児かかりつけ診療料を算定しているものに限る。）の患者であって入院中の患者以外のものに対して診療を行った場合に，当該基準に係る区分に従い，それぞれ算定する。

2 区分番号A 001 に掲げる再診料の注 9 に規定する場合については，算定しない。

3 注 4 に規定する加算，区分番号A 000 に掲げる初診料の注 7，注 8，注 10，注 15 及び注 16 に規定する加算，区分番号A 001 に掲げる再診料の注 5，注 6 及び注 19 に規定する加算，区分番号A 002 に掲げる外来診療料の注 8 から注 10 までに規定する加算並びに通則第 3 号から第 6 号までに規定する加算，区分番号B 001 － 2 － 2 に掲げる地域連携小児夜間・休日診療料，区分番号B 001 － 2 － 5 に掲げる院内トリアージ実施料，区分番号B 001 － 2 － 6 に掲げる夜間休日救急搬送医学管理料，区分番号B 009 に掲げる診療情報提供料（Ⅰ），区分番号B 009 － 2 に掲げる電子的診療情報評価料，区分番号B 010 に掲げる診療情報提供料（Ⅱ），区分番号B 011 に掲げる連携強化診療情報提供料，区分番号C 000 に掲げる往診料及び第 14 部その他を除き，診療に係る費用は，小児かかりつけ診療料に含まれるものとする。

4 別に厚生労働大臣が定める施設基準を満たす保険医療機関において，急性気道感染症，急性中耳炎，急性副鼻腔炎又は急性下痢症により受診した患者であって，診察の結果，抗菌薬の投与の必要性が認められないため抗菌薬を使用しないものに対して，療養上必要な指導及び検査結果の説明を行い，文書により説明内容を提供した場合（初診時に限る。）は，小児抗菌薬適正使用支援加算として，月 1 回に限り **80 点**を所定点数に加算する。

B 001-2-12 外来腫瘍化学療法診療料

1　外来腫瘍化学療法診療料 1

イ　抗悪性腫瘍剤を投与した場合

(1)　初回から３回目まで…… 800 点

(2)　４回目以降…… 450 点

ロ　イ以外の必要な治療管理を行った場合…… 350 点

2　外来腫瘍化学療法診療料 2

イ　抗悪性腫瘍剤を投与した場合

(1)　初回から３回目まで…… 600 点

(2)　４回目以降…… 320 点

ロ　イ以外の必要な治療管理を行った場合…… 220 点

3　外来腫瘍化学療法診療料 3

イ　抗悪性腫瘍剤を投与した場合

(1)　初回から３回目まで…… 540 点

(2)　４回目以降…… 280 点

ロ　イ以外の必要な治療管理を行った場合…… 180 点

注 1　別に厚生労働大臣が定める施設基準に適合しているものとして地方厚生局長等に届け出た保険医療機関において，悪性腫瘍を主病とする患者であって入院中の患者以外のものに対して，外来化学療法（別に厚生労働大臣が定めるものに限る。）の実施その他の必要な治療管理を行った場合に，当該基準に係る区分に従い算定する。この場合において，区分番号Ａ 000 に掲げる初診料（注６から注８まで，注 15 及び注 16 に規定する加算を除く。），区分番号Ａ 001 に掲げる再診料（注４から注６まで及び注 19 に規定する加算を除く。），区分番号Ａ 002 に掲げる外来診療料（注７から注 10 までに規定する加算を除く。），区分番号Ｂ 001 の 23 に掲げるがん患者指導管理料のハ又は区分番号Ｃ 101 に掲げる在宅自己注射指導管理料は，別に算定できない。

2　１のイの(1)，２のイの(1)及び３のイの(1)については，当該患者に対して，抗悪性腫瘍剤を投与した場合に，月３回に限り算定する。

3　１のイの(2)，２のイの(2)及び３のイの(2)については，１のイの(1)，２のイの(1)又は３のイの(1)を算定する日以外の日において，当該患者に対して，抗悪性腫瘍剤を投与した場合に，週1回に限り算定する。

4　1のロについては，次に掲げるいずれかの治療管理を行った場合に，週1回に限り算定する。

イ　1のイの(1)又は(2)を算定する日以外の日において，当該患者に対して，抗悪性腫瘍剤の投与以外の必要な治療管理を行った場合

ロ　連携する他の保険医療機関が外来化学療法を実施している患者に対し，緊急に抗悪性腫瘍剤の投与以外の必要な治療管理を行った場合

5　2のロ及び3のロについては，2のイの(1)若しくは(2)又は3のイの(1)若しくは(2)を算定する日以外の日において，当該患者に対して，抗悪性腫瘍剤の投与以外の必要な治療管理を行った場合に，週1回に限り算定する。

6　退院した患者に対して退院の日から起算して7日以内に行った治療管理の費用は，第1章第2部第1節に掲げる入院基本料に含まれるものとする。

7　当該患者が15歳未満の小児である場合には，小児加算として，所定点数に**200点**を加算する。

8　別に厚生労働大臣が定める施設基準に適合しているものとして地方厚生局長等に届け出た保険医療機関において，1のイの(1)を算定した患者に対して，当該保険医療機関の医師又は当該医師の指示に基づき薬剤師が，副作用の発現状況，治療計画等を文書により提供した上で，当該患者の状態を踏まえて必要な指導を行った場合は，連携充実加算として，月1回に限り**150点**を所定点数に加算する。

9　別に厚生労働大臣が定める施設基準に適合しているものとして地方厚生局長等に届け出た保険医療機関において，1のイの(1)を算定する患者に対して，当該保険医療機関の医師の指示に基づき薬剤師が，服薬状況，副作用の有無等の情報の収集及び評価を行い，医師の診察前に情報提供や処方の提案等を行った場合は，がん薬物療法体制充実加算として，月1回に限り**100**

点を所定点数に加算する。

B 001-3 生活習慣病管理料（Ⅰ）

1 脂質異常症を主病とする場合……………………………… 610点

2 高血圧症を主病とする場合………………………………… 660点

3 糖尿病を主病とする場合…………………………………… 760点

注1 別に厚生労働大臣が定める施設基準を満たす保険医療機関（許可病床数が200床未満の病院又は診療所に限る。）において，脂質異常症，高血圧症又は糖尿病を主病とする患者（入院中の患者を除く。）に対して，当該患者の同意を得て治療計画を策定し，当該治療計画に基づき，生活習慣に関する総合的な治療管理を行った場合に，月1回に限り算定する。ただし，糖尿病を主病とする場合にあっては，区分番号C 101に掲げる在宅自己注射指導管理料を算定しているときは，算定できない。

2 生活習慣病管理を受けている患者に対して行った区分番号A 001の注8に掲げる医学管理，第2章第1部医学管理等（区分番号B 001の20に掲げる糖尿病合併症管理料，区分番号B 001の22に掲げるがん性疼痛緩和指導管理料，区分番号B 001の24に掲げる外来緩和ケア管理料，区分番号B 001の27に掲げる糖尿病透析予防指導管理料及び区分番号B 001の37に掲げる慢性腎臓病透析予防指導管理料を除く。），第3部検査，第6部注射及び第13部病理診断の費用は，生活習慣病管理料（Ⅰ）に含まれるものとする。

3 糖尿病を主病とする患者（2型糖尿病の患者であってインスリン製剤を使用していないものに限る。）に対して，血糖自己測定値に基づく指導を行った場合は，血糖自己測定指導加算として，年1回に限り所定点数に**500点**を加算する。

4 別に厚生労働大臣が定める施設基準に適合しているものとして地方厚生局長等に届け出た保険医療機関において，当該保険医療機関における診療報酬の請求状況，生活習慣病の治療管理の状況等の診療の内容に関するデータを継続して厚生労働省に提出している場合は，外来データ提出加算として，**50点**を所定点数に加算する。

B 001-3-2 ニコチン依存症管理料

1 ニコチン依存症管理料1

イ　初回……………………………………………………………… **230点**

ロ　2回目から4回目まで

(1) 対面で行った場合…………………………………………… **184点**

(2) 情報通信機器を用いた場合………………………………… **155点**

ハ　5回目……………………………………………………………… **180点**

2 ニコチン依存症管理料2（一連につき）………………………… **800点**

注1　別に厚生労働大臣が定める施設基準に適合しているものとして地方厚生局長等に届け出た保険医療機関において，禁煙を希望する患者であって，スクリーニングテスト（ＴＤＳ）等によりニコチン依存症であると診断されたものに対し，治療の必要を認め，治療内容等に係る説明を行い，当該患者の同意を文書により得た上で，禁煙に関する総合的な指導及び治療管理を行うとともに，その内容を文書により情報提供した場合に，1の場合は5回に限り，2の場合は初回時に1回に限り算定する。ただし，別に厚生労働大臣が定める基準を満たさない場合には，それぞれの所定点数の**100分の70**に相当する点数により算定する。

2　区分番号Ｄ200に掲げるスパイログラフィー等検査の4の呼気ガス分析の費用は，所定点数に含まれるものとする。

3　1のロの(2)を算定する場合は，区分番号Ａ001に掲げる再診料，区分番号Ａ002に掲げる外来診療料，区分番号Ｃ000に掲げる往診料，区分番号Ｃ001に掲げる在宅患者訪問診療料（Ⅰ）又は区分番号Ｃ001－2に掲げる在宅患者訪問診療料（Ⅱ）は別に算定できない。

B 001-3-3 生活習慣病管理料（Ⅱ）……………………………………… **333点**

注1　別に厚生労働大臣が定める施設基準を満たす保険医療機関（許可病床数が200床未満の病院又は診療所に限る。）において，脂質異常症，高血圧症又は糖尿病を主病とする患者（入院中の患者を除く。）に対して，当該患者の同意を得て治療計画を策定し，当該治療計画に基づき，生活習慣に関する総合的な治療管

理を行った場合に，月１回に限り算定する。ただし，糖尿病を主病とする場合にあっては，区分番号Ｃ101に掲げる在宅自己注射指導管理料を算定しているときは，算定できない。

2　生活習慣病管理を受けている患者に対して行った区分番号Ａ001の注８に掲げる医学管理，第２章第１部第１節医学管理等（区分番号Ｂ001の９に掲げる外来栄養食事指導料，区分番号Ｂ001の11に掲げる集団栄養食事指導料，区分番号Ｂ001の20に掲げる糖尿病合併症管理料，区分番号Ｂ001の22に掲げるがん性疼痛緩和指導管理料，区分番号Ｂ001の24に掲げる外来緩和ケア管理料，区分番号Ｂ001の27に掲げる糖尿病透析予防指導管理料，区分番号Ｂ001の37に掲げる慢性腎臓病透析予防指導管理料，区分番号Ｂ001－３－２に掲げるニコチン依存症管理料，区分番号Ｂ001－９に掲げる療養・就労両立支援指導料，Ｂ005の14に掲げるプログラム医療機器等指導管理料，区分番号Ｂ009に掲げる診療情報提供料（Ⅰ），区分番号Ｂ009－２に掲げる電子的診療情報評価料，区分番号Ｂ010に掲げる診療情報提供料（Ⅱ），区分番号Ｂ010－２に掲げる診療情報連携共有料，区分番号Ｂ011に掲げる連携強化診療情報提供料及び区分番号Ｂ011－３に掲げる薬剤情報提供料を除く。）の費用は，生活習慣病管理料（Ⅱ）に含まれるものとする。

3　糖尿病を主病とする患者（２型糖尿病の患者であってインスリン製剤を使用していないものに限る。）に対して，血糖自己測定値に基づく指導を行った場合は，血糖自己測定指導加算として，年１回に限り所定点数に**500点**を加算する。

4　別に厚生労働大臣が定める施設基準に適合しているものとして地方厚生局長等に届け出た保険医療機関において，当該保険医療機関における診療報酬の請求状況，生活習慣病の治療管理の状況等の診療の内容に関するデータを継続して厚生労働省に提出している場合は，外来データ提出加算として，**50点**を所定点数に加算する。

5　区分番号Ｂ001－３に掲げる生活習慣病管理料（Ⅰ）を算定した日の属する月から起算して６月以内の期間においては，生活習慣病管理料（Ⅱ）は，算定できない。

6　別に厚生労働大臣が定める施設基準に適合しているものとして地方厚生局長等に届け出た保険医療機関において，生活習慣病管理料（Ⅱ）を算定すべき医学管理を情報通信機器を用いて行った場合は，所定点数に代えて，**290点**を算定する。

B 001-4 手術前医学管理料……………………………………………………**1,192点**

注1　手術前に行われる検査の結果に基づき計画的な医学管理を行う保険医療機関において，手術の実施に際して区分番号Ｌ002に掲げる硬膜外麻酔，区分番号Ｌ004に掲げる脊椎麻酔又は区分番号Ｌ008に掲げるマスク又は気管内挿管による閉鎖循環式全身麻酔を行った場合に，当該手術に係る手術料を算定した日に算定する。

2　同一の患者につき１月以内に手術前医学管理料を算定すべき医学管理を２回以上行った場合は，第１回目の手術前医学管理に係る手術料を算定した日１回に限り，手術前医学管理料を算定する。

3　手術前医学管理料を算定した同一月に区分番号Ｄ208に掲げる心電図検査を算定した場合には，算定の期日にかかわらず，所定点数の**100分の90**に相当する点数を算定する。

4　同一の部位につき当該管理料に含まれる区分番号Ｅ001に掲げる写真診断及び区分番号Ｅ002に掲げる撮影と同時に２枚以上のフィルムを使用して同一の方法により撮影を行った場合における第２枚目から第５枚目までの写真診断及び撮影の費用は，それぞれの所定点数の**100分の50**に相当する点数で別に算定できる。この場合において，第６枚目以後の写真診断及び撮影の費用については算定できない。

5　第３部検査及び第４部画像診断のうち次に掲げるもの（手術を行う前１週間以内に行ったものに限る。）は，所定点数に含まれるものとする。ただし，当該期間において同一の検査又は画像診断を２回以上行った場合の第２回目以降のものについては，別に算定することができる。

イ　尿中一般物質定性半定量検査

ロ　血液形態・機能検査

末梢血液像（自動機械法），末梢血液像（鏡検法）及び末梢血液一般検査

ハ　出血・凝固検査

出血時間，プロトロンビン時間（ＰＴ）及び活性化部分トロンボプラスチン時間（ＡＰＴＴ）

ニ　血液化学検査

総ビリルビン，直接ビリルビン又は抱合型ビリルビン，総蛋白，アルブミン（ＢＣＰ改良法・ＢＣＧ法），尿素窒素，クレアチニン，尿酸，アルカリホスファターゼ（ＡＬＰ），コリンエステラーゼ（ＣｈＥ），γ－グルタミルトランスフェラーゼ（γ－ＧＴ），中性脂肪，ナトリウム及びクロール，カリウム，カルシウム，マグネシウム，クレアチン，グルコース，乳酸デヒドロゲナーゼ（ＬＤ），アミラーゼ，ロイシンアミノペプチダーゼ（ＬＡＰ），クレアチンキナーゼ（ＣＫ），アルドラーゼ，遊離コレステロール，鉄（Ｆｅ），血中ケトン体・糖・クロール検査（試験紙法・アンプル法・固定化酵素電極によるもの），不飽和鉄結合能（ＵＩＢＣ）（比色法），総鉄結合能（ＴＩＢＣ）（比色法），リン脂質，ＨＤＬ－コレステロール，ＬＤＬ－コレステロール，無機リン及びリン酸，総コレステロール，アスパラギン酸アミノトランスフェラーゼ（ＡＳＴ），アラニンアミノトランスフェラーゼ（ＡＬＴ）並びにイオン化カルシウム

ホ　感染症免疫学的検査

梅毒血清反応（ＳＴＳ）定性，抗ストレプトリジンＯ（ＡＳＯ）定性，抗ストレプトリジンＯ（ＡＳＯ）半定量，抗ストレプトリジンＯ（ＡＳＯ）定量，抗ストレプトキナーゼ（ＡＳＫ）定性，抗ストレプトキナーゼ（ＡＳＫ）半定量，梅毒トレポネーマ抗体定性，ＨＩＶ－１抗体，肺炎球菌抗原定性（尿・髄液），ヘモフィルス・インフルエンザｂ型（Ｈｉｂ）抗原定性（尿・髄液），単純ヘルペスウイルス抗原定性，ＲＳウイルス抗原定性及び淋菌抗原定性

ヘ　肝炎ウイルス関連検査

HＢｓ抗原定性・半定量及びHＣＶ抗体定性・定量

ト　血漿蛋白免疫学的検査

C反応性蛋白（ＣＲＰ）定性及びC反応性蛋白（ＣＲＰ）

チ　心電図検査

区分番号Ｄ208の１に掲げるもの

リ　写真診断

区分番号Ｅ001の１のイに掲げるもの

ヌ　撮影

区分番号Ｅ002の１に掲げるもの

6　区分番号Ｄ026に掲げる血液学的検査判断料，生化学的検査（Ⅰ）判断料又は免疫学的検査判断料を算定している患者については算定しない。

7　第１章第２部第３節に掲げる特定入院料又は区分番号Ｄ027に掲げる基本的検体検査判断料を算定している患者については算定しない。

B 001-5 手術後医学管理料（１日につき）

1　病院の場合……………………………………………… **1,188点**

2　診療所の場合…………………………………………… **1,056点**

注１　病院（療養病棟，結核病棟及び精神病棟を除く。）又は診療所（療養病床に係るものを除く。）に入院している患者について，入院の日から起算して10日以内に行われた区分番号Ｌ008に掲げるマスク又は気管内挿管による閉鎖循環式全身麻酔を伴う手術後に必要な医学管理を行った場合に，当該手術に係る手術料を算定した日の翌日から起算して３日に限り算定する。

2　同一の手術について，同一月に区分番号Ｂ001－４に掲げる手術前医学管理料を算定する場合は，本管理料を算定する３日間については，所定点数の**100分の95**に相当する点数を算定する。

3　第３部検査のうち次に掲げるもの（当該手術に係る手術料を算定した日の翌日から起算して３日以内に行ったものに限る。）は，所定点数に含まれるものとする。

イ　尿中一般物質定性半定量検査

ロ　尿中特殊物質定性定量検査

尿蛋白及び尿グルコース

ハ　血液形態・機能検査

赤血球沈降速度（ＥＳＲ），末梢血液像（自動機械法），末梢血液像（鏡検法）及び末梢血液一般検査

ニ　血液化学検査

総ビリルビン，直接ビリルビン又は抱合型ビリルビン，総蛋白，アルブミン（ＢＣＰ改良法・ＢＣＧ法），尿素窒素，クレアチニン，尿酸，アルカリホスファターゼ（ＡＬＰ），コリンエステラーゼ（ＣｈＥ），γ－グルタミルトランスフェラーゼ（γ－ＧＴ），中性脂肪，ナトリウム及びクロール，カリウム，カルシウム，マグネシウム，クレアチン，グルコース，乳酸デヒドロゲナーゼ（ＬＤ），アミラーゼ，ロイシンアミノペプチダーゼ（ＬＡＰ），クレアチンキナーゼ（ＣＫ），アルドラーゼ，遊離コレステロール，鉄（Ｆｅ），血中ケトン体・糖・クロール検査（試験紙法・アンプル法・固定化酵素電極によるもの），不飽和鉄結合能（ＵＩＢＣ）（比色法），総鉄結合能（ＴＩＢＣ）（比色法），リン脂質，ＨＤＬ－コレステロール，ＬＤＬ－コレステロール，無機リン及びリン酸，総コレステロール，アスパラギン酸アミノトランスフェラーゼ（ＡＳＴ），アラニンアミノトランスフェラーゼ（ＡＬＴ），イオン化カルシウム並びに血液ガス分析

ホ　心電図検査

ヘ　呼吸心拍監視

ト　経皮的動脈血酸素飽和度測定

チ　終末呼気炭酸ガス濃度測定

リ　中心静脈圧測定

ヌ　動脈血採取

4　区分番号Ｄ026に掲げる尿・糞便等検査判断料，血液学的検査判断料又は生化学的検査（Ｉ）判断料を算定している患者については算定しない。

5　第１章第２部第３節に掲げる特定入院料又は区分番号Ｄ027に掲げる基本的検体検査判断料を算定している患者については算定しない。

6　区分番号Ａ300の救命救急入院料又は区分番号Ａ301の特定集中治療室管理料に係る別に厚生労働大臣が定める施設基準に適合しているものとして地方厚生局長等に届け出た保険医療機関に入院している患者については算定しない。

B 001-6 肺血栓塞栓症予防管理料……………………………………………305点

注１　病院（療養病棟を除く。）又は診療所（療養病床に係るものを除く。）に入院中の患者であって肺血栓塞栓症を発症する危険性が高いもの（結核病棟に入院中の患者においては手術を伴うもの，精神病棟に入院中の患者においては治療上必要があって身体拘束が行われているものに限る。）に対して，肺血栓塞栓症の予防を目的として，必要な機器又は材料を用いて計画的な医学管理を行った場合に，当該入院中１回に限り算定する。

2　肺血栓塞栓症の予防を目的として行った処置に用いた機器及び材料の費用は，所定点数に含まれるものとする。

B 001-7 リンパ浮腫指導管理料……………………………………………100点

注１　保険医療機関に入院中の患者であって，鼠径部，骨盤部若しくは腋窩部のリンパ節郭清を伴う悪性腫瘍に対する手術を行ったもの又は原発性リンパ浮腫と診断されたものに対して，当該手術を行った日の属する月又はその前月若しくは翌月のいずれか（原発性リンパ浮腫と診断されたものにあっては，当該診断がされた日の属する月又はその翌月のいずれか）に，医師又は医師の指示に基づき看護師，理学療法士若しくは作業療法士が，リンパ浮腫の重症化等を抑制するための指導を実施した場合に，入院中１回に限り算定する。

2　注１に基づき当該点数を算定した患者であって当該保険医療機関を退院したものに対して，当該保険医療機関又は当該患者の退院後において区分番号Ｂ005－６の注１に規定する地域連携診療計画に基づいた治療を担う他の保険医療機関（当該患者について区分番号Ｂ005－６－２に掲げるがん治療連携指導料を算定した場合に限る。）において，退院した日の属する月又はその翌月に注１に規定する指導を再度実施した場合に，当該指導を実施した，いずれかの保険医療機関において，１回に限り算定する。

B 001-8 臍ヘルニア圧迫指導管理料……………………………… **100 点**

注 保険医療機関において，医師が１歳未満の乳児に対する臍ヘルニアについて療養上の必要な指導を行った場合に，患者１人につき１回に限り算定する。

B 001-9 療養・就労両立支援指導料

１ 初回…………………………………………………………… **800 点**

２ ２回目以降…………………………………………………… **400 点**

注１ １については，別に厚生労働大臣が定める疾患に罹患している患者に対して，当該患者と当該患者を使用する事業者が共同して作成した勤務情報を記載した文書の内容を踏まえ，就労の状況を考慮して療養上の指導を行うとともに，当該患者の同意を得て，当該患者が勤務する事業場において選任されている労働安全衛生法（昭和 47 年法律第 57 号）第 13 条第１項に規定する産業医，同法第 10 条第１項に規定する総括安全衛生管理者，同法第 12 条に規定する衛生管理者若しくは同法第 12 条の２に規定する安全衛生推進者若しくは衛生推進者又は同法第 13 条の２の規定により労働者の健康管理等を行う保健師（以下「産業医等」という。）に対し，病状，治療計画，就労上の措置に関する意見等当該患者の就労と療養の両立に必要な情報を提供した場合に，月１回に限り算定する。

２ ２については，当該保険医療機関において１を算定した患者について，就労の状況を考慮して療養上の指導を行った場合に，１を算定した日の属する月又はその翌月から起算して３月を限度として，月１回に限り算定する。

３ 別に厚生労働大臣が定める施設基準に適合しているものとして地方厚生局長等に届け出た保険医療機関において，当該患者に対して，看護師，社会福祉士，精神保健福祉士又は公認心理師が相談支援を行った場合に，相談支援加算として，**50 点**を所定点数に加算する。

4　注1の規定に基づく産業医等への文書の提供に係る区分番号B 009に掲げる診療情報提供料（Ⅰ）又は区分番号B 010に掲げる診療情報提供料（Ⅱ）の費用は，所定点数に含まれるものとする。

5　別に厚生労働大臣が定める施設基準に適合しているものとして地方厚生局長等に届け出た保険医療機関において，療養・就労両立支援指導料を算定すべき医学管理を情報通信機器を用いて行った場合は，1又は2の所定点数に代えて，それぞれ**696点**又は**348点**を算定する。

B 002 開放型病院共同指導料（Ⅰ）……………………………………………… 350点

注1　診察に基づき紹介された患者が，別に厚生労働大臣が定める開放利用に係る施設基準に適合しているものとして地方厚生局長等に届け出た保険医療機関（以下この表において「開放型病院」という。）に入院中である場合において，当該開放型病院に赴いて，当該患者に対して療養上必要な指導を共同して行った場合に，患者1人1日につき1回算定する。

2　区分番号A 000に掲げる初診料，区分番号A 001に掲げる再診料，区分番号A 002に掲げる外来診療料，区分番号C 000に掲げる往診料，区分番号C 001に掲げる在宅患者訪問診療料（Ⅰ）又は区分番号C 001－2に掲げる在宅患者訪問診療料（Ⅱ）は別に算定できない。

B 003 開放型病院共同指導料（Ⅱ）……………………………………………… 220点

注　診察に基づき紹介された患者が開放型病院に入院中である場合において，当該開放型病院において，当該患者を診察した保険医療機関の医師と共同して療養上必要な指導を行った場合に，患者1人1日につき1回算定する。

B 004 退院時共同指導料1

1　**在宅療養支援診療所**（地域における退院後の患者に対する在宅療養の提供に主たる責任を有する診療所であって，別に厚生労働大臣が定める施設基準に適合しているものとして地方厚生局長等に届け出たものをいう。以下この表において同じ。）**の場合… 1,500点**

2　1以外の場合……………………………………………………**900点**

注1　保険医療機関に入院中の患者について，地域において当該患者の退院後の在宅療養を担う保険医療機関（以下この区分番号，区分番号Ｂ005及び区分番号Ｂ015において「在宅療養担当医療機関」という。）の保険医又は当該保険医の指示を受けた保健師，助産師，看護師，准看護師（以下この区分番号及び区分番号Ｂ005において「看護師等」という。），薬剤師，管理栄養士，理学療法士，作業療法士，言語聴覚士若しくは社会福祉士が，当該患者の同意を得て，退院後の在宅での療養上必要な説明及び指導を，入院中の保険医療機関の保険医又は看護師等，薬剤師，管理栄養士，理学療法士，作業療法士，言語聴覚士若しくは社会福祉士と共同して行った上で，文書により情報提供した場合に，当該入院中１回に限り，在宅療養担当医療機関において算定する。ただし，別に厚生労働大臣が定める疾病等の患者については，在宅療養担当医療機関の保険医又は当該保険医の指示を受けた看護師等が，当該患者が入院している保険医療機関の保険医又は看護師等と１回以上共同して行う場合は，当該入院中２回に限り算定できる。

2　注１の場合において，当該患者が別に厚生労働大臣が定める特別な管理を要する状態等にあるときは，特別管理指導加算として，所定点数に**200点**を加算する。

3　区分番号Ａ000に掲げる初診料，区分番号Ａ001に掲げる再診料，区分番号Ａ002に掲げる外来診療料，区分番号Ｂ002に掲げる開放型病院共同指導料（Ⅰ），区分番号Ｃ000に掲げる往診料，区分番号Ｃ001に掲げる在宅患者訪問診療料（Ⅰ）又は区分番号Ｃ001－２に掲げる在宅患者訪問診療料（Ⅱ）は別に算定できない。

B 005　退院時共同指導料２……………………………………………**400点**

注1　保険医療機関に入院中の患者について，当該保険医療機関の保険医又は看護師等，薬剤師，管理栄養士，理学療法士，作業療法士，言語聴覚士若しくは社会福祉士が，入院中の患者に対して，当該患者の同意を得て，退院後の在宅での療養上必要な

説明及び指導を，在宅療養担当医療機関の保険医若しくは当該保険医の指示を受けた看護師等，薬剤師，管理栄養士，理学療法士，作業療法士，言語聴覚士若しくは社会福祉士又は在宅療養担当医療機関の保険医の指示を受けた訪問看護ステーションの看護師等（准看護師を除く。），理学療法士，作業療法士若しくは言語聴覚士と共同して行った上で，文書により情報提供した場合に，当該患者が入院している保険医療機関において，当該入院中1回に限り算定する。ただし，別に厚生労働大臣が定める疾病等の患者については，当該患者が入院している保険医療機関の保険医又は看護師等が，在宅療養担当医療機関の保険医若しくは当該保険医の指示を受けた看護師等又は在宅療養担当医療機関の保険医の指示を受けた訪問看護ステーションの看護師等（准看護師を除く。）と1回以上，共同して行う場合は，当該入院中2回に限り算定できる。

2　注1の場合において，入院中の保険医療機関の保険医及び在宅療養担当医療機関の保険医が共同して指導を行った場合に，**300点**を所定点数に加算する。ただし，注3に規定する加算を算定する場合は，算定できない。

3　注1の場合において，入院中の保険医療機関の保険医又は看護師等が，在宅療養担当医療機関の保険医若しくは看護師等，保険医である歯科医師若しくはその指示を受けた歯科衛生士，保険薬局の保険薬剤師，訪問看護ステーションの看護師等（准看護師を除く。），理学療法士，作業療法士若しくは言語聴覚士，介護支援専門員（介護保険法第7条第5項に規定する介護支援専門員をいう。以下同じ。）又は相談支援専門員（障害者の日常生活及び社会生活を総合的に支援するための法律に基づく指定計画相談支援の事業の人員及び運営に関する基準（平成24年厚生労働省令第28号）第3条第1項又は児童福祉法に基づく指定障害児相談支援の事業の人員及び運営に関する基準（平成24年厚生労働省令第29号）第3条第1項に規定する相談支援専門員をいう。以下同じ。）のうちいずれか3者以上と共同して指導を行った場合に，多機関共同指導加算として，**2,000点**

を所定点数に加算する。

4 注1の規定にかかわらず，区分番号A 246に掲げる入退院支援加算を算定する患者にあっては，当該保険医療機関において，疾患名，当該保険医療機関の退院基準，退院後に必要とされる診療等の療養に必要な事項を記載した退院支援計画を策定し，当該患者に説明し，文書により提供するとともに，これを在宅療養担当医療機関と共有した場合に限り算定する。

5 区分番号B 003に掲げる開放型病院共同指導料（Ⅱ）は別に算定できない。

B 005-1-2 介護支援等連携指導料……………………………………………… **400点**

注 当該保険医療機関に入院中の患者に対して，当該患者の同意を得て，医師又は医師の指示を受けた看護師，社会福祉士等が介護支援専門員又は相談支援専門員と共同して，患者の心身の状態等を踏まえて導入が望ましい介護サービス又は障害福祉サービス等や退院後に利用可能な介護サービス又は障害福祉サービス等について説明及び指導を行った場合に，当該入院中2回に限り算定する。この場合において，同一日に，区分番号B 005の注3に掲げる加算（介護支援専門員又は相談支援専門員と共同して指導を行った場合に限る。）は，別に算定できない。

B 005-1-3 介護保険リハビリテーション移行支援料……………………… **500点**

注 入院中の患者以外の患者（区分番号H 001の注5，区分番号H 001－2の注5又は区分番号H 002の注5の規定により所定点数を算定する者に限る。）に対して，当該患者の同意を得て，医師又は医師の指示を受けた看護師，社会福祉士等が介護支援専門員等と連携し，当該患者を介護保険法第8条第5項に規定する訪問リハビリテーション，同条第8項に規定する通所リハビリテーション，同法第8条の2第4項に規定する介護予防訪問リハビリテーション又は同条第6項に規定する介護予防通所リハビリテーション（以下「介護リハビリテーション」という。）に移行した場合に，患者1人につき1回に限り算定する。

B 005-2からB 005-3-2まで 削除

B 005-4 ハイリスク妊産婦共同管理料（Ⅰ）…………………………… **800点**

注 別に厚生労働大臣が定める施設基準に適合しているものとして地方厚生局長等に届け出た保険医療機関において，診療に基づき紹介した患者（別に厚生労働大臣が定める状態等であるものに限る。）が病院である別の保険医療機関（区分番号Ａ236－２に掲げるハイリスク妊娠管理加算の注又は区分番号Ａ237に掲げるハイリスク分娩管理加算の注１に規定する施設基準に適合しているものとして届け出た保険医療機関に限る。）に入院中である場合において，当該病院に赴いて，当該病院の保険医と共同してハイリスク妊娠又はハイリスク分娩に関する医学管理を共同して行った場合に，当該患者を紹介した保険医療機関において患者１人につき１回算定する。

B 005-5 ハイリスク妊産婦共同管理料（Ⅱ）……………………………… **500点**

注 区分番号Ａ236－２に掲げるハイリスク妊娠管理加算の注又は区分番号Ａ237に掲げるハイリスク分娩管理加算の注１に規定する施設基準に適合するものとして届け出た病院である保険医療機関において，ハイリスク妊娠又はハイリスク分娩に関する医学管理が必要であるとして別に厚生労働大臣が定める施設基準に適合しているものとして地方厚生局長等に届け出た別の保険医療機関から紹介された患者（区分番号Ｂ005－４に掲げるハイリスク妊産婦共同管理料（Ⅰ）の注に規定する別に厚生労働大臣が定める状態等であるものに限る。）が当該病院に入院中である場合において，当該患者を紹介した別の保険医療機関の保険医と共同してハイリスク妊娠又はハイリスク分娩に関する医学管理を行った場合に，当該病院において，患者１人につき１回算定する。

B 005-6 がん治療連携計画策定料

１ がん治療連携計画策定料１…………………………………………… **750点**

２ がん治療連携計画策定料２…………………………………………… **300点**

注１ がん治療連携計画策定料１については，入院中のがん患者の退院後の治療を総合的に管理するため，別に厚生労働大臣が定める施設基準に適合しているものとして地方厚生局長等に届け出た病院である保険医療機関（以下この表において「計画策定病院」という。）が，あらかじめがんの種類やステージを考慮

した地域連携診療計画を作成し，がん治療を担う別の保険医療機関と共有し，かつ，当該患者の同意を得た上で，入院中又は当該保険医療機関を退院した日から起算して30日以内に，当該計画に基づき当該患者の治療計画を作成し，患者に説明し，文書により提供するとともに，退院時又は退院した日から起算して30日以内に当該別の保険医療機関に当該患者に係る診療情報を文書により提供した場合（がんと診断されてから最初の入院に係るものに限る。）に，退院時又は退院した日から起算して30日以内に1回に限り所定点数を算定する。

2　がん治療連携計画策定料2については，当該保険医療機関において注1に規定するがん治療連携計画策定料1を算定した患者であって，他の保険医療機関において区分番号B 005－6－2に掲げるがん治療連携指導料を算定しているものについて，状態の変化等に伴う当該他の保険医療機関からの紹介により，当該患者を診療し，当該患者の治療計画を変更した場合に，患者1人につき月1回に限り所定点数を算定する。

3　注1及び注2の規定に基づく当該別の保険医療機関への文書の提供に係る区分番号B 009に掲げる診療情報提供料（I）の費用は，所定点数に含まれるものとする。

4　区分番号B 003に掲げる開放型病院共同指導料(II)又は区分番号B 005に掲げる退院時共同指導料2は，別に算定できない。

5　がん治療連携計画策定料2については，別に厚生労働大臣が定める施設基準に適合しているものとして地方厚生局長等に届け出た保険医療機関において，がん治療連携計画策定料2を算定すべき医学管理を情報通信機器を用いて行った場合は，所定点数に代えて，**261点**を算定する。

B 005-6-2 がん治療連携指導料……………………………………………**300点**

注1　別に厚生労働大臣が定める施設基準に適合しているものとして地方厚生局長等に届け出た保険医療機関（計画策定病院を除く。）が，区分番号B 005－6に掲げるがん治療連携計画策定料1又はがん治療連携計画策定料2を算定した患者であって入院

中の患者以外のものに対して，地域連携診療計画に基づいた治療を行うとともに，当該患者の同意を得た上で，計画策定病院に当該患者に係る診療情報を文書により提供した場合に，月1回に限り算定する。

2　注1の規定に基づく計画策定病院への文書の提供に係る区分番号B 009に掲げる診療情報提供料（Ⅰ）及び区分番号B 011に掲げる連携強化診療情報提供料の費用は，所定点数に含まれるものとする。

B 005-6-3 がん治療連携管理料

1　がん診療連携拠点病院の場合……………………………500点

2　地域がん診療病院の場合…………………………………300点

3　小児がん拠点病院の場合…………………………………750点

注　別に厚生労働大臣が定める施設基準を満たす保険医療機関が，他の保険医療機関等から紹介された患者であってがんと診断された入院中の患者以外の患者に対して，化学療法又は放射線治療を行った場合に，当該基準に係る区分に従い，1人につき1回に限り所定点数を算定する。

B 005-6-4 外来がん患者在宅連携指導料……………………500点

注1　別に厚生労働大臣が定める施設基準を満たす保険医療機関が，外来で化学療法又は緩和ケアを実施している進行がんの患者であって，在宅での緩和ケアに移行が見込まれるものについて，患者と診療の方針等について十分に話し合い，当該患者の同意を得た上で，在宅で緩和ケアを実施する他の保険医療機関に対して文書で紹介を行った場合に，1人につき1回に限り所定点数を算定する。

2　注1の規定に基づく他の保険医療機関への文書の提供に係る区分番号B 009に掲げる診療情報提供料（Ⅰ）の費用は，所定点数に含まれるものとする。

3　別に厚生労働大臣が定める施設基準に適合しているものとして地方厚生局長等に届け出た保険医療機関において，外来がん患者在宅連携指導料を算定すべき医学管理を情報通信機器を用いて行った場合は，所定点数に代えて，**435点**を算定する。

B 005-7 認知症専門診断管理料

1　認知症専門診断管理料 1

イ　基幹型又は地域型の場合…………………………………………**700 点**

ロ　連携型の場合……………………………………………………**500 点**

2　認知症専門診断管理料 2

イ　基幹型又は地域型の場合…………………………………………**300 点**

ロ　連携型の場合……………………………………………………**280 点**

注1　認知症専門診断管理料１については，別に厚生労働大臣が定める施設基準を満たす保険医療機関が，他の保険医療機関から紹介された認知症の疑いのある患者であって，入院中の患者以外のもの又は当該他の保険医療機関の療養病棟に入院している患者に対して，当該患者又はその家族等の同意を得て，認知症の鑑別診断を行った上で療養方針を決定するとともに，認知症と診断された患者については認知症療養計画を作成し，これらを患者に説明し，文書により提供するとともに，地域において療養を担う他の保険医療機関に当該患者に係る診療情報を文書により提供した場合に，１人につき１回に限り所定点数を算定する。

2　認知症専門診断管理料２については，別に厚生労働大臣が定める施設基準を満たす保険医療機関が，地域において診療を担う他の保険医療機関から紹介された患者であって認知症の症状が増悪したもの（入院中の患者以外の患者又は当該他の保険医療機関の療養病棟に入院している患者に限る。）に対して，当該患者又はその家族等の同意を得て，診療を行った上で今後の療養計画等を患者に説明し，文書により提供するとともに，当該他の保険医療機関に当該患者に係る診療情報を文書により提供した場合に，３月に１回に限り所定点数を算定する。

3　注１及び注２の規定に基づく他の保険医療機関への文書の提供に係る区分番号Ｂ 009 に掲げる診療情報提供料（Ⅰ）及び区分番号Ｂ 011 に掲げる連携強化診療情報提供料の費用は，所定点数に含まれるものとする。

4　区分番号Ｂ 000 に掲げる特定疾患療養管理料は，別に算定できない。

B 005-7-2 認知症療養指導料

1　認知症療養指導料１………………………………………………… **350点**

2　認知症療養指導料２………………………………………………… **300点**

3　認知症療養指導料３………………………………………………… **300点**

注1　1については，当該保険医療機関の紹介により他の保険医療機関において認知症の鑑別診断を受け，区分番号Ｂ005－７に掲げる認知症専門診断管理料１を算定した患者であって，入院中の患者以外の患者又は療養病棟に入院している患者に対して，当該保険医療機関において，認知症療養計画に基づいた治療を行うとともに，当該患者又はその家族等の同意を得た上で，当該他の保険医療機関に当該患者に係る診療情報を文書により提供した場合に，当該治療を行った日の属する月を含め６月を限度として，月１回に限り算定する。

2　2については，当該保険医療機関の紹介により他の保険医療機関において区分番号Ｂ005－７－３に掲げる認知症サポート指導料を算定した患者であって，入院中の患者以外のものに対して，当該他の保険医療機関から認知症の療養方針に係る助言を得て，当該保険医療機関において，認知症療養計画に基づいた治療を行うとともに，当該患者又はその家族等の同意を得た上で，当該他の保険医療機関に当該患者に係る診療情報を文書により提供した場合に，当該治療を行った日の属する月を含め６月を限度として，月１回に限り算定する。

3　3については，新たに認知症と診断された患者又は認知症の病状変化により認知症療養計画の再検討が必要な患者であって，入院中の患者以外のものに対して，認知症患者に対する支援体制の確保に協力している医師が，当該患者又はその家族等の同意を得て，療養方針を決定し，認知症療養計画を作成の上，これらを当該患者又はその家族等に説明し，文書により提供するとともに，当該保険医療機関において当該計画に基づく治療を行う場合に，当該治療を開始した日の属する月を含め６月を限度として，月１回に限り算定する。

4　注1及び注2の規定に基づく他の保険医療機関への文書の提供に係る区分番号B 009に掲げる診療情報提供料（I）及び区分番号B 011に掲げる連携強化診療情報提供料の費用は，所定点数に含まれるものとする。

5　1から3までは同時に算定できず，区分番号B 000に掲げる特定疾患療養管理料及び区分番号I 002に掲げる通院・在宅精神療法は，別に算定できない。

B 005-7-3 認知症サポート指導料……………………………………450点

注1　認知症患者に対する支援体制の確保に協力している医師が，他の保険医療機関からの求めに応じ，認知症を有する入院中の患者以外の患者に対し，当該患者又はその家族等の同意を得て療養上の指導を行うとともに，当該他の保険医療機関に対し，療養方針に係る助言を行った場合に，6月に1回に限り算定する。

2　注1の規定に基づく他の保険医療機関への助言に係る区分番号B 009に掲げる診療情報提供料（I）及び区分番号B 011に掲げる連携強化診療情報提供料の費用は，所定点数に含まれるものとする。

B 005-8 肝炎インターフェロン治療計画料………………………………700点

注1　別に厚生労働大臣が定める施設基準に適合しているものとして地方厚生局長等に届け出た保険医療機関が，長期継続的にインターフェロン治療が必要な肝炎の患者に対して，当該患者の同意を得た上で，治療計画を作成し，副作用等を含めて患者に説明し，文書により提供するとともに，地域において治療を担う他の保険医療機関に当該患者に係る治療計画及び診療情報を文書により提供した場合に，1人につき1回に限り算定する。

2　注1の規定に基づく他の保険医療機関への文書の提供に係る区分番号B 009に掲げる診療情報提供料（I）の費用は，所定点数に含まれるものとする。

3　別に厚生労働大臣が定める施設基準に適合しているものとして地方厚生局長等に届け出た保険医療機関において，入院中の患者以外の患者に対して，肝炎インターフェロン治療計画料を算定すべき医学管理を情報通信機器を用いて行った場合は，所定点数に代えて，**609点**を算定する。

B 005-9 外来排尿自立指導料……………………………………………**200点**

注 別に厚生労働大臣が定める施設基準に適合しているものとして地方厚生局長等に届け出た保険医療機関において，入院中の患者以外の患者であって，別に厚生労働大臣が定めるものに対して，包括的な排尿ケアを行った場合に，患者１人につき，週１回に限り，区分番号Ａ251に掲げる排尿自立支援加算を算定した期間と通算して12週を限度として算定する。ただし，区分番号Ｃ106に掲げる在宅自己導尿指導管理料を算定する場合は，算定できない。

B 005-10 ハイリスク妊産婦連携指導料１……………………………………**1,000点**

注１ 別に厚生労働大臣が定める施設基準に適合しているものとして地方厚生局長等に届け出た産科又は産婦人科を標榜する保険医療機関において，入院中の患者以外の患者であって，精神疾患を有する又は精神疾患が疑われるものとして精神科若しくは心療内科を担当する医師への紹介が必要であると判断された妊婦又は出産後２月以内であるものに対して，当該患者の同意を得て，産科又は産婦人科を担当する医師及び保健師，助産師又は看護師が共同して精神科又は心療内科と連携し，診療及び療養上必要な指導を行った場合に，患者１人につき月１回に限り算定する。

２ 同一の保険医療機関において，区分番号Ｂ005－10－２に掲げるハイリスク妊産婦連携指導料２を同一の患者について別に算定できない。

B 005-10-2 ハイリスク妊産婦連携指導料２………………………………**750点**

注１ 別に厚生労働大臣が定める施設基準に適合しているものとして地方厚生局長等に届け出た精神科又は心療内科を標榜する保険医療機関において，入院中の患者以外の患者であって，精神疾患を有する又は精神疾患が疑われるものとして産科若しくは産婦人科を担当する医師から紹介された妊婦又は出産後６月以内であるものに対して，当該患者の同意を得て，精神

科又は心療内科を担当する医師が産科又は産婦人科と連携し，診療及び療養上必要な指導を行った場合に，患者１人につき月１回に限り算定する。

２　同一の保険医療機関において，区分番号Ｂ 005 － 10 に掲げるハイリスク妊産婦連携指導料１を同一の患者について別に算定できない。

B 005-11 遠隔連携診療料

１　診断を目的とする場合……………………………………750 点

２　その他の場合…………………………………………………500 点

注１　１については，別に厚生労働大臣が定める施設基準を満たす保険医療機関において，対面診療を行っている入院中の患者以外の患者であって，別に厚生労働大臣が定めるものに対して，診断を目的として，患者の同意を得て，当該施設基準を満たす難病又はてんかんに関する専門的な診療を行っている他の保険医療機関の医師に事前に診療情報提供を行った上で，当該患者の来院時に，情報通信機器を用いて，当該他の保険医療機関の医師と連携して診療を行った場合に，当該診断の確定までの間に３月に１回に限り算定する。

２　２については，別に厚生労働大臣が定める施設基準を満たす保険医療機関において，対面診療を行っている入院中の患者以外の患者であって，別に厚生労働大臣が定めるものに対して，治療を行うことを目的として，患者の同意を得て，当該施設基準を満たす難病又はてんかんに関する専門的な診療を行っている他の保険医療機関の医師に事前に診療情報提供を行った上で，当該患者の来院時に，情報通信機器を用いて，当該他の保険医療機関の医師と連携して診療を行った場合に，３月に１回に限り算定する。

B 005-12 こころの連携指導料（Ⅰ）……………………………350 点

注　別に厚生労働大臣が定める施設基準に適合しているものとして地方厚生局長等に届け出た保険医療機関において，入院中の患者以外の患者であって，地域社会からの孤立の状況等により，精神疾患が増悪するおそれがあると認められるもの又は精神科若しくは心療内科を担当する医師による療養上の指導が必要であると判断されたものに対して，診療及び療養上必要な指導を行い，当該患者の同意を得て，精神科又は心療内科を標榜する保険医療機関に対して当該患者に係る診療情報の文書による提供等を行った場合に，初回算定日の属する月から起算して1年を限度として，患者1人につき月1回に限り算定する。

B 005-13 こころの連携指導料（Ⅱ）……………………………………………**500点**

注 別に厚生労働大臣が定める施設基準に適合しているものとして地方厚生局長等に届け出た保険医療機関において，入院中の患者以外の患者であって，区分番号B 005 − 12に掲げるこころの連携指導料（Ⅰ）を算定し，当該保険医療機関に紹介されたものに対して，精神科又は心療内科を担当する医師が，診療及び療養上必要な指導を行い，当該患者の同意を得て，当該患者を紹介した医師に対して当該患者に係る診療情報の文書による提供等を行った場合に，初回算定日の属する月から起算して1年を限度として，患者1人につき月1回に限り算定する。

B 005-14 プログラム医療機器等指導管理料…………………………………**90点**

注1 別に厚生労働大臣が定める施設基準に適合しているものとして地方厚生局長等に届け出た保険医療機関において，主に患者自らが使用するプログラム医療機器等（特定保険医療材料に限る。）に係る指導管理を行った場合は，プログラム医療機器等指導管理料として，月に1回に限り算定する。

2 プログラム医療機器等に係る初回の指導管理を行った場合は，当該初回の指導管理を行った月に限り，導入期加算として，**50点**を更に所定点数に加算する。

B 006 救急救命管理料………………………………………………………**500点**

注1 患者の発生した現場に保険医療機関の救急救命士が赴いて必要な処置等を行った場合において，当該救急救命士に対して必要な指示を行った場合に算定する。

2 救急救命士が行った処置等の費用は，所定点数に含まれるものとする。

B 006-2 削除

B 006-3 退院時リハビリテーション指導料……………………………… **300 点**

注 患者の退院時に当該患者又はその家族等に対して，退院後の在宅での基本的動作能力若しくは応用的動作能力又は社会的適応能力の回復を図るための訓練等について必要な指導を行った場合に算定する。この場合において，同一日に，区分番号B 005に掲げる退院時共同指導料２（注１の規定により，入院中の保険医療機関の理学療法士，作業療法士又は言語聴覚士が指導等を行った場合に限る。）は，別に算定できない。

B 007 退院前訪問指導料…………………………………………………… **580 点**

注１ 入院期間が１月を超えると見込まれる患者の円滑な退院のため，患家を訪問し，当該患者又はその家族等に対して，退院後の在宅での療養上の指導を行った場合に，当該入院中１回（入院後早期に退院前訪問指導の必要があると認められる場合は，２回）に限り算定する。

２ 注１に掲げる指導に要した交通費は，患家の負担とする。

B 007-2 退院後訪問指導料………………………………………………… **580 点**

注１ 当該保険医療機関が，保険医療機関を退院した別に厚生労働大臣が定める状態の患者の地域における円滑な在宅療養への移行及び在宅療養の継続のため，患家等を訪問し，当該患者又はその家族等に対して，在宅での療養上の指導を行った場合に，当該患者が退院した日から起算して１月（退院日を除く。）を限度として，５回に限り算定する。

２ 在宅療養を担う訪問看護ステーション又は他の保険医療機関の保健師，助産師，看護師又は准看護師と同行し，必要な指導を行った場合には，訪問看護同行加算として，退院後１回に限り，**20 点**を所定点数に加算する。

３ 注１及び注２に掲げる指導に要した交通費は，患家の負担とする。

B 008 薬剤管理指導料

1 特に安全管理が必要な医薬品が投薬又は注射されている患者の場合……………………………………………………………… **380 点**

2 1の患者以外の患者の場合……………………………………… **325 点**

注1　別に厚生労働大臣が定める施設基準に適合しているものとして地方厚生局長等に届け出た保険医療機関に入院している患者のうち，1については別に厚生労働大臣が定める患者に対して，2についてはそれ以外の患者に対して，それぞれ投薬又は注射及び薬学的管理指導を行った場合は，当該患者に係る区分に従い，患者1人につき週1回かつ月4回に限り算定する。

2　麻薬の投薬又は注射が行われている患者に対して，麻薬の使用に関し，必要な薬学的管理指導を行った場合は，麻薬管理指導加算として，1回につき**50点**を所定点数に加算する。

B 008-2 薬剤総合評価調整管理料……………………………………**250点**

注1　入院中の患者以外の患者であって，6種類以上の内服薬（特に規定するものを除く。）が処方されていたものについて，当該処方の内容を総合的に評価及び調整し，当該患者に処方する内服薬が2種類以上減少した場合に，月1回に限り所定点数を算定する。

2　処方の内容の調整に当たって，別の保険医療機関又は保険薬局に対して，照会又は情報提供を行った場合，連携管理加算として，**50点**を所定点数に加算する。ただし，連携管理加算を算定した場合において，区分番号B 009に掲げる診療情報提供料（Ⅰ）（当該別の保険医療機関に対して患者の紹介を行った場合に限る。）は同一日には算定できない。

3　別に厚生労働大臣が定める施設基準に適合しているものとして地方厚生局長等に届け出た保険医療機関において，薬剤総合評価調整管理料を算定すべき医学管理を情報通信機器を用いて行った場合は，所定点数に代えて，**218点**を算定する。

B 009 診療情報提供料（Ⅰ）……………………………………………**250点**

注1　保険医療機関が，診療に基づき，別の保険医療機関での診療の必要を認め，これに対して，患者の同意を得て，診療状況を示す文書を添えて患者の紹介を行った場合に，紹介先保険医療機関ごとに患者1人につき月1回に限り算定する。

2　保険医療機関が，診療に基づき患者の同意を得て，当該患者の居住地を管轄する市町村又は介護保険法第46条第1項に規定する指定居宅介護支援事業者，同法第58条第1項に規定する指定介護予防支援事業者，障害者の日常生活及び社会生活を総合的に支援するための法律第51条の17第1項第1号に規定する指定特定相談支援事業者，児童福祉法第24条の26第1項第1号に規定する指定障害児相談支援事業者等に対して，診療状況を示す文書を添えて，当該患者に係る保健福祉サービスに必要な情報を提供した場合に，患者1人につき月1回に限り算定する。

3　保険医療機関が，診療に基づき保険薬局による在宅患者訪問薬剤管理指導の必要を認め，在宅での療養を行っている患者であって通院が困難なものの同意を得て，当該保険薬局に対して，診療状況を示す文書を添えて，当該患者に係る在宅患者訪問薬剤管理指導に必要な情報を提供した場合に，患者1人につき月1回に限り算定する。

4　保険医療機関が，精神障害者である患者であって，障害者の日常生活及び社会生活を総合的に支援するための法律に規定する障害福祉サービスを行う施設又は福祉ホーム（以下「精神障害者施設」という。）に入所若しくは通所しているもの又は介護老人保健施設に入所しているものの同意を得て，当該精神障害者施設又は介護老人保健施設に対して，診療状況を示す文書を添えて，当該患者の社会復帰の促進に必要な情報を提供した場合に，患者1人につき月1回に限り算定する。

5　保険医療機関が，診療に基づき患者の同意を得て，介護老人保健施設又は介護医療院に対して，診療状況を示す文書を添えて患者の紹介を行った場合に，患者1人につき月1回に限り算定する。

6　保険医療機関が，認知症の状態にある患者について，診断に基づき認知症に関する専門の保険医療機関等での鑑別診断等の必要を認め，当該患者又はその家族等の同意を得て，認知症に関する専門の保険医療機関等に対して診療状況を示す文書を添えて患者の紹介を行った場合に，患者1人につき月1回に限り算定する。

7　保険医療機関が，児童福祉法第６条の２第３項に規定する小児慢性特定疾病医療支援の対象である患者，同法第56条の６第２項に規定する障害児である患者又はアナフィラキシーの既往歴のある患者若しくは食物アレルギー患者について，診療に基づき当該患者又はその家族等の同意を得て，当該患者が通園又は通学する同法第39条第１項に規定する保育所又は学校教育法（昭和22年法律第26号）第１条に規定する学校（大学を除く。）等の学校医等に対して，診療状況を示す文書を添えて，当該患者が学校生活等を送るに当たり必要な情報を提供した場合に，患者１人につき月１回に限り算定する。

8　保険医療機関が，患者の退院日の属する月又はその翌月に，添付の必要を認め，当該患者の同意を得て，別の保険医療機関，精神障害者施設又は介護老人保健施設若しくは介護医療院に対して，退院後の治療計画，検査結果，画像診断に係る画像情報その他の必要な情報を添付して紹介を行った場合は，**200点**を所定点数に加算する。

9　区分番号Ｂ005－４に掲げるハイリスク妊産婦共同管理料（Ⅰ）の施設基準に適合しているものとして地方厚生局長等に届け出た保険医療機関が，ハイリスク妊産婦共同管理料（Ⅰ）に規定する別に厚生労働大臣が定める状態等の患者の同意を得て，検査結果，画像診断に係る画像情報その他の必要な情報を添付してハイリスク妊産婦共同管理料（Ⅰ）に規定する別の保険医療機関に対して紹介を行った場合は，ハイリスク妊婦紹介加算として，当該患者の妊娠中１回に限り**200点**を所定点数に加算する。

10　保険医療機関が，認知症の疑いのある患者について専門医療機関での鑑別診断等の必要を認め，当該患者又はその家族等の同意を得て，当該専門医療機関に対して，診療状況を示す文書を添えて，患者の紹介を行った場合は，認知症専門医療機関紹介加算として，**100点**を所定点数に加算する。

11　保険医療機関が，認知症の専門医療機関において既に認知症と診断された患者であって入院中の患者以外のものについて症状が増悪した場合に，当該患者又はその家族等の同意を得て，当該専門医療機関に対して，診療状況を示す文書を添えて当該患者の紹介を行った場合は，認知症専門医療機関連携加算として，**50点**を所定点数に加算する。

12　精神科以外の診療科を標榜する保険医療機関が，入院中の患者以外の患者について，うつ病等の精神障害の疑いによりその診断治療等の必要性を認め，当該患者の同意を得て，精神科を標榜する別の保険医療機関に当該患者が受診する日の予約を行った上で患者の紹介を行った場合は，精神科医連携加算として，**200点**を所定点数に加算する。

13　保険医療機関が，治療計画に基づいて長期継続的にインターフェロン治療が必要な肝炎の患者であって入院中の患者以外のものの同意を得て，当該保険医療機関と連携して治療を行う肝疾患に関する専門医療機関に対して，治療計画に基づく診療状況を示す文書を添えて当該患者の紹介を行った場合は，肝炎インターフェロン治療連携加算として，**50点**を所定点数に加算する。

14　保険医療機関が，患者の口腔機能の管理の必要を認め，歯科診療を行う他の保険医療機関に対して，患者又はその家族等の同意を得て，診療情報を示す文書を添えて，当該患者の紹介を行った場合は，歯科医療機関連携加算1として，**100点**を所定点数に加算する。

15　保険医療機関が，周術期等における口腔機能管理の必要を認め，患者又はその家族等の同意を得て，歯科を標榜する他の保険医療機関に当該患者が受診する日の予約を行った上で当該患者の紹介を行った場合は，歯科医療機関連携加算2として**100点**を所定点数に加算する。

16　別に厚生労働大臣が定める施設基準に適合しているものとして地方厚生局長等に届け出た保険医療機関が，患者の退院日の属する月又はその翌月に，連携する保険医療機関において区分番号A 246の注4に掲げる地域連携診療計画加算を算定して当該連携保険医療機関を退院した患者（あらかじめ共有されている地域連携診療計画に係る入院中の患者以外の患者に限る。）の同意を得て，当該連携保険医療機関に対して，診療状況を示す文書を添えて当該患者の地域連携診療計画に基づく療養に係る必要な情報を提供した場合に，地域連携診療計画加算として，**50点**を所定点数に加算する。

17　保険医療機関が，患者の同意を得て，当該患者が入院又は入所する保険医療機関又は介護老人保健施設若しくは介護医療院に対して文書で診療情報を提供する際，当該患者に対して定期的に訪問看護を行っている訪問看護ステーションから得た療養に係る情報を添付して紹介を行った場合は，療養情報提供加算として，**50点**を所定点数に加算する。

18　別に厚生労働大臣が定める施設基準に適合しているものとして地方厚生局長等に届け出た保険医療機関が，患者の紹介を行う際に，検査結果，画像情報，画像診断の所見，投薬内容，注射内容，退院時要約等の診療記録のうち主要なものについて，他の保険医療機関に対し，電子的方法により閲覧可能な形式で提供した場合又は電子的に送受される診療情報提供書に添付した場合に，検査・画像情報提供加算として，次に掲げる点数をそれぞれ所定点数に加算する。ただし，イについては，注8に規定する加算を算定する場合は算定しない。

イ　退院する患者について，当該患者の退院日の属する月又はその翌月に，必要な情報を提供した場合……………………**200点**

ロ　入院中の患者以外の患者について，必要な情報を提供した場合…………………………………………………………………**30点**

B 009-2 電子的診療情報評価料……………………………………………………**30点**

注　別に厚生労働大臣が定める施設基準に適合しているものとして地方厚生局長等に届け出た保険医療機関が，別の保険医療機関から診療情報提供書の提供を受けた患者に係る検査結果，画像情報，画像診断の所見，投薬内容，注射内容，退院時要約等の診療記録のうち主要なものについて，電子的方法により閲覧又は受信し，当該患者の診療に活用した場合に算定する。

B 010 診療情報提供料（Ⅱ）……………………………………………………**500点**

注 保険医療機関が，治療法の選択等に関して当該保険医療機関以外の医師の意見を求める患者からの要望を受けて，治療計画，検査結果，画像診断に係る画像情報その他の別の医療機関において必要な情報を添付し，診療状況を示す文書を患者に提供することを通じて，患者が当該保険医療機関以外の医師の助言を得るための支援を行った場合に，患者１人につき月１回に限り算定する。

B 010-2 診療情報連携共有料……120点

注１ 歯科診療を担う別の保険医療機関からの求めに応じ，患者の同意を得て，検査結果，投薬内容等を文書により提供した場合に，提供する保険医療機関ごとに患者１人につき３月に１回に限り算定する。

２ 区分番号Ｂ009に掲げる診療情報提供料（Ⅰ）（同一の保険医療機関に対して紹介を行った場合に限る。）を算定した同一月においては，別に算定できない。

B 011 連携強化診療情報提供料……150点

注１ 別に厚生労働大臣が定める施設基準を満たす保険医療機関において，別に厚生労働大臣が定める基準を満たす他の保険医療機関から紹介された患者について，当該患者を紹介した他の保険医療機関からの求めに応じ，患者の同意を得て，診療状況を示す文書を提供した場合（区分番号Ａ000に掲げる初診料を算定する日を除く。ただし，当該保険医療機関に次回受診する日の予約を行った場合はこの限りでない。）に，提供する保険医療機関ごとに患者１人につき月１回に限り算定する。

２ 注１に該当しない場合であって，注１に規定する別に厚生労働大臣が定める施設基準を満たす外来機能報告対象病院等（医療法第30条の18の４第１項第２号の規定に基づき，同法第30条の18の２第１項第１号の厚生労働省令で定める外来医療を提供する基幹的な病院又は診療所として都道府県が公表したものに限る。）である保険医療機関において，他の保険医療機関（許可病床の数が200未満の病院又は診療所に限る。）から紹介された患者について，当該患者を紹介した他の保険医療機関からの求めに応じ，患者の同意を得て，診療状況を示す文書を提供した場合（区分番号Ａ000に掲げる初診料を算定する日を除く。ただし，当該保険医療機関に次回受診する日の予約を行った場合はこの限りではない。）に，提供する保険医療機関ごとに患者1人につき月1回に限り算定する。

3　注1又は注2に該当しない場合であって，別に厚生労働大臣が定める施設基準を満たす保険医療機関において，他の保険医療機関から紹介された患者について，当該患者を紹介した他の保険医療機関からの求めに応じ，患者の同意を得て，診療状況を示す文書を提供した場合（区分番号Ａ000に掲げる初診料を算定する日を除く。ただし，当該保険医療機関に次回受診する日の予約を行った場合はこの限りではない。）に，提供する保険医療機関ごとに患者1人につき月1回に限り算定する。

4　注1から注3までのいずれにも該当しない場合であって，別に厚生労働大臣が定める施設基準を満たす保険医療機関において，他の保険医療機関から紹介された難病の患者に対する医療等に関する法律（平成26年法律第50号）第5条第1項に規定する指定難病の患者又はてんかんの患者（当該疾病が疑われる患者を含む。）について，当該患者を紹介した他の保険医療機関からの求めに応じ，患者の同意を得て，診療状況を示す文書を提供した場合（区分番号Ａ000に掲げる初診料を算定する日を除く。ただし，当該保険医療機関に次回受診する日の予約を行った場合はこの限りではない。）に，提供する保険医療機関ごとに患者1人につき月1回に限り算定する。

5　注1から注4までのいずれにも該当しない場合であって，注1に規定する別に厚生労働大臣が定める施設基準を満たす保険医療機関において，他の保険医療機関から紹介された妊娠中の患者について，当該患者を紹介した他の保険医療機関からの求めに応じ，患者の同意を得て，診療状況を示す文書を提供した場合（区分番号Ａ000に掲げる初診料を算定する日を除く。ただし，当該保険医療機関に次回受診する日の予約を行った場合はこの限りでない。）に，提供する保険医療機関ごとに患者1人につき3月に1回（別に厚生労働大臣が定める施設基準を満たす保険医療機関において，産科若しくは産婦人科を標榜する保険医療機関から紹介された妊娠中の患者又は産科若しくは産婦人科を標榜する別に厚生労働大臣が定める施設基準を満たす保険医療機関において，他の保険医療機関から紹介された妊娠中の患者について，診療に基づき，頻回の情報提供の必要を認め，当該患者を紹介した他の保険医療機関に情報提供を行った場合にあっては，月1回）に限り算定する。

6　区分番号B 009に掲げる診療情報提供料（Ⅰ）（同一の保険医療機関に対して紹介を行った場合に限る。）を算定した月は，別に算定できない。

B 011-2 削除

B 011-3 薬剤情報提供料……………………………………………… **4点**

注1　入院中の患者以外の患者に対して，処方した薬剤の名称，用法，用量，効能，効果，副作用及び相互作用に関する主な情報を文書により提供した場合に，月1回に限り（処方の内容に変更があった場合は，その都度）算定する。

2　注1の場合において，処方した薬剤の名称を当該患者の求めに応じて患者の薬剤服用歴等を経時的に記録する手帳（以下単に「手帳」という。）に記載した場合には，手帳記載加算として，**3点**を所定点数に加算する。

3　保険薬局において調剤を受けるために処方箋を交付した患者については，算定しない。

B 011-4 医療機器安全管理料

1　臨床工学技士が配置されている保険医療機関において，生命維持管理装置を用いて治療を行う場合（1月につき）…………… **100点**

2　放射線治療機器の保守管理，精度管理等の体制が整えられている保険医療機関において，放射線治療計画を策定する場合（一連につき）…………………………………………………………… **1,100点**

注1　1については，別に厚生労働大臣が定める施設基準に適合しているものとして地方厚生局長等に届け出た保険医療機関において，生命維持管理装置を用いて治療を行った場合に，患者1人につき月1回に限り算定する。

2　2については，別に厚生労働大臣が定める施設基準に適合しているものとして地方厚生局長等に届け出た保険医療機関において，放射線治療が必要な患者に対して，放射線治療計画に基づいて治療を行った場合に算定する。

B 011-5 がんゲノムプロファイリング評価提供料……………………**12,000 点**

注　別に厚生労働大臣が定める施設基準を満たす保険医療機関において，区分番号Ｄ 006 － 19 に掲げるがんゲノムプロファイリング検査により得られた包括的なゲノムプロファイルの結果について，当該検査結果を医学的に解釈するためのがん薬物療法又は遺伝医学に関する専門的な知識及び技能を有する医師，遺伝カウンセリング技術を有する者等による検討会での検討を経た上で患者に提供し，かつ，治療方針等について文書を用いて当該患者に説明した場合に，患者１人につき１回に限り算定する。

B 011-6 栄養情報連携料……………………………………………………**70 点**

注１　区分番号Ｂ 001 の 10 に掲げる入院栄養食事指導料を算定する患者に対して，退院後の栄養食事管理について指導を行った内容及び入院中の栄養管理に関する情報を示す文書を用いて説明し，これを他の保険医療機関，介護老人保健施設，介護医療院，特別養護老人ホーム又は障害者の日常生活及び社会生活を総合的に支援する法律第 34 条第１項に規定する指定障害者支援施設等若しくは児童福祉法第 42 条第１号に規定する福祉型障害児入所施設（以下この区分番号において「保険医療機関等」という。）の医師又は管理栄養士に情報提供し，共有した場合に，入院中１回に限り算定する。

２　注１に該当しない場合であって，当該保険医療機関を退院後に他の保険医療機関等に転院又は入所する患者であって栄養管理計画が策定されているものについて，患者又はその家族等の同意を得て，入院中の栄養管理に関する情報を示す文書を用いて当該他の保険医療機関等の管理栄養士に情報提供し，共有した場合に，入院中に１回に限り算定する。

３　区分番号Ｂ 005 に掲げる退院時共同指導料２は，別に算定できない。

B 012 傷病手当金意見書交付料……………………………………………………**100 点**

注 健康保険法第 99 条第 1 項の規定による傷病手当金に係る意見書を交付した場合に算定する。

B 013 療養費同意書交付料…………………………………………………………**100 点**

注 健康保険法第 87 条の規定による療養費（柔道整復以外の施術に係るものに限る。）に係る同意書を交付した場合に算定する。

B 014 退院時薬剤情報管理指導料…………………………………………………**90 点**

注 1 保険医療機関が，患者の入院時に当該患者が服薬中の医薬品等について確認するとともに，当該患者に対して入院中に使用した主な薬剤の名称（副作用が発現した場合については，当該副作用の概要，講じた措置等を含む。）に関して当該患者の手帳に記載した上で，退院に際して当該患者又はその家族等に対して，退院後の薬剤の服用等に関する必要な指導を行った場合に，退院の日に 1 回に限り算定する。この場合において，同一日に，区分番号Ｂ 005 に掲げる退院時共同指導料 2（注 1 の規定により，入院中の保険医療機関の薬剤師が指導等を行った場合に限る。）は，別に算定できない。

2 保険医療機関が，入院前の内服薬の変更をした患者又は服用を中止した患者について，保険薬局に対して，当該患者又はその家族等の同意を得て，その理由や変更又は中止後の当該患者の状況を文書により提供した場合に，退院時薬剤情報連携加算として，**60 点**を所定点数に加算する。

B 015 精神科退院時共同指導料

1 精神科退院時共同指導料 1（外来を担う保険医療機関又は在宅療養担当医療機関の場合）

イ 精神科退院時共同指導料（Ⅰ）………………………………**1,500 点**

ロ 精神科退院時共同指導料（Ⅱ）…………………………………**900 点**

2 精神科退院時共同指導料 2（入院医療を提供する保険医療機関の場合）………………………………………………………………**700 点**

注 1 1 のイについては，精神保健福祉法第 29 条若しくは第 29 条の 2 に規定する入院措置に係る患者，心神喪失等の状態で重大な他害行為を行った者の医療及び観察等に関する法律（平成 15

年法律第110号）第42条第1項第1号若しくは第61条第1項第1号に規定する同法による入院若しくは同法第42条第1項第2号に規定する同法による通院をしたことがあるもの又は当該入院の期間が1年以上のものに対して，当該患者の外来を担う保険医療機関又は在宅療養担当医療機関であって，別に厚生労働大臣が定める施設基準に適合しているものとして地方厚生局長等に届け出た保険医療機関が，当該患者が入院している他の保険医療機関と共同して，当該患者の同意を得て，退院後の療養上必要な説明及び指導を行った上で，支援計画を作成し，文書により情報提供した場合に，入院中に1回に限り算定する。

2　1のロについては，療養生活環境の整備のため重点的な支援を要する患者に対して，当該患者の外来を担う保険医療機関又は在宅療養担当医療機関であって，別に厚生労働大臣が定める施設基準に適合しているものとして地方厚生局長等に届け出た保険医療機関が，当該患者が入院している他の保険医療機関と共同して，当該患者の同意を得て，退院後の療養上必要な説明及び指導を行った上で，支援計画を作成し，文書により情報提供した場合に，入院中に1回に限り算定する。

3　1について，区分番号Ａ000に掲げる初診料，区分番号Ａ001に掲げる再診料，区分番号Ａ002に掲げる外来診療料，区分番号Ｂ002に掲げる開放型病院共同指導料（Ⅰ），区分番号Ｂ004に掲げる退院時共同指導料1，区分番号Ｃ000に掲げる往診料，区分番号Ｃ001に掲げる在宅患者訪問診療料（Ⅰ）又は区分番号Ｃ001－2に掲げる在宅患者訪問診療料（Ⅱ）は別に算定できない。

4　2については，精神病棟に入院している患者であって，他の保険医療機関において1を算定するものに対して，当該患者が入院している保険医療機関であって，別に厚生労働大臣が定める施設基準に適合しているものとして地方厚生局長等に届け出た保険医療機関が，当該患者の外来を担う保険医療機関又は在宅療養担当医療機関と共同して，当該患者の同意を得て，退院後の療養上必要な説明及び指導を行った上で，支援計画を作成し，文書により情報提供した場合に，入院中に1回に限り算定する。ただし，区分番号B 003に掲げる開放型病院共同指導料（Ⅱ），区分番号B 005に掲げる退院時共同指導料2又は区分番号Ｉ 011に掲げる精神科退院指導料は，別に算定できない。

B 016からB 018まで 削除

第2節　削　　除

第3節　特定保険医療材料料

区分

B 200 特定保険医療材料　　材料価格を10円で除して得た点数

注　使用した特定保険医療材料の材料価格は，別に厚生労働大臣が定める。

第2部　在宅医療

通　則

1　在宅医療の費用は，第1節又は第2節の各区分の所定点数により算定する。

2　在宅療養指導管理に当たって患者に対して薬剤を使用した場合は，前号により算定した点数及び第3節の所定点数を合算した点数により算定する。

3　在宅療養指導管理に当たって，別に厚生労働大臣が定める保険医療材料（以下この部において「特定保険医療材料」という。）を支給した場合は，前2号により算定した点数及び第4節の所定点数を合算した点数により算定する。

4　第1節又は第2節に掲げられていない在宅医療であって特殊なものの費用は，第1節又は第2節に掲げられている在宅医療のうちで最も近似する在宅医療の各区分の所定点数により算定する。

5　組織的な感染防止対策につき区分番号A 000 に掲げる初診料の注 11 及び区分番号A 001 に掲げる再診料の注 15 に規定する別に厚生労働大臣が定める施設基準に適合しているものとして地方厚生局長等に届け出た保険医療機関（診療所に限る。）において，第1節の各区分に掲げる在宅患者診療・指導料のうち次に掲げるものを算定した場合は，外来感染対策向上加算として，月1回に限り**6点**を所定点数に加算する。ただし，発熱その他感染症を疑わせるような症状を呈する患者に対して適切な感染防止対策を講じた上で，第1節の各区分に掲げる在宅患者診療・指導料のうち次に掲げるものを算定した場合については，発熱患者等対応加算として，月1回に限り**20点**を更に所定点数に加算する。この場合において，区分番号A 000 に掲げる初診料の注 11，区分番号A 001 に掲げる再診料の注 15，第1部の通則第3号又は区分番号I 012 に掲げる精神科訪問看護・指導料の注 13 にそれぞれ規定する外来感染対策向上加算を算定した月は，別に算定できない。

イ　在宅患者訪問診療料（Ⅰ）
ロ　在宅患者訪問診療料（Ⅱ）
ハ　在宅患者訪問看護・指導料
ニ　同一建物居住者訪問看護・指導料
ホ　在宅患者訪問点滴注射管理指導料
ヘ　在宅患者訪問リハビリテーション指導管理料
ト　在宅患者訪問薬剤管理指導料
チ　在宅患者訪問栄養食事指導料
リ　在宅患者緊急時等カンファレンス料

6　感染症対策に関する医療機関間の連携体制につき区分番号A 000に掲げる初診料の注12及び区分番号A 001に掲げる再診料の注16に規定する別に厚生労働大臣が定める施設基準に適合しているものとして地方厚生局長等に届け出た保険医療機関において，前号に規定する外来感染対策向上加算を算定した場合は，連携強化加算として，月1回に限り**3点**を更に所定点数に加算する。

7　感染防止対策に資する情報を提供する体制につき区分番号A 000に掲げる初診料の注13及び区分番号A 001に掲げる再診料の注17に規定する別に厚生労働大臣が定める施設基準に適合しているものとして地方厚生局長等に届け出た保険医療機関において，第5号に規定する外来感染対策向上加算を算定した場合は，サーベイランス強化加算として，月1回に限り**1点**を更に所定点数に加算する。

8　抗菌薬の使用状況につき区分番号A 000に掲げる初診料の注14及び区分番号A 001に掲げる再診料の注18に規定する別に厚生労働大臣が定める施設基準に適合しているものとして地方厚生局長等に届け出た保険医療機関において，第5号に規定する外来感染対策向上加算を算定した場合は，抗菌薬適正使用体制加算として，月1回に限り**5点**を更に所定点数に加算する。

第1節　在宅患者診療・指導料

区分

C 000 往診料…………………………………………………………**720点**

注1　別に厚生労働大臣が定める時間において入院中の患者以外

の患者に対して診療に従事している場合に緊急に行う往診，夜間（深夜を除く。）又は休日の往診，深夜の往診を行った場合には，在宅療養支援診療所，在宅療養支援病院（地域において在宅療養を提供する診療所がないことにより，当該地域における退院後の患者に対する在宅療養の提供に主たる責任を有する病院であって，別に厚生労働大臣が定める施設基準に適合しているものとして地方厚生局長等に届け出たものをいう。以下この表において同じ。）等の区分に従い，次に掲げる点数を，それぞれ所定点数に加算する。

イ　**別に厚生労働大臣が定める患者に対し，在宅療養支援診療所又は在宅療養支援病院であって別に厚生労働大臣が定めるものの保険医が行う場合**

(1)　**病床を有する場合**

①　緊急往診加算……………………………………………… 850点

②　夜間・休日往診加算………………………………………1,700点

③　深夜往診加算………………………………………………2,700点

(2)　**病床を有しない場合**

①　緊急往診加算……………………………………………… 750点

②　夜間・休日往診加算………………………………………1,500点

③　深夜往診加算………………………………………………2,500点

ロ　**別に厚生労働大臣が定める患者に対し，在宅療養支援診療所又は在宅療養支援病院**（イに規定するものを除く。）**の保険医が行う場合**

(1)　緊急往診加算……………………………………………… 650点

(2)　夜間・休日往診加算………………………………………1,300点

(3)　深夜往診加算………………………………………………2,300点

ハ　**別に厚生労働大臣が定める患者に対し，イからロまでに掲げるもの以外の保険医療機関の保険医が行う場合**

(1)　緊急往診加算……………………………………………… 325点

(2)　夜間・休日往診加算……………………………………… 650点

(3)　深夜往診加算………………………………………………1,300点

ニ　**別に厚生労働大臣が定める患者以外の患者に対して行う**

場合
(1) 緊急往診加算……………………………………………… **325点**
(2) 夜間・休日往診加算…………………………………… **405点**
(3) 深夜往診加算…………………………………………… **485点**

2 患家における診療時間が1時間を超えた場合は，患家診療時間加算として，30分又はその端数を増すごとに，**100点**を所定点数に加算する。

3 在宅で死亡した患者（往診を行った後，24時間以内に在宅以外で死亡した患者を含む。）に対して，その死亡日及び死亡日前14日以内に，区分番号B 004に掲げる退院時共同指導料1を算定し，かつ，往診を実施した場合には，当該患者に係る区分等に従い，在宅ターミナルケア加算として，次に掲げる点数をそれぞれ所定点数に加算する。この場合において，区分番号C 001の注6に規定する在宅ターミナルケア加算及び区分番号C 001－2の注5に規定する在宅ターミナルケア加算は算定できない。ただし，別に厚生労働大臣が定める施設基準に適合するものとして地方厚生局長等に届け出た保険医療機関が行った場合は，当該基準に掲げる区分に従い，在宅緩和ケア充実診療所・病院加算，在宅療養実績加算1又は在宅療養実績加算2として，それぞれ**1,000点**，**750点**又は**500点**を，がん患者に対して酸素療法を行っていた場合は酸素療法加算として**2,000点**を更に所定点数に加算する。

イ 有料老人ホームその他これに準ずる施設（以下この区分番号，区分番号C 001及び区分番号C 001－2において「有料老人ホーム等」という。）**に入居する患者以外の患者**

(1) 在宅療養支援診療所又は在宅療養支援病院であって別に厚生労働大臣が定めるものの場合
① 病床を有する場合…………………………………… **6,500点**
② 病床を有しない場合………………………………… **5,500点**

(2) 在宅療養支援診療所又は在宅療養支援病院（(1)に規定するものを除く。）の場合 ……………………………… **4,500点**

(3) (1)及び(2)に掲げるもの以外の場合…………………… **3,500点**

ロ　有料老人ホーム等に入居する患者

(1)　在宅療養支援診療所又は在宅療養支援病院であって別に厚生労働大臣が定めるものの場合

①　病床を有する場合…………………………………**6,500点**

②　病床を有しない場合………………………………**5,500点**

(2)　在宅療養支援診療所又は在宅療養支援病院（(1)に規定するものを除く。）の場合……………………………**4,500点**

(3)　(1)及び(2)に掲げるもの以外の場合…………………**3,500点**

4　往診を行い，在宅で患者を看取った場合（注3に規定する在宅ターミナルケア加算を算定する場合に限る。）には，看取り加算として，**3,000点**を所定点数に加算する。この場合において，区分番号C 001の注7（区分番号C 001－2の注6の規定により準用する場合を含む。）に規定する看取り加算は算定できない。

5　患家において死亡診断を行った場合は，死亡診断加算として，**200点**を所定点数に加算する。ただし，注4に規定する加算を算定する場合は，算定できない。

6　保険医療機関の所在地と患家の所在地との距離が16キロメートルを超えた場合又は海路による往診を行った場合で，特殊の事情があったときの往診料は，別に厚生労働大臣が定めるところにより算定する。

7　往診に要した交通費は，患家の負担とする。

8　注1のイからハまでについては，別に厚生労働大臣が定める施設基準に適合するものとして地方厚生局長等に届け出た保険医療機関の保険医が行った場合は，当該基準に掲げる区分に従い，在宅緩和ケア充実診療所・病院加算，在宅療養実績加算1又は在宅療養実績加算2として，**100点**，**75点**又は**50点**を，それぞれ更に所定点数に加算する。

9　在宅療養支援診療所又は在宅療養支援病院が，当該保険医療機関と連携する他の保険医療機関（在宅療養支援診療所又は在宅療養支援病院以外の保険医療機関に限る。）によって計画的な医学管理の下に主治医として定期的に訪問診療を行っている患者に対して，往診を行った場合，往診時医療情報連携加算として**200点**を所定点数に加算する。

10　別に厚生労働大臣が定める施設基準に適合しているものとして地方厚生局長等に届け出た保険医療機関が，介護老人保健施設，介護医療院及び特別養護老人ホーム（以下この注において「介護保険施設等」という。）の協力医療機関であって，当該介護保険施設等に入所している患者の病状の急変等に伴い，往診を行った場合に，介護保険施設等連携往診加算として，**200点**を所定点数に加算する。

C 001 在宅患者訪問診療料（Ⅰ）（1日につき）

1　在宅患者訪問診療料1

イ　同一建物居住者以外の場合……………………………… **888点**

ロ　同一建物居住者の場合…………………………………… **213点**

2　在宅患者訪問診療料2

イ　同一建物居住者以外の場合……………………………… **884点**

ロ　同一建物居住者の場合…………………………………… **187点**

注1　1については，在宅で療養を行っている患者であって通院が困難なものに対して，当該患者の同意を得て，計画的な医学管理の下に定期的に訪問して診療を行った場合（区分番号Ａ000に掲げる初診料を算定する初診の日に訪問して診療を行った場合及び有料老人ホーム等に併設される保険医療機関が，当該有料老人ホーム等に入居している患者に対して行った場合を除く。）に，当該患者が同一建物居住者（当該患者と同一の建物に居住する他の患者に対して当該保険医療機関が同一日に訪問診療を行う場合の当該患者をいう。以下この区分番号において同じ。）以外である場合はイを，当該患者が同一建物居住者である場合はロを，それぞれ，当該患者1人につき週3回（同一の患者について，イ及びロを併せて算定する場合において同じ。）に限り（別に厚生労働大臣が定める疾病等の患者に対する場合を除く。）算定する。この場合において，区分番号Ａ001に掲げる再診料，区分番号Ａ002に掲げる外来診療料又は区分番号Ｃ000に掲げる往診料は，算定しない。

2　2については，区分番号C 002に掲げる在宅時医学総合管理料，区分番号C 002－2に掲げる施設入居時等医学総合管理料又は区分番号C 003に掲げる在宅がん医療総合診療料の算定要件を満たす他の保険医療機関の求めに応じ，当該他の保険医療機関から紹介された患者に対して，当該患者の同意を得て，計画的な医学管理の下に訪問して診療を行った場合（有料老人ホーム等に併設される保険医療機関が，当該有料老人ホーム等に入居している患者に対して行った場合を除く。）に，当該患者が同一建物居住者以外である場合はイを，当該患者が同一建物居住者である場合はロを，当該患者1人につき，訪問診療を開始した日の属する月から起算して6月（別に厚生労働大臣が定める疾病等の患者に対する場合を除く。）を限度として，月1回に限り算定する。この場合において，区分番号A 000に掲げる初診料，区分番号A 001に掲げる再診料，区分番号A 002に掲げる外来診療料又は区分番号C 000に掲げる往診料は，算定しない。

3　1について，保険医療機関が，診療に基づき，患者の急性増悪等により一時的に頻回の訪問診療を行う必要性を認め，計画的な医学的管理の下に，在宅での療養を行っている患者であって通院が困難なものに対して訪問診療を行った場合は，注1の規定にかかわらず，1月に1回に限り，当該診療の日から14日以内に行った訪問診療については14日を限度として算定する。

4　6歳未満の乳幼児に対して訪問診療を行った場合には，乳幼児加算として，**400点**を所定点数に加算する。

5　患家における診療時間が1時間を超えた場合は，患家診療時間加算として，30分又はその端数を増すごとに，**100点**を所定点数に加算する。

6　在宅で死亡した患者（往診又は訪問診療を行った後，24時間以内に在宅以外で死亡した患者を含む。）に対してその死亡日及び死亡日前14日以内に，2回以上の往診若しくは訪問診療を実施した場合（1を算定する場合に限る。）又は区分番号B

004に掲げる退院時共同指導料1を算定し，かつ，訪問診療を実施した場合（1を算定する場合に限る。）には，当該患者に係る区分等に従い，在宅ターミナルケア加算として，次に掲げる点数を，それぞれ所定点数に加算する。この場合において，区分番号C 000の注3に規定する在宅ターミナルケア加算は算定できない。ただし，別に厚生労働大臣が定める施設基準に適合するものとして地方厚生局長等に届け出た保険医療機関が行った場合は，当該基準に掲げる区分に従い，在宅緩和ケア充実診療所・病院加算，在宅療養実績加算1又は在宅療養実績加算2として，それぞれ**1,000点**，**750点**又は**500点**を，がん患者に対して酸素療法を行っていた場合は酸素療法加算として**2,000点**を更に所定点数に加算する。

イ　有料老人ホーム等に入居する患者以外の患者

(1) 在宅療養支援診療所又は在宅療養支援病院であって別に厚生労働大臣が定めるものの場合

① 病床を有する場合……………………………… **6,500点**

② 病床を有しない場合…………………………… **5,500点**

(2) 在宅療養支援診療所又は在宅療養支援病院（(1)に規定するものを除く。）の場合 ……………………………… **4,500点**

(3) (1)及び(2)に掲げるもの以外の場合…………………… **3,500点**

ロ　有料老人ホーム等に入居する患者

(1) 在宅療養支援診療所又は在宅療養支援病院であって別に厚生労働大臣が定めるものの場合

① 病床を有する場合……………………………… **6,500点**

② 病床を有しない場合…………………………… **5,500点**

(2) 在宅療養支援診療所又は在宅療養支援病院（(1)に規定するものを除く。）の場合 ……………………………… **4,500点**

(3) (1)及び(2)に掲げるもの以外の場合…………………… **3,500点**

7　往診又は訪問診療を行い，在宅で患者を看取った場合（1を算定する場合に限る。）には，看取り加算として，**3,000点**を所定点数に加算する。

8　死亡診断を行った場合（1を算定する場合に限る。）には，死亡診断加算として，**200点**を所定点数に加算する。ただし，注7に規定する加算を算定する場合は，算定できない。

9　保険医療機関の所在地と患家の所在地との距離が16キロメートルを超えた場合又は海路による訪問診療を行った場合で，特殊の事情があったときの在宅患者訪問診療料（Ⅰ）は，別に厚生労働大臣が定めるところによって算定する。

10　往診料を算定する往診の日の翌日までに行った訪問診療（在宅療養支援診療所又は在宅療養支援病院の保険医が行ったものを除く。）の費用は算定しない。

11　訪問診療に要した交通費は，患家の負担とする。

12　1について，在宅療養支援診療所又は在宅療養支援病院であって別に厚生労働大臣が定める基準に適合しなくなった場合には，当該基準に適合しなくなった後の直近1月に限り，同一患者につき同一月において訪問診療を5回以上実施した場合における5回目以降の当該訪問診療については，所定点数の**100分の50**に相当する点数により算定する。

13　別に厚生労働大臣が定める施設基準に適合しているものとして地方厚生局長等に届け出た保険医療機関において，健康保険法第3条第13項に規定する電子資格確認等により得られる情報を踏まえて計画的な医学管理の下に，訪問して診療を行った場合は，在宅医療DX情報活用加算として，月1回に限り**10点**を所定点数に加算する。ただし，区分番号A000に掲げる初診料の注15，区分番号A001に掲げる再診料の注19若しくは区分番号A002に掲げる外来診療料の注10にそれぞれ規定する医療情報取得加算，区分番号A000に掲げる初診料の注16に規定する医療DX推進体制整備加算，区分番号C003に掲げる在宅がん医療総合診療料の注8に規定する在宅医療DX情報活用加算又は区分番号C005に掲げる在宅患者訪問看護・指導料の注17（区分番号C005－1－2の注6の規定により準用する場合を含む。）若しくは区分番号I012に掲げる精神科訪問看護・指導料の注17にそれぞれ規定する訪問看護医療DX情報活用加算を算定した月は，在宅医療DX情報活用加算は算定できない。

C 001-2 在宅患者訪問診療料（Ⅱ）（1日につき）……………………………150点

注1　有料老人ホーム等に併設される保険医療機関が，当該施設に入居している患者に対して，次のいずれかに該当する訪問診療を行った場合に算定する。この場合において，区分番号A 000に掲げる初診料，区分番号A 001に掲げる再診料，区分番号A 002に掲げる外来診療料又は区分番号C 000に掲げる往診料は，算定しない。

イ　当該保険医療機関が，区分番号C 002に掲げる在宅時医学総合管理料又は区分番号C 002－2に掲げる施設入居時等医学総合管理料の算定要件を満たす保険医療機関として，当該患者の同意を得て，計画的な医学管理の下に定期的に訪問して診療を行った場合（区分番号A 000に掲げる初診料を算定する初診の日に訪問して診療を行った場合を除く。）

ロ　区分番号C 002に掲げる在宅時医学総合管理料，区分番号C 002－2に掲げる施設入居時等医学総合管理料又は区分番号C 003に掲げる在宅がん医療総合診療料の算定要件を満たす他の保険医療機関の求めに応じ，当該他の保険医療機関から紹介された患者に対して，当該患者の同意を得て，計画的な医学管理の下に訪問して診療を行った場合

2　注1のイの場合については，当該患者1人につき週3回（別に厚生労働大臣が定める疾病等の患者に対する場合を除く。）に限り算定する。

3　注1のロの場合については，当該患者1人につき訪問診療を開始した日の属する月から起算して6月（別に厚生労働大臣が定める疾病等の患者に対する場合を除く。）を限度として，月1回に限り算定する。

4　注1のイの場合について，保険医療機関が，診療に基づき，患者の急性増悪等により一時的に頻回の訪問診療を行う必要性を認め，計画的な医学管理の下に，訪問診療を行った場合は，注2の規定にかかわらず，1月に1回に限り，当該診療の日から14日以内に行った訪問診療については14日を限度として

算定する。

5　患者の居住する有料老人ホーム等で死亡した患者（往診又は訪問診療を行った後，24時間以内に当該有料老人ホーム等以外で死亡した患者を含む。）に対してその死亡日及び死亡日前14日以内に，2回以上の往診若しくは訪問診療を実施した場合（注1のイの場合に限る。）又は区分番号B004に掲げる退院時共同指導料1を算定し，かつ，訪問診療を実施した場合（注1のイの場合に限る。）には，在宅ターミナルケア加算として，次に掲げる点数を，それぞれ所定点数に加算する。この場合において，区分番号C000の注3に規定する在宅ターミナルケア加算は算定できない。ただし，別に厚生労働大臣が定める施設基準に適合するものとして地方厚生局長等に届け出た保険医療機関が行った場合は，当該基準に掲げる区分に従い，在宅緩和ケア充実診療所・病院加算，在宅療養実績加算1又は在宅療養実績加算2として，それぞれ**1,000点**，**750点**又は**500点**を，がん患者に対して酸素療法を行っていた場合は酸素療法加算として**2,000点**を，更に所定点数に加算する。

イ　在宅療養支援診療所又は在宅療養支援病院であって別に厚生労働大臣が定めるものの場合

⑴　病床を有する場合…………………………………………**6,200点**

⑵　病床を有しない場合……………………………………**5,200点**

ロ　在宅療養支援診療所又は在宅療養支援病院（イに規定するものを除く。）**の場合**……………………………………………**4,200点**

ハ　イ及びロに掲げるもの以外の場合…………………………**3,200点**

6　区分番号C001の注4，注5，注7，注8，注10，注12及び注13の規定は，在宅患者訪問診療料（Ⅱ）について準用する。この場合において，同注7中「在宅」とあるのは「患者の入居する有料老人ホーム等」と，「1を算定する場合」とあるのは「注1のイの場合」と，同注8中「1を算定する場合」とあるのは「注1のイの場合」と，「注7に規定する加算」とあるのは「注6において準用するC001の注7に規定する加算」，同注12中「1について」とあるのは「注1のイについて」と読み替えるものとする。

C 002 在宅時医学総合管理料（月１回）

1　在宅療養支援診療所又は在宅療養支援病院であって別に厚生労働大臣が定めるものの場合

イ　病床を有する場合

(1)　別に厚生労働大臣が定める状態の患者に対し，月２回以上訪問診療を行っている場合

①　単一建物診療患者が１人の場合……………………… **5,385 点**

②　単一建物診療患者が２人以上９人以下の場合……… **4,485 点**

③　単一建物診療患者が 10 人以上 19 人以下の場合…… **2,865 点**

④　単一建物診療患者が 20 人以上 49 人以下の場合…… **2,400 点**

⑤　①から④まで以外の場合……………………………… **2,110 点**

(2)　月２回以上訪問診療を行っている場合（(1)の場合を除く。）

①　単一建物診療患者が１人の場合……………………… **4,485 点**

②　単一建物診療患者が２人以上９人以下の場合……… **2,385 点**

③　単一建物診療患者が 10 人以上 19 人以下の場合…… **1,185 点**

④　単一建物診療患者が 20 人以上 49 人以下の場合…… **1,065 点**

⑤　①から④まで以外の場合……………………………… **905 点**

(3)　月２回以上訪問診療等を行っている場合であって，うち１回以上情報通信機器を用いた診療を行っている場合（(1)及び(2)の場合を除く。）

①　単一建物診療患者が１人の場合……………………… **3,014 点**

②　単一建物診療患者が２人以上９人以下の場合……… **1,670 点**

③　単一建物診療患者が 10 人以上 19 人以下の場合……… **865 点**

④　単一建物診療患者が 20 人以上 49 人以下の場合……… **780 点**

⑤　①から④まで以外の場合……………………………… **660 点**

(4)　月１回訪問診療を行っている場合

①　単一建物診療患者が１人の場合……………………… **2,745 点**

②　単一建物診療患者が２人以上９人以下の場合……… **1,485 点**

③　単一建物診療患者が 10 人以上 19 人以下の場合……… **765 点**

④　単一建物診療患者が 20 人以上 49 人以下の場合……… **670 点**

⑤　①から④まで以外の場合……………………………… **575 点**

(5) 月1回訪問診療等を行っている場合であって，2月に1回に限り情報通信機器を用いた診療を行っている場合

① 単一建物診療患者が1人の場合……………………… **1,500点**

② 単一建物診療患者が2人以上9人以下の場合………… **828点**

③ 単一建物診療患者が10人以上19人以下の場合……… **425点**

④ 単一建物診療患者が20人以上49人以下の場合……… **373点**

⑤ ①から④まで以外の場合………………………………… **317点**

ロ 病床を有しない場合

(1) 別に厚生労働大臣が定める状態の患者に対し，月2回以上訪問診療を行っている場合

① 単一建物診療患者が1人の場合……………………… **4,985点**

② 単一建物診療患者が2人以上9人以下の場合……… **4,125点**

③ 単一建物診療患者が10人以上19人以下の場合…… **2,625点**

④ 単一建物診療患者が20人以上49人以下の場合…… **2,205点**

⑤ ①から④まで以外の場合……………………………… **1,935点**

(2) 月2回以上訪問診療を行っている場合（(1)の場合を除く。）

① 単一建物診療患者が1人の場合……………………… **4,085点**

② 単一建物診療患者が2人以上9人以下の場合……… **2,185点**

③ 単一建物診療患者が10人以上19人以下の場合…… **1,085点**

④ 単一建物診療患者が20人以上49人以下の場合……… **970点**

⑤ ①から④まで以外の場合………………………………… **825点**

(3) 月2回以上訪問診療等を行っている場合であって，うち1回以上情報通信機器を用いた診療を行っている場合（(1)及び(2)の場合を除く。）

① 単一建物診療患者が1人の場合……………………… **2,774点**

② 単一建物診療患者が2人以上9人以下の場合……… **1,550点**

③ 単一建物診療患者が10人以上19人以下の場合……… **805点**

④ 単一建物診療患者が20人以上49人以下の場合……… **720点**

⑤ ①から④まで以外の場合………………………………… **611点**

(4) 月1回訪問診療を行っている場合

① 単一建物診療患者が1人の場合……………………… **2,505点**

② 単一建物診療患者が2人以上9人以下の場合……… **1,365点**

③　単一建物診療患者が10人以上19人以下の場合……… 705点
④　単一建物診療患者が20人以上49人以下の場合……… 615点
⑤　①から④まで以外の場合………………………………… 525点

(5)　月1回訪問診療等を行っている場合であって，2月に1回に限り情報通信機器を用いた診療を行っている場合

①　単一建物診療患者が1人の場合……………………… 1,380点
②　単一建物診療患者が2人以上9人以下の場合………… 768点
③　単一建物診療患者が10人以上19人以下の場合……… 395点
④　単一建物診療患者が20人以上49人以下の場合……… 344点
⑤　①から④まで以外の場合………………………………… 292点

2　**在宅療養支援診療所又は在宅療養支援病院**（1に規定するものを除く。）**の場合**

イ　別に厚生労働大臣が定める状態の患者に対し，月2回以上訪問診療を行っている場合

(1)　単一建物診療患者が1人の場合……………………… 4,585点
(2)　単一建物診療患者が2人以上9人以下の場合………… 3,765点
(3)　単一建物診療患者が10人以上19人以下の場合……… 2,385点
(4)　単一建物診療患者が20人以上49人以下の場合……… 2,010点
(5)　(1)から(4)まで以外の場合………………………………… 1,765点

ロ　月2回以上訪問診療を行っている場合（イの場合を除く。）

(1)　単一建物診療患者が1人の場合……………………… 3,685点
(2)　単一建物診療患者が2人以上9人以下の場合………… 1,985点
(3)　単一建物診療患者が10人以上19人以下の場合……… 985点
(4)　単一建物診療患者が20人以上49人以下の場合………… 875点
(5)　(1)から(4)まで以外の場合………………………………… 745点

ハ　月2回以上訪問診療等を行っている場合であって，うち1回以上情報通信機器を用いた診療を行っている場合（イ及びロの場合を除く。）

(1)　単一建物診療患者が1人の場合……………………… 2,554点
(2)　単一建物診療患者が2人以上9人以下の場合………… 1,450点
(3)　単一建物診療患者が10人以上19人以下の場合……… 765点
(4)　単一建物診療患者が20人以上49人以下の場合………… 679点

(5) (1)から(4)まで以外の場合……………………………… 578点

ニ 月1回訪問診療を行っている場合

(1) 単一建物診療患者が1人の場合……………………… 2,285点

(2) 単一建物診療患者が2人以上9人以下の場合………… 1,265点

(3) 単一建物診療患者が10人以上19人以下の場合………… 665点

(4) 単一建物診療患者が20人以上49人以下の場合………… 570点

(5) (1)から(4)まで以外の場合……………………………… 490点

ホ 月1回訪問診療等を行っている場合であって，2月に1回に限り情報通信機器を用いた診療を行っている場合

(1) 単一建物診療患者が1人の場合……………………… 1,270点

(2) 単一建物診療患者が2人以上9人以下の場合………… 718点

(3) 単一建物診療患者が10人以上19人以下の場合………… 375点

(4) 単一建物診療患者が20人以上49人以下の場合………… 321点

(5) (1)から(4)まで以外の場合……………………………… 275点

3 1及び2に掲げるもの以外の場合

イ 別に厚生労働大臣が定める状態の患者に対し，月に2回以上訪問診療を行っている場合

(1) 単一建物診療患者が1人の場合……………………… 3,435点

(2) 単一建物診療患者が2人以上9人以下の場合………… 2,820点

(3) 単一建物診療患者が10人以上19人以下の場合……… 1,785点

(4) 単一建物診療患者が20人以上49人以下の場合……… 1,500点

(5) (1)から(4)まで以外の場合……………………………… 1,315点

ロ 月2回以上訪問診療を行っている場合（イの場合を除く。）

(1) 単一建物診療患者が1人の場合……………………… 2,735点

(2) 単一建物診療患者が2人以上9人以下の場合………… 1,460点

(3) 単一建物診療患者が10人以上19人以下の場合………… 735点

(4) 単一建物診療患者が20人以上49人以下の場合………… 655点

(5) (1)から(4)まで以外の場合……………………………… 555点

ハ 月2回以上訪問診療等を行っている場合であって，うち1回以上情報通信機器を用いた診療を行っている場合（イ及びロの場合を除く。）

(1) 単一建物診療患者が1人の場合……………………… 2,014点

(2) 単一建物診療患者が２人以上９人以下の場合……………… **1,165点**
(3) 単一建物診療患者が10人以上19人以下の場合………… **645点**
(4) 単一建物診療患者が20人以上49人以下の場合………… **573点**
(5) (1)から(4)まで以外の場合……………………………………… **487点**

ニ 月１回訪問診療を行っている場合
(1) 単一建物診療患者が１人の場合…………………………… **1,745点**
(2) 単一建物診療患者が２人以上９人以下の場合………… **980点**
(3) 単一建物診療患者が10人以上19人以下の場合………… **545点**
(4) 単一建物診療患者が20人以上49人以下の場合………… **455点**
(5) (1)から(4)まで以外の場合……………………………………… **395点**

ホ 月１回訪問診療等を行っている場合であって，２月に１回に限り情報通信機器を用いた診療を行っている場合
(1) 単一建物診療患者が１人の場合…………………………… **1,000点**
(2) 単一建物診療患者が２人以上９人以下の場合………… **575点**
(3) 単一建物診療患者が10人以上19人以下の場合………… **315点**
(4) 単一建物診療患者が20人以上49人以下の場合………… **264点**
(5) (1)から(4)まで以外の場合……………………………………… **225点**

注１ 別に厚生労働大臣が定める施設基準に適合しているものとして地方厚生局長等に届け出た保険医療機関（診療所，在宅療養支援病院及び許可病床数が200床未満の病院（在宅療養支援病院を除く。）に限る。）において，在宅での療養を行っている患者（特別養護老人ホーム，軽費老人ホーム又は有料老人ホームその他入居している施設において療養を行っている患者（以下「施設入居者等」という。）を除く。）であって通院が困難なものに対して，当該患者の同意を得て，計画的な医学管理の下に定期的な訪問診療を行っている場合に，訪問回数及び単一建物診療患者（当該患者が居住する建物に居住する者のうち，当該保険医療機関が訪問診療を実施し，医学管理を行っているものをいう。以下この表において同じ。）の人数に従い，所定点数を月１回に限り算定する。

２ 注１において，処方箋を交付しない場合は，**300点**を所定点数に加算する。

3　在宅時医学総合管理料を算定すべき医学管理を行った場合においては，別に厚生労働大臣が定める診療に係る費用及び投薬の費用は，所定点数に含まれるものとする。

4　在宅医療に移行後，当該点数を算定した日の属する月から起算して3月以内の期間，月1回に限り，在宅移行早期加算として，**100点**を所定点数に加算する。ただし，在宅医療に移行後，1年を経過した患者については算定しない。

5　在宅時医学総合管理料を算定すべき医学管理に関し特別な管理を必要とする患者（別に厚生労働大臣が定める状態等にあるものに限る。）に対して，1月に4回以上の往診又は訪問診療を行った場合には，患者1人につき1回に限り，頻回訪問加算として，次に掲げる点数を所定点数に加算する。

イ　初回の場合	**800点**
ロ　2回目以降の場合	**300点**

6　区分番号C002－2に掲げる施設入居時等医学総合管理料を算定している患者については算定しない。

7　別に厚生労働大臣が定める施設基準に適合するものとして地方厚生局長等に届け出た保険医療機関が行った場合は，当該基準に掲げる区分に従い，次に掲げる点数を，それぞれ更に所定点数に加算する。

イ　在宅緩和ケア充実診療所・病院加算

(1)　単一建物診療患者が1人の場合	**400点**
(2)　単一建物診療患者が2人以上9人以下の場合	**200点**
(3)　単一建物診療患者が10人以上19人以下の場合	**100点**
(4)　単一建物診療患者が20人以上49人以下の場合	**85点**
(5)　(1)から(4)まで以外の場合	**75点**

ロ　在宅療養実績加算1

(1)　単一建物診療患者が1人の場合	**300点**
(2)　単一建物診療患者が2人以上9人以下の場合	**150点**
(3)　単一建物診療患者が10人以上19人以下の場合	**75点**
(4)　単一建物診療患者が20人以上49人以下の場合	**63点**
(5)　(1)から(4)まで以外の場合	**56点**

ハ　在宅療養実績加算２

(1)　単一建物診療患者が１人の場合……………………………**200点**

(2)　単一建物診療患者が２人以上９人以下の場合…………**100点**

(3)　単一建物診療患者が10人以上19人以下の場合…………**50点**

(4)　単一建物診療患者が20人以上49人以下の場合…………**43点**

(5)　(1)から(4)まで以外の場合……………………………………**38点**

8　3について，別に厚生労働大臣が定める基準を満たさない場合には，それぞれ所定点数の**100分の80**に相当する点数を算定する。

9　3を算定する患者であって継続的に診療を行っているものに対して，保険医療機関が，当該患者の同意を得て，当該保険医療機関において又は他の保険医療機関等との連携により，常時往診を行う体制等を確保した上で訪問診療を行った場合に，当該体制等に応じて，次に掲げる点数を所定点数に加算する。

イ　在宅療養移行加算１…………………………………………**316点**

ロ　在宅療養移行加算２…………………………………………**216点**

ハ　在宅療養移行加算３…………………………………………**216点**

ニ　在宅療養移行加算４…………………………………………**116点**

10　1のイの(2)から(5)まで，1のロの(2)から(5)まで，2のロからホまで及び3のロからホまでについて，別に厚生労働大臣が定める状態の患者については，包括的支援加算として，**150点**を所定点数に加算する。

11　区分番号Ｉ002に掲げる通院・在宅精神療法を算定している患者であって，区分番号Ｃ001に掲げる在宅患者訪問診療料（Ｉ）の1を算定しているものについては，別に厚生労働大臣が定める状態の患者に限り，算定できるものとする。

12　1のイの(3)及び(5)，1のロの(3)及び(5)，2のハ及びホ並びに3のハ及びホについては，別に厚生労働大臣が定める施設基準に適合しているものとして地方厚生局長等に届け出た保険医療機関において行われる場合に限り算定する。

13　別に厚生労働大臣が定める施設基準に適合しているものとして地方厚生局長等に届け出た保険医療機関において，当該保険医療機関における診療報酬の請求状況，診療の内容に関するデータを継続して厚生労働省に提出している場合は，在宅データ提出加算として，**50点**を所定点数に加算する。

14 1のイの(1)の③から⑤まで，1のイの(2)の③から⑤まで，1のイの(3)の③から⑤まで，1のイの(4)の③から⑤まで，1のイの(5)の③から⑤まで，1のロの(1)の③から⑤まで，1のロの(2)の③から⑤まで，1のロの(3)の③から⑤まで，1のロの(4)の③から⑤まで，1のロの(5)の③から⑤まで，2のイの(3)から(5)まで，2のロの(3)から(5)まで，2のハの(3)から(5)まで，2のニの(3)から(5)まで，2のホの(3)から(5)まで，3のイの(3)から(5)まで，3のロの(3)から(5)まで，3のハの(3)から(5)まで，3のニの(3)から(5)まで及び3のホの(3)から(5)までについて，別に厚生労働大臣が定める基準を満たさない場合には，それぞれ所定点数の**100分の60**に相当する点数を算定する。

15 別に厚生労働大臣が定める施設基準に適合しているものとして地方厚生局長等に届け出た訪問診療を実施している保険医療機関の保険医が，在宅での療養を行っている患者であって通院が困難なものの同意を得て，当該保険医療機関と連携する他の保険医療機関の保険医，歯科訪問診療を実施している保険医療機関の保険医である歯科医師等，訪問薬剤管理指導を実施している保険薬局の保険薬剤師，訪問看護ステーションの保健師，助産師，看護師，理学療法士，作業療法士若しくは言語聴覚士，管理栄養士，介護支援専門員又は相談支援専門員等であって当該患者に関わる者が，電子情報処理組織を使用する方法その他の情報通信の技術を利用する方法を用いて記録した当該患者に係る診療情報等を活用した上で，計画的な医学管理を行った場合に，在宅医療情報連携加算として，月1回に限り，**100点**を所定点数に加算する。

C 002-2 施設入居時等医学総合管理料（月1回）

1 在宅療養支援診療所又は在宅療養支援病院であって別に厚生労働大臣が定めるものの場合

イ 病床を有する場合

(1) 別に厚生労働大臣が定める状態の患者に対し，月２回以上訪問診療を行っている場合

① 単一建物診療患者が１人の場合……………………… **3,885点**

② 単一建物診療患者が２人以上９人以下の場合……… **3,225点**

③ 単一建物診療患者が10人以上19人以下の場合…… **2,865点**

④ 単一建物診療患者が20人以上49人以下の場合…… **2,400点**

⑤ ①から④まで以外の場合……………………………… **2,110点**

(2) 月２回以上訪問診療を行っている場合（(1)の場合を除く。）

① 単一建物診療患者が１人の場合……………………… **3,185点**

② 単一建物診療患者が２人以上９人以下の場合……… **1,685点**

③ 単一建物診療患者が10人以上19人以下の場合…… **1,185点**

④ 単一建物診療患者が20人以上49人以下の場合…… **1,065点**

⑤ ①から④まで以外の場合………………………………… **905点**

(3) 月２回以上訪問診療等を行っている場合であって，うち１回以上情報通信機器を用いた診療を行っている場合（(1)及び(2)の場合を除く。）

① 単一建物診療患者が１人の場合……………………… **2,234点**

② 単一建物診療患者が２人以上９人以下の場合……… **1,250点**

③ 単一建物診療患者が10人以上19人以下の場合……… **865点**

④ 単一建物診療患者が20人以上49人以下の場合……… **780点**

⑤ ①から④まで以外の場合………………………………… **660点**

(4) 月１回訪問診療を行っている場合

① 単一建物診療患者が１人の場合……………………… **1,965点**

② 単一建物診療患者が２人以上９人以下の場合……… **1,065点**

③ 単一建物診療患者が10人以上19人以下の場合……… **765点**

④ 単一建物診療患者が20人以上49人以下の場合……… **670点**

⑤ ①から④まで以外の場合………………………………… **575点**

(5) 月１回訪問診療等を行っている場合であって，２月に１回に限り情報通信機器を用いた診療を行っている場合

① 単一建物診療患者が１人の場合……………………… **1,110点**

② 単一建物診療患者が２人以上９人以下の場合……… **618点**

③ 単一建物診療患者が10人以上19人以下の場合……… **425点**

④　単一建物診療患者が20人以上49人以下の場合………373点
⑤　①から④まで以外の場合……………………………317点

ロ　病床を有しない場合

(1)　別に厚生労働大臣が定める状態の患者に対し，月２回以上訪問診療を行っている場合

①　単一建物診療患者が１人の場合……………………3,585点
②　単一建物診療患者が２人以上９人以下の場合………2,955点
③　単一建物診療患者が10人以上19人以下の場合…2,625点
④　単一建物診療患者が20人以上49人以下の場合……2,205点
⑤　①から④まで以外の場合…………………………1,935点

(2)　月２回以上訪問診療を行っている場合（(1)の場合を除く。）

①　単一建物診療患者が１人の場合……………………2,885点
②　単一建物診療患者が２人以上９人以下の場合………1,535点
③　単一建物診療患者が10人以上19人以下の場合…1,085点
④　単一建物診療患者が20人以上49人以下の場合………970点
⑤　①から④まで以外の場合……………………………825点

(3)　月２回以上訪問診療等を行っている場合であって，うち１回以上情報通信機器を用いた診療を行っている場合（(1)及び(2)の場合を除く。）

①　単一建物診療患者が１人の場合……………………2,054点
②　単一建物診療患者が２人以上９人以下の場合………1,160点
③　単一建物診療患者が10人以上19人以下の場合………805点
④　単一建物診療患者が20人以上49人以下の場合………720点
⑤　①から④まで以外の場合……………………………611点

(4)　月１回訪問診療を行っている場合

①　単一建物診療患者が１人の場合……………………1,785点
②　単一建物診療患者が２人以上９人以下の場合…………975点
③　単一建物診療患者が10人以上19人以下の場合………705点
④　単一建物診療患者が20人以上49人以下の場合………615点
⑤　①から④まで以外の場合……………………………525点

(5)　月１回訪問診療等を行っている場合であって，２月に１回に限り情報通信機器を用いた診療を行っている場合

① 単一建物診療患者が１人の場合……………………… 1,020 点
② 単一建物診療患者が２人以上９人以下の場合………… 573 点
③ 単一建物診療患者が 10 人以上 19 人以下の場合……… 395 点
④ 単一建物診療患者が 20 人以上 49 人以下の場合……… 344 点
⑤ ①から④まで以外の場合……………………………… 292 点

2　在宅療養支援診療所又は在宅療養支援病院（１に規定するものを除く。）**の場合**

イ　別に厚生労働大臣が定める状態の患者に対し，月２回以上訪問診療を行っている場合

⑴　単一建物診療患者が１人の場合……………………… 3,285 点
⑵　単一建物診療患者が２人以上９人以下の場合……… 2,685 点
⑶　単一建物診療患者が 10 人以上 19 人以下の場合…… 2,385 点
⑷　単一建物診療患者が 20 人以上 49 人以下の場合…… 2,010 点
⑸　⑴から⑷まで以外の場合……………………………… 1,765 点

ロ　月２回以上訪問診療を行っている場合（イの場合を除く。）

⑴　単一建物診療患者が１人の場合……………………… 2,585 点
⑵　単一建物診療患者が２人以上９人以下の場合……… 1,385 点
⑶　単一建物診療患者が 10 人以上 19 人以下の場合……… 985 点
⑷　単一建物診療患者が 20 人以上 49 人以下の場合……… 875 点
⑸　⑴から⑷まで以外の場合………………………………… 745 点

ハ　月２回以上訪問診療等を行っている場合であって，うち１回以上情報通信機器を用いた診療を行っている場合（イ及びロの場合を除く。）

⑴　単一建物診療患者が１人の場合……………………… 1,894 点
⑵　単一建物診療患者が２人以上９人以下の場合……… 1,090 点
⑶　単一建物診療患者が 10 人以上 19 人以下の場合……… 765 点
⑷　単一建物診療患者が 20 人以上 49 人以下の場合……… 679 点
⑸　⑴から⑷まで以外の場合………………………………… 578 点

ニ　月１回訪問診療を行っている場合

⑴　単一建物診療患者が１人の場合……………………… 1,625 点
⑵　単一建物診療患者が２人以上９人以下の場合………… 905 点
⑶　単一建物診療患者が 10 人以上 19 人以下の場合……… 665 点

(4)　単一建物診療患者が20人以上49人以下の場合…………	570点
(5)　(1)から(4)まで以外の場合………………………………	490点

ホ　月1回訪問診療等を行っている場合であって，2月に1回に限り情報通信機器を用いた診療を行っている場合

(1)　単一建物診療患者が1人の場合……………………………… 940点

(2)　単一建物診療患者が2人以上9人以下の場合……………… 538点

(3)　単一建物診療患者が10人以上19人以下の場合………… 375点

(4)　単一建物診療患者が20人以上49人以下の場合…………	321点
(5)　(1)から(4)まで以外の場合………………………………	275点

3　1及び2に掲げるもの以外の場合

イ　別に厚生労働大臣が定める状態の患者に対し，月2回以上訪問診療を行っている場合

(1)　単一建物診療患者が1人の場合…………………………… 2,435点

(2)　単一建物診療患者が2人以上9人以下の場合………… 2,010点

(3)　単一建物診療患者が10人以上19人以下の場合……… 1,785点

(4)　単一建物診療患者が20人以上49人以下の場合………	1,500点
(5)　(1)から(4)まで以外の場合……………………………	1,315点

ロ　月2回以上訪問診療を行っている場合（イの場合を除く。）

(1)　単一建物診療患者が1人の場合…………………………… 1,935点

(2)　単一建物診療患者が2人以上9人以下の場合………… 1,010点

(3)　単一建物診療患者が10人以上19人以下の場合………… 735点

(4)　単一建物診療患者が20人以上49人以下の場合…………	655点
(5)　(1)から(4)まで以外の場合………………………………	555点

ハ　月2回以上訪問診療等を行っている場合であって，うち1回以上情報通信機器を用いた診療を行っている場合（イ及びロの場合を除く。）

(1)　単一建物診療患者が1人の場合…………………………… 1,534点

(2)　単一建物診療患者が2人以上9人以下の場合…………… 895点

(3)　単一建物診療患者が10人以上19人以下の場合………… 645点

(4)　単一建物診療患者が20人以上49人以下の場合…………	573点
(5)　(1)から(4)まで以外の場合………………………………	487点

ニ　月1回訪問診療を行っている場合

(1) 単一建物診療患者が1人の場合…………………………1,265点
(2) 単一建物診療患者が2人以上9人以下の場合……………710点
(3) 単一建物診療患者が10人以上19人以下の場合…………545点
(4) 単一建物診療患者が20人以上49人以下の場合…………455点
(5) (1)から(4)まで以外の場合………………………………………395点

ホ 月1回訪問診療等を行っている場合であって，2月に1回に限り情報通信機器を用いた診療を行っている場合

(1) 単一建物診療患者が1人の場合………………………………760点
(2) 単一建物診療患者が2人以上9人以下の場合……………440点
(3) 単一建物診療患者が10人以上19人以下の場合…………315点
(4) 単一建物診療患者が20人以上49人以下の場合…………264点
(5) (1)から(4)まで以外の場合………………………………………225点

注1 別に厚生労働大臣が定める施設基準に適合しているものとして地方厚生局長等に届け出た保険医療機関（診療所，在宅療養支援病院及び許可病床数が200床未満の病院（在宅療養支援病院を除く。）に限る。）において，施設入居者等であって通院が困難なものに対して，当該患者の同意を得て，計画的な医学管理の下に定期的な訪問診療を行っている場合，訪問回数及び単一建物診療患者の人数に従い，所定点数を月1回に限り算定する。

2 区分番号C002に掲げる在宅時医学総合管理料を算定している患者については算定しない。

3 別に厚生労働大臣が定める施設基準に適合するものとして地方厚生局長等に届け出た保険医療機関が行った場合は，当該基準に掲げる区分に従い，次に掲げる点数を，それぞれ更に所定点数に加算する。

イ 在宅緩和ケア充実診療所・病院加算

(1) 単一建物診療患者が1人の場合………………………………300点
(2) 単一建物診療患者が2人以上9人以下の場合……………150点
(3) 単一建物診療患者が10人以上19人以下の場合……………75点
(4) 単一建物診療患者が20人以上49人以下の場合……………63点
(5) (1)から(4)まで以外の場合…………………………………………56点

ロ　在宅療養実績加算1

⑴　単一建物診療患者が1人の場合……………………………**225点**

⑵　単一建物診療患者が2人以上9人以下の場合…………**110点**

⑶　単一建物診療患者が10人以上19人以下の場合…………**56点**

⑷　単一建物診療患者が20人以上49人以下の場合…………**47点**

⑸　⑴から⑷まで以外の場合…………………………………**42点**

ハ　在宅療養実績加算2

⑴　単一建物診療患者が1人の場合……………………………**150点**

⑵　単一建物診療患者が2人以上9人以下の場合……………**75点**

⑶　単一建物診療患者が10人以上19人以下の場合…………**40点**

⑷　単一建物診療患者が20人以上49人以下の場合…………**33点**

⑸　⑴から⑷まで以外の場合…………………………………**30点**

4　区分番号Ｉ002に掲げる通院・在宅精神療法を算定している患者であって，区分番号Ｃ001に掲げる在宅患者訪問診療料（Ｉ）の1又は区分番号Ｃ001－2に掲げる在宅患者訪問診療料（Ⅱ）（注1のイの場合に限る。）を算定しているものについては，別に厚生労働大臣が定める状態の患者に限り，算定できるものとする。

5　区分番号Ｃ002の注2から注5まで，注8から注10まで，注14及び注15までの規定は，施設入居時等医学総合管理料について準用する。この場合において，同注3及び同注5中「在宅時医学総合管理料」とあるのは，「施設入居時等医学総合管理料」と読み替えるものとする。

6　1のイの⑶及び⑸，1のロの⑶及び⑸，2のハ及びホ並びに3のハ及びホについては，別に厚生労働大臣が定める施設基準に適合しているものとして地方厚生局長等に届け出た保険医療機関において行われる場合に限り算定する。

7　別に厚生労働大臣が定める施設基準に適合しているものとして地方厚生局長等に届け出た保険医療機関において，当該保険医療機関における診療報酬の請求状況，診療の内容に関するデータを継続して厚生労働省に提出している場合は，在宅データ提出加算として，**50点**を所定点数に加算する。

C 003 在宅がん医療総合診療料（1日につき）

1 在宅療養支援診療所又は在宅療養支援病院であって別に厚生労働大臣が定めるものの場合

イ 病床を有する場合

(1) 保険薬局において調剤を受けるために処方箋を交付する場合……………………………………………………… **1,798点**

(2) 処方箋を交付しない場合…………………………… **2,000点**

ロ 病床を有しない場合

(1) 保険薬局において調剤を受けるために処方箋を交付する場合……………………………………………………… **1,648点**

(2) 処方箋を交付しない場合…………………………… **1,850点**

2 在宅療養支援診療所又は在宅療養支援病院（1に規定するものを除く。）**の場合**

イ 保険薬局において調剤を受けるために処方箋を交付する場合……………………………………………………… **1,493点**

ロ 処方箋を交付しない場合…………………………… **1,685点**

注1 別に厚生労働大臣が定める施設基準に適合しているものとして地方厚生局長等に届け出た保険医療機関（在宅療養支援診療所又は在宅療養支援病院に限る。）において，在宅での療養を行っている末期の悪性腫瘍の患者であって通院が困難なものに対して，当該患者の同意を得て，計画的な医学管理の下に総合的な医療を提供した場合に1週を単位として算定する。

2 死亡診断を行った場合は，死亡診断加算として，**200点**を所定点数に加算する。

3 注2に規定する加算及び特に規定するものを除き，診療に係る費用は，在宅がん医療総合診療料に含まれるものとする。

4 在宅がん医療総合診療に要した交通費は，患家の負担とする。

5 別に厚生労働大臣が定める施設基準に適合するものとして地方厚生局長等に届け出た保険医療機関が行った場合は，当該基準に掲げる区分に従い，在宅緩和ケア充実診療所・病院加算，在宅療養実績加算1又は在宅療養実績加算2として，**150点**，

110点又は**75点**を，それぞれ更に所定点数に加算する。

6　15歳未満の小児（児童福祉法第6条の2第3項に規定する小児慢性特定疾病医療支援の対象である場合は，20歳未満の者）に対して総合的な医療を提供した場合は，小児加算として，週1回に限り，**1,000点**を所定点数に加算する。

7　別に厚生労働大臣が定める施設基準に適合しているものとして地方厚生局長等に届け出た保険医療機関において，当該保険医療機関における診療報酬の請求状況，診療の内容に関するデータを継続して厚生労働省に提出している場合は，在宅データ提出加算として，月1回に限り，**50点**を所定点数に加算する。

8　別に厚生労働大臣が定める施設基準に適合しているものとして地方厚生局長等に届け出た保険医療機関において，健康保険法第3条第13項に規定する電子資格確認等により得られる情報を踏まえて計画的な医学管理の下に，訪問して診療を行った場合は，在宅医療ＤＸ情報活用加算として，月1回に限り**10点**を所定点数に加算する。ただし，区分番号Ａ000に掲げる初診料の注15，区分番号Ａ001に掲げる再診料の注19若しくは区分番号Ａ002に掲げる外来診療料の注10にそれぞれ規定する医療情報取得加算，区分番号Ａ000に掲げる初診料の注16に規定する医療ＤＸ推進体制整備加算，区分番号Ｃ001に掲げる在宅患者訪問診療料（Ⅰ）の注13（区分番号Ｃ001－2の注6の規定により準用する場合を含む。）に規定する在宅医療ＤＸ情報活用加算又は区分番号Ｃ005に掲げる在宅患者訪問看護・指導料の注17（区分番号Ｃ005－1－2の注6の規定により準用する場合を含む。）若しくは区分番号Ｉ012に掲げる精神科訪問看護・指導料の注17にそれぞれ規定する訪問看護医療ＤＸ情報活用加算を算定した月は，在宅医療ＤＸ情報活用加算は算定できない。

9　別に厚生労働大臣が定める施設基準に適合しているものとして地方厚生局長等に届け出た訪問診療を実施している保険医療機関の保険医が，在宅での療養を行っている末期の悪性腫瘍の患者であって通院が困難なものの同意を得て，当該保険医療機関と連携する他の保険医療機関の保険医，歯科訪問診療を実施している保険医療機関の保険医である歯科医師等，訪問薬剤管理指導を実施している保険薬局の保険薬剤師，訪問看護ステーションの保健師，助産師，看護師，理学療法士，作業療法士若しくは言語聴覚士，管理栄養士，介護支援専門員又は相談支援専門員等であって当該患者に関わる者が，電子情報処理組織を使用する方法その他の情報通信の技術を利用する方法を用いて記録した当該患者に係る診療情報等を活用した上で，計画的な医学管理を行った場合に，在宅医療情報連携加算として，月1回に限り，**100点**を所定点数に加算する。

C 004 救急搬送診療料……………………………………………………**1,300点**

注1　患者を救急用の自動車等で保険医療機関に搬送する際，診療上の必要から，当該自動車等に同乗して診療を行った場合に算定する。

2　新生児又は6歳未満の乳幼児（新生児を除く。）に対して当該診療を行った場合には，新生児加算又は乳幼児加算として，それぞれ**1,500点**又は**700点**を所定点数に加算する。

3　注1に規定する場合であって，当該診療に要した時間が30分を超えた場合には，長時間加算として，**700点**を所定点数に加算する。

4　注1に規定する場合であって，別に厚生労働大臣が定める施設基準に適合しているものとして地方厚生局長等に届け出た保険医療機関が，重篤な患者に対して当該診療を行った場合には，重症患者搬送加算として，**1,800点**を所定点数に加算する。

C 004-2 救急患者連携搬送料

1　**入院中の患者以外の患者の場合**……………………………**1,800点**

2　**入院初日の患者の場合**……………………………………**1,200点**

3　**入院2日目の患者の場合**……………………………………**800点**

4　**入院3日目の患者の場合**……………………………………**600点**

注　別に厚生労働大臣が定める施設基準に適合しているものとして地方厚生局長等に届け出た保険医療機関において，救急外来を受診した患者に対する初期診療を実施し，連携する他の保険医療機関において入院医療を提供することが適当と判断した上で，当該他の保険医療機関において入院医療を提供する目的で医師，看護師又は救急救命士が同乗の上，搬送を行った場合に算定する。この場合において，区分番号Ｃ004に掲げる救急搬送診療料は別に算定できない。

Ｃ005 在宅患者訪問看護・指導料（１日につき）

1 保健師，助産師又は看護師（３の場合を除く。）**による場合**

イ　週３日目まで……………………………………………………… 580点

ロ　週４日目以降……………………………………………………… 680点

2 准看護師による場合

イ　週３日目まで……………………………………………………… 530点

ロ　週４日目以降……………………………………………………… 630点

3 悪性腫瘍の患者に対する緩和ケア，褥瘡ケア又は人工肛門ケア及び人工膀胱ケアに係る専門の研修を受けた看護師による場合…………………………………………………………… 1,285点

注１　１及び２については，保険医療機関が，在宅で療養を行っている患者（当該患者と同一の建物に居住する他の患者に対して当該保険医療機関が同一日に訪問看護・指導を行う場合の当該患者（以下この区分番号及び区分番号Ｃ005－１－２において「同一建物居住者」という。）を除く。注８及び注９において同じ。）であって通院が困難なものに対して，診療に基づく訪問看護計画により，保健師，助産師，看護師又は准看護師（以下この部において「看護師等」という。）を訪問させて看護又は療養上必要な指導を行った場合に，当該患者１人について日単位で算定する。ただし，別に厚生労働大臣が定める疾病等の患者以外の患者については，区分番号Ｃ005－１－２に掲げる同一建物居住者訪問看護・指導料（３を除く。）又は区分番号Ｉ012に掲げる精神科訪問看護・指導料を算定する日と合わせて週３日（保険医療機関が，診療に基づき患者の急性増悪等により一時的に頻回の訪問看護・指導を行う必要を認めて，訪問看護・指導を行う場合にあっては，１月に１回（別に厚生労働大臣が定めるものについては，月２回）に限り，週７日（当該診療の日から起

算して14日以内の期間に行われる場合に限る。)) を限度とする。

2　3については，別に厚生労働大臣が定める施設基準に適合しているものとして地方厚生局長等に届け出た保険医療機関が，在宅で療養を行っている悪性腫瘍の鎮痛療法若しくは化学療法を行っている患者，真皮を越える褥瘡の状態にある患者（区分番号C 013に掲げる在宅患者訪問褥瘡管理指導料を算定する場合にあっては真皮までの状態の患者）又は人工肛門若しくは人工膀胱を造設している者で管理が困難な患者（いずれも同一建物居住者を除く。）であって通院が困難なものに対して，診療に基づく訪問看護計画により，緩和ケア，褥瘡ケア又は人工肛門ケア及び人工膀胱ケアに係る専門の研修を受けた看護師を訪問させて，他の保険医療機関の看護師若しくは准看護師又は訪問看護ステーションの看護師若しくは准看護師と共同して同一日に看護又は療養上必要な指導を行った場合に，当該患者1人について，それぞれ月1回に限り算定する。

3　1及び2については，注1ただし書に規定する別に厚生労働大臣が定める疾病等の患者又は同注ただし書の規定に基づき週7日を限度として所定点数を算定する患者に対して，当該患者に対する診療を担う保険医療機関の保険医が必要と認めて，1日に2回又は3回以上訪問看護・指導を実施した場合は，難病等複数回訪問加算として，それぞれ**450点**又は**800点**を所定点数に加算する。

4　1及び2については，患者又はその看護に当たっている者の求めを受けた診療所又は在宅療養支援病院の保険医の指示により，保険医療機関の看護師等が緊急に訪問看護・指導を実施した場合には，緊急訪問看護加算として，次に掲げる区分に従い，1日につき，いずれかを所定点数に加算する。

イ	月14日目まで……	**265点**
ロ	月15日目以降……	**200点**

5　1及び2については，別に厚生労働大臣が定める長時間の訪問を要する者に対し，保険医療機関の看護師等が，長時間にわ

たる訪問看護・指導を実施した場合には，長時間訪問看護・指導加算として，週1日（別に厚生労働大臣が定める者の場合にあっては週3日）に限り，**520点**を所定点数に加算する。

6　1及び2については，6歳未満の乳幼児に対し，保険医療機関の看護師等が訪問看護・指導を実施した場合には，乳幼児加算として，1日につき**130点**（別に厚生労働大臣が定める者に該当する場合にあっては，**180点**）を所定点数に加算する。

7　1及び2については，同時に複数の看護師等又は看護補助者による訪問看護・指導が必要な者として別に厚生労働大臣が定める者に対して，保険医療機関の看護師等が，当該保険医療機関の他の看護師等又は看護補助者（以下この部において「その他職員」という。）と同時に訪問看護・指導を行うことについて，当該患者又はその家族等の同意を得て，訪問看護・指導を実施した場合には，複数名訪問看護・指導加算として，次に掲げる区分に従い，1日につき，いずれかを所定点数に加算する。ただし，イ又はロの場合にあっては週1日を，ハの場合にあっては週3日を限度として算定する。

イ　所定点数を算定する訪問看護・指導を行う看護師等が他の保健師，助産師又は看護師と同時に訪問看護・指導を行う場合……………… **450点**

ロ　所定点数を算定する訪問看護・指導を行う看護師等が他の准看護師と同時に訪問看護・指導を行う場合……………… **380点**

ハ　所定点数を算定する訪問看護・指導を行う看護師等がその他職員と同時に訪問看護・指導を行う場合（別に厚生労働大臣が定める場合を除く。）……………… **300点**

ニ　所定点数を算定する訪問看護・指導を行う看護師等がその他職員と同時に訪問看護・指導を行う場合（別に厚生労働大臣が定める場合に限る。）

(1)　1日に1回の場合……………… **300点**

(2)　1日に2回の場合……………… **600点**

(3)　1日に3回以上の場合……………… **1,000点**

8　1及び2については，訪問診療を実施している保険医療機関の保健師，助産師又は看護師が，在宅で療養を行っている患者であって通院が困難なものに対して，当該患者の同意を得て，訪問診療を実施している保険医療機関を含め，歯科訪問診療を実施している保険医療機関又は訪問薬剤管理指導を実施している保険薬局と文書等により情報共有を行うとともに，共有された情報を踏まえて療養上必要な指導を行った場合に，在宅患者連携指導加算として，月1回に限り**300点**を所定点数に加算する。

9　1及び2については，保険医療機関の保健師，助産師又は看護師が，在宅で療養を行っている患者であって通院が困難なものの状態の急変等に伴い，当該患者の在宅療養を担う他の保険医療機関の保険医の求めにより，当該他の保険医療機関の保険医等，歯科訪問診療を実施している保険医療機関の保険医である歯科医師等，訪問薬剤管理指導を実施している保険薬局の保険薬剤師，介護支援専門員又は相談支援専門員と共同で，カンファレンスに参加し，それらの者と共同で療養上必要な指導を行った場合には，在宅患者緊急時等カンファレンス加算として，月2回に限り**200点**を所定点数に加算する。

10　1及び2については，在宅で死亡した患者又は特別養護老人ホームその他これに準ずる施設（以下この注において「特別養護老人ホーム等」という。）で死亡した患者に対して，保険医療機関の保険医の指示により，その死亡日及び死亡日前14日以内に，2回以上訪問看護・指導を実施し，かつ，訪問看護におけるターミナルケアに係る支援体制について患者及び家族等に対して説明した上でターミナルケアを行った場合は，在宅ターミナルケア加算として，次に掲げる区分に従い，いずれかを所定点数に加算する。

イ　在宅で死亡した患者（ターミナルケアを行った後，24時間以内に在宅以外で死亡した患者を含む。）**又は特別養護老人ホーム等で死亡した患者**（ターミナルケアを行った後，24時間以内に当該特別養護老人ホーム等以外で死亡した患者を含み，指定施設サービス等に要する費用の額の算定に関する基準（平成 12 年厚生省告示第 21 号）別表の 1 に規定する看取り介護加算その他これに相当する加算（以下この注において「看取り介護加算等」という。）を算定しているものを除く。）……………………………………………………… **2,500 点**

ロ　**特別養護老人ホーム等で死亡した患者**（ターミナルケアを行った後，24 時間以内に当該特別養護老人ホーム等以外で死亡した患者を含む。）**であって，看取り介護加算等を算定しているもの**……………………………………………… **1,000 点**

11　1 及び 2 については，訪問看護・指導に関して特別な管理を必要とする患者（別に厚生労働大臣が定める状態等にある者に限る。以下この注において同じ。）に対して，当該患者に係る訪問看護・指導に関する計画的な管理を行った場合は，患者 1 人につき 1 回に限り，在宅移行管理加算として，**250 点**を所定点数に加算する。ただし，特別な管理を必要とする患者のうち重症度等の高いものとして別に厚生労働大臣が定める状態等にあるものについては，患者 1 人につき 1 回に限り，**500 点**を所定点数に加算する。

12　1 及び 2 については，夜間（午後 6 時から午後 10 時までの時間をいう。）又は早朝（午前 6 時から午前 8 時までの時間をいう。）に訪問看護・指導を行った場合は，夜間・早朝訪問看護加算として **210 点**を所定点数に加算し，深夜に訪問看護・指導を行った場合は，深夜訪問看護加算として **420 点**を所定点数に加算する。

13　1 及び 2 については，別に厚生労働大臣が定める者について，保険医療機関の看護師又は准看護師が，登録喀痰吸引等事業者（社会福祉士及び介護福祉士法（昭和 62 年法律第 30 号）第 48 条の 3 第 1 項の登録を受けた登録喀痰吸引等事業者をいう。以下同じ。）又は登録特定行為事業者（同法附則第 27 条第 1 項の登録を受けた登録特定行為事業者をいう。以下同じ。）と連携し，社会福祉士及び介護福祉士法施行規則（昭和 62 年厚生省令第 49 号）第 1 条各号に掲げる医師の指示の下に行われる行為（以下「喀痰吸引等」という。）が円滑に行われるよう，喀痰吸引等に関してこれらの事業者の介護の業務に従事する者に対して必要な支援を行った場合には，看護・介護職員連携強化加算として，月１回に限り**250点**を所定点数に加算する。

14　保険医療機関の看護師等が，最も合理的な経路及び方法による当該保険医療機関の所在地から患家までの移動にかかる時間が１時間以上である者に対して訪問看護・指導を行い，次のいずれかに該当する場合，特別地域訪問看護加算として，所定点数の**100分の50**に相当する点数を加算する。

イ　別に厚生労働大臣が定める地域に所在する保険医療機関の看護師等が訪問看護・指導を行う場合

ロ　別に厚生労働大臣が定める地域外に所在する保険医療機関の看護師等が別に厚生労働大臣が定める地域に居住する患者に対して訪問看護・指導を行う場合

15　別に厚生労働大臣が定める施設基準に適合しているものとして地方厚生局長等に届け出た保険医療機関の看護師等が訪問看護・指導を実施した場合には，訪問看護・指導体制充実加算として，月１回に限り**150点**を所定点数に加算する。

16　１については，別に厚生労働大臣が定める施設基準に適合しているものとして地方厚生局長等に届け出た保険医療機関の緩和ケア，褥瘡ケア若しくは人工肛門ケア及び人工膀胱ケアに係る専門の研修を受けた看護師又は保健師助産師看護師法（昭和23年法律第203号）第37条の２第２項第５号に規定する指定研修機関において行われる研修（以下「特定行為研修」という。）を修了した看護師が，訪問看護・指導の実施に関する計画的な管理を行った場合には，専門管理加算として，月１回に限り，次に掲げる区分に従い，いずれかを所定点数に加算する。

イ　緩和ケア，褥瘡ケア又は人工肛門ケア及び人工膀胱ケアに係る専門の研修を受けた看護師が計画的な管理を行った場合（悪性腫瘍の鎮痛療法若しくは化学療法を行っている患者，真皮を越える褥瘡の状態にある患者（区分番号Ｃ013に掲げる在宅患者訪問褥瘡管理指導料を算定する場合にあっては真皮までの状態の患者）又は人工肛門若しくは人工膀胱を造

設している者で管理が困難な患者に対して行った場合に限る。）……………………………………………………250 点

ロ **特定行為研修を修了した看護師が計画的な管理を行った場合**（保健師助産師看護師法第 37 条の 2 第 2 項第 1 号に規定する特定行為（訪問看護において専門の管理を必要とするものに限る。以下この部において同じ。）に係る管理の対象となる患者に対して行った場合に限る。）……………………250 点

17 別に厚生労働大臣が定める施設基準に適合しているものとして地方厚生局長等に届け出た保険医療機関の看護師等（准看護師を除く。）が，健康保険法第 3 条第 13 項の規定による電子資格確認により，患者の診療情報を取得等した上で訪問看護・指導の実施に関する計画的な管理を行った場合には，訪問看護医療ＤＸ情報活用加算として，月 1 回に限り **5 点**を所定点数に加算する。ただし，区分番号Ａ 000 に掲げる初診料の注 15，区分番号Ａ 001 に掲げる再診料の注 19 若しくは区分番号Ａ 002 に掲げる外来診療料の注 10 にそれぞれ規定する医療情報取得加算，区分番号Ａ 000 に掲げる初診料の注 16 に規定する医療ＤＸ推進体制整備加算，区分番号Ｃ 001 に掲げる在宅患者訪問診療料（Ⅰ）の注 13（区分番号Ｃ 001 − 2 の注 6 の規定により準用する場合を含む。）若しくは区分番号Ｃ 003 に掲げる在宅がん医療総合診療料の注 8 にそれぞれ規定する在宅医療ＤＸ情報活用加算又は区分番号Ｉ 012 に掲げる精神科訪問看護・指導料の注 17 に規定する訪問看護医療ＤＸ情報活用加算を算定した月は，訪問看護医療ＤＸ情報活用加算は算定できない。

18 別に厚生労働大臣が定める施設基準に適合しているものとして地方厚生局長等に届け出た保険医療機関において，区分番号Ｃ 001 の注 8（区分番号Ｃ 001 − 2 の注 6 の規定により準用する場合を含む。）に規定する死亡診断加算及び区分番号Ｃ 005 の注 10（区分番号Ｃ 005 − 1 − 2 の注 6 の規定により準用する場合を含む。）に規定する在宅ターミナルケア加算を算定する患者（別に厚生労働大臣が定める地域に居住する患者に限る。）に対して，医師の指示の下，情報通信機器を用いた在宅での看

取りに係る研修を受けた看護師が，情報通信機器を用いて医師の死亡診断の補助を行った場合は，遠隔死亡診断補助加算として，**150点**を所定点数に加算する。

19 在宅患者訪問看護・指導料を算定した場合には，区分番号C005－1－2に掲げる同一建物居住者訪問看護・指導料又は区分番号I012に掲げる精神科訪問看護・指導料は，算定しない。

20 訪問看護・指導に要した交通費は，患家の負担とする。

C005-1-2 同一建物居住者訪問看護・指導料（1日につき）

1 保健師，助産師又は看護師（3の場合を除く。）**による場合**

イ 同一日に2人

(1) 週3日目まで……………………………………………………**580点**

(2) 週4日目以降……………………………………………………**680点**

ロ 同一日に3人以上

(1) 週3日目まで……………………………………………………**293点**

(2) 週4日目以降……………………………………………………**343点**

2 准看護師による場合

イ 同一日に2人

(1) 週3日目まで……………………………………………………**530点**

(2) 週4日目以降……………………………………………………**630点**

ロ 同一日に3人以上

(1) 週3日目まで……………………………………………………**268点**

(2) 週4日目以降……………………………………………………**318点**

3 悪性腫瘍の患者に対する緩和ケア，褥瘡ケア又は人工肛門ケア及び人工膀胱ケアに係る専門の研修を受けた看護師による場合……………………………………………………**1,285点**

注1 1及び2については，保険医療機関が，在宅で療養を行っている患者（同一建物居住者に限る。）であって通院が困難なものに対して，診療に基づく訪問看護計画により，看護師等を訪問させて看護又は療養上必要な指導を行った場合に，患者1人について日単位で算定する。ただし，別に厚生労働大臣が定める疾病等の患者以外の患者については，区分番号C005に掲げる在宅患者訪問看護・指導料（3を除く。）又は区分番号I012

に掲げる精神科訪問看護・指導料を算定する日と合わせて週3日（保険医療機関が，診療に基づき患者の急性増悪等により一時的に頻回の訪問看護・指導を行う必要を認めて，訪問看護・指導を行う場合にあっては，1月に1回（別に厚生労働大臣が定めるものについては，月2回）に限り，週7日（当該診療の日から起算して14日以内の期間に行われる場合に限る。））を限度とする。

2　3については，別に厚生労働大臣が定める施設基準に適合しているものとして地方厚生局長等に届け出た保険医療機関が，在宅で療養を行っている悪性腫瘍の鎮痛療法若しくは化学療法を行っている患者，真皮を越える褥瘡の状態にある患者（区分番号C 013に掲げる在宅患者訪問褥瘡管理指導料を算定する場合にあっては真皮までの状態の患者）又は人工肛門若しくは人工膀胱を造設している者で管理が困難な患者（いずれも同一建物居住者に限る。）であって通院が困難なものに対して，診療に基づく訪問看護計画により，緩和ケア，褥瘡ケア又は人工肛門ケア及び人工膀胱ケアに係る専門の研修を受けた看護師を訪問させて，他の保険医療機関の看護師若しくは准看護師又は訪問看護ステーションの看護師若しくは准看護師と共同して同一日に看護又は療養上必要な指導を行った場合に，当該患者1人について，それぞれ月1回に限り算定する。

3　1及び2については，注1ただし書に規定する別に厚生労働大臣が定める疾病等の患者又は同注ただし書の規定に基づき週7日を限度として所定点数を算定する患者に対して，当該患者に対する診療を担う保険医療機関の保険医が必要と認めて，1日に2回又は3回以上訪問看護・指導を実施した場合は，難病等複数回訪問加算として，次に掲げる区分に従い，1日につき，いずれかを所定点数に加算する。

イ　1日に2回の場合

(1)　同一建物内1人又は2人……………………………… **450点**

(2)　同一建物内3人以上………………………………… **400点**

ロ　1日に3回以上の場合

(1) 同一建物内1人又は2人……………………………………800点
(2) 同一建物内3人以上…………………………………………720点

4 1及び2については，同時に複数の看護師等又は看護補助者による訪問看護・指導が必要な者として別に厚生労働大臣が定める者に対して，保険医療機関の看護師等が，当該保険医療機関のその他職員と同時に訪問看護・指導を行うことについて，当該患者又はその家族等の同意を得て，訪問看護・指導を実施した場合には，複数名訪問看護・指導加算として，次に掲げる区分に従い，1日につき，いずれかを所定点数に加算する。ただし，イ又はロの場合にあっては週1日を，ハの場合にあっては週3日を限度として算定する。

イ 所定点数を算定する訪問看護・指導を行う看護師等が他の保健師，助産師又は看護師と同時に訪問看護・指導を行う場合

(1) 同一建物内1人又は2人……………………………………450点
(2) 同一建物内3人以上…………………………………………400点

ロ 所定点数を算定する訪問看護・指導を行う看護師等が他の准看護師と同時に訪問看護・指導を行う場合

(1) 同一建物内1人又は2人……………………………………380点
(2) 同一建物内3人以上…………………………………………340点

ハ 所定点数を算定する訪問看護・指導を行う看護師等がその他職員と同時に訪問看護・指導を行う場合（別に厚生労働大臣が定める場合を除く。）

(1) 同一建物内1人又は2人……………………………………300点
(2) 同一建物内3人以上…………………………………………270点

ニ 所定点数を算定する訪問看護・指導を行う看護師等がその他職員と同時に訪問看護・指導を行う場合（別に厚生労働大臣が定める場合に限る。）

(1) 1日に1回の場合

① 同一建物内1人又は2人………………………………300点
② 同一建物内3人以上……………………………………270点

(2) 1日に2回の場合

① 同一建物内1人又は2人…………………………………600点
② 同一建物内3人以上……………………………………540点
(3) **1日に3回以上の場合**
① 同一建物内1人又は2人………………………………1,000点
② 同一建物内3人以上……………………………………900点

5 同一建物居住者訪問看護・指導料を算定した場合には，区分番号C005に掲げる在宅患者訪問看護・指導料又は区分番号I012に掲げる精神科訪問看護・指導料は，算定しない。

6 区分番号C005の注4から注6まで，注8から注18まで及び注20の規定は，同一建物居住者訪問看護・指導料について準用する。この場合において，同注8中「在宅で療養を行っている患者」とあるのは「在宅で療養を行っている患者（同一建物居住者に限る。）」と，「在宅患者連携指導加算」とあるのは「同一建物居住者連携指導加算」と，同注9中「在宅で療養を行っている患者」とあるのは「在宅で療養を行っている患者（同一建物居住者に限る。）」と，「在宅患者緊急時等カンファレンス加算」とあるのは「同一建物居住者緊急時等カンファレンス加算」と，同注10及び同注18中「在宅ターミナルケア加算」とあるのは「同一建物居住者ターミナルケア加算」と読み替えるものとする。

C 005-2 **在宅患者訪問点滴注射管理指導料**（1週につき）……………100点

注 区分番号C005に掲げる在宅患者訪問看護・指導料又は区分番号C005－1－2に掲げる同一建物居住者訪問看護・指導料を算定すべき訪問看護・指導を受けている患者又は指定訪問看護事業者（健康保険法第88条第1項に規定する指定訪問看護事業者，介護保険法第41条第1項の規定による指定居宅サービス事業者（訪問看護事業を行う者に限る。）の指定，同法第42条の2第1項の規定による指定地域密着型サービス事業者（訪問看護事業を行う者に限る。）の指定又は同法第53条第1項の規定による指定介護予防サービス事業者（訪問看護事業を行う者に限る。）をいう。）から訪問看護を受けている患者であって，当該患者に対する診療を担う保険医療機関の保険医の診療に基づき，週3日以上

の点滴注射を行う必要を認めたものについて，訪問を行う看護師又は准看護師に対して，点滴注射に際し留意すべき事項等を記載した文書を交付して，必要な管理指導を行った場合に，患者１人につき週１回に限り算定する。

C 006 在宅患者訪問リハビリテーション指導管理料（１単位）

１　同一建物居住者以外の場合……………………………………**300 点**

２　同一建物居住者の場合…………………………………………**255 点**

注１　１については，在宅で療養を行っている患者（当該患者と同一の建物に居住する他の患者に対して当該保険医療機関が同一日に訪問リハビリテーション指導管理を行う場合の当該患者（以下この区分番号において「同一建物居住者」という。）を除く。）であって通院が困難なものに対して，２については，在宅で療養を行っている患者（同一建物居住者に限る。）であって通院が困難なものに対して，診療に基づき計画的な医学管理を継続して行い，かつ，当該診療を行った保険医療機関の理学療法士，作業療法士又は言語聴覚士を訪問させて基本的動作能力若しくは応用的動作能力又は社会的適応能力の回復を図るための訓練等について必要な指導を行わせた場合に，患者１人につき，１と２を合わせて週６単位（退院の日から起算して３月以内の患者にあっては，週 12 単位）に限り算定する。

２　保険医療機関が，診療に基づき，患者の急性増悪等により一時的に頻回の訪問リハビリテーション指導管理を行う必要性を認め，計画的な医学管理の下に，在宅で療養を行っている患者であって通院が困難なものに対して訪問リハビリテーション指導管理を行った場合は，注１の規定にかかわらず，１と２を合わせて，６月に１回に限り，当該診療の日から 14 日以内に行った訪問リハビリテーション指導管理については，14 日を限度として１日４単位に限り，算定する。

３　在宅患者訪問リハビリテーション指導管理に要した交通費は，患家の負担とする。

C 007 訪問看護指示料…………………………………………………**300 点**

注１　当該患者に対する診療を担う保険医療機関の保険医が，診療

に基づき指定訪問看護事業者（介護保険法第41条第1項に規定する指定居宅サービス事業者若しくは同法第53条第1項に規定する指定介護予防サービス事業者（いずれも訪問看護事業を行う者に限る。）又は健康保険法第88条第1項に規定する指定訪問看護事業者をいう。）からの指定訪問看護の必要を認め，又は，介護保険法第42条の2第1項に規定する指定地域密着型サービス事業者（定期巡回・随時対応型訪問介護看護又は複合型サービスを行う者に限る。）からの指定定期巡回・随時対応型訪問介護看護又は指定複合型サービス（いずれも訪問看護を行うものに限る。）の必要を認め，患者の同意を得て当該患者の選定する訪問看護ステーション等に対して，訪問看護指示書を交付した場合に，患者1人につき月1回に限り算定する。

2　当該患者に対する診療を担う保険医療機関の保険医が，診療に基づき，当該患者の急性増悪等により一時的に頻回の指定訪問看護を行う必要を認め，当該患者の同意を得て当該患者の選定する訪問看護ステーション等に対して，その旨を記載した訪問看護指示書を交付した場合は，特別訪問看護指示加算として，患者1人につき月1回（別に厚生労働大臣が定める者については，月2回）に限り，**100点**を所定点数に加算する。

3　当該患者に対する診療を担う保険医療機関の保険医が，診療に基づき，保健師助産師看護師法第37条の2第2項第1号に規定する特定行為に係る管理の必要を認め，当該患者の同意を得て当該患者の選定する訪問看護ステーション等の看護師（同項第5号に規定する指定研修機関において行われる研修を修了した者に限る。）に対して，同項第2号に規定する手順書を交付した場合は，手順書加算として，患者1人につき6月に1回に限り，**150点**を所定点数に加算する。

4　注1の場合において，必要な衛生材料及び保険医療材料を提供した場合に，衛生材料等提供加算として，患者1人につき月1回に限り，**80点**を所定点数に加算する。

5　訪問看護指示料を算定した場合には，区分番号I012－2に掲げる精神科訪問看護指示料は算定しない。

C 007-2 介護職員等喀痰吸引等指示料……………………………… **240 点**

注 当該患者に対する診療を担う保険医療機関の保険医が，診療に基づき介護保険法第 41 条第 1 項に規定する指定居宅サービス事業者（同法第 8 条第 2 項に規定する訪問介護，同条第 3 項に規定する訪問入浴介護，同条第 7 項に規定する通所介護又は同条第 11 項に規定する特定施設入居者生活介護に係る指定を受けている者に限る。），同法第 42 条の 2 第 1 項に規定する指定地域密着型サービス事業者（同法第 8 条第 22 項に規定する地域密着型介護老人福祉施設を除く。）その他別に厚生労働大臣が定める者による喀痰吸引等の必要を認め，患者の同意を得て当該患者の選定する事業者に対して介護職員等喀痰吸引等指示書を交付した場合に，患者 1 人につき 3 月に 1 回に限り算定する。

C 008 在宅患者訪問薬剤管理指導料

1　単一建物診療患者が 1 人の場合…………………………………… **650 点**
2　単一建物診療患者が 2 人以上 9 人以下の場合………………… **320 点**
3　1 及び 2 以外の場合……………………………………………… **290 点**

注 1　在宅で療養を行っている患者であって通院が困難なものに対して，診療に基づき計画的な医学管理を継続して行い，かつ，薬剤師が訪問して薬学的管理指導を行った場合に，単一建物診療患者（当該患者が居住する建物に居住する者のうち，当該保険医療機関の薬剤師が訪問し薬学的管理指導を行っているものをいう。）の人数に従い，患者 1 人につき月 4 回（末期の悪性腫瘍の患者及び中心静脈栄養法の対象患者については，週 2 回かつ月 8 回）に限り算定する。この場合において，1 から 3 までを合わせて薬剤師 1 人につき週 40 回に限り算定できる。

2　麻薬の投薬が行われている患者に対して，麻薬の使用に関し，その服用及び保管の状況，副作用の有無等について患者に確認し，必要な薬学的管理指導を行った場合は，1 回につき **100 点**を所定点数に加算する。

3　在宅患者訪問薬剤管理指導に要した交通費は，患家の負担とする。

4　6 歳未満の乳幼児に対して，薬剤師が訪問して薬学的管理指導を行った場合には，乳幼児加算として，**100 点**を所定点数に加算する。

C 009 在宅患者訪問栄養食事指導料

1 在宅患者訪問栄養食事指導料 1

イ 単一建物診療患者が１人の場合……………………………… **530 点**

ロ 単一建物診療患者が２人以上９人以下の場合……………… **480 点**

ハ イ及びロ以外の場合……………………………………………… **440 点**

2 在宅患者訪問栄養食事指導料 2

イ 単一建物診療患者が１人の場合……………………………… **510 点**

ロ 単一建物診療患者が２人以上９人以下の場合……………… **460 点**

ハ イ及びロ以外の場合……………………………………………… **420 点**

注１ １については，在宅で療養を行っており通院が困難な患者であって，別に厚生労働大臣が定めるものに対して，診療に基づき計画的な医学管理を継続して行い，かつ，保険医療機関の医師の指示に基づき当該保険医療機関の管理栄養士が訪問して具体的な献立等によって栄養管理に係る指導を行った場合に，単一建物診療患者（当該患者が居住する建物に居住する者のうち，管理栄養士が訪問し栄養食事指導を行っているものをいう。注２において同じ。）の人数に従い，患者１人につき月２回に限り所定点数を算定する。

２ ２については，在宅で療養を行っており通院が困難な患者であって，別に厚生労働大臣が定めるものに対して，診療に基づき計画的な医学管理を継続して行い，かつ，保険医療機関の医師の指示に基づき当該保険医療機関以外の管理栄養士が訪問して具体的な献立等によって栄養管理に係る指導を行った場合に，単一建物診療患者の人数に従い，患者１人につき月２回に限り所定点数を算定する。

３ 在宅患者訪問栄養食事指導に要した交通費は，患家の負担とする。

C 010 在宅患者連携指導料…………………………………………… **900 点**

注１ 訪問診療を実施している保険医療機関（診療所，在宅療養支援病院及び許可病床数が 200 床未満の病院（在宅療養支援病院

を除く。）に限る。）の保険医が，在宅での療養を行っている患者であって通院が困難なものに対して，当該患者の同意を得て，歯科訪問診療を実施している保険医療機関，訪問薬剤管理指導を実施している保険薬局又は訪問看護ステーションと文書等により情報共有を行うとともに，共有された情報を踏まえて療養上必要な指導を行った場合に，月１回に限り算定する。

2　区分番号Ａ000に掲げる初診料を算定する初診の日に行った指導又は当該初診の日から１月以内に行った指導の費用は，初診料に含まれるものとする。

3　当該保険医療機関を退院した患者に対して退院の日から起算して１月以内に行った指導の費用は，第１章第２部第１節に掲げる入院基本料に含まれるものとする。

4　区分番号Ｂ001の１に掲げるウイルス疾患指導料，区分番号Ｂ001の６に掲げるてんかん指導料，区分番号Ｂ001の７に掲げる難病外来指導管理料又は区分番号Ｂ001の12に掲げる心臓ペースメーカー指導管理料を算定している患者については算定しない。

5　在宅患者連携指導料を算定すべき指導を行った場合においては，区分番号Ｂ000に掲げる特定疾患療養管理料及び区分番号Ｂ001の８に掲げる皮膚科特定疾患指導管理料を算定すべき指導管理の費用は，所定点数に含まれるものとする。

6　区分番号Ｂ009に掲げる診療情報提供料（Ⅰ），区分番号Ｃ002に掲げる在宅時医学総合管理料，区分番号Ｃ002－２に掲げる施設入居時等医学総合管理料又は区分番号Ｃ003に掲げる在宅がん医療総合診療料を算定している患者については算定しない。

Ｃ011 在宅患者緊急時等カンファレンス料……………………………… **200点**

注　訪問診療を実施している保険医療機関の保険医が，在宅での療養を行っている患者であって通院が困難なものの状態の急変等に伴い，当該保険医の求め又は当該患者の在宅療養を担う保険医療機関の保険医の求めにより，歯科訪問診療を実施している保険医療機関の保険医である歯科医師等，訪問薬剤管理指導を実施している保険薬局の保険薬剤師，訪問看護ステーションの保健師，助産師，看護師，理学療法士，作業療法士若しくは言語聴覚士，介護支援専門員又は相談支援専門員と共同でカンファレンスを行い又はカンファレンスに参加し，それらの者と共同で療養上必要な指導を行った場合に，月２回に限り算定する。

C 012 在宅患者共同診療料

1 往診の場合……………………………………………………**1,500 点**

2 訪問診療の場合（同一建物居住者以外）……………………**1,000 点**

3 訪問診療の場合（同一建物居住者）…………………………**240 点**

注１　１については，在宅療養後方支援病院（在宅において療養を行っている患者を緊急時に受け入れる病院であって，別に厚生労働大臣が定める施設基準に適合しているものとして地方厚生局長等に届け出たものをいう。以下この表において同じ。）（許可病床数が 400 床未満の病院に限る。）が，在宅で療養を行っている別に厚生労働大臣が定める疾病等を有する患者以外の患者であって通院が困難なもの（当該在宅療養後方支援病院を緊急時の搬送先として希望するものに限る。以下この区分番号において同じ。）に対して，当該患者に対する在宅医療を担う他の保険医療機関からの求めに応じて共同で往診を行った場合に，１から３までのいずれかを最初に算定した日から起算して１年以内に，患者１人につき１から３までを合わせて２回に限り算定する。

２　２については，在宅療養後方支援病院（許可病床数が 400 床未満の病院に限る。）が，在宅で療養を行っている別に厚生労働大臣が定める疾病等を有する患者以外の患者（当該患者と同一の建物に居住する他の患者に対して当該保険医療機関が同一日に訪問診療を行う場合の当該患者（以下この区分番号において「同一建物居住者」という。）を除く。）であって通院が困難なものに対して，当該患者に対する在宅医療を担う他の保険医療機関からの求めに応じて計画的な医学管理の下に定期的に訪問して共同で診療を行った場合に，１から３までのいずれかを最初に算定した日から起算して１年以内に，患者１人につき1から3までを合わせて2回に限り算定する。

3　3については，在宅療養後方支援病院（許可病床数が400床未満の病院に限る。）が，在宅で療養を行っている別に厚生労働大臣が定める疾病等を有する患者以外の患者（同一建物居住者に限る。）であって通院が困難なものに対して，当該患者に対する在宅医療を担う他の保険医療機関からの求めに応じて計画的な医学管理の下に定期的に訪問して共同で診療を行った場合に，1から3までのいずれかを最初に算定した日から起算して1年以内に，患者1人につき1から3までを合わせて2回に限り算定する。

4　注1から注3までの規定にかかわらず，在宅療養後方支援病院が，別に厚生労働大臣が定める疾病等を有する患者に対して行った場合については，1から3までのいずれかを最初に算定した日から起算して1年以内に，患者1人につき1から3までを合わせて12回に限り算定する。

5　往診又は訪問診療に要した交通費は，患家の負担とする。

C 013 在宅患者訪問褥瘡管理指導料……………………………………………**750点**

注1　別に厚生労働大臣が定める施設基準に適合しているものとして地方厚生局長等に届け出た保険医療機関において，重点的な褥瘡管理を行う必要が認められる患者（在宅での療養を行っているものに限る。）に対して，当該患者の同意を得て，当該保険医療機関の保険医，管理栄養士又は当該保険医療機関以外の管理栄養士及び看護師又は連携する他の保険医療機関等の看護師が共同して，褥瘡管理に関する計画的な指導管理を行った場合には，初回のカンファレンスから起算して6月以内に限り，当該患者1人につき3回に限り所定点数を算定する。

2　区分番号C 001に掲げる在宅患者訪問診療料（Ⅰ），区分番号C 001－2に掲げる在宅患者訪問診療料（Ⅱ），区分番号C 005に掲げる在宅患者訪問看護・指導料又は区分番号C 009に掲げる在宅患者訪問栄養食事指導料は別に算定できない。ただし，カンファレンスを行う場合にあっては，この限りでない。

C 014 外来在宅共同指導料

1　外来在宅共同指導料1 …………………………………… **400点**

2　外来在宅共同指導料2 …………………………………… **600点**

注1　1については，保険医療機関の外来において継続的に診療を受けている患者について，当該患者の在宅療養を担う保険医療機関の保険医が，当該患者の同意を得て，患家等を訪問して，在宅での療養上必要な説明及び指導を，外来において当該患者に対して継続的に診療を行っている保険医療機関の保険医と共同して行った上で，文書により情報提供した場合に，患者1人につき1回に限り，当該患者の在宅療養を担う保険医療機関において算定する。

2　2については，注1に規定する場合において，外来において当該患者に対して継続的に診療を行っている保険医療機関において，患者1人につき1回に限り算定する。この場合において，区分番号A000に掲げる初診料，区分番号A001に掲げる再診料，区分番号A002に掲げる外来診療料，区分番号C000に掲げる往診料，区分番号C001に掲げる在宅患者訪問診療料（Ⅰ）又は区分番号C001－2に掲げる在宅患者訪問診療料（Ⅱ）は別に算定できない。

C015　在宅がん患者緊急時医療情報連携指導料 …………………… **200点**

注　訪問診療を実施している保険医療機関の保険医が，在宅での療養を行っている患者であって通院が困難なもの（区分番号C002に掲げる在宅時医学総合管理料の注15（区分番号C002－2の注5の規定により準用する場合を含む。）又は区分番号C003に掲げる在宅がん医療総合診療料の注9に規定する在宅医療情報連携加算を算定しているものに限る。）の同意を得て，末期の悪性腫瘍の患者の病状の急変等に伴い，当該保険医療機関と連携する他の保険医療機関の保険医，歯科訪問診療を実施している保険医療機関の保険医である歯科医師，訪問薬剤管理指導を実施している保険薬局の保険薬剤師，訪問看護ステーションの保健師，助産師，看護師，理学療法士，作業療法士若しくは言語聴覚士，管理栄養士，介護支援専門員又は相談支援専門員等であって当該患者に関わる者が電子情報処理組織を使用する方法その他の情報通信の技術を利用する方法を用いて記録した当該患者に係る人生の最終段階における医療・ケアに関する情報を取得した上で，療養上必要な指導を行った場合に，月１回に限り算定する。

第２節　在宅療養指導管理料

通　則

在宅療養指導管理料の費用は，第１款及び第２款の各区分の所定点数を合算した費用により算定する。

第１款　在宅療養指導管理料

通　則

1　本款各区分に掲げる在宅療養指導管理料は，特に規定する場合を除き，月１回に限り算定し，同一の患者に対して１月以内に指導管理を２回以上行った場合においては，第１回の指導管理を行ったときに算定する。

2　同一の患者に対して，本款各区分に掲げる在宅療養指導管理料に規定する在宅療養指導管理のうち２以上の指導管理を行っている場合は，主たる指導管理の所定点数のみにより算定する。

3　在宅療養支援診療所又は在宅療養支援病院から患者の紹介を受けた保険医療機関が，在宅療養支援診療所又は在宅療養支援病院が行う在宅療養指導管理と異なる在宅療養指導管理を行った場合（紹介が行われた月に限る。）及び在宅療養後方支援病院が，別に厚生労働大臣の定める患者に対して当該保険医療機関と連携する他の保険医療機関と異なる在宅療養指導管理を行った場合（Ｃ102に規定する指導管理とＣ102－２に規定する指導管理，Ｃ103に規定する指導管理とＣ107に規定する指導管理，Ｃ107－２に規定する指導管理又はＣ107－３に規定する指導管理，Ｃ104に規定する指導管理とＣ105に規定する指導管理，Ｃ104に規定する指導管理とＣ105－２に規定する指導管理，Ｃ105に規定する指導管理とＣ105－２に規定する指導管理，Ｃ105－２に規定する指導管理とＣ109に規定する指導管理，Ｃ105－２に規定する指導管理とＣ105－３に規定する指導管理，Ｃ105－３に規定する指導管理とＣ109に規定する指導管理，Ｃ107に規定する指導管理とＣ107－２に規定する指導管理又はC 107－3に規定する指導管理，C 107－2に規定する指導管理とC 107－3に規定する指導管理，C 108（3を除く。）に規定する指導管理とC 110に規定する指導管理，C 108－4に規定する指導管理とC 110に規定する指導管理及びC 109に規定する指導管理とC 114に規定する指導管理の組合せを除く。）には，それぞれの保険医療機関において，本款各区分に掲げる在宅療養指導管理料を算定できるものとする。

4　入院中の患者に対して退院時に本款各区分に掲げる在宅療養指導管理料を算定すべき指導管理を行った場合においては，各区分の規定にかかわらず，当該退院の日に所定点数を算定できる。この場合において，当該退院した患者に対して行った指導管理（当該退院した日の属する月に行ったものに限る。）の費用は算定しない。

区分

C 100 退院前在宅療養指導管理料…………………………………**120点**

注1　入院中の患者が在宅療養に備えて一時的に外泊するに当たり，当該在宅療養に関する指導管理を行った場合に算定する。

2　6歳未満の乳幼児に対して在宅療養に関する指導管理を行った場合には，乳幼児加算として，**200点**を所定点数に加算する。

C 101 在宅自己注射指導管理料

1　複雑な場合……………………………………………………**1,230点**

2　1以外の場合

イ　月27回以下の場合…………………………………………**650点**

ロ　月28回以上の場合…………………………………………**750点**

注1　別に厚生労働大臣が定める注射薬の自己注射を行っている入院中の患者以外の患者に対して，自己注射に関する指導管理を行った場合に算定する。ただし，同一月に区分番号B 001－2－12に掲げる外来腫瘍化学療法診療料又は第6部の通則第6号に規定する外来化学療法加算を算定している患者については，当該管理料を算定できない。

2　初回の指導を行った日の属する月から起算して3月以内の期間に当該指導管理を行った場合には，導入初期加算として，3月を限度として，**580点**を所定点数に加算する。

3　処方の内容に変更があった場合には，注２の規定にかかわらず，当該指導を行った日の属する月から起算して１月を限度として，１回に限り導入初期加算を算定できる。

4　患者に対し，バイオ後続品に係る説明を行い，バイオ後続品を処方した場合には，バイオ後続品導入初期加算として，当該バイオ後続品の初回の処方日の属する月から起算して３月を限度として，**150点**を所定点数に加算する。

5　別に厚生労働大臣が定める施設基準に適合しているものとして地方厚生局長等に届け出た保険医療機関において，在宅自己注射指導管理料を算定すべき医学管理を情報通信機器を用いて行った場合は，１又は２のイ若しくはロの所定点数に代えて，それぞれ**1,070点**又は**566点**若しくは**653点**を算定する。

C 101-2 在宅小児低血糖症患者指導管理料…………………………………**820点**

注　12歳未満の小児低血糖症であって入院中の患者以外の患者に対して，重篤な低血糖の予防のために適切な指導管理を行った場合に算定する。

C 101-3 在宅妊娠糖尿病患者指導管理料

1　在宅妊娠糖尿病患者指導管理料１…………………………………**150点**

2　在宅妊娠糖尿病患者指導管理料２…………………………………**150点**

注１　１については，妊娠中の糖尿病患者又は妊娠糖尿病の患者（別に厚生労働大臣が定める者に限る。）であって入院中の患者以外の患者に対して，周産期における合併症の軽減のために適切な指導管理を行った場合に算定する。

2　２については，１を算定した入院中の患者以外の患者に対して，分娩後も継続して血糖管理のために適切な指導管理を行った場合に，当該分娩後12週の間，１回に限り算定する。

C 102 在宅自己腹膜灌流指導管理料…………………………………**4,000点**

注１　在宅自己連続携行式腹膜灌流を行っている入院中の患者以外の患者に対して，在宅自己連続携行式腹膜灌流に関する指導管理を行った場合に算定するものとし，頻回に指導管理を行う必要がある場合は，同一月内の２回目以降１回につき**2,000点**を月２回に限り算定する。

2　当該指導管理を算定する同一月内に区分番号Ｊ038に掲げる人工腎臓又はＪ042に規定する腹膜灌流の１を算定する場合は，注１に規定する２回目以降の費用は，算定しない。

3　注１に規定する患者であって継続的に遠隔モニタリングを実施したものに対して当該指導管理を行った場合は，遠隔モニタリング加算として，月１回に限り**115点**を所定点数に加算する。

C 102-2 在宅血液透析指導管理料……………………………………………**10,000点**

注1　別に厚生労働大臣が定める施設基準に適合しているものとして地方厚生局長等に届け出た保険医療機関において，在宅血液透析を行っている入院中の患者以外の患者に対して在宅血液透析に関する指導管理を行った場合に算定するものとし，頻回に指導管理を行う必要がある場合には，当該指導管理料を最初に算定した日から起算して２月までの間は，同一月内の２回目以降１回につき**2,000点**を月２回に限り算定する。

2　当該指導管理を算定する同一月内に区分番号Ｊ038に掲げる人工腎臓を算定する場合は，注１に規定する２回目以降の費用は，算定しない。

3　注１に規定する患者であって継続的に遠隔モニタリングを実施したものに対して当該指導管理を行った場合は，遠隔モニタリング加算として，月１回に限り**115点**を所定点数に加算する。

C 103 在宅酸素療法指導管理料

1　チアノーゼ型先天性心疾患の場合……………………………**520点**

2　その他の場合……………………………………………………**2,400点**

注1　在宅酸素療法を行っている入院中の患者以外の患者に対して，在宅酸素療法に関する指導管理を行った場合に算定する。

2　別に厚生労働大臣が定める施設基準に適合しているものとして地方厚生局長等に届け出た保険医療機関において，２を算定する患者について，前回受診月の翌月から今回受診月の前月までの期間，遠隔モニタリングを用いて療養上必要な指導を行った場合は，遠隔モニタリング加算として，**150点**に当該期間の月数（当該指導を行った月に限り，２月を限度とする。）を乗じて得た点数を，所定点数に加算する。

C 104 在宅中心静脈栄養法指導管理料……………………………3,000 点

注 在宅中心静脈栄養法を行っている入院中の患者以外の患者に対して，在宅中心静脈栄養法に関する指導管理を行った場合に算定する。

C 105 在宅成分栄養経管栄養法指導管理料………………………2,500 点

注 在宅成分栄養経管栄養法を行っている入院中の患者以外の患者に対して，在宅成分栄養経管栄養法に関する指導管理を行った場合に算定する。

C 105-2 在宅小児経管栄養法指導管理料…………………………1,050 点

注 在宅小児経管栄養法を行っている入院中の患者以外の患者（別に厚生労働大臣が定める者に限る。）に対して，在宅小児経管栄養法に関する指導管理を行った場合に算定する。

C 105-3 在宅半固形栄養経管栄養法指導管理料…………………2,500 点

注 在宅半固形栄養経管栄養法を行っている入院中の患者以外の患者（別に厚生労働大臣が定める者に限る。）に対して，在宅半固形栄養経管栄養法に関する指導管理を行った場合に，最初に算定した日から起算して１年を限度として算定する。

C 106 在宅自己導尿指導管理料……………………………………1,400 点

注１ 在宅自己導尿を行っている入院中の患者以外の患者に対して，在宅自己導尿に関する指導管理を行った場合に算定する。

２ カテーテルの費用は，第２款に定める所定点数により算定する。

C 107 在宅人工呼吸指導管理料……………………………………2,800 点

注 在宅人工呼吸を行っている入院中の患者以外の患者に対して，在宅人工呼吸に関する指導管理を行った場合に算定する。

C 107-2 在宅持続陽圧呼吸療法指導管理料

1 在宅持続陽圧呼吸療法指導管理料１……………………………2,250 点

2 在宅持続陽圧呼吸療法指導管理料２………………………………250 点

注１ 在宅持続陽圧呼吸療法を行っている入院中の患者以外の患者に対して，在宅持続陽圧呼吸療法に関する指導管理を行った場合に算定する。

２ 別に厚生労働大臣が定める施設基準に適合しているものとし

て地方厚生局長等に届け出た保険医療機関において，2を算定し，ＣＰＡＰを用いている患者について，前回受診月の翌月から今回受診月の前月までの期間，遠隔モニタリングを用いて療養上必要な管理を行った場合は，遠隔モニタリング加算として，**150点**に当該期間の月数（当該管理を行った月に限り，2月を限度とする。）を乗じて得た点数を，所定点数に加算する。

3　別に厚生労働大臣が定める施設基準に適合しているものとして地方厚生局長等に届け出た保険医療機関において，在宅持続陽圧呼吸療法指導管理料2を算定すべき指導管理を情報通信機器を用いて行った場合は，2の所定点数に代えて，**218点**を算定する。

C 107-3 在宅ハイフローセラピー指導管理料……………………………… **2,400点**

注　在宅ハイフローセラピーを行っている入院中の患者以外の患者に対して，在宅ハイフローセラピーに関する指導管理を行った場合に算定する。

C 108 在宅麻薬等注射指導管理料

1　**悪性腫瘍の場合**……………………………………………………… **1,500点**
2　**筋萎縮性側索硬化症又は筋ジストロフィーの場合**………… **1,500点**
3　**心不全又は呼吸器疾患の場合**……………………………………… **1,500点**

注1　1については，悪性腫瘍の患者であって，入院中の患者以外の末期の患者に対して，在宅における麻薬等の注射に関する指導管理を行った場合に算定する。

2　2については，筋萎縮性側索硬化症又は筋ジストロフィーの患者であって，入院中の患者以外の患者に対して，在宅における麻薬等の注射に関する指導管理を行った場合に算定する。

3　3については，1又は2に該当しない場合であって，緩和ケアを要する心不全又は呼吸器疾患の患者であって，入院中の患者以外の末期の患者に対して，在宅における麻薬の注射に関する指導管理を行った場合に算定する。

C 108-2 在宅腫瘍化学療法注射指導管理料…………………………… **1,500点**

注　悪性腫瘍の患者であって，入院中の患者以外の患者に対して，在宅における抗悪性腫瘍剤等の注射に関する指導管理を行った場合に算定する。

C 108-3 在宅強心剤持続投与指導管理料 …… **1,500 点**

注 別に厚生労働大臣が定める注射薬の持続投与を行っている入院中の患者以外の患者に対して，在宅心不全管理に関する指導管理を行った場合に算定する。

C 108-4 在宅悪性腫瘍患者共同指導管理料 …… **1,500 点**

注 別に厚生労働大臣が定める保険医療機関の保険医が，他の保険医療機関において区分番号Ｃ108 に掲げる在宅麻薬等注射指導管理料の１又は区分番号Ｃ108 －２に掲げる在宅腫瘍化学療法注射指導管理料を算定する指導管理を受けている患者に対し，当該他の保険医療機関と連携して，同一日に当該患者に対する麻薬等又は抗悪性腫瘍剤等の注射に関する指導管理を行った場合に算定する。

C 109 在宅寝たきり患者処置指導管理料 …… **1,050 点**

注１　在宅における創傷処置等の処置を行っている入院中の患者以外の患者であって，現に寝たきりの状態にあるもの又はこれに準ずる状態にあるものに対して，当該処置に関する指導管理を行った場合に算定する。

２　区分番号Ｂ001 の８に掲げる皮膚科特定疾患指導管理料を算定している患者については，算定しない。

C 110 在宅自己疼痛管理指導管理料 …… **1,300 点**

注 疼痛除去のため植込型脳・脊髄刺激装置を植え込んだ後に，在宅において自己疼痛管理を行っている入院中の患者以外の難治性慢性疼痛の患者に対して，在宅自己疼痛管理に関する指導管理を行った場合に算定する。

C 110-2 在宅振戦等刺激装置治療指導管理料 …… **810 点**

注１　振戦等除去のため植込型脳・脊髄刺激装置を植え込んだ後に，在宅において振戦等管理を行っている入院中の患者以外の患者に対して，在宅振戦等管理に関する指導管理を行った場合に算定する。

２　植込術を行った日から起算して３月以内の期間に行った場合には，導入期加算として，**140 点**を所定点数に加算する。

C 110-3 在宅迷走神経電気刺激治療指導管理料……………………………810 点

注 1　てんかん治療のため植込型迷走神経電気刺激装置を植え込んだ後に，在宅においててんかん管理を行っている入院中の患者以外の患者に対して，在宅てんかん管理に関する指導管理を行った場合に算定する。

2　植込術を行った日から起算して3月以内の期間に行った場合には，導入期加算として，**140 点**を所定点数に加算する。

C 110-4 在宅仙骨神経刺激療法指導管理料…………………………………810 点

注　便失禁又は過活動膀胱に対するコントロールのため植込型仙骨神経刺激装置を植え込んだ後に，患者の同意を得て，在宅において，自己による便失禁管理又は過活動膀胱管理を行っている入院中の患者以外の患者に対して，在宅便失禁管理又は在宅過活動膀胱管理に関する指導管理を行った場合に算定する。

C 110-5 在宅舌下神経電気刺激療法指導管理料……………………………810 点

注　別に厚生労働大臣が定める施設基準を満たす保険医療機関において，在宅において舌下神経電気刺激療法を行っている入院中の患者以外の患者に対して，在宅舌下神経電気刺激療法に関する指導管理を行った場合に算定する。

C 111 在宅肺高血圧症患者指導管理料……………………………………1,500 点

注　肺高血圧症の患者であって入院中の患者以外の患者に対して，プロスタグランジンI_2製剤の投与等に関する医学管理等を行った場合に算定する。

C 112 在宅気管切開患者指導管理料…………………………………………900 点

注　気管切開を行っている患者であって入院中の患者以外のものに対して，在宅における気管切開に関する指導管理を行った場合に算定する。

C 112-2 在宅喉頭摘出患者指導管理料………………………………………900 点

注　喉頭摘出を行っている患者であって入院中の患者以外のものに対して，在宅における人工鼻材料の使用に関する指導管理を行った場合に算定する。

C 113 削除

C 114 在宅難治性皮膚疾患処置指導管理料……………………………1,000 点

注1　皮膚科又は形成外科を担当する医師が，別に厚生労働大臣が定める疾患の患者であって，在宅において皮膚処置を行っている入院中の患者以外のものに対して，当該処置に関する指導管理を行った場合に算定する。

2　区分番号Ｂ 001 の７に掲げる難病外来指導管理料又は区分番号Ｂ 001 の８に掲げる皮膚科特定疾患指導管理料を算定している患者については，算定しない。

C 115 削除

C 116 在宅植込型補助人工心臓（非拍動流型）指導管理料……………45,000 点

注　別に厚生労働大臣が定める施設基準に適合しているものとして地方厚生局長等に届け出た保険医療機関において，体内植込型補助人工心臓（非拍動流型）を使用している患者であって入院中の患者以外のものに対して，療養上必要な指導を行った場合に算定する。

C 117 在宅経腸投薬指導管理料……………………………………………1,500 点

注　入院中の患者以外の患者であって，レボドパ・カルビドパ水和物製剤の経腸投薬を行っているものに対して，投薬等に関する医学管理等を行った場合に算定する。

C 118 在宅腫瘍治療電場療法指導管理料………………………………2,800 点

注　別に厚生労働大臣が定める施設基準に適合しているものとして地方厚生局長等に届け出た保険医療機関において，入院中の患者以外の患者であって，在宅腫瘍治療電場療法を行っているものに対して，療養上必要な指導を行った場合に算定する。

C 119 在宅経肛門的自己洗腸指導管理料…………………………………800 点

注1　別に厚生労働大臣が定める施設基準に適合しているものとして地方厚生局長等に届け出た保険医療機関において，在宅で経肛門的に自己洗腸を行っている入院中の患者以外の患者に対して，経肛門的自己洗腸療法に関する指導管理を行った場合に算定する。

2　経肛門的自己洗腸を初めて実施する患者について，初回の指導を行った場合は，当該初回の指導を行った月に限り，導入初期加算として，**500 点**を所定点数に加算する。

C 120 在宅中耳加圧療法指導管理料……………………………… **1,800 点**

注 在宅中耳加圧療法を行っている入院中の患者以外の患者に対して，在宅中耳加圧療法に関する指導管理を行った場合に算定する。

C 121 在宅抗菌薬吸入療法指導管理料…………………………………… **800 点**

注 1 在宅抗菌薬吸入療法を行っている入院中の患者以外の患者に対して，在宅抗菌薬吸入療法に関する指導管理を行った場合に算定する。

2 在宅抗菌薬吸入療法を初めて実施する患者について，初回の指導を行った場合は，当該初回の指導を行った月に限り，導入初期加算として，**500 点**を所定点数に加算する。

第 2 款　在宅療養指導管理材料加算

通　則

1 本款各区分に掲げる在宅療養指導管理材料加算は，第 1 款各区分に掲げる在宅療養指導管理料のいずれかの所定点数を算定する場合に，特に規定する場合を除き，月 1 回に限り算定する。

2 前号の規定にかかわらず，本款各区分に掲げる在宅療養指導管理材料加算のうち，保険医療材料の使用を算定要件とするものについては，当該保険医療材料が別表第三調剤報酬点数表第 4 節の規定により調剤報酬として算定された場合には算定しない。

3 6 歳未満の乳幼児に対して区分番号Ｃ 103 に掲げる在宅酸素療法指導管理料，Ｃ 107 に掲げる在宅人工呼吸指導管理料又はＣ 107 − 2 に掲げる在宅持続陽圧呼吸療法指導管理料を算定する場合は，乳幼児呼吸管理材料加算として，3 月に 3 回に限り **1,500 点**を所定点数に加算する。

区分

C 150 血糖自己測定器加算

1 月 20 回以上測定する場合……………………………………… **350 点**
2 月 30 回以上測定する場合……………………………………… **465 点**
3 月 40 回以上測定する場合……………………………………… **580 点**
4 月 60 回以上測定する場合……………………………………… **830 点**
5 月 90 回以上測定する場合……………………………………… **1,170 点**

6　月120回以上測定する場合……………………………………**1,490点**

7　間歇スキャン式持続血糖測定器によるもの…………………**1,250点**

注1　1から4までについては，入院中の患者以外の患者であって次に掲げるものに対して，血糖自己測定値に基づく指導を行うため血糖自己測定器を使用した場合に，3月に3回に限り，第1款の所定点数に加算する。

イ　インスリン製剤又はヒトソマトメジンC製剤の自己注射を1日に1回以上行っている患者（1型糖尿病の患者及び膵全摘後の患者を除く。）

ロ　インスリン製剤の自己注射を1日に1回以上行っている患者（1型糖尿病の患者又は膵全摘後の患者に限る。）

ハ　12歳未満の小児低血糖症の患者

ニ　妊娠中の糖尿病患者又は妊娠糖尿病の患者（別に厚生労働大臣が定める者に限る。）

2　5及び6については，入院中の患者以外の患者であって次に掲げるものに対して，血糖自己測定値に基づく指導を行うため，血糖自己測定器を使用した場合に，3月に3回に限り，第1款の所定点数に加算する。

イ　インスリン製剤の自己注射を1日に1回以上行っている患者（1型糖尿病の患者又は膵全摘後の患者に限る。）

ロ　12歳未満の小児低血糖症の患者

ハ　妊娠中の糖尿病患者又は妊娠糖尿病の患者（別に厚生労働大臣が定める者に限る。）

3　7については，インスリン製剤の自己注射を1日に1回以上行っている入院中の患者以外の患者に対して，血糖自己測定値に基づく指導を行うため，間歇スキャン式持続血糖測定器を使用した場合に，3月に3回に限り，第1款の所定点数に加算する。

4　ＳＧＬＴ２阻害薬を服用している1型糖尿病の患者に対して，血中ケトン体自己測定器を使用した場合は，血中ケトン体自己測定器加算として，3月に3回に限り，**40点**を更に第1款の所定点数に加算する。

C 151 注入器加算……………………………………………………………**300 点**

注 別に厚生労働大臣が定める注射薬の自己注射を行っている入院中の患者以外の患者に対して，注入器を処方した場合に，第１款の所定点数に加算する。

C 152 間歇注入シリンジポンプ加算

1 プログラム付きシリンジポンプ……………………………………**2,500 点**

2 1以外のシリンジポンプ…………………………………………**1,500 点**

注 別に厚生労働大臣が定める注射薬の自己注射を行っている入院中の患者以外の患者に対して，間歇注入シリンジポンプを使用した場合に，２月に２回に限り第１款の所定点数に加算する。

C 152-2 持続血糖測定器加算

1 間歇注入シリンジポンプと連動する持続血糖測定器を用いる場合

イ ２個以下の場合……………………………………………………**1,320 点**

ロ ３個又は４個の場合………………………………………………**2,640 点**

ハ ５個以上の場合……………………………………………………**3,300 点**

2 間歇注入シリンジポンプと連動しない持続血糖測定器を用いる場合

イ ２個以下の場合……………………………………………………**1,320 点**

ロ ３個又は４個の場合………………………………………………**2,640 点**

ハ ５個以上の場合……………………………………………………**3,300 点**

注１ 別に厚生労働大臣が定める施設基準に適合しているものとして地方厚生局長等に届け出た保険医療機関において，別に厚生労働大臣が定める注射薬の自己注射を行っている入院中の患者以外の患者に対して，持続血糖測定器を使用した場合に，２月に２回に限り，第１款の所定点数に加算する。

２ 当該患者に対して，プログラム付きシリンジポンプ又はプログラム付きシリンジポンプ以外のシリンジポンプを用いて，トランスミッターを使用した場合は，２月に２回に限り，第１款の所定点数にそれぞれ**3,230 点**又は**2,230 点**を加算する。ただし，この場合において，区分番号C 152に掲げる間歇注入シリンジポンプ加算は算定できない。

C 152-3 経腸投薬用ポンプ加算……………………………………2,500 点

注 別に厚生労働大臣が定める内服薬の経腸投薬を行っている入院中の患者以外の患者に対して，経腸投薬用ポンプを使用した場合に，2月に2回に限り第1款の所定点数に加算する。

C 152-4 持続皮下注入シリンジポンプ加算

1 **月5個以上10個未満の場合**……………………………2,330 点

2 **月10個以上15個未満の場合**…………………………3,160 点

3 **月15個以上20個未満の場合**…………………………3,990 点

4 **月20個以上の場合**……………………………………4,820 点

注 別に厚生労働大臣が定める注射薬の自己注射を行っている入院中の患者以外の患者に対して，持続皮下注入シリンジポンプを使用した場合に，2月に2回に限り第1款の所定点数に加算する。

C 153 注入器用注射針加算

1 **治療上の必要があって，1型糖尿病若しくは血友病の患者又はこれらの患者に準ずる状態にある患者に対して処方した場合**… 200 点

2 **1以外の場合**……………………………………………130 点

注 別に厚生労働大臣が定める注射薬の自己注射を行っている入院中の患者以外の患者に対して，注入器用の注射針を処方した場合に，第1款の所定点数に加算する。

C 154 紫外線殺菌器加算…………………………………………360 点

注 在宅自己連続携行式腹膜灌流を行っている入院中の患者以外の患者に対して，紫外線殺菌器を使用した場合に，第1款の所定点数に加算する。

C 155 自動腹膜灌流装置加算……………………………………2,500 点

注 在宅自己連続携行式腹膜灌流を行っている入院中の患者以外の患者に対して，自動腹膜灌流装置を使用した場合に，第1款の所定点数に加算する。

C 156 透析液供給装置加算………………………………………10,000 点

注 在宅血液透析を行っている入院中の患者以外の患者に対して，透析液供給装置を使用した場合に，第1款の所定点数に加算する。

C 157 酸素ボンベ加算

1 **携帯用酸素ボンベ**…………………………………………880 点

2　1以外の酸素ボンベ……………………………………………… 3,950点

注　在宅酸素療法を行っている入院中の患者以外の患者（チアノーゼ型先天性心疾患の患者を除く。）に対して，酸素ボンベを使用した場合に，3月に3回に限り，第1款の所定点数に加算する。

C 158 酸素濃縮装置加算………………………………………………… 4,000点

注　在宅酸素療法を行っている入院中の患者以外の患者（チアノーゼ型先天性心疾患の患者を除く。）に対して，酸素濃縮装置を使用した場合に，3月に3回に限り，第1款の所定点数に加算する。ただし，この場合において，区分番号C 157に掲げる酸素ボンベ加算の2は算定できない。

C 159 液化酸素装置加算

1　設置型液化酸素装置……………………………………………… 3,970点

2　携帯型液化酸素装置……………………………………………… 880点

注　在宅酸素療法を行っている入院中の患者以外の患者（チアノーゼ型先天性心疾患の患者を除く。）に対して，液化酸素装置を使用した場合に，3月に3回に限り，第1款の所定点数に加算する。

C 159-2 呼吸同調式デマンドバルブ加算……………………………… 291点

注　在宅酸素療法を行っている入院中の患者以外の患者（チアノーゼ型先天性心疾患の患者を除く。）に対して，呼吸同調式デマンドバルブを使用した場合に，3月に3回に限り，第1款の所定点数に加算する。

C 160 在宅中心静脈栄養法用輸液セット加算………………………… 2,000点

注　在宅中心静脈栄養法を行っている入院中の患者以外の患者に対して，輸液セットを使用した場合に，第1款の所定点数に加算する。

C 161 注入ポンプ加算……………………………………………………… 1,250点

注　次のいずれかに該当する入院中の患者以外の患者に対して，注入ポンプを使用した場合に，2月に2回に限り，第1款の所定点数に加算する。

イ　在宅中心静脈栄養法，在宅成分栄養経管栄養法又は在宅小児経管栄養法を行っている患者

ロ　次のいずれかに該当する患者

⑴ 悪性腫瘍の患者であって，在宅において麻薬等の注射を行っている末期の患者
⑵ 筋萎縮性側索硬化症又は筋ジストロフィーの患者であって，在宅において麻薬等の注射を行っている患者
⑶ ⑴又は⑵に該当しない場合であって，緩和ケアを要する心不全又は呼吸器疾患の患者に対して，在宅において麻薬の注射を行っている末期の患者

ハ 悪性腫瘍の患者であって，在宅において抗悪性腫瘍剤等の注射を行っている患者
ニ 在宅強心剤持続投与を行っている患者
ホ 別に厚生労働大臣が定める注射薬の自己注射を行っている患者

C 162 在宅経管栄養法用栄養管セット加算……………………………… **2,000点**

注 在宅成分栄養経管栄養法，在宅小児経管栄養法又は在宅半固形栄養経管栄養法を行っている入院中の患者以外の患者（在宅半固形栄養経管栄養法を行っている患者については，区分番号Ｃ105－３に掲げる在宅半固形栄養経管栄養法指導管理料を算定しているものに限る。）に対して，栄養管セットを使用した場合に，第１款の所定点数に加算する。

C 163 特殊カテーテル加算

1 再利用型カテーテル………………………………………………… **400点**
2 間歇導尿用ディスポーザブルカテーテル
イ 親水性コーティングを有するもの
⑴ 60本以上90本未満の場合 ………………………………… **1,700点**
⑵ 90本以上120本未満の場合………………………………… **1,900点**
⑶ 120本以上の場合 ………………………………………… **2,100点**
ロ イ以外のもの…………………………………………………… **1,000点**
3 間歇バルーンカテーテル……………………………………… **1,000点**

注 在宅自己導尿を行っている入院中の患者以外の患者に対して，再利用型カテーテル，間歇導尿用ディスポーザブルカテーテル又は間歇バルーンカテーテルを使用した場合に，３月に３回に限り，第１款の所定点数に加算する。

C 164 人工呼吸器加算

1 陽圧式人工呼吸器…………………………………………**7,480 点**

注 気管切開口を介した陽圧式人工呼吸器を使用した場合に算定する。

2 人工呼吸器……………………………………………………**6,480 点**

注 鼻マスク又は顔マスクを介した人工呼吸器を使用した場合に算定する。

3 陰圧式人工呼吸器…………………………………………**7,480 点**

注 陰圧式人工呼吸器を使用した場合に算定する。

注 在宅人工呼吸を行っている入院中の患者以外の患者に対して，人工呼吸器を使用した場合に，いずれかを第1款の所定点数に加算する。

C 165 在宅持続陽圧呼吸療法用治療器加算

1 ＡＳＶを使用した場合……………………………………**3,750 点**

2 ＣＰＡＰを使用した場合…………………………………**960 点**

注 在宅持続陽圧呼吸療法を行っている入院中の患者以外の患者に対して，持続陽圧呼吸療法用治療器を使用した場合に，3月に3回に限り，第1款の所定点数に加算する。

C 166 携帯型ディスポーザブル注入ポンプ加算……………**2,500 点**

注 次のいずれかに該当する入院中の患者以外の患者に対して，携帯型ディスポーザブル注入ポンプを使用した場合に，第1款の所定点数に加算する。

イ 悪性腫瘍の患者であって，在宅において麻薬等の注射を行っている末期の患者

ロ 悪性腫瘍の患者であって，在宅において抗悪性腫瘍剤等の注射を行っている患者

ハ イ又はロに該当しない場合であって，緩和ケアを要する心不全又は呼吸器疾患の患者に対して，在宅において麻薬の注射を行っている末期の患者

C 167 疼痛等管理用送信器加算……………………………………**600 点**

注 疼痛除去等のため植込型脳・脊髄刺激装置又は植込型迷走神経刺激装置を植え込んだ後に，在宅疼痛管理，在宅振戦管理又は在

宅てんかん管理を行っている入院中の患者以外の患者に対して，疼痛等管理用送信器（患者用プログラマを含む。）を使用した場合に，第１款の所定点数に加算する。

C 168 携帯型精密輸液ポンプ加算……………………………………10,000点

注　肺高血圧症の患者であって入院中の患者以外のものに対して，携帯型精密輸液ポンプを使用した場合に，第１款の所定点数に加算する。

C 168-2 携帯型精密ネブライザ加算……………………………………3,200点

注　肺高血圧症の患者であって入院中の患者以外のものに対して，携帯型精密ネブライザを使用した場合に，第１款の所定点数に加算する。

C 169 気管切開患者用人工鼻加算……………………………………1,500点

注　気管切開を行っている患者であって入院中の患者以外のものに対して，人工鼻を使用した場合に，第１款の所定点数に加算する。

C 170 排痰補助装置加算……………………………………1,829点

注　在宅人工呼吸を行っている入院中の患者以外の神経筋疾患等の患者に対して，排痰補助装置を使用した場合に，第１款の所定点数に加算する。

C 171 在宅酸素療法材料加算

1　チアノーゼ型先天性心疾患の場合……………………………………780点

2　その他の場合……………………………………100点

注　在宅酸素療法を行っている入院中の患者以外の患者に対して，当該療法に係る機器を使用した場合に，３月に３回に限り，第１款の所定点数に加算する。

C 171-2 在宅持続陽圧呼吸療法材料加算……………………………………100点

注　在宅持続陽圧呼吸療法を行っている入院中の患者以外の患者に対して，当該療法に係る機器を使用した場合に，３月に３回に限り，第１款の所定点数に加算する。

C 171-3 在宅ハイフローセラピー材料加算……………………………………100点

注　在宅ハイフローセラピーを行っている入院中の患者以外の患者に対して，当該療法に係る機器を使用した場合に，３月に３回に限り，第１款の所定点数に加算する。

C 172 在宅経肛門的自己洗腸用材料加算……………………………2,400点

注　在宅で経肛門的に自己洗腸を行っている入院中の患者以外の患者に対して，自己洗腸用材料を使用した場合に，3月に3回に限り，第1款の所定点数に加算する。

C 173 横隔神経電気刺激装置加算…………………………………600点

注　別に厚生労働大臣が定める施設基準を満たす保険医療機関において，在宅人工呼吸を行っている入院中の患者以外の患者に対して，横隔神経電気刺激装置を使用した場合に，第1款の所定点数に加算する。

C 174 在宅ハイフローセラピー装置加算

1	**自動給水加湿チャンバーを用いる場合**……………………	**3,500点**
2	**1以外の場合**……………………………………………	**2,500点**

注　在宅ハイフローセラピーを行っている入院中の患者以外の患者に対して，在宅ハイフローセラピー装置を使用した場合に，3月に3回に限り，第1款の所定点数に加算する。

C 175 在宅抗菌薬吸入療法用ネブライザ加算

1　**1月目**…………………………………………………7,480点

2　**2月目以降**……………………………………………1,800点

注　在宅抗菌薬吸入療法を行っている入院中の患者以外の患者に対して，超音波ネブライザを使用した場合に，第1款の所定点数に加算する。

第3節　薬　剤　料

区分

C 200 薬剤　　薬価が15円を超える場合は，薬価から15円を控除した額を10円で除して得た点数につき1点未満の端数を切り上げて得た点数に**1点**を加算して得た点数とする。

注1　薬価が15円以下である場合は，算定しない。

2　使用薬剤の薬価は，別に厚生労働大臣が定める。

第4節　特定保険医療材料料

区分

C 300 特定保険医療材料 材料価格を10円で除して得た点数

注 使用した特定保険医療材料の材料価格は，別に厚生労働大臣が定める。

C 300 特定保険医療材料 材料価格を10円で除して得た点数

注 使用した特定保険医療材料の材料価格は，別に厚生労働大臣が定める。

第3部　検　　査

通　則

1　検査の費用は，第1節又は第3節の各区分の所定点数により算定する。ただし，検査に当たって患者から検体を穿刺し又は採取した場合は，第1節又は第3節の各区分の所定点数及び第4節の各区分の所定点数を合算した点数により算定する。

2　検査に当たって患者に対し薬剤を施用した場合は，特に規定する場合を除き，前号により算定した点数及び第5節の所定点数を合算した点数により算定する。

3　検査に当たって，別に厚生労働大臣が定める保険医療材料（以下この部において「特定保険医療材料」という。）を使用した場合は，前2号により算定した点数及び第6節の所定点数を合算した点数により算定する。

4　第1節又は第3節に掲げられていない検査であって特殊なものの費用は，第1節又は第3節に掲げられている検査のうちで最も近似する検査の各区分の所定点数により算定する。

5　対称器官に係る検査の各区分の所定点数は，特に規定する場合を除き，両側の器官の検査料に係る点数とする。

6　保険医療機関が，患者の人体から排出され，又は採取された検体について，当該保険医療機関以外の施設に臨床検査技師等に関する法律（昭和33年法律第76号）第2条に規定する検査を委託する場合における検査に要する費用については，別に厚生労働大臣が定めるところにより算定する。

第1節　検体検査料

通　則

検体検査の費用は，第1款及び第2款の各区分の所定点数を合算した点数により算定する。

第１款　検体検査実施料

通　則

1　入院中の患者以外の患者について，緊急のために，保険医療機関が表示する診療時間以外の時間，休日又は深夜において，当該保険医療機関内において検体検査を行った場合は，時間外緊急院内検査加算として，第１款の各区分の所定点数に１日につき**200点**を所定点数に加算する。ただし，この場合において，同一日に第３号の加算は別に算定できない。

2　特定機能病院である保険医療機関においては，入院中の患者に係る検体検査実施料は，基本的検体検査実施料に掲げる所定点数及び当該所定点数に含まれない各項目の所定点数により算定する。

3　入院中の患者以外の患者に対して実施した検体検査であって，別に厚生労働大臣が定めるものの結果について，検査実施日のうちに説明した上で文書により情報を提供し，当該検査の結果に基づく診療が行われた場合に，５項目を限度として，外来迅速検体検査加算として，第１節第１款の各区分に掲げる検体検査実施料の各項目の所定点数にそれぞれ**10点**を加算する。

区分

（尿・糞便等検査）

D 000 尿中一般物質定性半定量検査……………………………………**26点**

注　当該保険医療機関内で検査を行った場合に算定する。

D 001 尿中特殊物質定性定量検査

1　尿蛋白……………………………………………………………**7点**

2　ＶＭＡ定性(尿)，尿グルコース………………………………**9点**

3　ウロビリノゲン（尿），先天性代謝異常症スクリーニングテスト（尿），尿浸透圧……………………………………………**16点**

4　ポルフィリン症スクリーニングテスト（尿）…………………**17点**

5　Ｎ－アセチルグルコサミニダーゼ（ＮＡＧ）（尿）…………**41点**

6　アルブミン定性（尿）…………………………………………**49点**

7　黄体形成ホルモン（ＬＨ）定性（尿），フィブリン・フィブリノゲン分解産物（ＦＤＰ）（尿）……………………………**72点**

8　トランスフェリン（尿）………………………………………**98点**

9　アルブミン定量（尿）……………………………………99点
10　ウロポルフィリン（尿），トリプシノーゲン2（尿）………105点
11　δアミノレブリン酸（δ－ALA）（尿）…………………106点
12　ポリアミン（尿）…………………………………………115点
13　ミオイノシトール（尿）…………………………………120点
14　コプロポルフィリン（尿）………………………………131点
15　Ⅳ型コラーゲン(尿)………………………………………184点
16　総ヨウ素（尿），ポルフォビリノゲン（尿）……………186点
17　プロスタグランジンE主要代謝物（尿）………………187点
18　シュウ酸（尿）……………………………………………200点
19　L型脂肪酸結合蛋白（L－FABP）（尿），好中球ゼラチナーゼ結合性リポカリン（NGAL）（尿）……………………210点
20　尿の蛋白免疫学的検査　　区分番号D 015に掲げる血漿蛋白免疫学的検査の例により算定した点数
21　その他　　検査の種類の別により区分番号D 007に掲げる血液化学検査，区分番号D 008に掲げる内分泌学的検査，区分番号D 009に掲げる腫瘍マーカー又は区分番号D 010に掲げる特殊分析の例により算定した点数

注　区分番号D 007に掲げる血液化学検査，区分番号D 008に掲げる内分泌学的検査，区分番号D 009に掲げる腫瘍マーカー又は区分番号D 010に掲げる特殊分析の所定点数を準用した場合は，当該区分の注についても同様に準用するものとする。

D 002 尿沈渣（鏡検法）……………………………………………**27点**

注1　同一検体について当該検査と区分番号D 017に掲げる排泄物，滲出物又は分泌物の細菌顕微鏡検査を併せて行った場合は，主たる検査の所定点数のみ算定する。

2　当該保険医療機関内で検査を行った場合に算定する。

3　染色標本による検査を行った場合は，染色標本加算として，**9点**を所定点数に加算する。

D 002-2 尿沈渣（フローサイトメトリー法）………………………**24点**

注1　同一検体について当該検査と区分番号D 017に掲げる排泄物，滲出物又は分泌物の細菌顕微鏡検査を併せて行った場合は，

主たる検査の所定点数のみ算定する。

2　当該保険医療機関内で検査を行った場合に算定する。

D 003 糞便検査

1　虫卵検出（集卵法）（糞便），ウロビリン（糞便）……………15点

2　糞便塗抹顕微鏡検査（虫卵，脂肪及び消化状況観察を含む。）……………20点

3　虫体検出（糞便）……………23点

4　糞便中脂質……………25点

5　糞便中ヘモグロビン定性……………37点

6　虫卵培養（糞便）……………40点

7　糞便中ヘモグロビン……………41点

8　糞便中ヘモグロビン及びトランスフェリン定性・定量………56点

9　カルプロテクチン（糞便）……………268点

D 004 穿刺液・採取液検査

1　ヒューナー検査……………20点

2　関節液検査……………50点

3　胃液又は十二指腸液一般検査……………55点

4　髄液一般検査……………62点

5　精液一般検査……………70点

6　頸管粘液一般検査……………75点

7　顆粒球エラスターゼ定性（子宮頸管粘液），ＩｇＥ定性（涙液）……………100点

8　顆粒球エラスターゼ（子宮頸管粘液）……………116点

9　マイクロバブルテスト……………200点

10　ＩｇＧインデックス……………390点

11　オリゴクローナルバンド……………522点

12　ミエリン塩基性蛋白（ＭＢＰ）（髄液）……………570点

13　タウ蛋白（髄液）……………622点

14　リン酸化タウ蛋白（髄液）……………641点

15　アミロイドβ42／40比（髄液）……………1,282点

16　髄液蛋白免疫学的検査　区分番号Ｄ015に掲げる血漿蛋白免疫学的検査の例により算定した点数

17　髄液塗抹染色標本検査　　区分番号D 017に掲げる排泄物，滲出物又は分泌物の細菌顕微鏡検査の例により算定した点数

18　その他　　検査の種類の別により区分番号D 007に掲げる血液化学検査，区分番号D 008に掲げる内分泌学的検査，区分番号D 009に掲げる腫瘍マーカー又は区分番号D 010に掲げる特殊分析の例により算定した点数

注　区分番号D 007に掲げる血液化学検査，区分番号D 008に掲げる内分泌学的検査，区分番号D 009に掲げる腫瘍マーカー又は区分番号D 010に掲げる特殊分析の所定点数を準用した場合は，当該区分の注についても同様に準用するものとする。

D 004-2 悪性腫瘍組織検査

1　悪性腫瘍遺伝子検査

イ　処理が容易なもの

(1)　医薬品の適応判定の補助等に用いるもの……………… **2,500点**

(2)　その他のもの…………………………………………… **2,100点**

ロ　処理が複雑なもの………………………………………… **5,000点**

注1　患者から1回に採取した組織等を用いて同一がん種に対してイに掲げる検査を実施した場合は，所定点数にかかわらず，検査の項目数に応じて次に掲げる点数により算定する。

イ　2項目……………………………………………………… **4,000点**

ロ　3項目……………………………………………………… **6,000点**

ハ　4項目以上………………………………………………… **8,000点**

2　患者から1回に採取した組織等を用いて同一がん種に対してロに掲げる検査を実施した場合は，所定点数にかかわらず，検査の項目数に応じて次に掲げる点数により算定する。

イ　2項目……………………………………………………… **8,000点**

ロ　3項目以上………………………………………………… **12,000点**

2　抗悪性腫瘍剤感受性検査………………………………… **2,500点**

(血液学的検査)

D 005 血液形態・機能検査

1　赤血球沈降速度（ＥＳＲ）…………………………………… **9点**

注　当該保険医療機関内で検査を行った場合に算定する。

2　網赤血球数……………………………………………………………………**12点**

3　血液浸透圧，好酸球（鼻汁・喀痰），末梢血液像（自動機械法）……………………………………………………………………………………**15点**

4　好酸球数……………………………………………………………………**17点**

5　末梢血液一般検査…………………………………………………………**21点**

6　末梢血液像（鏡検法）……………………………………………………**25点**

注　特殊染色を併せて行った場合は，特殊染色加算として，特殊染色ごとにそれぞれ**37点**を所定点数に加算する。

7　血中微生物検査，ＤＮＡ含有赤血球計数検査…………………………**40点**

8　赤血球抵抗試験……………………………………………………………**45点**

9　ヘモグロビンＡ１ｃ（ＨｂＡ１ｃ）……………………………………**49点**

10　自己溶血試験，血液粘稠度………………………………………………**50点**

11　ヘモグロビンＦ（ＨｂＦ）………………………………………………**60点**

12　デオキシチミジンキナーゼ（ＴＫ）活性…………………………… **233点**

13　ターミナルデオキシヌクレオチジルトランスフェラーゼ（ＴｄＴ）…………………………………………………………………………… **250点**

14　骨髄像…………………………………………………………………… **788点**

注　特殊染色を併せて行った場合は，特殊染色加算として，特殊染色ごとにそれぞれ**60点**を所定点数に加算する。

15　造血器腫瘍細胞抗原検査（一連につき）………………………… **1,940点**

D 006 出血・凝固検査

1　出血時間……………………………………………………………………**15点**

2　プロトロンビン時間（ＰＴ）……………………………………………**18点**

3　血餅収縮能，毛細血管抵抗試験…………………………………………**19点**

4　フィブリノゲン半定量，フィブリノゲン定量，クリオフィブリノゲン…………………………………………………………………………**23点**

5　トロンビン時間……………………………………………………………**25点**

6　蛇毒試験，トロンボエラストグラフ，ヘパリン抵抗試験……………**28点**

7　活性化部分トロンボプラスチン時間（ＡＰＴＴ）……………………**29点**

8　血小板粘着能………………………………………………………………**64点**

9　アンチトロンビン活性，アンチトロンビン抗原………………………**70点**

10　フィブリン・フィブリノゲン分解産物（ＦＤＰ）定性，フィブリン・フィブリノゲン分解産物（ＦＤＰ）半定量，フィブリン・フィブリノゲン分解産物（ＦＤＰ）定量，プラスミン，プラスミン活性，α_1－アンチトリプシン……………………………80点
11　フィブリンモノマー複合体定性……………………………93点
12　プラスミノゲン活性，プラスミノゲン抗原，凝固因子インヒビター定性（クロスミキシング試験）……………………………100点
13　Ｄダイマー定性……………………………121点
14　von Willebrand 因子（ＶＷＦ）活性……………………………126点
15　Ｄダイマー……………………………127点
16　プラスミンインヒビター（アンチプラスミン），Ｄダイマー半定量……………………………128点
17　α_2－マクログロブリン……………………………138点
18　ＰＩＶＫＡ－Ⅱ……………………………143点
19　凝固因子インヒビター……………………………144点
20　von Willebrand 因子（ＶＷＦ）抗原……………………………147点
21　プラスミン・プラスミンインヒビター複合体（ＰＩＣ）……150点
22　プロテインＳ抗原……………………………154点
23　プロテインＳ活性……………………………163点
24　β－トロンボグロブリン（β－ＴＧ），トロンビン・アンチトロンビン複合体（ＴＡＴ）……………………………171点
25　血小板第４因子（PF_4）……………………………173点
26　プロトロンビンフラグメントＦ１＋２……………………………192点
27　トロンボモジュリン……………………………204点
28　フィブリンモノマー複合体……………………………215点
29　凝固因子（第Ⅱ因子，第Ⅴ因子，第Ⅶ因子，第Ⅷ因子，第Ⅸ因子，第Ⅹ因子，第Ⅺ因子，第Ⅻ因子，第ⅩⅢ因子）……………………………223点
30　プロテインＣ抗原……………………………226点
31　プロテインＣ活性……………………………227点
32　ｔＰＡ・ＰＡＩ－１複合体……………………………240点
33　ＡＤＡＭＴＳ13活性……………………………400点
34　血小板凝集能

イ　鑑別診断の補助に用いるもの……………………………450点
ロ　その他のもの……………………………………………………50点

35　ＡＤＡＭＴＳ13インヒビター ………………………………1,000点

注　患者から１回に採取した血液を用いて本区分の13から32までに掲げる検査を３項目以上行った場合は，所定点数にかかわらず，検査の項目数に応じて次に掲げる点数により算定する。

イ　３項目又は４項目…………………………………………530点
ロ　５項目以上…………………………………………………722点

D 006-2 造血器腫瘍遺伝子検査……………………………………2,100点

注　別に厚生労働大臣が定める施設基準を満たす保険医療機関において行われる場合に算定する。

D 006-3 ＢＣＲ－ＡＢＬ１

1　Major　ＢＣＲ－ＡＢＬ１（ｍＲＮＡ定量（国際標準値））
イ　診断の補助に用いるもの………………………………2,520点
ロ　モニタリングに用いるもの……………………………2,520点

2　Major　ＢＣＲ－ＡＢＬ１（ｍＲＮＡ定量）
イ　診断の補助に用いるもの………………………………2,520点
ロ　モニタリングに用いるもの……………………………2,520点

3　minor　ＢＣＲ－ＡＢＬ　ｍＲＮＡ
イ　診断の補助に用いるもの………………………………2,520点
ロ　モニタリングに用いるもの……………………………2,520点

D 006-4 遺伝学的検査

1　処理が容易なもの……………………………………………3,880点
2　処理が複雑なもの……………………………………………5,000点
3　処理が極めて複雑なもの……………………………………8,000点

注1　別に厚生労働大臣が定める疾患の患者については，別に厚生労働大臣が定める施設基準に適合しているものとして地方厚生局長等に届け出た保険医療機関において行われる場合に限り算定する。

2　別に厚生労働大臣が定める施設基準に適合しているものとして地方厚生局長等に届け出た保険医療機関において，患者から１回に採取した検体を用いて複数の遺伝子疾患に対する検

査を実施した場合は，主たる検査の所定点数及び当該主たる検査の所定点数の**100分の50**に相当する点数を合算した点数により算定する。

D 006-5 **染色体検査**（全ての費用を含む。）

1　ＦＩＳＨ法を用いた場合……………………………………… 2,477点

2　流産検体を用いた絨毛染色体検査を行った場合………… 4,603点

3　その他の場合……………………………………………………… 2,477点

注1　分染法を行った場合は，分染法加算として，**397点**を所定点数に加算する。

2　2については，別に厚生労働大臣が定める施設基準に適合しているものとして地方厚生局長等に届け出た保険医療機関において行う場合に限り算定する。

D 006-6 **免疫関連遺伝子再構成**……………………………………… 2,373点

D 006-7 **ＵＤＰグルクロン酸転移酵素遺伝子多型**………………… 2,004点

D 006-8 **サイトケラチン19（ＫＲＴ19）ｍＲＮＡ検出**……………… 2,400点

D 006-9 **ＷＴ１ｍＲＮＡ**…………………………………………………… 2,520点

D 006-10 **ＣＣＲ４タンパク**（フローサイトメトリー法）…………10,000点

D 006-11 **ＦＩＰ１Ｌ１－ＰＤＧＦＲα融合遺伝子検査**………………… 3,105点

D 006-12 **ＥＧＦＲ遺伝子検査**（血漿）………………………………… 2,100点

注　同一の患者につき同一月において検査を2回以上実施した場合における2回目以降の当該検査の費用は，所定点数の**100分の90**に相当する点数により算定する。

D 006-13 **骨髄微小残存病変量測定**

1　遺伝子再構成の同定に用いるもの………………………… 3,395点

2　モニタリングに用いるもの…………………………………… 2,100点

注　別に厚生労働大臣が定める施設基準に適合しているものとして地方厚生局長等に届け出た保険医療機関において実施した場合に限り算定する。

D 006-14 **ＦＬＴ３遺伝子検査**………………………………………… 4,200点

D 006-15 **膀胱がん関連遺伝子検査**……………………………………… 1,597点

D 006-16 **ＪＡＫ２遺伝子検査**…………………………………………… 2,504点

D 006-17 **Nudix hydrolase 15（ＮＵＤＴ15）遺伝子多型**………………… 2,100点

D 006-18 ＢＲＣＡ１／２遺伝子検査

１　腫瘍細胞を検体とするもの……………………………20,200点

２　血液を検体とするもの…………………………………20,200点

注　別に厚生労働大臣が定める施設基準に適合しているものとして地方厚生局長等に届け出た保険医療機関において実施した場合に限り算定する。

D 006-19 がんゲノムプロファイリング検査 ………………………44,000点

注１　別に厚生労働大臣が定める施設基準に適合しているものとして地方厚生局長等に届け出た保険医療機関において実施した場合に限り算定する。

２　抗悪性腫瘍剤による治療法の選択を目的として他の検査を実施した場合であって，当該他の検査の結果により区分番号Ｂ011－５に掲げるがんゲノムプロファイリング評価提供料を算定する場合は，所定点数から当該他の検査の点数を減算する。

D 006-20 角膜ジストロフィー遺伝子検査…………………………1,200点

注　別に厚生労働大臣が定める施設基準に適合しているものとして地方厚生局長等に届け出た保険医療機関において行われる場合に，患者１人につき１回に限り算定する。

D 006-21 血液粘弾性検査（一連につき） ………………………………600点

D 006-22 ＲＡＳ遺伝子検査（血漿） ………………………………7,500点

D 006-23 遺伝子相同組換え修復欠損検査…………………………32,200点

注　別に厚生労働大臣が定める施設基準を満たす保険医療機関において行われる場合に算定する。

D 006-24 肺癌関連遺伝子多項目同時検査 ………………………12,500点

D 006-25 ＣＹＰ２Ｃ９遺伝子多型 ……………………………………2,037点

D 006-26 染色体構造変異解析 ………………………………………8,000点

注　別に厚生労働大臣が定める施設基準を満たす保険医療機関において行われる場合に算定する。

D 006-27 悪性腫瘍遺伝子検査（血液・血漿）

１　ＲＯＳ１融合遺伝子検査…………………………………2,500点

２　ＡＬＫ融合遺伝子検査……………………………………2,500点

３　ＭＥＴｅｘ14遺伝子検査 …………………………………5,000点

4　ＮＴＲＫ融合遺伝子検査……………………………………5,000 点
5　ＲＡＳ遺伝子検査……………………………………………2,500 点
6　ＢＲＡＦ遺伝子検査…………………………………………2,500 点
7　ＨＥＲ２遺伝子検査（大腸癌に係るもの）………………2,500 点
8　ＨＥＲ２遺伝子検査（肺癌に係るもの）…………………5,000 点
9　マイクロサテライト不安定性検査……………………………2,500 点

注1　患者から１回に採取した血液又は（血漿）を用いて本区分の１，２，５，６，７若しくは９に掲げる検査又は区分番号Ｄ006－12に掲げるＥＧＦＲ遺伝子検査（血漿）を２項目，３項目又は４項目以上行った場合は，所定点数にかかわらず，それぞれ**4,000 点**，**6,000 点**又は**8,000 点**を算定する。

2　患者から１回に採取した血液又は血漿を用いて本区分の３，４又は８に掲げる検査を２項目又は３項目以上行った場合は，所定点数にかかわらず，それぞれ**8,000 点**又は**12,000 点**を算定する。

Ｄ 006-28　Ｙ染色体微小欠失検査……………………………………3,770 点

注　別に厚生労働大臣が定める施設基準を満たす保険医療機関において行われる場合に算定する。

Ｄ 006-29　乳癌悪性度判定検査…………………………………43,500 点
Ｄ 006-30　遺伝性網膜ジストロフィ遺伝子検査…………………20,500 点

（生化学的検査（Ⅰ））

Ｄ 007　血液化学検査

1　総ビリルビン，直接ビリルビン又は抱合型ビリルビン，総蛋白，アルブミン（ＢＣＰ改良法・ＢＣＧ法），尿素窒素，クレアチニン，尿酸，アルカリホスファターゼ（ＡＬＰ），コリンエステラーゼ（ＣｈＥ），γ－グルタミルトランスフェラーゼ（γ－ＧＴ），中性脂肪，ナトリウム及びクロール，カリウム，カルシウム，マグネシウム，クレアチン，グルコース，乳酸デヒドロゲナーゼ（ＬＤ），アミラーゼ，ロイシンアミノペプチダーゼ（ＬＡＰ），クレアチンキナーゼ（ＣＫ），アルドラーゼ，遊離コレステロール，鉄（Ｆｅ），血中ケトン体・糖・クロール検査（試験紙法・アンプル法・固定化酵素電極によるもの），不飽和鉄結合能（ＵＩＢＣ）

(比色法)，総鉄結合能（ＴＩＢＣ）(比色法) ……………………11点
2　リン脂質………………………………………………………………15点
3　ＨＤＬ－コレステロール，無機リン及びリン酸，総コレステロール，アスパラギン酸アミノトランスフェラーゼ（ＡＳＴ)，アラニンアミノトランスフェラーゼ（ＡＬＴ）………………………17点
4　ＬＤＬ－コレステロール，蛋白分画……………………………18点
5　銅（Ｃｕ）……………………………………………………………23点
6　リパーゼ………………………………………………………………24点
7　イオン化カルシウム…………………………………………………26点
8　マンガン（Ｍｎ）……………………………………………………27点
9　ケトン体………………………………………………………………30点
10　アポリポ蛋白
イ　1項目の場合……………………………………………………31点
ロ　2項目の場合……………………………………………………62点
ハ　3項目以上の場合………………………………………………94点
11　アデノシンデアミナーゼ（ＡＤＡ）……………………………32点
12　グアナーゼ……………………………………………………………35点
13　有機モノカルボン酸，胆汁酸……………………………………47点
14　ＡＬＰアイソザイム，アミラーゼアイソザイム，γ－ＧＴアイソザイム，ＬＤアイソザイム，重炭酸塩……………………………48点
15　ＡＳＴアイソザイム，リポ蛋白分画……………………………49点
16　アンモニア……………………………………………………………50点
17　ＣＫアイソザイム，グリコアルブミン…………………………55点
18　コレステロール分画…………………………………………………57点
19　ケトン体分画，遊離脂肪酸…………………………………………59点
20　レシチン・コレステロール・アシルトランスフェラーゼ（Ｌ－ＣＡＴ）……………………………………………………………………70点
21　グルコース－６－リン酸デヒドロゲナーゼ（Ｇ－６－ＰＤ)，リポ蛋白分画（ＰＡＧディスク電気泳動法)，1,5－アンヒドロ－Ｄ－グルシトール（1,5ＡＧ)，グリココール酸………………………80点
22　ＣＫ－ＭＢ（蛋白量測定）…………………………………………90点
23　ＬＤアイソザイム１型，総カルニチン，遊離カルニチン………95点

24　ＡＬＰアイソザイム及び骨型アルカリホスファターゼ（ＢＡＰ）……96点

25　フェリチン半定量，フェリチン定量……102点

26　エタノール……105点

27　リポ蛋白(a)……107点

28　ヘパリン，ＫＬ－６……108点

29　心筋トロポニンＩ，心筋トロポニンＴ（ＴｎＴ）定性・定量，アルミニウム（Ａｌ）……109点

30　シスタチンＣ……112点

31　25－ヒドロキシビタミン……117点

32　ペントシジン……118点

33　イヌリン……120点

34　リポ蛋白分画（ＨＰＬＣ法）……129点

35　肺サーファクタント蛋白－Ａ（ＳＰ－Ａ），ガラクトース……130点

36　血液ガス分析，Ⅳ型コラーゲン，ミオグロビン定性，ミオグロビン定量，心臓由来脂肪酸結合蛋白（Ｈ－ＦＡＢＰ）定性，心臓由来脂肪酸結合蛋白（Ｈ－ＦＡＢＰ）定量……131点

注　血液ガス分析については，当該保険医療機関内で行った場合に算定する。

37　亜鉛（Ｚｎ）……132点

38　アルブミン非結合型ビリルビン……135点

39　肺サーファクタント蛋白－Ｄ（ＳＰ－Ｄ），プロコラーゲン－Ⅲ－ペプチド（Ｐ－Ⅲ－Ｐ），アンギオテンシンＩ転換酵素（ＡＣＥ），ビタミンB_{12}……136点

40　セレン……144点

41　葉酸……146点

42　Ⅳ型コラーゲン・７Ｓ……148点

43　ピルビン酸キナーゼ（ＰＫ）……150点

44　レムナント様リポ蛋白コレステロール（ＲＬＰ－Ｃ）……174点

45　腟分泌液中インスリン様成長因子結合蛋白１型（ＩＧＦＢＰ－１）定性……175点

46　ヒアルロン酸……179点

47　ＡＬＰアイソザイム（ＰＡＧ電気泳動法），アセトアミノフェン……180点
48　心室筋ミオシン軽鎖Ⅰ……184点
49　トリプシン……189点
50　Ｍａｃ－２結合蛋白糖鎖修飾異性体，マロンジアルデヒド修飾ＬＤＬ（ＭＤＡ－ＬＤＬ），オートタキシン，サイトケラチン18フラグメント（ＣＫ－18Ｆ），ＥＬＦスコア……194点
51　ホスフォリパーゼA_2（PLA_2）……204点
52　赤血球コプロポルフィリン……210点
53　リポ蛋白リパーゼ（ＬＰＬ）……219点
54　肝細胞増殖因子（ＨＧＦ）……227点
55　ビタミンB_2……235点
56　ビタミンB_1……239点
57　ロイシンリッチα_2グリコプロテイン……268点
58　赤血球プロトポルフィリン……272点
59　プロカルシトニン（ＰＣＴ）定量，プロカルシトニン（ＰＣＴ）半定量……276点
60　ビタミンＣ……296点
61　プレセプシン定量……301点
62　インフリキシマブ定性……310点
63　1,25－ジヒドロキシビタミンD_3……388点
64　血管内皮増殖因子（ＶＥＧＦ），コクリントモプロテイン（ＣＴＰ）……460点
65　ＦＧＦ23……788点

注　患者から１回に採取した血液を用いて本区分の１から８までに掲げる検査を５項目以上行った場合は，所定点数にかかわらず，検査の項目数に応じて次に掲げる点数により算定する。

イ　５項目以上７項目以下……93点
ロ　８項目又は９項目……99点
ハ　10項目以上……103点

注　入院中の患者について算定した場合は，入院時初回加算として，初回に限り**20点**を所定点数に加算する。

（生化学的検査（Ⅱ））

D 008 内分泌学的検査

1　ヒト絨毛性ゴナドトロピン（ＨＣＧ）定性……………………55点
2　11－ハイドロキシコルチコステロイド（11－ＯＨＣＳ）……60点
3　ホモバニリン酸（ＨＶＡ）………………………………………69点
4　バニールマンデル酸（ＶＭＡ）…………………………………90点
5　5－ハイドロキシインドール酢酸（5－ＨＩＡＡ）…………95点
6　プロラクチン（ＰＲＬ），甲状腺刺激ホルモン（ＴＳＨ）……98点
7　トリヨードサイロニン（T_3）…………………………………99点
8　レニン活性，インスリン（ＩＲＩ）…………………………100点
9　ガストリン……………………………………………………101点
10　レニン定量……………………………………………………102点
11　サイロキシン（T_4）…………………………………………105点
12　成長ホルモン（ＧＨ），卵胞刺激ホルモン（ＦＳＨ），Ｃ－ペプチド（ＣＰＲ），黄体形成ホルモン（ＬＨ）……………………105点
13　テストステロン………………………………………………119点
14　遊離サイロキシン（ＦT_4），遊離トリヨードサイロニン（ＦT_3），コルチゾール……………………………………………………121点
15　アルドステロン………………………………………………122点
16　サイログロブリン……………………………………………128点
17　ヒト絨毛性ゴナドトロピン－βサブユニット（ＨＣＧ－β）………………………………………………………………129点
18　サイロキシン結合グロブリン（ＴＢＧ），脳性Ｎａ利尿ペプチド（ＢＮＰ），カルシトニン，ヒト絨毛性ゴナドトロピン（ＨＣＧ）定量，ヒト絨毛性ゴナドトロピン（ＨＣＧ）半定量……………130点
19　抗グルタミン酸デカルボキシラーゼ抗体（抗ＧＡＤ抗体）…134点
20　脳性Ｎａ利尿ペプチド前駆体Ｎ端フラグメント（ＮＴ－ｐｒｏＢＮＰ），ヒト胎盤性ラクトーゲン（ＨＰＬ）……………………136点
21　サイロキシン結合能（ＴＢＣ）………………………………137点
22　プロゲステロン………………………………………………143点
23　グルカゴン……………………………………………………150点
24　低カルボキシル化オステオカルシン（ｕｃＯＣ）……………154点

25　Ｉ型コラーゲン架橋Ｎ－テロペプチド（ＮＴＸ），酒石酸抵抗性酸ホスファターゼ(ＴＲＡＣＰ－５ｂ）……………………156点

26　オステオカルシン(ＯＣ)，骨型アルカリホスファターゼ(ＢＡＰ）……………………………………………………………157点

27　遊離テストステロン………………………………………………159点

28　Ｉ型プロコラーゲン－Ｎ－プロペプチド（ＰＩＮＰ）………160点

29　副甲状腺ホルモン（ＰＴＨ），カテコールアミン分画………161点

30　インタクトＩ型プロコラーゲン－Ｎ－プロペプチド（Intact ＰＩＮＰ）…………………………………………………………163点

31　デヒドロエピアンドロステロン硫酸抱合体（ＤＨＥＡ－Ｓ）……………………………………………………………………164点

32　低単位ヒト絨毛性ゴナドトロピン(ＨＣＧ)半定量，サイクリックＡＭＰ（ｃＡＭＰ）……………………………………………165点

33　エストラジオール（E_2）……………………………………………167点

34　Ｉ型コラーゲン架橋Ｃ－テロペプチド－β異性体（β－ＣＴＸ）(尿）…………………………………………………………169点

35　Ｉ型コラーゲン架橋Ｃ－テロペプチド－β異性体（β－ＣＴＸ）…………………………………………………………………170点

36　エストリオール（E_3），エストロゲン半定量，エストロゲン定量，副甲状腺ホルモン関連蛋白Ｃ端フラグメント(Ｃ－ＰＴＨｒＰ）……………………………………………………………………180点

37　副腎皮質刺激ホルモン（ＡＣＴＨ），カテコールアミン……184点

38　副甲状腺ホルモン関連蛋白（ＰＴＨｒＰ）………………186点

39　デオキシピリジノリン（ＤＰＤ）(尿）…………………191点

40　17－ケトジェニックステロイド(17－ＫＧＳ）……………200点

41　エリスロポエチン…………………………………………………209点

42　ソマトメジンＣ……………………………………………………212点

43　17－ケトステロイド分画(17－ＫＳ分画)，17α－ヒドロキシプロゲステロン（17α－ＯＨＰ)，抗ＩＡ－２抗体，プレグナンジオール…………………………………………………………213点

44　メタネフリン………………………………………………………217点

45　17－ケトジェニックステロイド分画(17－ＫＧＳ分画)，メタ

ネフリン・ノルメタネフリン分画……………………………………220点
46　心房性Ｎａ利尿ペプチド（ＡＮＰ）………………………………221点
47　抗利尿ホルモン（ＡＤＨ）…………………………………………224点
48　プレグナントリオール………………………………………………232点
49　ノルメタネフリン……………………………………………………250点
50　インスリン様成長因子結合蛋白３型（ＩＧＦＢＰ－３）……280点
51　遊離メタネフリン・遊離ノルメタネフリン分画………………450点
52　抗ミュラー管ホルモン（ＡＭＨ）…………………………………597点
53　レプチン……………………………………………………………1,000点
注　患者から１回に採取した血液を用いて本区分の12から51までに掲げる検査を３項目以上行った場合は，所定点数にかかわらず，検査の項目数に応じて次に掲げる点数により算定する。
イ　３項目以上５項目以下………………………………………………410点
ロ　６項目又は７項目……………………………………………………623点
ハ　８項目以上……………………………………………………………900点

D 009 腫瘍マーカー

1　尿中ＢＴＡ……………………………………………………………80点
2　α－フェトプロテイン（ＡＦＰ）…………………………………98点
3　癌胎児性抗原（ＣＥＡ）……………………………………………99点
4　扁平上皮癌関連抗原（ＳＣＣ抗原）………………………………101点
5　組織ポリペプタイド抗原（ＴＰＡ）………………………………110点
6　ＮＣＣ－ＳＴ－439，ＣＡ15－３…………………………………112点
7　ＤＵＰＡＮ－２………………………………………………………115点
8　エラスターゼ１………………………………………………………120点
9　前立腺特異抗原（ＰＳＡ），ＣＡ19－９…………………………121点
10　ＰＩＶＫＡ－Ⅱ半定量，ＰＩＶＫＡ－Ⅱ定量……………………131点
11　ＣＡ125……………………………………………………………136点
12　核マトリックスプロテイン22（ＮＭＰ22）定量（尿），核マトリックスプロテイン22（ＮＭＰ22）定性（尿）………………139点
13　シアリルＬｅ^{X}－ｉ抗原（ＳＬＸ）……………………………140点
14　神経特異エノラーゼ（ＮＳＥ）……………………………………142点
15　ＳＰａｎ－１…………………………………………………………144点

16　ＣＡ72－４，シアリルＴｎ抗原（ＳＴＮ）…………………146点
17　塩基性フェトプロテイン（ＢＦＰ），遊離型ＰＳＡ比（ＰＳＡＦ／Ｔ比）…………………………………………………………150点
18　サイトケラチン19フラグメント（シフラ）………………154点
19　シアリルＬｅ^{X}抗原（ＣＳＬＥＸ）………………………156点
20　ＢＣＡ225…………………………………………………158点
21　サイトケラチン８・18（尿）………………………………160点
22　抗ｐ53抗体…………………………………………………163点
23　Ｉ型コラーゲン－Ｃ－テロペプチド（ＩＣＴＰ）………170点
24　ガストリン放出ペプチド前駆体（ＰｒｏＧＲＰ）………175点
25　ＣＡ54／61…………………………………………………184点
26　α－フェトプロテインレクチン分画（ＡＦＰ－Ｌ３％）……185点
27　ＣＡ602，組織因子経路インヒビター２（ＴＦＰＩ２）……190点
28　γ－セミノプロテイン（γ－Ｓｍ）………………………192点
29　ヒト精巣上体蛋白４（ＨＥ４）……………………………200点
30　可溶性メソテリン関連ペプチド……………………………220点
31　Ｓ２，３ＰＳＡ％……………………………………………248点
32　プロステートヘルスインデックス（ｐｈｉ）……………281点
33　癌胎児性抗原（ＣＥＡ）定性（乳頭分泌液），癌胎児性抗原（ＣＥＡ）半定量（乳頭分泌液）………………………………305点
34　ＨＥＲ２蛋白………………………………………………320点
35　アポリポ蛋白Ａ２（ＡＰＯＡ２）アイソフォーム…………335点
36　可溶性インターロイキン－２レセプター（ｓＩＬ－２Ｒ）…438点

注１　診療及び腫瘍マーカー以外の検査の結果から悪性腫瘍の患者であることが強く疑われる者に対して，腫瘍マーカーの検査を行った場合に，１回に限り算定する。ただし，区分番号Ｂ001の３に掲げる悪性腫瘍特異物質治療管理料を算定している患者については算定しない。

２　患者から１回に採取した血液等を用いて本区分の２から36までに掲げる検査を２項目以上行った場合は，所定点数にかかわらず，検査の項目数に応じて次に掲げる点数により算定する。

イ　2項目……………………………………………………………230点
ロ　3項目……………………………………………………………290点
ハ　4項目以上………………………………………………………385点

D 010 特殊分析

1　糖分析（尿）…………………………………………………………38点
2　結石分析……………………………………………………………117点
3　チロシン……………………………………………………………200点
4　アミノ酸
イ　1種類につき……………………………………………………279点
ロ　5種類以上……………………………………………………1,107点
5　総分岐鎖アミノ酸／チロシンモル比（ＢＴＲ）………………283点
6　アミノ酸定性………………………………………………………350点
7　脂肪酸分画…………………………………………………………393点
8　先天性代謝異常症検査
イ　尿中有機酸分析………………………………………………1,141点
ロ　血中極長鎖脂肪酸……………………………………………1,141点
ハ　タンデムマス分析……………………………………………1,107点
ニ　その他…………………………………………………………1,107点

注1　イ，ロ及びハについては，別に厚生労働大臣が定める施設基準に適合しているものとして地方厚生局長等に届け出た保険医療機関において行われる場合に，患者1人につき月1回に限り算定する。

2　ニについては，別に厚生労働大臣が定める施設基準に適合しているものとして地方厚生局長等に届け出た保険医療機関において，当該保険医療機関内で検査を行った場合に，患者1人につき月1回に限り算定する。

(免疫学的検査)

D 011 免疫血液学的検査

1　ＡＢＯ血液型，Ｒｈ（Ｄ）血液型 ……………………………24点
2　Coombs 試験
イ　直接…………………………………………………………………34点
ロ　間接…………………………………………………………………47点

3　Ｒｈ（その他の因子）血液型……………………………………148点
4　不規則抗体……………………………………………………159点

注　第10部手術第７款の各区分に掲げる胸部手術，同部第８款の各区分に掲げる心・脈管手術，同部第９款の各区分に掲げる腹部手術又は同部第11款の各区分に掲げる性器手術のうち区分番号Ｋ898に掲げる帝王切開術等を行った場合に算定する。

5　ＡＢＯ血液型関連糖転移酵素活性……………………………181点
6　血小板関連ＩｇＧ（ＰＡ－ＩｇＧ）…………………………190点
7　ＡＢＯ血液型亜型………………………………………………260点
8　抗血小板抗体……………………………………………………261点
9　血小板第４因子－ヘパリン複合体抗体（ＩｇＧ抗体）………376点
10　血小板第４因子－ヘパリン複合体抗体（ＩｇＧ，ＩｇＭ及びＩｇＡ抗体）……………………………………………………390点
11　血小板第４因子－ヘパリン複合体抗体定性…………………420点

D 012 感染症免疫学的検査

1　梅毒血清反応（ＳＴＳ）定性，抗ストレプトリジンＯ（ＡＳＯ）定性，抗ストレプトリジンＯ（ＡＳＯ）半定量，抗ストレプトリジンＯ（ＡＳＯ）定量……………………………………………15点
2　トキソプラズマ抗体定性，トキソプラズマ抗体半定量…………26点
3　抗ストレプトキナーゼ（ＡＳＫ）定性，抗ストレプトキナーゼ（ＡＳＫ）半定量……………………………………………………29点
4　梅毒トレポネーマ抗体定性，マイコプラズマ抗体定性，マイコプラズマ抗体半定量……………………………………………………32点
5　梅毒血清反応（ＳＴＳ）半定量，梅毒血清反応（ＳＴＳ）定量…34点
6　梅毒トレポネーマ抗体半定量，梅毒トレポネーマ抗体定量…53点
7　アデノウイルス抗原定性（糞便），迅速ウレアーゼ試験定性…60点
8　ロタウイルス抗原定性（糞便），ロタウイルス抗原定量（糞便）…………………………………………………………………65点
9　ヘリコバクター・ピロリ抗体定性・半定量，クラミドフィラ・ニューモニエＩｇＧ抗体……………………………………………70点
10　クラミドフィラ・ニューモニエＩｇＡ抗体……………………75点
11　ウイルス抗体価（定性・半定量・定量）（１項目当たり）……79点

注　同一検体についてウイルス抗体価（定性・半定量・定量）の測定を行った場合は，８項目を限度として算定する。

12　クロストリジオイデス・ディフィシル抗原定性，ヘリコバクター・ピロリ抗体，百日咳菌抗体定性，百日咳菌抗体半定量……**80点**

13　ＨＴＬＶ－Ⅰ抗体定性，ＨＴＬＶ－Ⅰ抗体半定量……………**85点**

14　トキソプラズマ抗体…………………………………………**93点**

15　トキソプラズマＩｇＭ抗体…………………………………**95点**

16　ＨＩＶ－1,2抗体定性，ＨＩＶ－1,2抗体半定量，ＨＩＶ－1,2抗原・抗体同時測定定性………………………………**109点**

17　ＨＩＶ－１抗体……………………………………………**113点**

18　抗酸菌抗体定量，抗酸菌抗体定性…………………………**116点**

19　Ａ群β溶連菌迅速試験定性…………………………………**121点**

20　ＨＩＶ－1,2抗体定量，ＨＩＶ－1,2抗原・抗体同時測定定量………………………………………………………………**127点**

21　ヘモフィルス・インフルエンザｂ型（Ｈｉｂ）抗原定性（尿・髄液）……………………………………………………………**129点**

22　インフルエンザウイルス抗原定性…………………………**132点**

23　カンジダ抗原定性，カンジダ抗原半定量，カンジダ抗原定量，梅毒トレポネーマ抗体（ＦＴＡ－ＡＢＳ試験）定性，梅毒トレポネーマ抗体（ＦＴＡ－ＡＢＳ試験）半定量……………………**134点**

24　ＲＳウイルス抗原定性………………………………………**138点**

25　ヘリコバクター・ピロリ抗原定性，ヒトメタニューモウイルス抗原定性……………………………………………………………**142点**

26　肺炎球菌抗原定性（尿・髄液）……………………………**146点**

27　マイコプラズマ抗原定性（免疫クロマト法）……………**148点**

28　ノロウイルス抗原定性，インフルエンザ菌（無莢膜型）抗原定性，ＳＡＲＳ－ＣｏＶ－２抗原定性………………………**150点**

29　クラミドフィラ・ニューモニエＩｇＭ抗体，クラミジア・トラコマチス抗原定性…………………………………………………**152点**

30　アスペルギルス抗原…………………………………………**157点**

31　大腸菌Ｏ157抗体定性，ＨＴＬＶ－Ⅰ抗体………………**159点**

32　Ｄ－アラビニトール…………………………………………**160点**

33　大腸菌Ｏ157抗原定性……………………………………… 161点
34　クリプトコックス抗原半定量……………………………… 166点
35　クリプトコックス抗原定性………………………………… 169点
36　マイコプラズマ抗原定性（ＦＡ法）……………………… 170点
37　大腸菌血清型別…………………………………………… 175点
38　アデノウイルス抗原定性（糞便を除く。），肺炎球菌細胞壁抗原定性…………………………………………………………… 179点
39　淋菌抗原定性，単純ヘルペスウイルス抗原定性，単純ヘルペスウイルス抗原定性（皮膚）………………………………… 180点
40　カンピロバクター抗原定性（糞便）……………………… 184点
41　肺炎球菌莢膜抗原定性（尿・髄液）……………………… 188点
42　（１→３）－β－Ｄ－グルカン…………………………… 195点
43　ブルセラ抗体定性，ブルセラ抗体半定量，グロブリンクラス別クラミジア・トラコマチス抗体…………………………… 200点
44　グロブリンクラス別ウイルス抗体価（１項目当たり）…… 200点
注　同一検体についてグロブリンクラス別ウイルス抗体価の測定を行った場合は，２項目を限度として算定する。
45　ツツガムシ抗体定性，ツツガムシ抗体半定量…………… 203点
46　レジオネラ抗原定性（尿）………………………………… 205点
47　単純ヘルペスウイルス抗原定性（角膜），単純ヘルペスウイルス抗原定性（性器），アニサキスＩｇＧ・ＩｇＡ抗体………… 210点
48　百日咳菌抗原定性………………………………………… 217点
49　赤痢アメーバ抗体半定量，赤痢アメーバ抗原定性……… 223点
50　ＳＡＲＳ－ＣｏＶ－２・インフルエンザウイルス抗原同時検出定性……………………………………………………………… 225点
51　水痘ウイルス抗原定性（上皮細胞）……………………… 227点
52　エンドトキシン…………………………………………… 229点
53　デングウイルス抗原定性，デングウイルス抗原・抗体同時測定定性，白癬菌抗原定性………………………………………… 233点
注　デングウイルス抗原定性及びデングウイルス抗原・抗体同時測定定性については，別に厚生労働大臣が定める施設基準を満たす保険医療機関において実施した場合に算定する。

54　百日咳菌抗体……………………………………………………………257点
55　ＨＩＶ－１抗体（ウエスタンブロット法）……………………………280点
56　結核菌群抗原定性………………………………………………………291点
57　サイトメガロウイルスｐｐ65抗原定性…………………………………356点
58　ＨＩＶ－２抗体（ウエスタンブロット法）……………………………380点
59　ＳＡＲＳ－ＣｏＶ－２・ＲＳウイルス抗原同時検出定性，ＳＡＲＳ－ＣｏＶ－２・インフルエンザウイルス・ＲＳウイルス抗原同時検出定性……………………………………………………………420点
60　ＨＴＬＶ－Ｉ抗体（ウエスタンブロット法及びラインブロット法）……………………………………………………………………425点
61　ＳＡＲＳ－ＣｏＶ－２抗原定量………………………………………560点
62　ＨＩＶ抗原………………………………………………………………600点
63　ＨＩＶ－１特異抗体・ＨＩＶ－２特異抗体……………………………660点
64　抗トリコスポロン・アサヒ抗体…………………………………………822点
65　鳥特異的ＩｇＧ抗体……………………………………………………873点
66　抗アデノ随伴ウイルス９型（ＡＡＶ９）抗体………………………12,850点

注　別に厚生労働大臣が定める施設基準に適合しているものとして地方厚生局長等に届け出た保険医療機関において実施した場合に限り算定する。

D 013 肝炎ウイルス関連検査

1　ＨＢｓ抗原定性・半定量…………………………………………………29点
2　ＨＢｓ抗体定性，ＨＢｓ抗体半定量……………………………………32点
3　ＨＢｓ抗原，ＨＢｓ抗体…………………………………………………88点
4　ＨＢｅ抗原，ＨＢｅ抗体…………………………………………………98点
5　ＨＣＶ抗体定性・定量，ＨＣＶコア蛋白………………………………102点
6　ＨＢｃ抗体半定量・定量…………………………………………………130点
7　ＨＣＶコア抗体……………………………………………………………143点
8　ＨＡ－ＩｇＭ抗体，ＨＡ抗体，ＨＢｃ－ＩｇＭ抗体…………………146点
9　ＨＣＶ構造蛋白及び非構造蛋白抗体定性，ＨＣＶ構造蛋白及び非構造蛋白抗体半定量……………………………………………………160点
10　ＨＥ－ＩｇＡ抗体定性……………………………………………………210点
11　ＨＣＶ血清群別判定………………………………………………………215点

12　ＨＢＶコア関連抗原（ＨＢｃｒＡｇ）…………………………252点
13　デルタ肝炎ウイルス抗体…………………………………………330点
14　ＨＣＶ特異抗体価，ＨＢＶジェノタイプ判定……………………340点
注　患者から１回に採取した血液を用いて本区分の３から14までに掲げる検査を３項目以上行った場合は，所定点数にかかわらず，検査の項目数に応じて次に掲げる点数により算定する。
イ　３項目……………………………………………………………290点
ロ　４項目……………………………………………………………360点
ハ　５項目以上………………………………………………………425点

D 014 自己抗体検査

1　寒冷凝集反応……………………………………………………11点
2　リウマトイド因子（ＲＦ）定量…………………………………30点
3　抗サイログロブリン抗体半定量，抗甲状腺マイクロゾーム抗体半定量…………………………………………………………………37点
4　Donath － Landsteiner 試験………………………………………55点
5　抗核抗体（蛍光抗体法）定性，抗核抗体（蛍光抗体法）半定量，抗核抗体（蛍光抗体法）定量……………………………………99点
6　抗インスリン抗体…………………………………………………107点
7　抗核抗体（蛍光抗体法を除く。）………………………………110点
8　抗ガラクトース欠損ＩｇＧ抗体定性，抗ガラクトース欠損ＩｇＧ抗体定量………………………………………………………111点
9　マトリックスメタロプロテイナーゼ－３（ＭＭＰ－３）……116点
10　抗サイログロブリン抗体…………………………………………136点
11　抗甲状腺ペルオキシダーゼ抗体…………………………………138点
12　抗Ｊｏ－１抗体定性，抗Ｊｏ－１抗体半定量，抗Ｊｏ－１抗体定量………………………………………………………………140点
13　抗ＲＮＰ抗体定性，抗ＲＮＰ抗体半定量，抗ＲＮＰ抗体定量…144点
14　抗Ｓｍ抗体定性，抗Ｓｍ抗体半定量，抗Ｓｍ抗体定量……147点
15　C_1q結合免疫複合体………………………………………………153点
16　抗Ｓｃｌ－70抗体定性，抗Ｓｃｌ－70抗体半定量，抗Ｓｃｌ－70抗体定量，抗ＳＳ－Ｂ／Ｌａ抗体定性，抗ＳＳ－Ｂ／Ｌａ抗体半定量，抗ＳＳ－Ｂ／Ｌａ抗体定量……………………………157点

17　抗ＤＮＡ抗体定量，抗ＤＮＡ抗体定性……………………………… 159点

18　抗ＳＳ－Ａ／Ｒｏ抗体定性，抗ＳＳ－Ａ／Ｒｏ抗体半定量，抗ＳＳ－Ａ／Ｒｏ抗体定量……………………………………………… 161点

19　抗ＲＮＡポリメラーゼⅢ抗体……………………………………… 170点

20　抗セントロメア抗体定量，抗セントロメア抗体定性………… 174点

21　抗ミトコンドリア抗体定性，抗ミトコンドリア抗体半定量… 181点

22　抗ミトコンドリア抗体定量………………………………………… 189点

23　抗ＡＲＳ抗体………………………………………………………… 190点

24　抗シトルリン化ペプチド抗体定性，抗シトルリン化ペプチド抗体定量…………………………………………………………………… 193点

25　モノクローナルＲＦ結合免疫複合体……………………………… 194点

26　ＩｇＧ型リウマトイド因子………………………………………… 198点

27　抗ＴＳＨレセプター抗体（ＴＲＡｂ）…………………………… 214点

28　抗ＬＫＭ－１抗体…………………………………………………… 215点

29　抗カルジオリピンβ_2グリコプロテインⅠ複合体抗体 ……… 223点

30　抗カルジオリピンＩｇＧ抗体，抗カルジオリピンＩｇＭ抗体，抗β_2グリコプロテインⅠＩｇＧ抗体，抗β_2グリコプロテインⅠＩｇＭ抗体…………………………………………………………… 226点

31　ＩｇＧ$_2$（ＴＩＡ法によるもの）………………………………… 239点

32　抗好中球細胞質ミエロペルオキシダーゼ抗体（ＭＰＯ－ＡＮＣＡ）………………………………………………………………… 251点

33　抗好中球細胞質プロテイナーゼ３抗体（ＰＲ３－ＡＮＣＡ）‥ 252点

34　抗糸球体基底膜抗体（抗ＧＢＭ抗体）………………………… 262点

35　ループスアンチコアグラント定量，ループスアンチコアグラント定性………………………………………………………………… 265点

36　抗デスモグレイン３抗体，抗ＢＰ180－ＮＣ16ａ抗体…… 270点

37　抗ＭＤＡ５抗体，抗ＴＩＦ１－γ抗体，抗Ｍｉ－２抗体…… 270点

38　抗好中球細胞質抗体（ＡＮＣＡ）定性………………………… 290点

39　抗デスモグレイン１抗体…………………………………………… 300点

40　甲状腺刺激抗体（ＴＳＡｂ）……………………………………… 330点

41　ＩｇＧ$_4$ ………………………………………………………………… 377点

42　ＩｇＧ$_2$（ネフェロメトリー法によるもの）…………………… 388点

43　抗ＧＭ１ＩｇＧ抗体，抗ＧＱ１ｂＩｇＧ抗体……………………460点
44　抗デスモグレイン１抗体，抗デスモグレイン３抗体及び抗ＢＰ180-ＮＣ16ａ抗体同時測定……………………………………490点
45　抗アセチルコリンレセプター抗体（抗ＡＣｈＲ抗体）………775点
46　抗グルタミン酸レセプター抗体…………………………………970点
47　抗アクアポリン４抗体，抗筋特異的チロシンキナーゼ抗体，抗Ｐ／Ｑ型電位依存性カルシウムチャネル抗体（抗Ｐ／Ｑ型ＶＧＣＣ抗体）……………………………………………………1,000点
48　抗ＨＬＡ抗体（スクリーニング検査）……………………1,000点
49　抗ＨＬＡ抗体（抗体特異性同定検査）……………………4,850点

注１　本区分の10から16まで，18，19，23及び37に掲げる検査を２項目又は３項目以上行った場合は，所定点数にかかわらず，それぞれ**320点**又は**490点**を算定する。

２　本区分の48及び49に掲げる検査については，別に厚生労働大臣が定める施設基準に適合しているものとして地方厚生局長等に届け出た保険医療機関において実施した場合に限り算定する。

D 015 血漿蛋白免疫学的検査

1　Ｃ反応性蛋白（ＣＲＰ）定性，Ｃ反応性蛋白（ＣＲＰ）………16点
2　赤血球コプロポルフィリン定性，グルコース－６－ホスファターゼ（Ｇ－６－Ｐａｓｅ）…………………………………………30点
3　グルコース－６－リン酸デヒドロゲナーゼ（Ｇ－６－ＰＤ）定性，赤血球プロトポルフィリン定性……………………………34点
4　血清補体価（CH_{50}），免疫グロブリン…………………………38点
5　クリオグロブリン定性，クリオグロブリン定量………………42点
6　血清アミロイドＡ蛋白（ＳＡＡ）……………………………47点
7　トランスフェリン（Ｔｆ）……………………………………60点
8　C_3，C_4………………………………………………………70点
9　セルロプラスミン………………………………………………90点
10　β_2－マイクログロブリン……………………………………98点
11　非特異的ＩｇＥ半定量，非特異的ＩｇＥ定量………………100点
12　トランスサイレチン（プレアルブミン）……………………101点

13　特異的ＩｇＥ半定量・定量……………………………………… 110点

注　特異的ＩｇＥ半定量・定量検査は，特異抗原の種類ごとに所定点数を算定する。ただし，患者から１回に採取した血液を用いて検査を行った場合は，**1,430点**を限度として算定する。

14　α_1－マイクログロブリン，ハプトグロビン（型補正を含む。）……………………………………………………………… 129点

15　レチノール結合蛋白（ＲＢＰ）………………………………… 132点

16　C_3プロアクチベータ ………………………………………… 160点

17　免疫電気泳動法（抗ヒト全血清），インターロイキン－６（ＩＬ－６）…………………………………………………………… 170点

18　ＴＡＲＣ…………………………………………………………… 179点

19　ヘモペキシン……………………………………………………… 180点

20　ＡＰＲスコア定性………………………………………………… 191点

21　アトピー鑑別試験定性…………………………………………… 194点

22　Bence Jones 蛋白同定（尿）…………………………………… 201点

23　癌胎児性フィブロネクチン定性（頸管腟分泌液）…………… 204点

24　免疫電気泳動法（特異抗血清）………………………………… 218点

25　C_1インアクチベータ …………………………………………… 253点

26　ＳＣＣＡ２………………………………………………………… 300点

27　免疫グロブリンＬ鎖κ／λ比…………………………………… 330点

28　インターフェロン－λ３（ＩＦＮ－λ３），ｓＦｌｔ－１／ＰｌＧＦ比……………………………………………………………… 340点

29　免疫グロブリン遊離Ｌ鎖κ／λ比……………………………… 388点

30　結核菌特異的インターフェロン－γ産生能……………………… 593点

D 016 細胞機能検査

1　Ｂ細胞表面免疫グロブリン……………………………………… 155点

2　Ｔ細胞サブセット検査（一連につき）………………………… 185点

3　Ｔ細胞・Ｂ細胞百分率…………………………………………… 193点

4　顆粒球機能検査（種目数にかかわらず一連につき）………… 200点

5　顆粒球スクリーニング検査（種目数にかかわらず一連につき）……………………………………………………………… 220点

6　赤血球・好中球表面抗原検査…………………………………… 320点

7　リンパ球刺激試験（ＬＳＴ）

イ　１薬剤……………………………………………………………345 点

ロ　２薬剤……………………………………………………………425 点

ハ　３薬剤以上………………………………………………………515 点

8　顆粒球表面抗原検査……………………………………………640 点

(微生物学的検査)

D 017 排泄物，滲出物又は分泌物の細菌顕微鏡検査

1　蛍光顕微鏡，位相差顕微鏡，暗視野装置等を使用するもの……50 点

注　集菌塗抹法を行った場合には，集菌塗抹法加算として，**35 点**を所定点数に加算する。

2　保温装置使用アメーバ検査………………………………………45 点

3　その他のもの……………………………………………………67 点

注　同一検体について当該検査と区分番号Ｄ002 に掲げる尿沈渣（鏡検法）又は区分番号Ｄ002－２に掲げる尿沈渣（フローサイトメトリー法）を併せて行った場合は，主たる検査の所定点数のみ算定する。

D 018 細菌培養同定検査

1　口腔，気道又は呼吸器からの検体……………………………180 点

2　消化管からの検体………………………………………………200 点

3　血液又は穿刺液…………………………………………………225 点

4　泌尿器又は生殖器からの検体…………………………………190 点

5　その他の部位からの検体………………………………………180 点

6　簡易培養……………………………………………………………60 点

注1　１から６までについては，同一検体について一般培養と併せて嫌気性培養を行った場合は，嫌気性培養加算として，**122 点**を所定点数に加算する。

2　入院中の患者に対して，質量分析装置を用いて細菌の同定を行った場合は，質量分析装置加算として，**40 点**を所定点数に加算する。

D 019 細菌薬剤感受性検査

1　１菌種……………………………………………………………185 点

2　２菌種……………………………………………………………240 点

3　３菌種以上……………………………………………………………… 310点
4　薬剤耐性菌検出………………………………………………………………50点
5　抗菌薬併用効果スクリーニング…………………………………………150点

D 019-2 酵母様真菌薬剤感受性検査……………………………………………150点

D 020 抗酸菌分離培養検査

1　抗酸菌分離培養（液体培地法）…………………………………………300点
2　抗酸菌分離培養（それ以外のもの）……………………………………209点

D 021 抗酸菌同定（種目数にかかわらず一連につき）…………………………361点

D 022 抗酸菌薬剤感受性検査（培地数に関係なく）……………………………400点

注　４薬剤以上使用した場合に限り算定する。

D 023 微生物核酸同定・定量検査

1　クラミジア・トラコマチス核酸検出…………………………………… 188点
2　淋菌核酸検出…………………………………………………………… 198点
3　A群β溶血連鎖球菌核酸検出…………………………………………204点
4　ＨＢＶ核酸定量………………………………………………………… 256点
5　淋菌及びクラミジア・トラコマチス同時核酸検出…………………… 262点
6　マイコプラズマ核酸検出，インフルエンザ核酸検出…………………291点
7　レジオネラ核酸検出……………………………………………………292点
8　ＥＢウイルス核酸定量…………………………………………………310点
9　ＨＣＶ核酸検出………………………………………………………… 330点
10　ＨＰＶ核酸検出………………………………………………………… 347点

注　ＨＰＶ核酸検出については，別に厚生労働大臣が定める施設基準に適合しているものとして地方厚生局長等に届け出た保険医療機関において，細胞診によりベセスダ分類がＡＳＣ-ＵＳと判定された患者又は過去に区分番号Ｋ867に掲げる子宮頸部(腟部)切除術，区分番号Ｋ867－３に掲げる子宮頸部摘出術(腟部切断術を含む。）若しくは区分番号Ｋ867－４に掲げる子宮頸部異形成上皮又は上皮内癌レーザー照射治療を行った患者に対して行った場合に限り算定する。

11　ＨＰＶ核酸検出（簡易ジェノタイプ判定）………………………… 347点

注　ＨＰＶ核酸検出（簡易ジェノタイプ判定）については，別に厚生労働大臣が定める施設基準に適合しているものとして地

方厚生局長等に届け出た保険医療機関において，細胞診によりベセスダ分類がＡＳＣ－ＵＳと判定された患者又は過去に区分番号Ｋ867に掲げる子宮頸部（腟部）切除術，区分番号Ｋ867－3に掲げる子宮頸部摘出術（腟部切断術を含む。）若しくは区分番号Ｋ867－4に掲げる子宮頸部異形成上皮又は上皮内癌レーザー照射治療を行った患者に対して行った場合に限り算定する。

12　腟トリコモナス及びマイコプラズマ・ジェニタリウム核酸同時検出……………………………………………………………… **350点**

13　百日咳菌核酸検出，肺炎クラミジア核酸検出，百日咳菌・パラ百日咳菌核酸同時検出，ヘリコバクター・ピロリ核酸及びクラリスロマイシン耐性遺伝子検出…………………………………… **360点**

14　抗酸菌核酸同定，結核菌群核酸検出……………………………… **410点**

15　ＨＣＶ核酸定量………………………………………………………… **412点**

16　マイコバクテリウム・アビウム及びイントラセルラー（ＭＡＣ）核酸検出…………………………………………………………………… **421点**

17　ＨＢＶ核酸プレコア変異及びコアプロモーター変異検出，ブドウ球菌メチシリン耐性遺伝子検出，ＳＡＲＳコロナウイルス核酸検出，ＨＴＬＶ－１核酸検出，単純疱疹ウイルス・水痘帯状疱疹ウイルス核酸定量，サイトメガロウイルス核酸定量…………… **450点**

18　ＨＩＶ－１核酸定量…………………………………………………… **520点**

注　検体の超遠心による濃縮前処理を加えて行った場合は，濃縮前処理加算として，**130点**を所定点数に加算する。

19　ＳＡＲＳ－ＣｏＶ－２核酸検出，ＳＡＲＳ－ＣｏＶ－２・インフルエンザ核酸同時検出，ＳＡＲＳ－ＣｏＶ－２・ＲＳウイルス核酸同時検出，ＳＡＲＳ－ＣｏＶ－２・インフルエンザ・ＲＳウイルス核酸同時検出………………………………………………… **700点**

20　サイトメガロウイルス核酸検出………………………………… **801点**

21　結核菌群リファンピシン耐性遺伝子検出，結核菌群ピラジナミド耐性遺伝子検出，結核菌群イソニアジド耐性遺伝子検出…… **850点**

22　ウイルス・細菌核酸多項目同時検出（ＳＡＲＳ－ＣｏＶ－２核酸検出を含まないもの），結核菌群リファンピシン耐性遺伝子及

びイソニアジド耐性遺伝子同時検出……………………………963点

注　ウイルス・細菌核酸多項目同時検出（ＳＡＲＳ－ＣｏＶ－２核酸検出を含まないもの）については，別に厚生労働大臣が定める施設基準に適合しているものとして地方厚生局長等に届け出た保険医療機関において，別に厚生労働大臣が定める患者に対して実施した場合に限り算定する。

23　ウイルス・細菌核酸多項目同時検出（ＳＡＲＳ－ＣｏＶ－２核酸検出を含む。）……………………………………………1,350点

24　細菌核酸・薬剤耐性遺伝子同時検出，ウイルス・細菌核酸多項目同時検出（髄液）…………………………………………1,700点

注１　細菌核酸・薬剤耐性遺伝子同時検出については，別に厚生労働大臣が定める施設基準を満たす保険医療機関において実施した場合に算定する。

２　ウイルス・細菌核酸多項目同時検出（髄液）については，別に厚生労働大臣が定める施設基準に適合しているものとして地方厚生局長等に届け出た保険医療機関において実施した場合に限り算定する。

25　ＨＰＶジェノタイプ判定…………………………………2,000点

26　ＨＩＶジェノタイプ薬剤耐性……………………………6,000点

注　６（マイコプラズマ核酸検出に限る。），７，13（百日咳菌核酸検出及び百日咳菌・パラ百日咳菌核酸同時検出に限る。）又は14（結核菌群核酸検出に限る。）に掲げる検査の結果について，検査実施日のうちに説明した上で文書により情報を提供した場合は，迅速微生物核酸同定・定量検査加算として，**100点**を所定点数に加算する。

D 023-2 その他の微生物学的検査

1　黄色ブドウ球菌ペニシリン結合蛋白２'（ＰＢＰ２'）定性……55点

2　尿素呼気試験（ＵＢＴ）………………………………………70点

3　大腸菌ベロトキシン定性………………………………………184点

4　黄色ブドウ球菌ペニシリン結合蛋白２'（ＰＢＰ２'）定性（イムノクロマト法によるもの）…………………………………291点

5　クロストリジオイデス・ディフィシルのトキシンＢ遺伝子検

出 …………………………………………………………………………… **450点**

注 別に厚生労働大臣が定める施設基準を満たす保険医療機関において実施した場合に算定する。

D 024 削除

（基本的検体検査実施料）

D 025 基本的検体検査実施料（1日につき）

1 入院の日から起算して4週間以内の期間 ……………………… **140点**

2 入院の日から起算して4週間を超えた期間 …………………… **110点**

注1 特定機能病院である保険医療機関において，入院中の患者に対して行った検体検査について算定する。

2 次に掲げる検体検査の費用は所定点数に含まれるものとする。

イ 尿中一般物質定性半定量検査

ロ 尿中特殊物質定性定量検査

ハ 尿沈渣（鏡検法）

ニ 糞便検査（カルプロテクチン（糞便）を除く。）

ホ 穿刺液・採取液検査

ヘ 血液形態・機能検査

ト 出血・凝固検査

チ 造血器腫瘍遺伝子検査

リ 血液化学検査

ヌ 免疫血液学的検査

ＡＢＯ血液型及びＲｈ（Ｄ）血液型

ル 感染症免疫学的検査

梅毒血清反応（ＳＴＳ）定性，抗ストレプトリジンＯ（ＡＳＯ）定性，抗ストレプトリジンＯ（ＡＳＯ）半定量，抗ストレプトリジンＯ（ＡＳＯ）定量，トキソプラズマ抗体定性，トキソプラズマ抗体半定量，梅毒トレポネーマ抗体定性，梅毒血清反応（ＳＴＳ）半定量，梅毒血清反応（ＳＴＳ）定量，梅毒トレポネーマ抗体半定量，梅毒トレポネーマ抗体定量及びＨＩＶ－１抗体

ヲ 肝炎ウイルス関連検査

ＨＢｓ抗原定性・半定量，ＨＢｓ抗体定性，ＨＢｓ抗体半定量，ＨＢｓ抗原，ＨＢｓ抗体，ＨＣＶ抗体定性・定量，ＨＣＶ構造蛋白及び非構造蛋白抗体定性及びＨＣＶ構造蛋白及び非構造蛋白抗体半定量

ワ　自己抗体検査

寒冷凝集反応及びリウマトイド因子（ＲＦ）定量

カ　血漿蛋白免疫学的検査

Ｃ反応性蛋白（ＣＲＰ）定性，Ｃ反応性蛋白（ＣＲＰ），血清補体価（CH_{50}）及び免疫グロブリン

ヨ　微生物学的検査

3　療養病棟，結核病棟又は精神病棟に入院している患者及び第1章第2部第2節に規定するＨＩＶ感染者療養環境特別加算，特定感染症患者療養環境特別加算若しくは重症者等療養環境特別加算又は同部第3節に規定する特定入院料を算定している患者については適用しない。

第2款　検体検査判断料

区分

D 026 検体検査判断料

1　尿・糞便等検査判断料……………………………………………**34 点**

2　遺伝子関連・染色体検査判断料……………………………… **100 点**

3　血液学的検査判断料…………………………………………… **125 点**

4　生化学的検査（Ⅰ）判断料…………………………………… **144 点**

5　生化学的検査（Ⅱ）判断料…………………………………… **144 点**

6　免疫学的検査判断料…………………………………………… **144 点**

7　微生物学的検査判断料………………………………………… **150 点**

注1　検体検査判断料は該当する検体検査の種類又は回数にかかわらずそれぞれ月1回に限り算定できるものとする。ただし，区分番号Ｄ 027 に掲げる基本的検体検査判断料を算定する患者については，尿・糞便等検査判断料，遺伝子関連・染色体検査判断料，血液学的検査判断料，生化学的検査（Ⅰ）判断料，免疫学的検査判断料及び微生物学的検査判断料は別に算定しない。

2 注1の規定にかかわらず，区分番号D 000に掲げる尿中一般物質定性半定量検査の所定点数を算定した場合にあっては，当該検査については尿・糞便等検査判断料は算定しない。

3 区分番号D 004－2の1，区分番号D 006－2からD 006－9まで，区分番号D 006－11からD 006－20まで及び区分番号D 006－22からD 006－30までに掲げる検査は，遺伝子関連・染色体検査判断料により算定するものとし，尿・糞便等検査判断料又は血液学的検査判断料は算定しない。

4 検体検査管理に関する別に厚生労働大臣が定める施設基準に適合しているものとして地方厚生局長等に届け出た保険医療機関において検体検査を行った場合には，当該基準に係る区分に従い，患者（検体検査管理加算（Ⅱ），検体検査管理加算（Ⅲ）及び検体検査管理加算（Ⅳ）については入院中の患者に限る。）1人につき月1回に限り，次に掲げる点数を所定点数に加算する。ただし，いずれかの検体検査管理加算を算定した場合には，同一月において他の検体検査管理加算は，算定しない。

イ　検体検査管理加算（Ⅰ）……………………………………**40点**
ロ　検体検査管理加算（Ⅱ）……………………………………**100点**
ハ　検体検査管理加算（Ⅲ）……………………………………**300点**
ニ　検体検査管理加算（Ⅳ）……………………………………**500点**

5 別に厚生労働大臣が定める施設基準に適合しているものとして地方厚生局長等に届け出た保険医療機関において，検体検査管理加算（Ⅱ），検体検査管理加算（Ⅲ）又は検体検査管理加算（Ⅳ）を算定した場合は，国際標準検査管理加算として，**40点**を所定点数に加算する。

6 別に厚生労働大臣が定める施設基準に適合しているものとして地方厚生局長等に届け出た保険医療機関において，難病に関する検査（区分番号D 006－4に掲げる遺伝学的検査，区分番号D 006－20に掲げる角膜ジストロフィー遺伝子検査，区分番号D 006－26に掲げる染色体構造変異解析及び区分番号D 006－30に掲げる遺伝性網膜ジストロフィ遺伝子検査をいう。

以下同じ。）又は遺伝性腫瘍に関する検査（区分番号D 006 − 19 に掲げるがんゲノムプロファイリング検査を除く。）を実施し，その結果について患者又はその家族等に対し遺伝カウンセリングを行った場合には，遺伝カウンセリング加算として，患者1人につき月1回に限り，**1,000 点**を所定点数に加算する。ただし，遠隔連携遺伝カウンセリング（情報通信機器を用いて，他の保険医療機関と連携して行う遺伝カウンセリング（難病に関する検査に係るものに限る。）をいう。）を行う場合は，別に厚生労働大臣が定める施設基準を満たす保険医療機関において行う場合に限り算定する。

7　別に厚生労働大臣が定める施設基準に適合しているものとして地方厚生局長等に届け出た保険医療機関において，区分番号D 006 − 19 に掲げるがんゲノムプロファイリング検査を実施し，その結果について患者又はその家族等に対し遺伝カウンセリングを行った場合には，遺伝性腫瘍カウンセリング加算として，患者1人につき月1回に限り，**1,000 点**を所定点数に加算する。

8　区分番号D 005 の 14 に掲げる骨髄像を行った場合に，血液疾患に関する専門の知識を有する医師が，その結果を文書により報告した場合は，骨髄像診断加算として，**240 点**を所定点数に加算する。

9　区分番号D 015 の 17 に掲げる免疫電気泳動法（抗ヒト全血清）又は 24 に掲げる免疫電気泳動法（特異抗血清）を行った場合に，当該検査に関する専門の知識を有する医師が，その結果を文書により報告した場合は，免疫電気泳動法診断加算として，**50 点**を所定点数に加算する。

D 027 基本的検体検査判断料……………………………………………… **604 点**

注1　特定機能病院である保険医療機関において，尿・糞便等検査，血液学的検査，生化学的検査（Ⅰ），免疫学的検査又は微生物学的検査の各項に掲げる検体検査を入院中の患者に対して行った場合に，当該検体検査の種類又は回数にかかわらず月1回に限り算定できるものとする。

2　区分番号Ｄ026に掲げる検体検査判断料の注４本文及び注５に規定する施設基準に適合しているものとして届出を行った保険医療機関（特定機能病院に限る。）において，検体検査を行った場合には，当該基準に係る区分に従い，患者１人につき月１回に限り，同注に掲げる点数を所定点数に加算する。ただし，同注に掲げる点数のうちいずれかの点数を算定した場合には，同一月において同注に掲げる他の点数は，算定しない。

第２節　削　　除

第３節　生体検査料

通　則

1　新生児又は３歳未満の乳幼児（新生児を除く。）に対して本節に掲げる検査（次に掲げるものを除く。）を行った場合は，新生児加算又は乳幼児加算として，各区分に掲げる所定点数にそれぞれ所定点数の**100分の100**又は**100分の70**に相当する点数を加算する。

イ　呼吸機能検査等判断料

ロ　心臓カテーテル法による諸検査

ハ　心電図検査の注に掲げるもの

ニ　負荷心電図検査の注１に掲げるもの

ホ　呼吸心拍監視，新生児心拍・呼吸監視，カルジオスコープ（ハートスコープ），カルジオタコスコープ

ヘ　経皮的血液ガス分圧測定，血液ガス連続測定

ト　経皮的酸素ガス分圧測定

チ　深部体温計による深部体温測定

リ　前額部，胸部，手掌部又は足底部体表面体温測定による末梢循環不全状態観察

ヌ　脳波検査の注２に掲げるもの

ル　脳波検査判断料

ヲ　神経・筋検査判断料

ワ　ラジオアイソトープ検査判断料

カ　内視鏡検査の通則第３号に掲げるもの

ヨ　超音波内視鏡検査を実施した場合の加算

タ　内視鏡用テレスコープを用いた咽頭画像等解析（インフルエンザの診断の補助に用いるもの）

レ　肺臓カテーテル法，肝臓カテーテル法，膵臓カテーテル法

2　3歳以上6歳未満の幼児に対して区分番号D 200からD 242までに掲げる検査（次に掲げるものを除く。），区分番号D 306に掲げる食道ファイバースコピー，区分番号D 308に掲げる胃・十二指腸ファイバースコピー，区分番号D 310に掲げる小腸内視鏡検査，区分番号D 312に掲げる直腸ファイバースコピー，区分番号D 313に掲げる大腸内視鏡検査，区分番号D 317に掲げる膀胱尿道ファイバースコピー又は区分番号D 325に掲げる肺臓カテーテル法，肝臓カテーテル法，膵臓カテーテル法を行った場合は，幼児加算として，各区分に掲げる所定点数に所定点数の**100分の40**に相当する点数を加算する。

イ　呼吸機能検査等判断料

ロ　心臓カテーテル法による諸検査

ハ　心電図検査の注に掲げるもの

ニ　負荷心電図検査の注1に掲げるもの

ホ　呼吸心拍監視，新生児心拍・呼吸監視，カルジオスコープ（ハートスコープ），カルジオタコスコープ

ヘ　経皮的血液ガス分圧測定，血液ガス連続測定

ト　経皮的酸素ガス分圧測定

チ　深部体温計による深部体温測定

リ　前額部，胸部，手掌部又は足底部体表面体温測定による末梢循環不全状態観察

ヌ　脳波検査の注2に掲げるもの

ル　脳波検査判断料

ヲ　神経・筋検査判断料

区分

（呼吸循環機能検査等）

通　則

1　区分番号D 200からD 204までに掲げる呼吸機能検査等については，各所定点数及び区分番号D 205に掲げる呼吸機能検査等判断料の所定点

数を合算した点数により算定し，区分番号Ｄ206からＤ214－２までに掲げる呼吸循環機能検査等については，特に規定する場合を除き，同一の患者につき同一月において同一検査を２回以上実施した場合における２回目以降の当該検査の費用は，所定点数の**100分の90**に相当する点数により算定する。

２　使用したガスの費用として，購入価格を10円で除して得た点数を所定点数に加算する。

Ｄ200 スパイログラフィー等検査

１　肺気量分画測定（安静換気量測定及び最大換気量測定を含む。）……**90点**

２　フローボリュームカーブ（強制呼出曲線を含む。）……**100点**

３　機能的残気量測定……**140点**

４　呼気ガス分析……**100点**

５　左右別肺機能検査……**1,010点**

Ｄ201 換気力学的検査

１　呼吸抵抗測定

イ　広域周波オシレーション法を用いた場合……**150点**

ロ　その他の場合……**60点**

２　コンプライアンス測定，気道抵抗測定，肺粘性抵抗測定，１回呼吸法による吸気分布検査……**135点**

Ｄ202 肺内ガス分布

１　指標ガス洗い出し検査……**135点**

２　クロージングボリューム測定……**135点**

Ｄ203 肺胞機能検査

１　肺拡散能力検査……**180点**

２　死腔量測定，肺内シャント検査……**135点**

Ｄ204 基礎代謝測定……**85点**

Ｄ205 呼吸機能検査等判断料……**140点**

注　呼吸機能検査等の種類又は回数にかかわらず，月１回に限り算定するものとする。

Ｄ206 心臓カテーテル法による諸検査（一連の検査について）

１　右心カテーテル……**3,600点**

2　左心カテーテル……………………………………………………**4,000点**

注1　新生児又は3歳未満の乳幼児（新生児を除く。）に対して当該検査を行った場合は，新生児加算又は乳幼児加算として，1については**10,800点**又は**3,600点**を，2については**12,000点**又は**4,000点**を，それぞれ所定点数に加算する。

2　当該検査に当たって，卵円孔又は欠損孔を通しての左心カテーテル検査，経中隔左心カテーテル検査（ブロッケンブロー），伝導機能検査，ヒス束心電図，診断ペーシング，期外（早期）刺激法による測定・誘発試験，冠攣縮誘発薬物負荷試験又は冠動脈造影を行った場合は，卵円孔・欠損孔加算，ブロッケンブロー加算，伝導機能検査加算，ヒス束心電図加算，診断ペーシング加算，期外刺激法加算，冠攣縮誘発薬物負荷試験加算又は冠動脈造影加算として，それぞれ**800点**，**2,000点**，**400点**，**400点**，**400点**，**800点**，**800点**又は**1,400点**を加算する。

3　血管内超音波検査又は血管内光断層撮影を実施した場合は，血管内超音波検査加算又は血管内光断層撮影加算として，**400点**を所定点数に加算する。

4　冠動脈血流予備能測定検査を実施した場合は，冠動脈血流予備能測定検査加算として，**600点**を所定点数に加算する。

5　循環動態解析装置を用いて冠動脈血流予備能測定検査を実施した場合は，冠動脈血流予備能測定検査加算（循環動態解析装置）として，**7,200点**を所定点数に加算する。

6　別に厚生労働大臣が定める施設基準に適合しているものとして地方厚生局長等に届け出た保険医療機関において，血管内視鏡検査を実施した場合は，血管内視鏡検査加算として，**400点**を所定点数に加算する。

7　同一月中に血管内超音波検査，血管内光断層撮影，冠動脈血流予備能測定検査及び血管内視鏡検査のうち，2以上の検査を行った場合には，主たる検査の点数を算定する。

8　カテーテルの種類，挿入回数によらず一連として算定し，諸監視，血液ガス分析，心拍出量測定，脈圧測定，肺血流量測定，透視，造影剤注入手技，造影剤使用撮影及びエックス線診断の費用は，全て所定点数に含まれるものとする。

9　エックス線撮影に用いられたフィルムの費用は，区分番号E400に掲げるフィルムの所定点数により算定する。

10　心腔内超音波検査を実施した場合は，心腔内超音波検査加算として，**400点**を所定点数に加算する。

D 207 体液量等測定

1　体液量測定，細胞外液量測定……………………………………**60点**

2　血流量測定，皮膚灌流圧測定，皮弁血流検査，循環血流量測定（色素希釈法によるもの），電子授受式発消色性インジケーター使用皮膚表面温度測定………………………………………………**100点**

3　心拍出量測定，循環時間測定，循環血液量測定（色素希釈法以外によるもの），脳循環測定（色素希釈法によるもの）………**150点**

注1　心拍出量測定に際してカテーテルを挿入した場合は，心拍出量測定加算として，開始日に限り**1,300点**を所定点数に加算する。この場合において，挿入に伴う画像診断及び検査の費用は算定しない。

2　カテーテルの交換の有無にかかわらず一連として算定する。

4　血管内皮機能検査（一連につき）…………………………**200点**

5　脳循環測定（笑気法によるもの）…………………………**1,350点**

D 208 心電図検査

1　四肢単極誘導及び胸部誘導を含む最低12誘導………………**130点**

2　ベクトル心電図，体表ヒス束心電図……………………………**150点**

3　携帯型発作時心電図記憶伝達装置使用心電図検査……………**150点**

4　加算平均心電図による心室遅延電位測定………………………**200点**

5　その他（6誘導以上）……………………………………………**90点**

注　当該保険医療機関以外の医療機関で描写した心電図について診断を行った場合は，1回につき**70点**とする。

D 209 負荷心電図検査

1　四肢単極誘導及び胸部誘導を含む最低12誘導………………**380点**

2　その他（6誘導以上）……………………………………………**190点**

注1　当該保険医療機関以外の医療機関で描写した負荷心電図につ

いて診断を行った場合は，１回につき**70点**とする。

2　区分番号Ｄ208に掲げる心電図検査であって，同一の患者につき，負荷心電図検査と同一日に行われたものの費用は，所定点数に含まれるものとする。

D 210 ホルター型心電図検査

1　30分又はその端数を増すごとに……………………………………**90点**

2　８時間を超えた場合……………………………………………**1,750点**

注　解析に係る費用は，所定点数に含まれるものとする。

D 210-2 体表面心電図，心外膜興奮伝播図……………………………**1,500点**

D 210-3 植込型心電図検査……………………………………………………**90点**

注１　別に厚生労働大臣が定める施設基準を満たす保険医療機関において行われる場合に限り算定する。

2　30分又はその端数を増すごとに算定する。

3　解析に係る費用は，所定点数に含まれるものとする。

D 210-4 Ｔ波オルタナンス検査……………………………………………**1,100点**

D 211 トレッドミルによる負荷心肺機能検査，サイクルエルゴメーターによる心肺機能検査…………………………………………………………………**1,600点**

注１　負荷の回数又は種類にかかわらず所定点数により算定する。

2　区分番号Ｄ200に掲げるスパイログラフィー等検査又は区分番号Ｄ208に掲げる心電図検査であって，同一の患者につき当該検査と同一日に行われたものの費用は，所定点数に含まれるものとする。

3　運動療法における運動処方の作成，心・肺疾患の病態や重症度の判定，治療方針の決定又は治療効果の判定を目的として連続呼気ガス分析を行った場合には，連続呼気ガス分析加算として，**520点**を所定点数に加算する。

D 211-2 喘息運動負荷試験……………………………………………………**800点**

注　喘息の気道反応性の評価，治療方針の決定等を目的として行った場合に算定する。

D 211-3 時間内歩行試験………………………………………………………**200点**

注１　別に厚生労働大臣が定める施設基準に適合しているものとして地方厚生局長等に届け出た保険医療機関において行われる場

合に限り算定する。

2　区分番号D 200に掲げるスパイログラフィー等検査及び区分番号D 220からD 223－2までに掲げる諸監視であって，時間内歩行試験と同一日に行われたものの費用は，所定点数に含まれるものとする。

D 211-4 シャトルウォーキングテスト……………………………**200点**

注1　別に厚生労働大臣が定める施設基準に適合しているものとして地方厚生局長等に届け出た保険医療機関において行われる場合に限り算定する。

2　区分番号D 200に掲げるスパイログラフィー等検査及び区分番号D 220からD 223－2までに掲げる諸監視であって，シャトルウォーキングテストと同一日に行われたものの費用は，所定点数に含まれるものとする。

D 212 リアルタイム解析型心電図……………………………**600点**

D 212-2 携帯型発作時心電図記録計使用心電図検査……………**500点**

D 213 心音図検査……………………………**150点**

D 214 脈波図，心機図，ポリグラフ検査

1　1検査……………………………**60点**

2　2検査……………………………**80点**

3　3又は4検査……………………………**130点**

4　5又は6検査……………………………**180点**

5　7検査以上……………………………**220点**

6　血管伸展性検査……………………………**100点**

注1　数種目を行った場合でも同時に記録を行った最高検査数により算定する。

2　脈波図，心機図又はポリグラフ検査の一部として記録した心電図は，検査数に数えない。

3　検査の実施ごとに1から6までに掲げる所定点数を算定する。

D 214-2 エレクトロキモグラフ……………………………**260点**

(超音波検査等)

通　則

区分番号D 215（3のニの場合を除く。）及びD 216に掲げる超音波検査等について，同一患者につき同一月において同一検査を2回以上実施した場合における2回目以降の当該検査の費用は，所定点数の**100分の90**に相当する点数により算定する。

D 215 超音波検査（記録に要する費用を含む。）

1　Aモード法……………………………………………………………**150点**

2　断層撮影法（心臓超音波検査を除く。）

イ　訪問診療時に行った場合…………………………………………**400点**

注　訪問診療時に行った場合は，月1回に限り算定する。

ロ　その他の場合

(1)　胸腹部……………………………………………………………**530点**

(2)　下肢血管…………………………………………………………**450点**

(3)　その他（頭頸部，四肢，体表，末梢血管等）……………**350点**

3　心臓超音波検査

イ　経胸壁心エコー法………………………………………………**880点**

ロ　Mモード法………………………………………………………**500点**

ハ　経食道心エコー法……………………………………………**1,500点**

ニ　胎児心エコー法…………………………………………………**300点**

注1　別に厚生労働大臣が定める施設基準に適合しているものとして地方厚生局長等に届け出た保険医療機関において行われる場合に，月1回に限り算定する。

2　当該検査に伴って診断を行った場合は，胎児心エコー法診断加算として，**1,000点**を所定点数に加算する。

ホ　負荷心エコー法………………………………………………**2,010点**

4　ドプラ法（1日につき）

イ　胎児心音観察，末梢血管血行動態検査……………………**20点**

ロ　脳動脈血流速度連続測定…………………………………**150点**

ハ　脳動脈血流速度マッピング法……………………………**400点**

5　血管内超音波法………………………………………………**4,290点**

注1　2又は3について，造影剤を使用した場合は，造影剤使用加算として，**180点**を所定点数に加算する。この場合において，造影剤注入手技料及び麻酔料（区分番号L 008に掲げるマスク

又は気管内挿管による閉鎖循環式全身麻酔に係るものを除く。）は，加算点数に含まれるものとする。

2　2について，パルスドプラ法を行った場合は，パルスドプラ法加算として，**150点**を所定点数に加算する。

3　心臓超音波検査に伴って同時に記録した心電図，心音図，脈波図及び心機図の検査の費用は，所定点数に含まれるものとする。

4　ドプラ法について，ロ及びハを併せて行った場合は，主たるものの所定点数のみにより算定する。

5　血管内超音波法について，呼吸心拍監視，新生児心拍・呼吸監視，カルジオスコープ(ハートスコープ)，カルジオタコスコープ，血液ガス分析，心拍出量測定，脈圧測定，透視，造影剤注入手技，造影剤使用撮影及びエックス線診断の費用は，所定点数に含まれるものとする。

6　血管内超音波法と同一月中に行った血管内視鏡検査は所定点数に含まれるものとする。

7　4のロについて，微小栓子シグナル（ＨＩＴＳ／ＭＥＳ）の検出を行った場合は，微小栓子シグナル加算として，**150点**を所定点数に加算する。

D 215-2 肝硬度測定……………………………………………………………**200点**

D 215-3 超音波エラストグラフィー…………………………………………**200点**

注　区分番号D 215 － 2に掲げる肝硬度測定を算定する患者については，当該検査の費用は別に算定しない。

D 215-4 超音波減衰法検査……………………………………………………**200点**

注　区分番号D 215 － 2に掲げる肝硬度測定又は区分番号D 215-3に掲げる超音波エラストグラフィーを算定する患者については，当該検査の費用は別に算定しない。

D 216 サーモグラフィー検査（記録に要する費用を含む。）………………**200点**

注　負荷検査を行った場合は，負荷検査加算として，負荷の種類又は回数にかかわらず**100点**を所定点数に加算する。

D 216-2 残尿測定検査

1　超音波検査によるもの………………………………………………**55点**

2　導尿によるもの……………………………………………………………45 点

注　残尿測定検査は，患者１人につき月２回に限り算定する。

D 217 骨塩定量検査

1　ＤＥＸＡ法による腰椎撮影…………………………………………360 点

注　同一日にＤＥＸＡ法により大腿骨撮影を行った場合には，大腿骨同時撮影加算として，**90 点**を所定点数に加算する。

2　ＲＥＭＳ法（腰椎）…………………………………………………140 点

注　同一日にＲＥＭＳ法により大腿骨の骨塩定量検査を行った場合には，大腿骨同時検査加算として，**55 点**を所定点数に加算する。

3　ＭＤ法，ＳＥＸＡ法等……………………………………………140 点

4　超音波法……………………………………………………………………80 点

注　検査の種類にかかわらず，患者１人につき４月に１回に限り算定する。

(監視装置による諸検査)

D 218 分娩監視装置による諸検査

1　１時間以内の場合……………………………………………………510 点

2　１時間を超え１時間 30 分以内の場合……………………………700 点

3　１時間 30 分を超えた場合…………………………………………890 点

D 219 ノンストレステスト（一連につき）……………………………210 点

D 220 呼吸心拍監視，新生児心拍・呼吸監視，カルジオスコープ（ハートスコープ），カルジオタコスコープ

1　１時間以内又は１時間につき………………………………………50 点

2　３時間を超えた場合（１日につき）

イ　７日以内の場合……………………………………………………150 点

ロ　７日を超え 14 日以内の場合……………………………………130 点

ハ　14 日を超えた場合…………………………………………………50 点

注１　心電曲線及び心拍数のいずれも観察した場合に算定する。

２　呼吸曲線を同時に観察した場合の費用は，所定点数に含まれるものとする。

３　人工呼吸と同時に行った呼吸心拍監視の費用は，人工呼吸の所定点数に含まれるものとする。

4　同一の患者につき，区分番号Ｌ008に掲げるマスク又は気管内挿管による閉鎖循環式全身麻酔と同一日に行われた場合における当該検査の費用は，当該麻酔の費用に含まれる。

D 221 削除

D 221-2 筋肉コンパートメント内圧測定……………………………620点

注　筋肉コンパートメント内圧測定は骨折，外傷性の筋肉内出血，長時間の圧迫又は動脈損傷等により，臨床的に疼痛，皮膚蒼白，脈拍消失，感覚異常及び麻痺を認める等，急性のコンパートメント症候群が疑われる患者に対して，同一部位の診断を行う場合に，測定の回数にかかわらず１回のみ算定する。

D 222 経皮的血液ガス分圧測定，血液ガス連続測定

1　１時間以内又は１時間につき……………………………100点

2　５時間を超えた場合（１日につき）…………………………630点

D 222-2 経皮的酸素ガス分圧測定（１日につき）………………………100点

D 223 経皮的動脈血酸素飽和度測定（１日につき）……………………35点

注　人工呼吸と同時に行った経皮的動脈血酸素飽和度測定の費用は，人工呼吸の所定点数に含まれるものとする。

D 223-2 終夜経皮的動脈血酸素飽和度測定（一連につき）………………100点

D 224 終末呼気炭酸ガス濃度測定（１日につき）………………………100点

D 225 観血的動脈圧測定（カテーテルの挿入に要する費用及びエックス線透視の費用を含む。）

1　１時間以内の場合……………………………………130点

2　１時間を超えた場合（１日につき）…………………………260点

注　カテーテルの交換の有無にかかわらず一連として算定する。

D 225-2 非観血的連続血圧測定（１日につき）…………………………100点

注　人工呼吸と同時に行った非観血的連続血圧測定の費用は，人工呼吸の所定点数に含まれるものとする。

D 225-3 24時間自由行動下血圧測定……………………………200点

D 225-4 ヘッドアップティルト試験……………………………1,030点

注　別に厚生労働大臣が定める施設基準に適合しているものとして地方厚生局長等に届け出た保険医療機関において行われる場合に限り算定する。

D 226 中心静脈圧測定（1日につき）

1　4回以下の場合……………………………………………………………… **120点**

2　5回以上の場合……………………………………………………………… **240点**

注　カテーテルの交換の有無にかかわらず一連として算定する。

D 227 頭蓋内圧持続測定

1　1時間以内又は1時間につき………………………………………… **200点**

2　3時間を超えた場合（1日につき）………………………………… **800点**

D 228 深部体温計による深部体温測定（1日につき）……………… **100点**

D 229 前額部，胸部，手掌部又は足底部体表面体温測定による末梢循環不全状態観察（1日につき）…………………………………………… **100点**

D 230 観血的肺動脈圧測定

1　1時間以内又は1時間につき………………………………………… **180点**

2　2時間を超えた場合（1日につき）………………………………… **570点**

注1　バルーン付肺動脈カテーテルを挿入した場合は，バルーン付肺動脈カテーテル挿入加算として，開始日に限り**1,300点**を所定点数に加算する。この場合において，挿入に伴う画像診断及び検査の費用は算定しない。

2　カテーテルの交換の有無にかかわらず一連として算定する。

D 231 人工膵臓検査（一連につき）………………………………… **5,000点**

注　別に厚生労働大臣が定める施設基準に適合しているものとして地方厚生局長等に届け出た保険医療機関において行われる場合に限り算定する。

D 231-2 皮下連続式グルコース測定（一連につき）……………… **700点**

注1　別に厚生労働大臣が定める施設基準に適合しているものとして地方厚生局長等に届け出た保険医療機関において行われる場合に限り算定する。

2　注1に規定する届出を行った診療所において行われる場合は，6月に2回に限り算定する。

D 232 食道内圧測定検査……………………………………………………… **780点**

D 233 直腸肛門機能検査

1　1項目行った場合……………………………………………………… **800点**

2　2項目以上行った場合……………………………………………1,200点

注　直腸肛門機能検査は，患者1人につき月1回に限り算定する。

D 234 胃・食道内24時間pH測定……………………………………3,000点

（脳波検査等）

通　則

区分番号D 235からD 237－3までに掲げる脳波検査等については，各所定点数及び区分番号D 238に掲げる脳波検査判断料の所定点数を合算した点数により算定する。

D 235 脳波検査（過呼吸，光及び音刺激による負荷検査を含む。）………720点

注1　検査に当たって睡眠賦活検査又は薬物賦活検査を行った場合は，賦活検査加算として，これらの検査の別にかかわらず**250点**を所定点数に加算する。

2　当該保険医療機関以外の医療機関で描写した脳波について診断を行った場合は，1回につき**70点**とする。

D 235-2 長期継続頭蓋内脳波検査（1日につき）…………………………500点

注　別に厚生労働大臣が定める施設基準に適合しているものとして地方厚生局長等に届け出た保険医療機関において行われる場合に限り算定する。

D 235-3 長期脳波ビデオ同時記録検査（1日につき）

1　長期脳波ビデオ同時記録検査1………………………………3,500点

2　長期脳波ビデオ同時記録検査2…………………………………900点

注　1については，別に厚生労働大臣が定める施設基準に適合しているものとして地方厚生局長等に届け出た保険医療機関において行われる場合に限り算定する。

D 236 脳誘発電位検査（脳波検査を含む。）

1　体性感覚誘発電位…………………………………………………850点

2　視覚誘発電位………………………………………………………850点

3　聴性誘発反応検査，脳波聴力検査，脳幹反応聴力検査，中間潜時反応聴力検査……………………………………………………………850点

注　2種類以上行った場合は，主たるもののみ算定する。

4　聴性定常反応……………………………………………………1,010点

D 236-2 光トポグラフィー

1　脳外科手術の術前検査に使用するもの……………………**670点**

2　抑うつ症状の鑑別診断の補助に使用するもの

イ　地域の精神科救急医療体制を確保するために必要な協力等を行っている精神保健指定医による場合…………………**400点**

ロ　イ以外の場合………………………………………………**200点**

注1　2について，別に厚生労働大臣が定める施設基準に適合しているものとして地方厚生局長等に届け出た保険医療機関において行われる場合に限り算定する。

2　別に厚生労働大臣が定める施設基準に適合しているものとして地方厚生局長等に届け出た保険医療機関以外の保険医療機関において行われる場合には，所定点数の**100分の80**に相当する点数により算定する。

D 236-3 脳磁図

1　自発活動を測定するもの………………………………**17,100点**

2　その他のもの………………………………………………**5,100点**

注1　1については，別に厚生労働大臣が定める施設基準に適合しているものとして地方厚生局長等に届け出た保険医療機関において，てんかんの診断を目的として行われる場合に限り算定する。

2　2については，別に厚生労働大臣が定める施設基準に適合しているものとして地方厚生局長等に届け出た保険医療機関において行われる場合に限り算定する。

D 237 終夜睡眠ポリグラフィー

1　携帯用装置を使用した場合…………………………………**720点**

2　多点感圧センサーを有する睡眠評価装置を使用した場合……**250点**

3　1及び2以外の場合

イ　安全精度管理下で行うもの……………………………**4,760点**

ロ　その他のもの………………………………………………**3,570点**

注　3のイについては，別に厚生労働大臣が定める施設基準に適合しているものとして地方厚生局長等に届け出た保険医療機関において行われる場合に限り算定する。

D 237-2 反復睡眠潜時試験（ＭＳＬＴ）…………………………**5,000点**

D 237-3 覚醒維持検査…………………………………………………… **5,000点**

D 238 脳波検査判断料

1　脳波検査判断料1………………………………………………………… **350点**

2　脳波検査判断料2………………………………………………………… **180点**

注1　脳波検査等の種類又は回数にかかわらず月1回に限り算定するものとする。

2　1については，別に厚生労働大臣が定める施設基準に適合しているものとして地方厚生局長等に届け出た保険医療機関において行われる場合に限り算定する。

3　遠隔脳波診断を行った場合については，別に厚生労働大臣が定める施設基準に適合しているものとして地方厚生局長等に届け出た保険医療機関間で行われた場合に限り算定する。この場合において，受信側の保険医療機関が脳波検査判断料1の届出を行った保険医療機関であり，当該保険医療機関において常勤の医師が脳波診断を行い，その結果を送信側の保険医療機関に文書等により報告した場合は，脳波検査判断料1を算定することができる。

（神経・筋検査）

通　則

区分番号D 239からD 240までに掲げる神経・筋検査については，各所定点数及び区分番号D 241に掲げる神経・筋検査判断料の所定点数を合算した点数により算定する。

D 239 筋電図検査

1　筋電図（1肢につき（針電極にあっては1筋につき））…… **320点**

2　誘発筋電図（神経伝導速度測定を含む。）（1神経につき）… **200点**

3　中枢神経磁気刺激による誘発筋電図（一連につき）………… **800点**

4　単線維筋電図（一連につき）………………………………… **1,500点**

注1　2については，2神経以上に対して行う場合には，複数神経加算として，1神経を増すごとに**150点**を所定点数に加算する。ただし，加算点数は**1,050点**を超えないものとする。

2　3については，別に厚生労働大臣が定める施設基準に適合しているものとして地方厚生局長等に届け出た保険医療機関以外の保険医療機関において行われる場合には，所定点数の**100**分の**80**に相当する点数により算定する。

3　4については，別に厚生労働大臣が定める施設基準に適合しているものとして地方厚生局長等に届け出た保険医療機関において行われる場合に限り算定する。

D 239-2 電流知覚閾値測定（一連につき）……………………………**200 点**

D 239-3 神経学的検査…………………………………………………**500 点**

注　別に厚生労働大臣が定める施設基準に適合しているものとして地方厚生局長等に届け出た保険医療機関において行われる場合に限り算定する。

D 239-4 全身温熱発汗試験…………………………………………**600 点**

D 239-5 精密知覚機能検査…………………………………………**280 点**

D 240 神経・筋負荷テスト

1　テンシロンテスト(ワゴスチグミン眼筋力テストを含む。)…**130 点**

2　瞳孔薬物負荷テスト……………………………………………**130 点**

3　乏血運動負荷テスト（乳酸測定等を含む。）…………………**200 点**

D 241 神経・筋検査判断料…………………………………………**180 点**

注　神経・筋検査等の種類又は回数にかかわらず月1回に限り算定するものとする。

D 242 尿水力学的検査

1　膀胱内圧測定……………………………………………………**260 点**

2　尿道圧測定図……………………………………………………**260 点**

3　尿流測定…………………………………………………………**205 点**

4　括約筋筋電図……………………………………………………**310 点**

(耳鼻咽喉科学的検査)

D 243 削除

D 244 自覚的聴力検査

1　標準純音聴力検査，自記オージオメーターによる聴力検査…**350 点**

2　標準語音聴力検査，ことばのききとり検査…………………**350 点**

3　簡易聴力検査

イ　気導純音聴力検査……………………………………………**110 点**

ロ　その他（種目数にかかわらず一連につき）……………………**40 点**

4　後迷路機能検査（種目数にかかわらず一連につき）…………400点

5　内耳機能検査（種目数にかかわらず一連につき），耳鳴検査（種目数にかかわらず一連につき）……………………………………………400点

6　中耳機能検査（種目数にかかわらず一連につき）……………150点

D 244-2 補聴器適合検査

1　1回目……………………………………………………………1,300点

2　2回目以降…………………………………………………………700点

注　別に厚生労働大臣が定める施設基準に適合しているものとして地方厚生局長等に届け出た保険医療機関において行われる場合に，患者1人につき月2回に限り算定する。

D 245 鼻腔通気度検査……………………………………………………300点

D 246 アコースティックオトスコープを用いた鼓膜音響反射率検査……100点

D 247 他覚的聴力検査又は行動観察による聴力検査

1　鼓膜音響インピーダンス検査……………………………………290点

2　チンパノメトリー…………………………………………………340点

3　耳小骨筋反射検査…………………………………………………450点

4　遊戯聴力検査………………………………………………………500点

5　耳音響放射（ＯＡＥ）検査

イ　自発耳音響放射（ＳＯＡＥ）…………………………………100点

ロ　その他の場合……………………………………………………300点

D 248 耳管機能測定装置を用いた耳管機能測定…………………………450点

D 249 蝸電図………………………………………………………………750点

D 250 平衡機能検査

1　標準検査（一連につき）……………………………………………20点

2　刺激又は負荷を加える特殊検査（1種目につき）………………120点

3　頭位及び頭位変換眼振検査

イ　赤外線ＣＣＤカメラ等による場合……………………………300点

ロ　その他の場合……………………………………………………140点

4　電気眼振図（誘導数にかかわらず一連につき）

イ　皿電極により4誘導以上の記録を行った場合………………400点

ロ　その他の場合……………………………………………………260点

5　重心動揺計，下肢加重検査，フォースプレート分析，動作分析

検査……………………………………………………………………………**250点**

6　ビデオヘッドインパルス検査…………………………………………**300点**

注　5について，パワー・ベクトル分析を行った場合には，パワー・ベクトル分析加算として**200点**を，刺激又は負荷を加えた場合には，刺激又は負荷加算として，1種目につき**120点**を所定点数に加算する。

D 251 音声言語医学的検査

1　喉頭ストロボスコピー…………………………………………**450点**

2　音響分析……………………………………………………………**450点**

3　音声機能検査………………………………………………………**450点**

D 252 扁桃マッサージ法……………………………………………………**40点**

D 253 嗅覚検査

1　基準嗅覚検査………………………………………………………**450点**

2　静脈性嗅覚検査……………………………………………………**45点**

D 254 電気味覚検査（一連につき）……………………………………**300点**

（眼科学的検査）

通　則

コンタクトレンズの装用を目的に受診した患者に対して眼科学的検査を行った場合は，区分番号D 282－3に掲げるコンタクトレンズ検査料のみ算定する。

D 255 精密眼底検査（片側）……………………………………………**56点**

D 255-2 汎網膜硝子体検査（片側）……………………………………**150点**

注　患者1人につき月1回に限り算定する。ただし，汎網膜硝子体検査と併せて行った，区分番号D 255に掲げる精密眼底検査（片側），D 257に掲げる細隙灯顕微鏡検査（前眼部及び後眼部）又はD 273に掲げる細隙灯顕微鏡検査（前眼部）に係る費用は所定点数に含まれるものとする。

D 256 眼底カメラ撮影

1　通常の方法の場合

イ　アナログ撮影……………………………………………………**54点**

ロ　デジタル撮影……………………………………………………**58点**

2　蛍光眼底法の場合…………………………………………………**400点**

3　自発蛍光撮影法の場合……………………………………………………510 点

注 1　使用したフィルムの費用として，購入価格を 10 円で除して得た点数を所定点数に加算する。（１のロの場合を除く。）

2　広角眼底撮影を行った場合は，広角眼底撮影加算として，**100 点**を所定点数に加算する。

D 256-2 眼底三次元画像解析……………………………………………… 190 点

注　患者１人につき月１回に限り算定する。ただし，眼底三次元画像解析と併せて行った，区分番号Ｄ 256 の１に掲げる眼底カメラ撮影の通常の方法の場合に係る費用は，所定点数に含まれるものとする。

D 256-3 光干渉断層血管撮影………………………………………………400 点

注　光干渉断層血管撮影は，患者１人につき月１回に限り算定する。ただし，当該検査と併せて行った，区分番号Ｄ 256 に掲げる眼底カメラ撮影に係る費用は，所定点数に含まれるものとする。

D 257 細隙灯顕微鏡検査（前眼部及び後眼部）…………………………… 110 点

注　使用したフィルムの費用として，購入価格を 10 円で除して得た点数を所定点数に加算する。

D 258 網膜電位図（ＥＲＧ）………………………………………………230 点

D 258-2 網膜機能精密電気生理検査（多局所網膜電位図）………………500 点

D 258-3 黄斑局所網膜電図，全視野精密網膜電図…………………………800 点

注　別に厚生労働大臣が定める施設基準に適合しているものとして地方厚生局長等に届け出た保険医療機関において行われる場合に限り算定する。

D 259 精密視野検査（片側）…………………………………………………38 点

D 260 量的視野検査（片側）

1　動的量的視野検査…………………………………………………………195 点

2　静的量的視野検査…………………………………………………………290 点

D 261 屈折検査

1　６歳未満の場合……………………………………………………………69 点

2　１以外の場合………………………………………………………………69 点

注　１について，弱視又は不同視と診断された患者に対して，眼鏡処方箋の交付を行わずに矯正視力検査を実施した場合には，小児

矯正視力検査加算として，**35点**を所定点数に加算する。この場合において，区分番号D 263に掲げる矯正視力検査は算定しない。

D 262 調節検査……………………………………………………………**70点**

D 263 矯正視力検査

1　眼鏡処方箋の交付を行う場合……………………………………**69点**

2　1以外の場合……………………………………………………………**69点**

D 263-2 コントラスト感度検査……………………………………**207点**

注　コントラスト感度検査は，患者1人につき手術の前後においてそれぞれ1回に限り算定する。

D 264 精密眼圧測定……………………………………………………**82点**

注　水分の多量摂取，薬剤の注射，点眼，暗室試験等の負荷により測定を行った場合は，負荷測定加算として，**55点**を所定点数に加算する。

D 265 角膜曲率半径計測……………………………………………**84点**

D 265-2 角膜形状解析検査………………………………………**105点**

注　角膜形状解析検査は，患者1人につき月1回に限り算定する。ただし，当該検査と同一月内に行った区分番号D 265に掲げる角膜曲率半径計測は所定点数に含まれるものとする。

D 266 光覚検査……………………………………………………………**42点**

D 267 色覚検査

1　アノマロスコープ又は色相配列検査を行った場合…………**70点**

2　1以外の場合……………………………………………………………**48点**

D 268 眼筋機能精密検査及び輻輳検査……………………………**48点**

D 269 眼球突出度測定…………………………………………………**38点**

D 269-2 光学的眼軸長測定…………………………………………**150点**

D 270 削除

D 270-2 ロービジョン検査判断料………………………………**250点**

注　別に厚生労働大臣が定める施設基準に適合しているものとして地方厚生局長等に届け出た保険医療機関において行われる場合に1月に1回に限り算定する。

D 271 角膜知覚計検査…………………………………………………**38点**

D 272 両眼視機能精密検査，立体視検査（三杆法又はステレオテスト法によ

る），**網膜対応検査**（残像法又はバゴリニ線条試験による）…………48 点

D 273 細隙灯顕微鏡検査（前眼部）……………………………………………48 点

注　使用したフィルムの費用として，購入価格を 10 円で除して得た点数を所定点数に加算する。

D 274 前房隅角検査……………………………………………………………38 点

D 274-2 前眼部三次元画像解析………………………………………………265 点

注　前眼部三次元画像解析は，患者１人につき月１回に限り算定する。ただし，当該検査と併せて行った区分番号Ｄ 265 − 2 に掲げる角膜形状解析検査及び区分番号Ｄ 274 に掲げる前房隅角検査に係る費用は，所定点数に含まれるものとする。

D 275 圧迫隅角検査……………………………………………………………76 点

D 275-2 前房水漏出検査………………………………………………………149 点

注　緑内障濾過手術後の患者であって，術後から１年を経過していないものについて，前房水漏出が強く疑われる症例に対して当該検査を行った場合に限り算定する。

D 276 削除

D 277 涙液分泌機能検査，涙管通水・通色素検査……………………………38 点

D 277-2 涙道内視鏡検査………………………………………………………640 点

注　同一日に区分番号Ｋ 202 に掲げる涙管チューブ挿入術を実施した場合には，涙道内視鏡検査は算定できない。

D 278 眼球電位図（ＥＯＧ）……………………………………………………280 点

D 279 角膜内皮細胞顕微鏡検査………………………………………………160 点

D 280 レーザー前房蛋白細胞数検査…………………………………………160 点

D 281 瞳孔機能検査（電子瞳孔計使用）……………………………………160 点

D 282 中心フリッカー試験……………………………………………………38 点

D 282-2 行動観察による視力検査

１　ＰＬ（Preferential Looking）法 ……………………………………100 点

２　乳幼児視力測定（テラーカード等によるもの）…………………60 点

D 282-3 コンタクトレンズ検査料

１　コンタクトレンズ検査料１…………………………………………200 点

２　コンタクトレンズ検査料２…………………………………………180 点

３　コンタクトレンズ検査料３……………………………………………56 点

4　コンタクトレンズ検査料4……………………………………50点

注1　別に厚生労働大臣が定める施設基準に適合しているものとして地方厚生局長等に届け出た保険医療機関において，コンタクトレンズの装用を目的に受診した患者に対して眼科学的検査を行った場合は，コンタクトレンズ検査料1，2又は3を算定し，当該保険医療機関以外の保険医療機関であって，別に厚生労働大臣が定める施設基準に適合しているものにおいて，コンタクトレンズの装用を目的に受診した患者に対して眼科学的検査を行った場合は，コンタクトレンズ検査料4を算定する。

2　注1により当該検査料を算定する場合は，区分番号A 000に掲げる初診料の注9及び区分番号A 001に掲げる再診料の注7に規定する夜間・早朝等加算は算定できない。

3　当該保険医療機関又は当該保険医療機関と特別の関係にある保険医療機関において過去にコンタクトレンズの装用を目的に受診したことのある患者について，当該検査料を算定した場合は，区分番号A 000に掲げる初診料は算定せず，区分番号A 001に掲げる再診料又は区分番号A 002に掲げる外来診療料を算定する。

(皮膚科学的検査)

D 282-4 ダーモスコピー……………………………………………**72点**

注　検査の回数又は部位数にかかわらず，4月に1回に限り算定する。

(臨床心理・神経心理検査)

D 283 発達及び知能検査

1　操作が容易なもの………………………………………………**80点**

2　操作が複雑なもの………………………………………………**280点**

3　操作と処理が極めて複雑なもの………………………………**450点**

注　同一日に複数の検査を行った場合であっても，主たるもの1種類のみの所定点数により算定する。

D 284 人格検査

1　操作が容易なもの………………………………………………**80点**

2　操作が複雑なもの………………………………………………**280点**

3　操作と処理が極めて複雑なもの……………………………… 450 点

注　同一日に複数の検査を行った場合であっても，主たるもの１種類のみの所定点数により算定する。

D 285 認知機能検査その他の心理検査

1　操作が容易なもの

イ　簡易なもの……………………………………………………80 点

ロ　その他のもの…………………………………………………80 点

2　操作が複雑なもの…………………………………………… 280 点

3　操作と処理が極めて複雑なもの……………………………… 450 点

注　同一日に複数の検査を行った場合であっても，主たるもの１種類のみの所定点数により算定する。

（負荷試験等）

D 286 肝及び腎のクリアランステスト………………………… 150 点

注１　検査に当たって，尿管カテーテル法，膀胱尿道ファイバースコピー又は膀胱尿道鏡検査を行った場合は，区分番号D 318 に掲げる尿管カテーテル法，D 317 に掲げる膀胱尿道ファイバースコピー又はD 317 − 2 に掲げる膀胱尿道鏡検査の所定点数を併せて算定する。

2　検査に伴って行った注射，採血及び検体測定の費用は，所定点数に含まれるものとする。

D 286-2 イヌリンクリアランス測定………………………… 1,280 点

D 287 内分泌負荷試験

1　下垂体前葉負荷試験

イ　成長ホルモン（ＧＨ）（一連として）………………… 1,200 点

注　患者１人につき月２回に限り算定する。

ロ　ゴナドトロピン（ＬＨ及びＦＳＨ）（一連として月１回）… 1,600 点

ハ　甲状腺刺激ホルモン（ＴＳＨ）（一連として月１回）… 1,200 点

ニ　プロラクチン（ＰＲＬ）（一連として月１回）………… 1,200 点

ホ　副腎皮質刺激ホルモン（ＡＣＴＨ）（一連として月１回）… 1,200 点

2　下垂体後葉負荷試験（一連として月１回）……………… 1,200 点

3　甲状腺負荷試験（一連として月１回）…………………… 1,200 点

4　副甲状腺負荷試験（一連として月１回）………………… 1,200 点

5　副腎皮質負荷試験

イ　鉱質コルチコイド（一連として月１回）…………………… **1,200点**

ロ　糖質コルチコイド（一連として月１回）…………………… **1,200点**

6　性腺負荷試験（一連として月１回）………………………… **1,200点**

注１　１月に**3,600点**を限度として算定する。

２　負荷試験に伴って行った注射，採血及び検体測定の費用は，採血回数及び測定回数にかかわらず，所定点数に含まれるものとする。ただし，区分番号Ｄ419の５に掲げる副腎静脈サンプリングを行った場合は，当該検査の費用は別に算定できる。

D 288 糖負荷試験

1　常用負荷試験（血糖及び尿糖検査を含む。）……………………… **200点**

2　耐糖能精密検査（常用負荷試験及び血中インスリン測定又は常用負荷試験及び血中Ｃ－ペプチド測定を行った場合），グルカゴン負荷試験…………………………………………………………… **900点**

注　注射，採血及び検体測定の費用は，採血回数及び測定回数にかかわらず所定点数に含まれるものとする。

D 289 その他の機能テスト

1　膵機能テスト（ＰＦＤテスト）……………………………………… **100点**

2　肝機能テスト（ＩＣＧ１回又は２回法，ＢＳＰ２回法），ビリルビン負荷試験，馬尿酸合成試験，フィッシュバーグ，水利尿試験，アジスカウント（Addis 尿沈渣定量検査），モーゼンタール法，ヨードカリ試験……………………………………………………………… **100点**

3　胆道機能テスト，胃液分泌刺激テスト………………………… **700点**

4　セクレチン試験……………………………………………………… **3,000点**

注　検査に伴って行った注射，検体採取，検体測定及びエックス線透視の費用は，全て所定点数に含まれるものとする。

D 290 卵管通気・通水・通色素検査，ルビンテスト ……………… **100点**

D 290-2 尿失禁定量テスト（パッドテスト）………………………… **100点**

D 291 皮内反応検査，ヒナルゴンテスト，鼻アレルギー誘発試験，過敏性転嫁検査，薬物光線貼布試験，最小紅斑量（ＭＥＤ）測定

1　21箇所以内の場合（１箇所につき）…………………………… **16点**

2　22箇所以上の場合（１箇所につき）…………………………… **12点**

D 291-2 小児食物アレルギー負荷検査……………………………… **1,000 点**

注 1　別に厚生労働大臣が定める施設基準に適合しているものとして地方厚生局長等に届け出た保険医療機関において，16 歳未満の患者に対して食物アレルギー負荷検査を行った場合に，年 3 回に限り算定する。

2　小児食物アレルギー負荷検査に係る投薬，注射及び処置の費用は，所定点数に含まれるものとする。

D 291-3 内服・点滴誘発試験……………………………………… **1,000 点**

注　別に厚生労働大臣が定める施設基準に適合しているものとして地方厚生局長等に届け出た保険医療機関において行われる場合に，2 月に 1 回に限り算定する。

（ラジオアイソトープを用いた諸検査）

通　則

区分番号Ｄ 292 及びＤ 293 に掲げるラジオアイソトープを用いた諸検査については，各区分の所定点数及び区分番号Ｄ 294 に掲げるラジオアイソトープ検査判断料の所定点数を合算した点数により算定する。

D 292 体外からの計測によらない諸検査

1　循環血液量測定，血漿量測定……………………………… **480 点**

2　血球量測定……………………………………………………… **800 点**

3　吸収機能検査，赤血球寿命測定…………………………… **1,550 点**

4　造血機能検査，血小板寿命測定…………………………… **2,600 点**

注 1　同一のラジオアイソトープを用いて区分番号Ｄ 292 若しくはＤ 293 に掲げる検査又は区分番号Ｅ 100 からＥ 101 − 4 までに掲げる核医学診断のうちいずれか 2 以上を行った場合の検査料又は核医学診断料は，主たる検査又は核医学診断に係るいずれかの所定点数のみにより算定する。

2　検査に数日を要した場合であっても同一のラジオアイソトープを用いた検査は，一連として 1 回の算定とする。

3　核種が異なる場合であっても同一の検査とみなすものとする。

D 293 シンチグラム（画像を伴わないもの）

1　甲状腺ラジオアイソトープ摂取率（一連につき）…………… **365 点**

2　レノグラム，肝血流量（ヘパトグラム）…………………………**575 点**

注　核種が異なる場合であっても同一の検査とみなすものとする。

D 294 ラジオアイソトープ検査判断料…………………………………**110 点**

注　ラジオアイソトープを用いた諸検査の種類又は回数にかかわらず月１回に限り算定するものとする。

（内視鏡検査）

通　則

1　超音波内視鏡検査を実施した場合は，超音波内視鏡検査加算として，**300 点**を所定点数に加算する。

2　区分番号Ｄ 295 からＤ 323 まで及びＤ 325 に掲げる内視鏡検査について，同一の患者につき同一月において同一検査を２回以上実施した場合における２回目以降の当該検査の費用は，所定点数の **100 分の 90** に相当する点数により算定する。

3　当該保険医療機関以外の医療機関で撮影した内視鏡写真について診断を行った場合は，１回につき **70 点**とする。

4　写真診断を行った場合は，使用したフィルムの費用として，購入価格を 10 円で除して得た点数を所定点数に加算する。

5　緊急のために休日に内視鏡検査を行った場合又はその開始時間が保険医療機関の表示する診療時間以外の時間若しくは深夜である内視鏡検査（区分番号Ｄ 296 − 3，Ｄ 324 及びＤ 325 に掲げるものを除く。）を行った場合において，当該内視鏡検査の費用は，次に掲げる点数を，それぞれ所定点数に加算した点数により算定する。

イ　休日加算

所定点数の **100 分の 80** に相当する点数

ロ　時間外加算（入院中の患者以外の患者に対して行われる場合に限る。）

所定点数の **100 分の 40** に相当する点数

ハ　深夜加算

所定点数の **100 分の 80** に相当する点数

ニ　イからハまでにかかわらず，区分番号Ａ 000 に掲げる初診料の注７のただし書に規定する保険医療機関において，入院中の患者以外の患者に対して，その開始時間が同注のただし書に規定する時間である内

視鏡検査を行った場合

所定点数の**100分の40**に相当する点数

D 295 関節鏡検査（片側）……………………………………**760点**

D 296 喉頭直達鏡検査……………………………………**190点**

D 296-2 鼻咽腔直達鏡検査……………………………………**220点**

D 296-3 内視鏡用テレスコープを用いた咽頭画像等解析（インフルエンザの診断の補助に用いるもの）……………………………………**305点**

注　入院中の患者以外の患者について，緊急のために，保険医療機関が表示する診療時間以外の時間，休日又は深夜において行った場合は，時間外加算として，**200点**を所定点数に加算する。ただし，この場合において，同一日に第1節第1款の通則第1号又は第3号の加算は別に算定できない。

D 297 削除

D 298 嗅裂部・鼻咽腔・副鼻腔入口部ファイバースコピー（部位を問わず一連につき）……………………………………**600点**

D 298-2 内視鏡下嚥下機能検査……………………………………**720点**

D 299 喉頭ファイバースコピー……………………………………**600点**

D 300 中耳ファイバースコピー……………………………………**240点**

D 300-2 顎関節鏡検査（片側）……………………………………**1,000点**

D 301 削除

D 302 気管支ファイバースコピー……………………………………**2,500点**

注　気管支肺胞洗浄法検査を同時に行った場合は，気管支肺胞洗浄法検査同時加算として，**200点**を所定点数に加算する。

D 302-2 気管支カテーテル気管支肺胞洗浄法検査……………………………………**320点**

D 303 胸腔鏡検査……………………………………**7,200点**

D 304 縦隔鏡検査……………………………………**7,000点**

D 305 削除

D 306 食道ファイバースコピー……………………………………**800点**

注1　粘膜点墨法を行った場合は，粘膜点墨法加算として，**60点**を所定点数に加算する。

2　拡大内視鏡を用いて，狭帯域光による観察を行った場合には，狭帯域光強調加算として，**200点**を所定点数に加算する。

D 307 削除

D 308 胃・十二指腸ファイバースコピー……………………………………**1,140 点**

注1　胆管・膵管造影法を行った場合は，胆管・膵管造影法加算として，**600 点**を所定点数に加算する。ただし，諸監視，造影剤注入手技及びエックス線診断の費用（フィルムの費用は除く。）は所定点数に含まれるものとする。

2　粘膜点墨法を行った場合は，粘膜点墨法加算として，**60 点**を所定点数に加算する。

3　胆管・膵管鏡を用いて行った場合は，胆管・膵管鏡加算として，**2,800 点**を所定点数に加算する。

4　拡大内視鏡を用いて，狭帯域光による観察を行った場合には，狭帯域光強調加算として，**200 点**を所定点数に加算する。

D 309 胆道ファイバースコピー……………………………………………**4,000 点**

D 310 小腸内視鏡検査

1　バルーン内視鏡によるもの……………………………………**6,800 点**

2　スパイラル内視鏡によるもの…………………………………**6,800 点**

3　カプセル型内視鏡によるもの…………………………………**1,700 点**

4　その他のもの……………………………………………………**1,700 点**

注1　2種類以上行った場合は，主たるもののみ算定する。

2　3について，15 歳未満の患者に対して，内視鏡的挿入補助具を用いて行った場合は，内視鏡的留置術加算として，**260 点**を所定点数に加算する。

3　4について，粘膜点墨法を行った場合は，粘膜点墨法加算として，**60 点**を所定点数に加算する。

D 310-2 消化管通過性検査………………………………………………**600 点**

D 311 直腸鏡検査…………………………………………………………**300 点**

D 311-2 肛門鏡検査………………………………………………………**200 点**

D 312 直腸ファイバースコピー…………………………………………**550 点**

注　粘膜点墨法を行った場合は，粘膜点墨法加算として，**60 点**を所定点数に加算する。

D 312-2 回腸嚢ファイバースコピー……………………………………**550 点**

D 313 大腸内視鏡検査

1　ファイバースコピーによるもの
イ　S状結腸…………………………………………………… **900点**
ロ　下行結腸及び横行結腸………………………………… **1,350点**
ハ　上行結腸及び盲腸……………………………………… **1,550点**
2　カプセル型内視鏡によるもの…………………………… **1,550点**

注1　粘膜点墨法を行った場合は，粘膜点墨法加算として，**60点**を所定点数に加算する。

2　拡大内視鏡を用いて，狭帯域光による観察を行った場合には，狭帯域光強調加算として，**200点**を所定点数に加算する。

3　1のハについて，バルーン内視鏡を用いて行った場合は，バルーン内視鏡加算として，**450点**を所定点数に加算する。

4　2について，15歳未満の患者に対して，内視鏡的挿入補助具を用いて行った場合は，内視鏡的留置術加算として，**260点**を所定点数に加算する。

D 314 腹腔鏡検査……………………………………………… **2,270点**
D 315 腹腔ファイバースコピー……………………………… **2,160点**
D 316 クルドスコピー………………………………………… **400点**
D 317 膀胱尿道ファイバースコピー………………………… **950点**

注　狭帯域光による観察を行った場合には，狭帯域光強調加算として，**200点**を所定点数に加算する。

D 317-2 膀胱尿道鏡検査……………………………………… **890点**

注　狭帯域光による観察を行った場合には，狭帯域光強調加算として，**200点**を所定点数に加算する。

D 318 尿管カテーテル法（ファイバースコープによるもの）（両側）… **1,200点**

注　膀胱尿道ファイバースコピー及び膀胱尿道鏡検査の費用は，所定点数に含まれるものとする。

D 319 腎盂尿管ファイバースコピー（片側）……………… **1,800点**
D 320 ヒステロスコピー……………………………………… **620点**
D 321 コルポスコピー………………………………………… **210点**
D 322 子宮ファイバースコピー……………………………… **800点**
D 323 乳管鏡検査……………………………………………… **960点**
D 324 血管内視鏡検査………………………………………… **2,040点**

注１　血管内視鏡検査は，患者１人につき月１回に限り算定する。

２　呼吸心拍監視，血液ガス分析，心拍出量測定，脈圧測定，造影剤注入手技及びエックス線診断の費用（フィルムの費用は除く。）は，所定点数に含まれるものとする。

D 325 肺臓カテーテル法，肝臓カテーテル法，膵臓カテーテル法……**3,600 点**

注１　新生児又は３歳未満の乳幼児（新生児を除く。）に対して当該検査を行った場合は，新生児加算又は乳幼児加算として，それぞれ **10,800 点**又は **3,600 点**を所定点数に加算する。

２　カテーテルの種類，挿入回数によらず一連として算定し，諸監視，血液ガス分析，心拍出量測定，脈圧測定，肺血流量測定，透視，造影剤注入手技，造影剤使用撮影及びエックス線診断の費用は，全て所定点数に含まれるものとする。

３　エックス線撮影に用いられたフィルムの費用は，区分番号Ｅ400 に掲げるフィルムの所定点数により算定する。

第４節　診断穿刺・検体採取料

通　則

１　手術に当たって診断穿刺又は検体採取を行った場合は算定しない。

２　処置の部と共通の項目は，同一日に算定できない。

区分

D 400 血液採取（１日につき）

１　静脈……………………………………………………………**40 点**

２　その他…………………………………………………………**6 点**

注１　入院中の患者以外の患者についてのみ算定する。

２　６歳未満の乳幼児に対して行った場合は，乳幼児加算として，**35 点**を所定点数に加算する。

３　血液回路から採血した場合は算定しない。

D 401 脳室穿刺……………………………………………………**500 点**

注　６歳未満の乳幼児の場合は，乳幼児加算として，**100 点**を所定点数に加算する。

D 402 後頭下穿刺…………………………………………………**300 点**

注　６歳未満の乳幼児の場合は，乳幼児加算として，**100 点**を所定点数に加算する。

D 403 腰椎穿刺，胸椎穿刺，頸椎穿刺（脳脊髄圧測定を含む。）…………260 点

注　6歳未満の乳幼児の場合は，乳幼児加算として，**100 点**を所定点数に加算する。

D 404 骨髄穿刺

1　胸骨……………………………………………………………………260 点

2　その他…………………………………………………………………300 点

注　6歳未満の乳幼児の場合は，乳幼児加算として，**100 点**を所定点数に加算する。

D 404-2 骨髄生検………………………………………………………………730 点

注　6歳未満の乳幼児の場合は，乳幼児加算として，**100 点**を所定点数に加算する。

D 405 関節穿刺（片側）……………………………………………………100 点

注　3歳未満の乳幼児の場合は，乳幼児加算として，**100 点**を所定点数に加算する。

D 406 上顎洞穿刺（片側）…………………………………………………60 点

D 406-2 扁桃周囲炎又は扁桃周囲膿瘍における試験穿刺（片側）…………180 点

D 407 腎嚢胞又は水腎症穿刺…………………………………………………240 点

注　6歳未満の乳幼児の場合は，乳幼児加算として，**100 点**を所定点数に加算する。

D 408 ダグラス窩穿刺…………………………………………………………240 点

D 409 リンパ節等穿刺又は針生検……………………………………………200 点

D 409-2 センチネルリンパ節生検（片側）

1　併用法……………………………………………………………………5,000 点

2　単独法……………………………………………………………………3,000 点

注　別に厚生労働大臣が定める施設基準に適合しているものとして地方厚生局長等に届け出た保険医療機関において，乳癌の患者に対して，1については放射性同位元素及び色素を用いて行った場合に，2については放射性同位元素又は色素を用いて行った場合に算定する。ただし，当該検査に用いた色素の費用は，算定しない。

D 410 乳腺穿刺又は針生検（片側）

1　生検針によるもの……………………………………………………… **690点**

2　その他……………………………………………………………………… **200点**

D 411 甲状腺穿刺又は針生検………………………………………………… **150点**

D 412 経皮的針生検法(透視，心電図検査及び超音波検査を含む。)…… **1,600点**

D 412-2 経皮的腎生検法…………………………………………………… **2,000点**

D 412-3 経頸静脈的肝生検…………………………………………… **13,000点**

注　別に厚生労働大臣が定める施設基準に適合しているものとして地方厚生局長等に届け出た保険医療機関において行われる場合に限り算定する。

D 413 前立腺針生検法

1　ＭＲＩ撮影及び超音波検査融合画像によるもの…………… **8,210点**

2　その他のもの………………………………………………………… **1,540点**

注　１については，別に厚生労働大臣が定める施設基準に適合しているものとして地方厚生局長等に届け出た保険医療機関において，別に厚生労働大臣が定める患者に対して実施した場合に限り算定する。

D 414 内視鏡下生検法（１臓器につき）………………………………… **310点**

D 414-2 超音波内視鏡下穿刺吸引生検法（ＥＵＳ－ＦＮＡ）…………… **4,800点**

D 415 経気管肺生検法…………………………………………………… **4,800点**

注１　ガイドシースを用いた超音波断層法を併せて行った場合は，ガイドシース加算として，**500点**を所定点数に加算する。

２　別に厚生労働大臣が定める施設基準に適合しているものとして地方厚生局長等に届け出た保険医療機関において，ＣＴ透視下に当該検査を行った場合は，ＣＴ透視下気管支鏡検査加算として，**1,000点**を所定点数に加算する。

３　プローブ型顕微内視鏡を用いて行った場合は，顕微内視鏡加算として，**1,500点**を所定点数に加算する。ただし，注１に規定するガイドシース加算は別に算定できない。

D 415-2 超音波気管支鏡下穿刺吸引生検法（ＥＢＵＳ－ＴＢＮＡ）…… **5,500点**

D 415-3 経気管肺生検法（ナビゲーションによるもの）…………………… **5,500点**

D 415-4 経気管肺生検法（仮想気管支鏡を用いた場合）………………… **5,000点**

注　ガイドシースを用いた超音波断層法を併せて行った場合は，ガイドシース加算として，**500点**を所定点数に加算する。

D 415-5 経気管支凍結生検法……………………………………**5,500点**

注　別に厚生労働大臣が定める施設基準に適合しているものとして地方厚生局長等に届け出た保険医療機関において行われる場合に限り算定する。

D 416 臓器穿刺，組織採取

1　開胸によるもの……………………………………**9,070点**

2　開腹によるもの（腎を含む。）……………………………**5,550点**

注　6歳未満の乳幼児の場合は，乳幼児加算として，**2,000点**を所定点数に加算する。

D 417 組織試験採取，切採法

1　皮膚（皮下，筋膜，腱及び腱鞘を含む。）……………………**500点**

2　筋肉（心筋を除く。）……………………………………**1,500点**

3　骨，骨盤，脊椎……………………………………**4,600点**

4　眼

イ　後眼部……………………………………**650点**

ロ　その他（前眼部を含む。）……………………………**350点**

5　耳……………………………………**400点**

6　鼻，副鼻腔……………………………………**400点**

7　口腔……………………………………**400点**

8　咽頭，喉頭……………………………………**650点**

9　甲状腺……………………………………**650点**

10　乳腺……………………………………**650点**

11　直腸……………………………………**650点**

12　精巣（睾丸），精巣上体（副睾丸）……………………**400点**

13　末梢神経……………………………………**1,620点**

14　心筋……………………………………**6,000点**

注　6歳未満の乳幼児に対して行った場合は，乳幼児加算として，**100点**を所定点数に加算する。

D 418 子宮腟部等からの検体採取

1　子宮頸管粘液採取……………………………………**40点**

2　子宮腟部組織採取……………………………………**200点**

3　子宮内膜組織採取……………………………………………………**370点**

D 419 その他の検体採取

1　胃液・十二指腸液採取（一連につき）…………………………**210点**

2　胸水・腹水採取（簡単な液検査を含む。）……………………**220点**

注　6歳未満の乳幼児に対して行った場合は，乳幼児加算として，**60点**を所定点数に加算する。

3　動脈血採取（1日につき）………………………………………**60点**

注1　血液回路から採血した場合は算定しない。

2　6歳未満の乳幼児に対して行った場合は，乳幼児加算として，**35点**を所定点数に加算する。

4　前房水採取………………………………………………………**420点**

注　6歳未満の乳幼児に対して行った場合は，乳幼児加算として，**90点**を所定点数に加算する。

5　副腎静脈サンプリング（一連につき）…………………………**4,800点**

注1　カテーテルの種類，挿入回数によらず一連として算定し，透視，造影剤注入手技，造影剤使用撮影及びエックス線診断の費用は，全て所定点数に含まれるものとする。

2　エックス線撮影に用いられたフィルムの費用は，区分番号E 400に掲げるフィルムの所定点数により算定する。

3　6歳未満の乳幼児に対して行った場合は，乳幼児加算として，**1,000点**を所定点数に加算する。

6　鼻腔・咽頭拭い液採取……………………………………………**25点**

D 419-2 眼内液（前房水・硝子体液）**検査**…………………………**1,000点**

第5節　薬　剤　料

区分

D 500 薬剤　　薬価が15円を超える場合は，薬価から15円を控除した額を10円で除して得た点数につき1点未満の端数を切り上げて得た点数に**1点**を加算して得た点数とする。

注1　薬価が15円以下である場合は，算定しない。

2　使用薬剤の薬価は，別に厚生労働大臣が定める。

第6節　特定保険医療材料料

区分

D 600 特定保険医療材料　　材料価格を10円で除して得た点数

注　使用した特定保険医療材料の材料価格は，別に厚生労働大臣が定める。

第4部　画像診断

通　則

1　画像診断の費用は，第1節，第2節若しくは第3節の各区分の所定点数により，又は第1節，第2節若しくは第3節の各区分の所定点数及び第4節の各区分の所定点数を合算した点数により算定する。

2　画像診断に当たって，別に厚生労働大臣が定める保険医療材料（以下この部において「特定保険医療材料」という。）を使用した場合は，前号により算定した点数及び第5節の所定点数を合算した点数により算定する。

3　入院中の患者以外の患者について，緊急のために，保険医療機関が表示する診療時間以外の時間，休日又は深夜において，当該保険医療機関内において撮影及び画像診断を行った場合は，時間外緊急院内画像診断加算として，1日につき**110点**を所定点数に加算する。

4　区分番号E 001，E 004，E 102及びE 203に掲げる画像診断については，別に厚生労働大臣が定める施設基準に適合しているものとして地方厚生局長等に届け出た保険医療機関において画像診断を専ら担当する常勤の医師が，画像診断を行い，その結果を文書により報告した場合は，画像診断管理加算1として，区分番号E 001又はE 004に掲げる画像診断，区分番号E 102に掲げる画像診断及び区分番号E 203に掲げる画像診断のそれぞれについて月1回に限り**70点**を所定点数に加算する。ただし，画像診断管理加算2，画像診断管理加算3又は画像診断管理加算4を算定する場合はこの限りでない。

5　区分番号E 102及びE 203に掲げる画像診断については，別に厚生労働大臣が定める施設基準に適合しているものとして地方厚生局長等に届け出た保険医療機関において画像診断を専ら担当する常勤の医師が，画像診断を行い，その結果を文書により報告した場合は，画像診断管理加算2，画像診断管理加算3又は画像診断管理加算4として，区分番号E 102に掲げる画像診断及び区分番号E 203に掲げる画像診断のそれぞれについて月1回に限り175点，235点又は340点を所定点数に加算する。

6 遠隔画像診断による画像診断（区分番号Ｅ001，Ｅ004，Ｅ102又はＥ203に限る。）を行った場合については，別に厚生労働大臣が定める施設基準に適合しているものとして地方厚生局長等に届け出た保険医療機関間で行われた場合に限り算定する。この場合において，受信側の保険医療機関が通則第4号本文の届出を行った保険医療機関であり，当該保険医療機関において画像診断を専ら担当する常勤の医師が，画像診断を行い，その結果を送信側の保険医療機関に文書等により報告した場合は，区分番号Ｅ001又はＥ004に掲げる画像診断，区分番号Ｅ102に掲げる画像診断及び区分番号Ｅ203に掲げる画像診断のそれぞれについて月1回に限り，画像診断管理加算1を算定することができる。ただし，画像診断管理加算2，画像診断管理加算3又は画像診断管理加算4を算定する場合はこの限りでない。

7 遠隔画像診断による画像診断(区分番号Ｅ102及びＥ203に限る。)を通則第6号本文に規定する保険医療機関間で行った場合であって，受信側の保険医療機関が通則第5号の届出を行った保険医療機関であり，当該保険医療機関において画像診断を専ら担当する常勤の医師が，画像診断を行い，その結果を送信側の保険医療機関に文書等により報告した場合は，区分番号Ｅ102に掲げる画像診断及び区分番号Ｅ203に掲げる画像診断のそれぞれについて月1回に限り，画像診断管理加算2，画像診断管理加算3又は画像診断管理加算4を算定することができる。

第1節　エックス線診断料

通　則

1 エックス線診断の費用は，区分番号Ｅ000に掲げる透視診断若しくは区分番号Ｅ001に掲げる写真診断の各区分の所定点数，区分番号Ｅ001に掲げる写真診断及び区分番号Ｅ002に掲げる撮影の各区分の所定点数を合算した点数若しくは区分番号Ｅ001に掲げる写真診断，区分番号Ｅ002に掲げる撮影及び区分番号Ｅ003に掲げる造影剤注入手技の各区分の所定点数を合算した点数又はこれらの点数を合算した点数により算定する。

2　同一の部位につき，同時に２以上のエックス線撮影を行った場合における写真診断の費用は，第１の診断については区分番号Ｅ001に掲げる写真診断の各所定点数により，第２の診断以後の診断については同区分番号の各所定点数の**100分の50**に相当する点数により算定する。

3　同一の部位につき，同時に２枚以上のフィルムを使用して同一の方法により，撮影を行った場合における写真診断及び撮影の費用は，区分番号Ｅ001に掲げる写真診断の２及び４並びに区分番号Ｅ002に掲げる撮影の２及び４並びに注４及び注５に掲げる場合を除き，第１枚目の写真診断及び撮影の費用については区分番号Ｅ001に掲げる写真診断及び区分番号Ｅ002に掲げる撮影の各所定点数により，第２枚目から第５枚目までの写真診断及び撮影の費用については区分番号Ｅ001に掲げる写真診断及び区分番号Ｅ002に掲げる撮影の各所定点数の**100分の50**に相当する点数により算定し，第６枚目以後の写真診断及び撮影については算定しない。

4　撮影した画像を電子化して管理及び保存した場合においては，電子画像管理加算として，前３号までにより算定した点数に，一連の撮影について次の点数を加算する。ただし，この場合において，フィルムの費用は，算定できない。

イ　単純撮影の場合……………………………………………………**57点**
ロ　特殊撮影の場合……………………………………………………**58点**
ハ　造影剤使用撮影の場合……………………………………………**66点**
ニ　乳房撮影の場合……………………………………………………**54点**

5　特定機能病院である保険医療機関における入院中の患者に係るエックス線診断料は，区分番号Ｅ004に掲げる基本的エックス線診断料の所定点数及び当該所定点数に含まれない各項目の所定点数により算定する。

区分

Ｅ000 透視診断…………………………………………………………… **110点**

Ｅ001 写真診断

1　単純撮影

イ　頭部，胸部，腹部又は脊椎……………………………………**85点**
ロ　その他………………………………………………………………**43点**

2　特殊撮影（一連につき）………………………………………**96点**

3　造影剤使用撮影…………………………………………………72 点
4　乳房撮影（一連につき）……………………………………306 点
注　間接撮影を行った場合は，所定点数の **100 分の 50** に相当する点数により算定する。

E 002 撮影

1　単純撮影
イ　アナログ撮影……………………………………………………60 点
ロ　デジタル撮影……………………………………………………68 点
2　特殊撮影（一連につき）
イ　アナログ撮影…………………………………………………260 点
ロ　デジタル撮影…………………………………………………270 点
3　造影剤使用撮影
イ　アナログ撮影…………………………………………………144 点
ロ　デジタル撮影…………………………………………………154 点
4　乳房撮影（一連につき）
イ　アナログ撮影…………………………………………………192 点
ロ　デジタル撮影…………………………………………………202 点

注 1　間接撮影を行った場合は，所定点数の **100 分の 50** に相当する点数により算定する。

2　新生児，3 歳未満の乳幼児（新生児を除く。）又は 3 歳以上 6 歳未満の幼児に対して撮影を行った場合は，新生児加算，乳幼児加算又は幼児加算として，当該撮影の所定点数にそれぞれ所定点数の **100 分の 80**，**100 分の 50** 又は **100 分の 30** に相当する点数を加算する。

3　造影剤使用撮影について，脳脊髄腔造影剤使用撮影を行った場合は，脳脊髄腔造影剤使用撮影加算として，**148 点**を所定点数に加算する。

4　造影剤使用撮影について，心臓及び冠動脈造影を行った場合は，一連につき区分番号Ｄ 206 に掲げる心臓カテーテル法による諸検査の所定点数により算定するものとし，造影剤使用撮影に係る費用及び造影剤注入手技に係る費用は含まれるものとする。

5　造影剤使用撮影について，胆管・膵管造影法を行った場合は，画像診断に係る費用も含め，一連につき区分番号Ｄ308に掲げる胃・十二指腸ファイバースコピーの所定点数（加算を含む。）により算定する。

6　乳房撮影（一連につき）について，乳房トモシンセシス撮影を行った場合は，乳房トモシンセシス加算として，**100点**を所定点数に加算する。

Ｅ003 造影剤注入手技

1　点滴注射　　区分番号Ｇ004に掲げる点滴注射の所定点数

2　動脈注射　　区分番号Ｇ002に掲げる動脈注射の所定点数

3　動脈造影カテーテル法

イ　主要血管の分枝血管を選択的に造影撮影した場合………**3,600点**

注1　血流予備能測定検査を実施した場合は，血流予備能測定検査加算として，**400点**を所定点数に加算する。

2　頸動脈閉塞試験（マタス試験）を実施した場合は，頸動脈閉塞試験加算として，**1,000点**を所定点数に加算する。

ロ　イ以外の場合………………………………………………**1,180点**

注　血流予備能測定検査を実施した場合は，血流予備能測定検査加算として，**400点**を所定点数に加算する。

4　静脈造影カテーテル法……………………………………**3,600点**

5　内視鏡下の造影剤注入

イ　気管支ファイバースコピー挿入　　区分番号Ｄ302に掲げる気管支ファイバースコピーの所定点数

ロ　尿管カテーテル法（両側）　区分番号Ｄ318に掲げる尿管カテーテル法の所定点数

6　腔内注入及び穿刺注入

イ　注腸…………………………………………………………**300点**

ロ　その他のもの………………………………………………**120点**

7　嚥下造影……………………………………………………**240点**

Ｅ004 基本的エックス線診断料（1日につき）

1　入院の日から起算して4週間以内の期間…………………**55点**

2　入院の日から起算して4週間を超えた期間……………………………40点

注1　特定機能病院である保険医療機関において，入院中の患者に対して行ったエックス線診断について算定する。

2　次に掲げるエックス線診断の費用は所定点数に含まれるものとする。

イ　区分番号Ｅ001に掲げる写真診断の1に掲げるもの（間接撮影の場合を含む。）

ロ　区分番号Ｅ002に掲げる撮影の1に掲げるもの（間接撮影の場合を含む。）

3　療養病棟，結核病棟又は精神病棟に入院している患者及び第1章第2部第2節に規定するＨＩＶ感染者療養環境特別加算，特定感染症患者療養環境特別加算若しくは重症者等療養環境特別加算又は同部第3節に規定する特定入院料を算定している患者については適用しない。

第2節　核医学診断料

通　則

1　同一のラジオアイソトープを用いて，区分番号Ｄ292に掲げる体外からの計測によらない諸検査若しくは区分番号Ｄ293に掲げるシンチグラム（画像を伴わないもの）の項に掲げる検査又は区分番号Ｅ100からＥ101－4までに掲げる核医学診断のうちいずれか2以上を行った場合は，主たる検査又は核医学診断に係るいずれかの所定点数のみにより算定する。

2　核医学診断の費用は，区分番号Ｅ100からＥ101－5までに掲げる各区分の所定点数及び区分番号Ｅ102に掲げる核医学診断の所定点数を合算した点数により算定する。

3　撮影した画像を電子化して管理及び保存した場合においては，電子画像管理加算として，前2号により算定した点数に，一連の撮影について1回に限り，**120点**を所定点数に加算する。ただし，この場合において，フィルムの費用は算定できない。

区分

Ｅ100　シンチグラム（画像を伴うもの）

1 **部分（静態）**（一連につき）………………………………1,300点
2 **部分（動態）**（一連につき）………………………………1,800点
3 **全身**（一連につき）………………………………………2,200点

注1 同一のラジオアイソトープを使用して数部位又は数回にわたってシンチグラム検査を行った場合においても，一連として扱い，主たる点数をもって算定する。

2 甲状腺シンチグラム検査に当たって，甲状腺ラジオアイソトープ摂取率を測定した場合は，甲状腺ラジオアイソトープ摂取率測定加算として，**100点**を所定点数に加算する。

3 新生児，3歳未満の乳幼児（新生児を除く。）又は3歳以上6歳未満の幼児に対してシンチグラムを行った場合は，新生児加算，乳幼児加算又は幼児加算として，当該シンチグラムの所定点数にそれぞれ所定点数の**100分の80**，**100分の50**又は**100分の30**に相当する点数を加算する。

4 ラジオアイソトープの注入手技料は，所定点数に含まれるものとする。

E 101 シングルホトンエミッションコンピューター断層撮影（同一のラジオアイソトープを用いた一連の検査につき）……………………**1,800点**

注1 甲状腺シンチグラム検査に当たって，甲状腺ラジオアイソトープ摂取率を測定した場合は，甲状腺ラジオアイソトープ摂取率測定加算として，**100点**を所定点数に加算する。

2 新生児，3歳未満の乳幼児（新生児を除く。）又は3歳以上6歳未満の幼児に対して断層撮影を行った場合は，新生児加算，乳幼児加算又は幼児加算として，所定点数にそれぞれ所定点数の**100分の80**，**100分の50**又は**100分の30**に相当する点数を加算する。

3 負荷試験を行った場合は，負荷の種類又は測定回数にかかわらず，断層撮影負荷試験加算として，所定点数の**100分の50**に相当する点数を加算する。

4 ラジオアイソトープの注入手技料は，所定点数に含まれるものとする。

E 101-2 ポジトロン断層撮影

1　**^{15}O標識ガス剤を用いた場合**（一連の検査につき）………7,000点
2　**^{18}FDGを用いた場合**（一連の検査につき）…………………7,500点
3　**^{13}N標識アンモニア剤を用いた場合**（一連の検査につき）…9,000点
4　**^{18}F標識フルシクロビンを用いた場合**（一連の検査につき）……………………………………………………………………2,500点
5　**アミロイドPETイメージング剤を用いた場合**（一連の検査につき）
イ　放射性医薬品合成設備を用いた場合……………………12,500点
ロ　イ以外の場合…………………………………………………2,600点

注1　^{15}O標識ガス剤の合成及び吸入，^{18}FDGの合成及び注入，^{13}N標識アンモニア剤の合成及び注入，^{18}F標識フルシクロビンの注入並びにアミロイドPETイメージング剤の合成（放射性医薬品合成設備を用いた場合に限る。）及び注入に要する費用は，所定点数に含まれる。
2　別に厚生労働大臣が定める施設基準に適合しているものとして地方厚生局長等に届け出た保険医療機関において行われる場合に限り算定する。
3　別に厚生労働大臣が定める施設基準に適合しているものとして地方厚生局長等に届け出た保険医療機関以外の保険医療機関において行われる場合は，所定点数の**100分の80**に相当する点数により算定する。
4　1から4までについては，新生児，3歳未満の乳幼児（新生児を除く。）又は3歳以上6歳未満の幼児に対して断層撮影を行った場合は，新生児加算，乳幼児加算又は幼児加算として，**1,600点**，**1,000点**又は**600点**を所定点数に加算する。ただし，注3の規定により所定点数を算定する場合においては，**1,280点**，**800点**又は**480点**を所定点数に加算する。

E 101-3 **ポジトロン断層・コンピューター断層複合撮影**（一連の検査につき）
1　**^{15}O標識ガス剤を用いた場合**（一連の検査につき）………7,625点
2　**^{18}FDGを用いた場合**（一連の検査につき）…………………8,625点
3　**^{18}F標識フルシクロビンを用いた場合**（一連の検査につき）……………………………………………………………………3,625点

4　アミロイドＰＥＴイメージング剤を用いた場合（一連の検査につき）	
イ　放射性医薬品合成設備を用いた場合	**13,625点**
ロ　イ以外の場合	**3,725点**

注１　^{15}Ｏ標識ガス剤の合成及び吸入，^{18}ＦＤＧの合成及び注入，^{18}Ｆ標識フルシクロビンの注入並びにアミロイドＰＥＴイメージング剤の合成（放射性医薬品合成設備を用いた場合に限る。）及び注入に要する費用は，所定点数に含まれる。

２　別に厚生労働大臣が定める施設基準に適合しているものとして地方厚生局長等に届け出た保険医療機関において行われる場合に限り算定する。

３　別に厚生労働大臣が定める施設基準に適合しているものとして地方厚生局長等に届け出た保険医療機関以外の保険医療機関において行われる場合は，所定点数の**100分の80**に相当する点数により算定する。

４　１から３までについては，新生児，３歳未満の乳幼児（新生児を除く。）又は３歳以上６歳未満の幼児に対して断層撮影を行った場合は，新生児加算，乳幼児加算又は幼児加算として，**1,600点**，**1,000点**又は**600点**を所定点数に加算する。ただし，注３の規定により所定点数を算定する場合においては，**1,280点**，**800点**又は**480点**を所定点数に加算する。

E 101-4 ポジトロン断層・磁気共鳴コンピューター断層複合撮影（一連の検査につき）

1　^{18}ＦＤＧを用いた場合（一連の検査につき）	**9,160点**
2　^{18}Ｆ標識フルシクロビンを用いた場合（一連の検査につき）	**4,160点**
3　アミロイドＰＥＴイメージング剤を用いた場合（一連の検査につき）	
イ　放射性医薬品合成設備を用いた場合	**14,160点**
ロ　イ以外の場合	**4,260点**

注１　^{18}ＦＤＧの合成及び注入，^{18}Ｆ標識フルシクロビンの注入並びにアミロイドＰＥＴイメージング剤の合成（放射性医薬品合

成設備を用いた場合に限る。）及び注入に要する費用は，所定点数に含まれる。

2　別に厚生労働大臣が定める施設基準に適合しているものとして地方厚生局長等に届け出た保険医療機関において行われる場合に限り算定する。

3　別に厚生労働大臣が定める施設基準に適合しているものとして地方厚生局長等に届け出た保険医療機関以外の保険医療機関において行われる場合は，所定点数の**100分の80**に相当する点数により算定する。

4　１及び２については，新生児，３歳未満の乳幼児（新生児を除く。）又は３歳以上６歳未満の幼児に対して断層撮影を行った場合は，新生児加算，乳幼児加算又は幼児加算として，**1,600点**，**1,000点**又は**600点**を所定点数に加算する。ただし，注３の規定により所定点数を算定する場合においては，**1,280点**，**800点**又は**480点**を所定点数に加算する。

E 101-5 乳房用ポジトロン断層撮影……………………………………………… **4,000点**

注１　^{18}ＦＤＧの合成及び注入に要する費用は，所定点数に含まれる。

2　別に厚生労働大臣が定める施設基準に適合しているものとして地方厚生局長等に届け出た保険医療機関において行われる場合に限り算定する。

3　別に厚生労働大臣が定める施設基準に適合しているものとして地方厚生局長等に届け出た保険医療機関以外の保険医療機関において行われる場合は，所定点数の**100分の80**に相当する点数により算定する。

E 102 核医学診断

1　**区分番号Ｅ101－2に掲げるポジトロン断層撮影，Ｅ101－3に掲げるポジトロン断層・コンピューター断層複合撮影**（一連の検査につき），**Ｅ101－4に掲げるポジトロン断層・磁気共鳴コンピューター断層複合撮影**（一連の検査につき）**及びＥ101－5に掲げる乳房用ポジトロン断層撮影の場合** ……………………… **450点**

2　**１以外の場合**………………………………………………………………… **370点**

注 行った核医学診断の種類又は回数にかかわらず，月１回に限り算定できるものとする。

第３節 コンピューター断層撮影診断料

通 則

1 コンピューター断層撮影診断の費用は，区分番号Ｅ200に掲げるコンピューター断層撮影（ＣＴ撮影），区分番号Ｅ200－２に掲げる血流予備量比コンピューター断層撮影，区分番号Ｅ201に掲げる非放射性キセノン脳血流動態検査又は区分番号Ｅ202に掲げる磁気共鳴コンピューター断層撮影（ＭＲＩ撮影）の各区分の所定点数及び区分番号Ｅ203に掲げるコンピューター断層診断の所定点数を合算した点数により算定する。

2 区分番号Ｅ200に掲げるコンピューター断層撮影（ＣＴ撮影）及び区分番号Ｅ202に掲げる磁気共鳴コンピューター断層撮影（ＭＲＩ撮影）を同一月に２回以上行った場合は，当該月の２回目以降の断層撮影については，所定点数にかかわらず，一連につき所定点数の**100分の80**に相当する点数により算定する。

3 撮影した画像を電子化して管理及び保存した場合においては，電子画像管理加算として，前２号により算定した点数に，一連の撮影について１回に限り，**120点**を所定点数に加算する。ただし，この場合において，フィルムの費用は算定できない。

4 新生児，３歳未満の乳幼児（新生児を除く。）又は３歳以上６歳未満の幼児に対して区分番号Ｅ200，区分番号Ｅ201又は区分番号Ｅ202に掲げるコンピューター断層撮影を行った場合（頭部外傷に対してコンピューター断層撮影を行った場合を除く。）にあっては，新生児加算，乳幼児加算又は幼児加算として，それぞれ所定点数の**100分の80**，**100分の50**又は**100分の30**に相当する点数を，頭部外傷に対してコンピューター断層撮影を行った場合にあっては，新生児頭部外傷撮影加算，乳幼児頭部外傷撮影加算又は幼児頭部外傷撮影加算として，それぞれ所定点数の**100分の85**，**100分の55**又は**100分の35**に相当する点数を加算する。

Ｅ200 コンピューター断層撮影（ＣＴ撮影）（一連につき）

1 ＣＴ撮影

イ　64列以上のマルチスライス型の機器による場合

(1)　共同利用施設において行われる場合…………………… **1,020点**

(2)　その他の場合……………………………………………… **1,000点**

ロ　16列以上64列未満のマルチスライス型の機器による場合………………………………………………………………… **900点**

ハ　4列以上16列未満のマルチスライス型の機器による場合………………………………………………………………… **750点**

ニ　イ，ロ又はハ以外の場合…………………………………… **560点**

2　脳槽ＣＴ撮影（造影を含む。）………………………… **2,300点**

注1　ＣＴ撮影のイ，ロ及びハについては，別に厚生労働大臣が定める施設基準に適合しているものとして地方厚生局長等に届け出た保険医療機関において行われる場合に限り算定する。

2　ＣＴ撮影及び脳槽ＣＴ撮影（造影を含む。）に掲げる撮影のうち2以上のものを同時に行った場合にあっては，主たる撮影の所定点数のみにより算定する。

3　ＣＴ撮影について造影剤を使用した場合は，造影剤使用加算として，**500点**を所定点数に加算する。この場合において，造影剤注入手技料及び麻酔料（区分番号Ｌ008に掲げるマスク又は気管内挿管による閉鎖循環式全身麻酔を除く。）は，加算点数に含まれるものとする。

4　ＣＴ撮影について，別に厚生労働大臣が定める施設基準に適合しているものとして地方厚生局長等に届け出た保険医療機関において，冠動脈のＣＴ撮影を行った場合は，冠動脈ＣＴ撮影加算として，**600点**を所定点数に加算する。

5　脳槽ＣＴ撮影（造影を含む。）に係る造影剤注入手技料及び麻酔料（区分番号Ｌ008に掲げるマスク又は気管内挿管による閉鎖循環式全身麻酔を除く。）は，所定点数に含まれるものとする。

6　ＣＴ撮影について，別に厚生労働大臣が定める施設基準に適合しているものとして地方厚生局長等に届け出た保険医療機関において，全身外傷に対して行った場合には，外傷全身ＣＴ加算として，**800点**を所定点数に加算する。

7　ＣＴ撮影のイ又はロについて，別に厚生労働大臣が定める施設基準を満たす保険医療機関において，大腸のＣＴ撮影（炭酸ガス等の注入を含む。）を行った場合は，大腸ＣＴ撮影加算として，それぞれ**620点**又は**500点**を所定点数に加算する。この場合において，造影剤注入手技料及び麻酔料（区分番号Ｌ008に掲げるマスク又は気管内挿管による閉鎖循環式全身麻酔を除く。）は，所定点数に含まれるものとする。

8　ＣＴ撮影のイの(1)については，別に厚生労働大臣が定める施設基準に適合しているものとして地方厚生局長等に届け出た保険医療機関において行われる場合又は診断撮影機器での撮影を目的として別の保険医療機関に依頼し行われる場合に限り算定する。

E 200-2 血流予備量比コンピューター断層撮影……………………………**9,400点**

注1　血流予備量比コンピューター断層撮影の種類又は回数にかかわらず，月1回に限り算定できるものとする。

2　別に厚生労働大臣が定める施設基準に適合しているものとして地方厚生局長等に届け出た保険医療機関において行われる場合に限り算定する。

E 201 非放射性キセノン脳血流動態検査…………………………………**2,000点**

注　非放射性キセノン吸入手技料及び同時に行うコンピューター断層撮影に係る費用は，所定点数に含まれるものとする。

E 202 磁気共鳴コンピューター断層撮影（ＭＲＩ撮影）（一連につき）

1　3テスラ以上の機器による場合

イ　共同利用施設において行われる場合……………………**1,620点**

ロ　その他の場合……………………………………………**1,600点**

2　1.5テスラ以上3テスラ未満の機器による場合…………**1,330点**

3　1又は2以外の場合………………………………………**900点**

注1　1及び2については，別に厚生労働大臣が定める施設基準に適合しているものとして地方厚生局長等に届け出た保険医療機関において行われる場合に限り算定する。

2　1，2及び3を同時に行った場合にあっては，主たる撮影の所定点数のみにより算定する。

3　ＭＲＩ撮影（脳血管に対する造影の場合は除く。）について造影剤を使用した場合は，造影剤使用加算として，**250点**を所定点数に加算する。この場合において，造影剤注入手技料及び麻酔料（区分番号Ｌ008に掲げるマスク又は気管内挿管による閉鎖循環式全身麻酔を除く。）は，加算点数に含まれるものとする。

4　ＭＲＩ撮影について，別に厚生労働大臣が定める施設基準に適合しているものとして地方厚生局長等に届け出た保険医療機関において，心臓のＭＲＩ撮影を行った場合は，心臓ＭＲＩ撮影加算として，**400点**を所定点数に加算する。

5　ＭＲＩ撮影について，別に厚生労働大臣が定める施設基準に適合しているものとして地方厚生局長等に届け出た保険医療機関において，乳房のＭＲＩ撮影を行った場合は，乳房ＭＲＩ撮影加算として，**100点**を所定点数に加算する。

6　１のイについては，別に厚生労働大臣が定める施設基準に適合しているものとして地方厚生局長等に届け出た保険医療機関において行われる場合又は診断撮影機器での撮影を目的として別の保険医療機関に依頼し行われる場合に限り算定する。

7　ＭＲＩ撮影について，別に厚生労働大臣の定める施設基準に適合しているものとして地方厚生局長等に届け出た保険医療機関において，15歳未満の小児に対して，麻酔を用いて鎮静を行い，１回で複数の領域を一連で撮影した場合は，小児鎮静下ＭＲＩ撮影加算として，当該撮影の所定点数に**100分の80**に相当する点数を加算する。

8　１について，別に厚生労働大臣の定める施設基準に適合しているものとして地方厚生局長等に届け出た保険医療機関において，頭部のＭＲＩ撮影を行った場合は，頭部ＭＲＩ撮影加算として，**100点**を所定点数に加算する。

9　ＭＲＩ撮影について，別に厚生労働大臣が定める施設基準に適合しているものとして地方厚生局長等に届け出た保険医療機関において，全身のＭＲＩ撮影を行った場合は，全身ＭＲＩ撮影加算として，**600点**を所定点数に加算する。

10　ＭＲＩ撮影について，別に厚生労働大臣が定める施設基準に適合しているものとして地方厚生局長等に届け出た保険医療機関において，肝エラストグラフィを行った場合は，肝エラストグラフィ加算として，**600点**を所定点数に加算する。

E 203 コンピューター断層診断……………………………………**450点**

注 コンピューター断層撮影の種類又は回数にかかわらず，月1回に限り算定できるものとする。

第4節　薬　剤　料

E 300 薬剤　薬価が15円を超える場合は，薬価から15円を控除した額を10円で除して得た点数につき1点未満の端数を切り上げて得た点数に**1点**を加算して得た点数とする。

注1　薬価が15円以下である場合は，算定しない。

2　使用薬剤の薬価は，別に厚生労働大臣が定める。

第5節　特定保険医療材料料

E 400 フィルム　材料価格を10円で除して得た点数

注1　6歳未満の乳幼児に対して胸部単純撮影又は腹部単純撮影を行った場合は，材料価格に1.1を乗じて得た額を10円で除して得た点数とする。

2　使用したフィルムの材料価格は，別に厚生労働大臣が定める。

E 401 特定保険医療材料（フィルムを除く。）　材料価格を10円で除して得た点数

注 使用した特定保険医療材料（フィルムを除く。）の材料価格は，別に厚生労働大臣が定める。

第5部　投　　薬

通　則

1　投薬の費用は，第1節から第3節までの各区分の所定点数を合算した点数により算定する。ただし，処方箋を交付した場合は，第5節の所定点数のみにより算定する。

2　投薬に当たって，別に厚生労働大臣が定める保険医療材料（以下この部において「特定保険医療材料」という。）を支給した場合は，前号により算定した点数及び第4節の所定点数により算定する。

3　薬剤師が常時勤務する保険医療機関において投薬を行った場合（処方箋を交付した場合を除く。）は，前2号により算定した点数及び第6節の所定点数を合算した点数により算定する。

4　入院中の患者以外の患者に対して，うがい薬のみを投薬した場合には，区分番号F 000に掲げる調剤料，区分番号F 100に掲げる処方料，区分番号F 200に掲げる薬剤，区分番号F 400に掲げる処方箋料及び区分番号F 500に掲げる調剤技術基本料は，算定しない。

5　入院中の患者以外の患者に対して，1処方につき63枚を超えて貼付剤を投薬した場合は，区分番号F 000に掲げる調剤料，区分番号F 100に掲げる処方料，区分番号F 200に掲げる薬剤（当該超過分に係る薬剤料に限る。），区分番号F 400に掲げる処方箋料及び区分番号F 500に掲げる調剤技術基本料は，算定しない。ただし，医師が疾患の特性等により必要性があると判断し，やむを得ず63枚を超えて投薬する場合には，その理由を処方箋及び診療報酬明細書に記載することで算定可能とする。

第1節　調　剤　料

区分

F 000 調剤料

1　入院中の患者以外の患者に対して投薬を行った場合

イ　内服薬，浸煎薬及び屯服薬（1回の処方に係る調剤に

つき）……………………………………………………………………11点

ロ　外用薬（1回の処方に係る調剤につき）…………………………8点

2　入院中の患者に対して投薬を行った場合（1日につき）………7点

注　麻薬，向精神薬，覚醒剤原料又は毒薬を調剤した場合は，麻薬等加算として，1に係る場合には1処方につき**1点**を，2に係る場合には1日につき**1点**を，それぞれ所定点数に加算する。

第2節　処　方　料

区分

F 100 処方料

1　3種類以上の抗不安薬，3種類以上の睡眠薬，3種類以上の抗うつ薬，3種類以上の抗精神病薬又は4種類以上の抗不安薬及び睡眠薬の投薬（臨時の投薬等のもの及び3種類の抗うつ薬又は3種類の抗精神病薬を患者の病状等によりやむを得ず投与するものを除く。）**を行った場合**……………………………………………18点

2　1以外の場合であって，7種類以上の内服薬の投薬（臨時の投薬であって，投薬期間が2週間以内のもの及び区分番号A 001に掲げる再診料の注12に掲げる地域包括診療加算を算定するものを除く。）**を行った場合又は不安若しくは不眠の症状を有する患者に対して1年以上継続して別に厚生労働大臣が定める薬剤の投薬**（当該症状を有する患者に対する診療を行うにつき十分な経験を有する医師が行う場合又は精神科の医師の助言を得ている場合その他これに準ずる場合を除く。）**を行った場合**……………29点

3　1及び2以外の場合………………………………………………42点

注1　入院中の患者以外の患者に対する1回の処方について算定する。

2　麻薬，向精神薬，覚醒剤原料又は毒薬を処方した場合は，麻薬等加算として，1処方につき**1点**を所定点数に加算する。

3　入院中の患者に対する処方を行った場合は，当該処方の費用は，第1章第2部第1節に掲げる入院基本料に含まれるものとする。

4　3歳未満の乳幼児に対して処方を行った場合は，乳幼児加算

として，１処方につき **3 点**を所定点数に加算する。

5　診療所又は許可病床数が 200 床未満の病院である保険医療機関において，入院中の患者以外の患者（別に厚生労働大臣が定める疾患を主病とするものに限る。）に対して薬剤の処方期間が 28 日以上の処方を行った場合は，特定疾患処方管理加算として，月１回に限り，１処方につき **56 点**を所定点数に加算する。

6　別に厚生労働大臣が定める施設基準に適合しているものとして地方厚生局長等に届け出た保険医療機関（許可病床数が 200 床以上の病院に限る。）において，治療の開始に当たり投薬の必要性，危険性等について文書により説明を行った上で抗悪性腫瘍剤を処方した場合には，抗悪性腫瘍剤処方管理加算として，月１回に限り，１処方につき **70 点**を所定点数に加算する。

7　区分番号Ａ 000 に掲げる初診料の注２又は注３，区分番号Ａ 002 に掲げる外来診療料の注２又は注３を算定する保険医療機関において，別に厚生労働大臣が定める薬剤を除き，１処方につき投与期間が 30 日以上の投薬を行った場合には，所定点数の **100 分の 40** に相当する点数により算定する。

8　別に厚生労働大臣が定める施設基準に適合しているものとして地方厚生局長等に届け出た保険医療機関において投薬を行った場合には，外来後発医薬品使用体制加算として，当該基準に係る区分に従い，１処方につき次に掲げる点数をそれぞれ所定点数に加算する。

イ　外来後発医薬品使用体制加算１…………………………… **8 点**

ロ　外来後発医薬品使用体制加算２…………………………… **7 点**

ハ　外来後発医薬品使用体制加算３…………………………… **5 点**

9　抗不安薬，睡眠薬，抗うつ薬又は抗精神病薬（以下この区分番号及び区分番号Ｆ 400 において「抗不安薬等」という。）が処方されていた患者であって，当該処方の内容を総合的に評価及び調整し，当該患者に処方する抗不安薬等の種類数又は投薬量が減少したものについて，薬剤師，看護師又は准看護師に対し，薬剤の種類数又は投薬量が減少したことによる症状の変化等の確認を指示した場合に，向精神薬調整連携加算として，月1回に限り，1処方につき**12点**を所定点数に加算する。ただし，同一月において，区分番号A250に掲げる薬剤総合評価調整加算及び区分番号B008－2に掲げる薬剤総合評価調整管理料は別に算定できない。

第3節　薬　剤　料

区分

F200 薬剤　薬剤料は，次の各区分ごとに所定単位につき，薬価が15円以下である場合は**1点**とし，15円を超える場合は10円又はその端数を増すごとに**1点**を所定点数に加算する。

使用薬剤	単位
内服薬及び浸煎薬	1剤1日分
屯服薬	1回分
外用薬	1調剤

注1　特別入院基本料等を算定している病棟を有する病院に入院している患者であって入院期間が1年を超えるものに対する同一月の投薬に係る薬剤料と注射に係る薬剤料とを合算して得た点数（以下この表において「合算薬剤料」という。）が，**220点**にその月における当該患者の入院日数を乗じて得た点数を超える場合（悪性新生物その他の特定の疾患に罹患している患者に対して投薬又は注射を行った場合を除く。）には，当該合算薬剤料は，所定点数にかかわらず，**220点**にその月における当該患者の入院日数を乗じて得た点数により算定する。

2　1処方につき3種類以上の抗不安薬，3種類以上の睡眠薬，3種類以上の抗うつ薬，3種類以上の抗精神病薬又は4種類以上の抗不安薬及び睡眠薬の投薬（臨時の投薬等のもの及び3種類の抗うつ薬又は3種類の抗精神病薬を患者の病状等によりやむを得ず投与するものを除く。）を行った場合には，抗不安薬，睡眠薬，抗うつ薬及び抗精神病薬に係る薬剤料に限り，所定点数の**100分の80**に相当する点数により算定する。

3　注2以外の場合であって，1処方につき7種類以上の内服薬の投薬（臨時の投薬であって，投薬期間が2週間以内のもの及び区分番号A 001に掲げる再診料の注12に掲げる地域包括診療加算又は区分番号B 001－2－9に掲げる地域包括診療料を算定するものを除く。）を行った場合には，所定点数の**100分の90**に相当する点数により算定する。

4　区分番号A 000に掲げる初診料の注2又は注3，区分番号A 002に掲げる外来診療料の注2又は注3を算定する保険医療機関において，別に厚生労働大臣が定める薬剤を除き，1処方につき投与期間が30日以上の投薬を行った場合には，所定点数の**100分の40**に相当する点数により算定する。

5　健康保険法第85条第1項及び高齢者医療確保法第74条第1項に規定する入院時食事療養費に係る食事療養又は健康保険法第85条の2第1項及び高齢者医療確保法第75条第1項に規定する入院時生活療養費に係る生活療養の食事の提供たる療養を受けている患者又は入院中の患者以外の患者に対して投与されたビタミン剤については，当該患者の疾患又は症状の原因がビタミンの欠乏又は代謝異常であることが明らかであり，かつ，必要なビタミンを食事により摂取することが困難である場合その他これに準ずる場合であって，医師が当該ビタミン剤の投与が有効であると判断したときを除き，これを算定しない。

6　使用薬剤の薬価は，別に厚生労働大臣が定める。

第4節　特定保険医療材料料

区分

F 300 特定保険医療材料　　　　材料価格を10円で除して得た点数

注　支給した特定保険医療材料の材料価格は，別に厚生労働大臣が定める。

第5節　処方箋料

区分

F 400 処方箋料

1　3種類以上の抗不安薬，3種類以上の睡眠薬，3種類以上の抗

うつ薬，3種類以上の抗精神病薬又は4種類以上の抗不安薬及び睡眠薬の投薬（臨時の投薬等のもの及び3種類の抗うつ薬又は3種類の抗精神病薬を患者の病状等によりやむを得ず投与するものを除く。）**を行った場合**……………………………… 20点

2　**1以外の場合であって，7種類以上の内服薬の投薬**（臨時の投薬であって，投薬期間が2週間以内のもの及び区分番号A 001に掲げる再診料の注12に掲げる地域包括診療加算を算定するものを除く。）**を行った場合又は不安若しくは不眠の症状を有する患者に対して1年以上継続して別に厚生労働大臣が定める薬剤の投薬**（当該症状を有する患者に対する診療を行うにつき十分な経験を有する医師が行う場合又は精神科の医師の助言を得ている場合その他これに準ずる場合を除く。）**を行った場合**………… 32点

3　**1及び2以外の場合**……………………………………………… 60点

注1　保険薬局において調剤を受けるために処方箋を交付した場合に，交付1回につき算定する。

2　区分番号A 000に掲げる初診料の注2又は注3，区分番号A 002に掲げる外来診療料の注2又は注3を算定する保険医療機関において，別に厚生労働大臣が定める薬剤を除き，1処方につき投与期間が30日以上の投薬を行った場合（保険医療機関及び保険医療養担当規則（昭和32年厚生省令第15号）第20条第3号ロ及び高齢者の医療の確保に関する法律の規定による療養の給付等の取扱い及び担当に関する基準（昭和58年厚生省告示第14号）第20条第4号ロに規定するリフィル処方箋を交付する場合であって，当該リフィル処方箋の1回の使用による投与期間が29日以内の投薬を行った場合を除く。）には，所定点数の**100分の40**に相当する点数により算定する。

3　3歳未満の乳幼児に対して処方箋を交付した場合は，乳幼児加算として，処方箋の交付1回につき**3点**を所定点数に加算する。

4　診療所又は許可病床数が200床未満の病院である保険医療機関において，入院中の患者以外の患者（別に厚生労働大臣が定める疾患を主病とするものに限る。）に対して薬剤の処方期間

が28日以上の処方（リフィル処方箋の複数回の使用による合計の処方期間が28日以上の処方を含む。）を行った場合は，特定疾患処方管理加算として，月１回に限り，１処方につき**56点**を所定点数に加算する。

5　別に厚生労働大臣が定める施設基準に適合しているものとして地方厚生局長等に届け出た保険医療機関（許可病床数が200床以上の病院に限る。）において，治療の開始に当たり投薬の必要性，危険性等について文書により説明を行った上で抗悪性腫瘍剤に係る処方箋を交付した場合には，抗悪性腫瘍剤処方管理加算として，月１回に限り，処方箋の交付１回につき**70点**を所定点数に加算する。

6　別に厚生労働大臣が定める施設基準を満たす保険医療機関において，薬剤の一般的名称を記載する処方箋を交付した場合は，当該処方箋の内容に応じ，次に掲げる点数を処方箋の交付１回につきそれぞれ所定点数に加算する。

イ　一般名処方加算１……………………………………………… **10点**

ロ　一般名処方加算２……………………………………………… **8点**

7　抗不安薬等が処方されていた患者であって，当該処方の内容を総合的に評価及び調整し，当該患者に処方する抗不安薬等の種類数又は投薬量が減少したものについて，薬剤師に対し，薬剤の種類数又は投薬量が減少したことによる症状の変化等の確認を指示した場合に，向精神薬調整連携加算として，月１回に限り，１処方につき**12点**を所定点数に加算する。ただし，同一月において，区分番号Ａ250に掲げる薬剤総合評価調整加算及び区分番号Ｂ008－２に掲げる薬剤総合評価調整管理料は別に算定できない。

8　１，２及び３について，直近３月に処方箋を交付した回数が一定以上である保険医療機関が，別表第三調剤報酬点数表区分番号00調剤基本料に掲げる特別調剤基本料Ａを算定する薬局であって，当該保険医療機関から集中的に処方箋を受け付けているものと不動産取引等その他の特別な関係を有する場合は，１，２又は３の所定点数に代えて，それぞれ**18点**，**29点**又は

42 点を算定する。

第6節　調剤技術基本料

区分

F 500 調剤技術基本料

1　入院中の患者に投薬を行った場合……………………………42 点

2　その他の患者に投薬を行った場合……………………………14 点

注1　薬剤師が常時勤務する保険医療機関において投薬を行った場合（処方箋を交付した場合を除く。）に算定する。

2　同一の患者につき同一月内に調剤技術基本料を算定すべき投薬を2回以上行った場合においては，調剤技術基本料は月1回に限り算定する。

3　1において，調剤を院内製剤の上行った場合は，院内製剤加算として**10 点**を所定点数に加算する。

4　区分番号B 008 に掲げる薬剤管理指導料又は区分番号C 008 に掲げる在宅患者訪問薬剤管理指導料を算定している患者については，算定しない。

第6部　注　　射

通則

1　注射の費用は，第1節及び第2節の各区分の所定点数を合算した点数により算定する。

2　注射に当たって，別に厚生労働大臣が定める保険医療材料（以下この部において「特定保険医療材料」という。）を使用した場合は，前号により算定した点数及び第3節の所定点数を合算した点数により算定する。

3　生物学的製剤注射を行った場合は，生物学的製剤注射加算として，前2号により算定した点数に**15点**を加算する。

4　精密持続点滴注射を行った場合は，精密持続点滴注射加算として，前3号により算定した点数に1日につき**80点**を加算する。

5　注射に当たって，麻薬を使用した場合は，麻薬注射加算として，前各号により算定した点数に**5点**を加算する。

6　区分番号G 001に掲げる静脈内注射，G 002に掲げる動脈注射，G 004に掲げる点滴注射，G 005に掲げる中心静脈注射又はG 006に掲げる植込型カテーテルによる中心静脈注射について，別に厚生労働大臣が定める施設基準に適合しているものとして地方厚生局長等に届け出た保険医療機関において，入院中の患者以外の患者（悪性腫瘍を主病とする患者を除く。）に対して，治療の開始に当たり注射の必要性，危険性等について文書により説明を行った上で化学療法を行った場合は，当該基準に係る区分に従い，次に掲げる点数を，それぞれ1日につき前各号により算定した点数に加算する。この場合において，同一月に区分番号C 101に掲げる在宅自己注射指導管理料は算定できない。

イ　外来化学療法加算1

(1)　15歳未満の患者の場合……………………………………………**670点**

(2)　15歳以上の患者の場合……………………………………………**450点**

ロ　外来化学療法加算2

(1)　15歳未満の患者の場合……………………………………………**640点**

(2) 15歳以上の患者の場合……………………………………………… 370点

7　入院中の患者以外の患者に対する注射に当たって，当該患者に対し，バイオ後続品に係る説明を行い，バイオ後続品を使用した場合は，バイオ後続品導入初期加算として，当該バイオ後続品の初回の使用日の属する月から起算して3月を限度として，月1回に限り**150点**を所定点数に加算する。

8　第1節に掲げられていない注射であって簡単なものの費用は，第2節の各区分の所定点数のみにより算定し，特殊なものの費用は，第1節に掲げられている注射のうちで最も近似する注射の各区分の所定点数により算定する。

9　注射に伴って行った反応試験の費用は，第1節の各区分の所定点数に含まれるものとする。

第1節　注　射　料

通　則

注射料は，第1款及び第2款の各区分の所定点数を合算した点数により算定する。

第1款　注射実施料

区分

G 000　皮内，皮下及び筋肉内注射（1回につき）………………………… **25点**

注1　入院中の患者以外の患者に対して行った場合に算定する。

2　区分番号C 101に掲げる在宅自己注射指導管理料，区分番号C 108に掲げる在宅麻薬等注射指導管理料，区分番号C 108－2に掲げる在宅腫瘍化学療法注射指導管理料又は区分番号C 108－4に掲げる在宅悪性腫瘍患者共同指導管理料を算定している患者について，区分番号C 001に掲げる在宅患者訪問診療料（Ⅰ）又は区分番号C 001－2に掲げる在宅患者訪問診療料（Ⅱ）を算定する日に併せて行った皮内，皮下及び筋肉内注射の費用は算定しない。

G 001　静脈内注射（1回につき）……………………………………… **37点**

注1　入院中の患者以外の患者に対して行った場合に算定する。

2　6歳未満の乳幼児に対して行った場合は，乳幼児加算として，52点を所定点数に加算する。

3　区分番号C 101に掲げる在宅自己注射指導管理料，区分番号C 104に掲げる在宅中心静脈栄養法指導管理料，区分番号C 108に掲げる在宅麻薬等注射指導管理料，区分番号C 108－2に掲げる在宅腫瘍化学療法注射指導管理料，区分番号C 108－3に掲げる在宅強心剤持続投与指導管理料又は区分番号C 108－4に掲げる在宅悪性腫瘍患者共同指導管理料を算定している患者について，区分番号C 001に掲げる在宅患者訪問診療料（Ⅰ）又は区分番号C 001－2に掲げる在宅患者訪問診療料（Ⅱ）を算定する日に併せて行った静脈内注射の費用は算定しない。

G 002 動脈注射（1日につき）

1　内臓の場合……………………………………………………… **155点**

2　その他の場合……………………………………………………… **45点**

G 003 抗悪性腫瘍剤局所持続注入（1日につき） ………………………… **165点**

注　皮下植込型カテーテルアクセス等を用いて抗悪性腫瘍剤を動脈内，静脈内又は腹腔内に局所持続注入した場合に算定する。

G 003-2 削除

G 003-3 肝動脈塞栓を伴う抗悪性腫瘍剤肝動脈内注入（1日につき）…… **165点**

G 004 点滴注射（1日につき）

1　6歳未満の乳幼児に対するもの（1日分の注射量が100 mL以上の場合）…………………………………………………………… **105点**

2　1に掲げる者以外の者に対するもの（1日分の注射量が500 mL以上の場合）…………………………………………………………… **102点**

3　その他の場合（入院中の患者以外の患者に限る。）…………… **53点**

注1　点滴に係る管理に要する費用を含む。

2　6歳未満の乳幼児に対して行った場合は，乳幼児加算として，48点を所定点数に加算する。

3　血漿成分製剤の注射を行う場合であって，1回目の注射に当たって，患者に対して注射の必要性，危険性等について文書による説明を行ったときは，血漿成分製剤加算として，当該注射を行った日に限り，**50点**を所定点数に加算する。

4　区分番号Ｃ101に掲げる在宅自己注射指導管理料，区分番号Ｃ104に掲げる在宅中心静脈栄養法指導管理料，区分番号Ｃ108に掲げる在宅麻薬等注射指導管理料，区分番号Ｃ108－2に掲げる在宅腫瘍化学療法注射指導管理料，区分番号Ｃ108－3に掲げる在宅強心剤持続投与指導管理料又は区分番号Ｃ108－4に掲げる在宅悪性腫瘍患者共同指導管理料を算定している患者について，区分番号Ｃ001に掲げる在宅患者訪問診療料（Ⅰ）又は区分番号Ｃ001－2に掲げる在宅患者訪問診療料（Ⅱ）を算定する日に併せて行った点滴注射の費用は算定しない。

G 005 中心静脈注射（1日につき）………………………………………… **140点**

注1　血漿成分製剤の注射を行う場合であって，1回目の注射に当たって，患者に対して注射の必要性，危険性等について文書による説明を行ったときは，血漿成分製剤加算として，当該注射を行った日に限り，**50点**を所定点数に加算する。

2　中心静脈注射の費用を算定した患者については，同一日に行われた区分番号Ｇ004に掲げる点滴注射の費用は算定しない。

3　区分番号Ｃ104に掲げる在宅中心静脈栄養法指導管理料を算定している患者に対して行った中心静脈注射の費用は算定しない。

4　区分番号Ｃ108に掲げる在宅麻薬等注射指導管理料，区分番号Ｃ108－2に掲げる在宅腫瘍化学療法注射指導管理料，区分番号Ｃ108－3に掲げる在宅強心剤持続投与指導管理料又は区分番号Ｃ108－4に掲げる在宅悪性腫瘍患者共同指導管理料を算定している患者について，区分番号Ｃ001に掲げる在宅患者訪問診療料（Ⅰ）又は区分番号Ｃ001－2に掲げる在宅患者訪問診療料（Ⅱ）を算定する日に併せて行った中心静脈注射の費用は算定しない。

5　6歳未満の乳幼児に対して行った場合は，乳幼児加算として，**50点**を所定点数に加算する。

G 005-2 中心静脈注射用カテーテル挿入……………………………… **1,400点**

注1　カテーテルの挿入に伴う検査及び画像診断の費用は，所定点数に含まれるものとする。

2　6歳未満の乳幼児に対して行った場合は，乳幼児加算として，**500点**を所定点数に加算する。

3　別に厚生労働大臣が定める患者に対して静脈切開法を用いて行った場合は，静脈切開法加算として，**2,000点**を所定点数に加算する。

G 005-3 末梢留置型中心静脈注射用カテーテル挿入……………………………**700点**

注1　カテーテルの挿入に伴う検査及び画像診断の費用は，所定点数に含まれるものとする。

2　6歳未満の乳幼児に対して行った場合には，乳幼児加算として，**500点**を所定点数に加算する。

G 005-4 カフ型緊急時ブラッドアクセス用留置カテーテル挿入…………**2,500点**

注1　カテーテルの挿入に伴う検査及び画像診断の費用は，所定点数に含まれるものとする。

2　6歳未満の乳幼児に対して行った場合には，乳幼児加算として，**500点**を所定点数に加算する。

G 006 植込型カテーテルによる中心静脈注射（1日につき）………………**125点**

注1　区分番号C 104に掲げる在宅中心静脈栄養法指導管理料を算定している患者に対して行った植込型カテーテルによる中心静脈注射の費用は算定しない。

2　区分番号C 108に掲げる在宅麻薬等注射指導管理料，区分番号C 108－2に掲げる在宅腫瘍化学療法注射指導管理料，区分番号C 108－3に掲げる在宅強心剤持続投与指導管理料又は区分番号C 108－4に掲げる在宅悪性腫瘍患者共同指導管理料を算定している患者について，区分番号C 001に掲げる在宅患者訪問診療料（Ⅰ）又は区分番号C 001－2に掲げる在宅患者訪問診療料（Ⅱ）を算定する日に併せて行った植込型カテーテルによる中心静脈注射の費用は算定しない。

3　6歳未満の乳幼児に対して行った場合には，乳幼児加算として，**50点**を所定点数に加算する。

G 007 腱鞘内注射……………………………………………………………………**42点**

G 008 骨髄内注射

1　胸骨……………………………………………………………………………**80点**

2　その他……………………………………………………………………90 点

G 009 脳脊髄腔注射

1　脳室……………………………………………………………………300 点

2　後頭下…………………………………………………………………220 点

3　腰椎……………………………………………………………………160 点

注　6歳未満の乳幼児に対して行った場合は，乳幼児加算として，**60 点**を所定点数に加算する。

G 010 関節腔内注射………………………………………………………80 点

G 010-2 滑液嚢穿刺後の注入……………………………………………100 点

G 011 気管内注入…………………………………………………………100 点

G 012 結膜下注射……………………………………………………………42 点

G 012-2 自家血清の眼球注射……………………………………………27 点

G 013 角膜内注射……………………………………………………………35 点

G 014 球後注射………………………………………………………………80 点

G 015 テノン氏嚢内注射…………………………………………………80 点

G 016 硝子体内注射………………………………………………………600 点

注　未熟児に対して行った場合には，未熟児加算として，**600 点**を所定点数に加算する。

G 017 腋窩多汗症注射（片側につき）…………………………………200 点

G 018 外眼筋注射（ボツリヌス毒素によるもの）……………………1,500 点

第2款　無菌製剤処理料

区分

G 020 無菌製剤処理料

1　無菌製剤処理料1（悪性腫瘍に対して用いる薬剤が注射される一部の患者）

イ　閉鎖式接続器具を使用した場合……………………………………180 点

ロ　イ以外の場合……………………………………………………………45 点

2　無菌製剤処理料2（1以外のもの）………………………………………40 点

注　別に厚生労働大臣が定める施設基準に適合しているものとして地方厚生局長等に届け出た保険医療機関において，皮内注射，皮下注射，筋肉内注射，動脈注射，抗悪性腫瘍剤局所持続注入，肝動

脈塞栓を伴う抗悪性腫瘍剤肝動脈内注入，点滴注射，中心静脈注射，植込型カテーテルによる中心静脈注射又は脳脊髄腔注射を行う際に，別に厚生労働大臣が定める患者に対して使用する薬剤について，必要があって無菌製剤処理が行われた場合は，当該患者に係る区分に従い1日につき所定点数を算定する。

第2節　薬　剤　料

区分

G 100 薬剤

1　薬価が1回分使用量につき15円以下である場合……………………**1点**

2　薬価が1回分使用量につき15円を超える場合　　薬価から15円を控除した額を10円で除して得た点数につき1点未満の端数を切り上げて得た点数に**1点**を加算して得た点数

注1　特別入院基本料等を算定している病棟を有する病院に入院している患者であって入院期間が1年を超えるものに対する合算薬剤料が，**220点**にその月における当該患者の入院日数を乗じて得た点数を超える場合（悪性新生物その他の特定の疾患に罹患している患者に対して投薬又は注射を行った場合を除く。）には，当該合算薬剤料は，所定点数にかかわらず，**220点**にその月における当該患者の入院日数を乗じて得た点数により算定する。

2　健康保険法第85条第1項及び高齢者医療確保法第74条第1項に規定する入院時食事療養費に係る食事療養又は健康保険法第85条の2第1項及び高齢者医療確保法第75条第1項に規定する入院時生活療養費に係る生活療養の食事の提供たる療養を受けている患者又は入院中の患者以外の患者に対して投与されたビタミン剤については，当該患者の疾患又は症状の原因がビタミンの欠乏又は代謝異常であることが明らかであり，かつ，必要なビタミンを食事により摂取することが困難である場合その他これに準ずる場合であって，医師が当該ビタミン剤の注射が有効であると判断した場合を除き，これを算定しない。

3　使用薬剤の薬価は，別に厚生労働大臣が定める。

第3節　特定保険医療材料料

区分

G 200 特定保険医療材料　材料価格を10円で除して得た点数

注　使用した特定保険医療材料の材料価格は，別に厚生労働大臣が定める。

第7部　リハビリテーション

通　則

1　リハビリテーションの費用は，特に規定する場合を除き，第1節の各区分の所定点数により算定する。

2　リハビリテーションに当たって薬剤を使用した場合は，前号により算定した点数及び第2節の所定点数を合算した点数により算定する。

3　第1節に掲げられていないリハビリテーションであって特殊なものの費用は，同節に掲げられているリハビリテーションのうちで最も近似するリハビリテーションの各区分の所定点数により算定する。

4　心大血管疾患リハビリテーション料，脳血管疾患等リハビリテーション料，廃用症候群リハビリテーション料，運動器リハビリテーション料又は呼吸器リハビリテーション料については，患者の疾患等を勘案し，最も適当な区分1つに限り算定できる。この場合，患者の疾患，状態等を総合的に勘案し，治療上有効であると医学的に判断される場合であって，患者1人につき1日6単位（別に厚生労働大臣が定める患者については1日9単位）に限り算定できるものとする。

5　区分番号J 117に掲げる鋼線等による直達牽引（2日目以降。観血的に行った場合の手技料を含む。），区分番号J 118に掲げる介達牽引，区分番号J 118－2に掲げる矯正固定，区分番号J 118－3に掲げる変形機械矯正術，区分番号J 119に掲げる消炎鎮痛等処置，区分番号J 119－2に掲げる腰部又は胸部固定帯固定，区分番号J 119－3に掲げる低出力レーザー照射又は区分番号J 119－4に掲げる肛門処置を併せて行った場合は，心大血管疾患リハビリテーション料，脳血管疾患等リハビリテーション料，廃用症候群リハビリテーション料，運動器リハビリテーション料，呼吸器リハビリテーション料，がん患者リハビリテーション料，集団コミュニケーション療法料又は認知症患者リハビリテーション料の所定点数に含まれるものとする。

6　区分番号B 001の17に掲げる慢性疼痛疾患管理料を算定する患者に

対して行った心大血管疾患リハビリテーション料，脳血管疾患等リハビリテーション料，廃用症候群リハビリテーション料，運動器リハビリテーション料又は呼吸器リハビリテーション料を算定すべきリハビリテーションに係る費用は，算定しない。

7　リハビリテーションは，適切な計画の下に行われるものであり，その効果を定期的に評価し，それに基づき計画を見直しつつ実施されるものである。

第1節　リハビリテーション料

区分

H 000 心大血管疾患リハビリテーション料

1　心大血管疾患リハビリテーション料（Ⅰ）（1単位）

イ	理学療法士による場合	205点
ロ	作業療法士による場合	205点
ハ	医師による場合	205点
ニ	看護師による場合	205点
ホ	集団療法による場合	205点

2　心大血管疾患リハビリテーション料（Ⅱ）（1単位）

イ	理学療法士による場合	125点
ロ	作業療法士による場合	125点
ハ	医師による場合	125点
ニ	看護師による場合	125点
ホ	集団療法による場合	125点

注1　別に厚生労働大臣が定める施設基準に適合しているものとして地方厚生局長等に届け出た保険医療機関において，別に厚生労働大臣が定める患者に対して個別療法又は集団療法であるリハビリテーションを行った場合に，当該基準に係る区分に従って，治療開始日から150日を限度として所定点数を算定する。ただし，別に厚生労働大臣が定める患者について，治療を継続することにより状態の改善が期待できると医学的に判断される場合その他の別に厚生労働大臣が定める場合には，150日を超えて所定点数を算定することができる。

2 注1本文に規定する別に厚生労働大臣が定める患者であって入院中のものに対してリハビリテーションを行った場合は，発症，手術若しくは急性増悪から7日目又は治療開始日のいずれか早いものから起算して30日を限度として，早期リハビリテーション加算として，1単位につき**25点**を所定点数に加算する。

3 別に厚生労働大臣が定める施設基準に適合しているものとして地方厚生局長等に届け出た保険医療機関において，注1本文に規定する別に厚生労働大臣が定める患者であって入院中のものに対してリハビリテーションを行った場合は，発症，手術若しくは急性増悪から7日目又は治療開始日のいずれか早いものから起算して14日を限度として，初期加算として，1単位につき**45点**を更に所定点数に加算する。

4 別に厚生労働大臣が定める施設基準に適合しているものとして地方厚生局長等に届け出た保険医療機関において，注1本文に規定する別に厚生労働大臣が定める患者（入院中のものに限る。）であって，リハビリテーションを実施する日に別に厚生労働大臣が定める患者であるものに対してリハビリテーションを行った場合は，発症，手術若しくは急性増悪から7日目又は治療開始日のいずれか早いものから起算して14日を限度として，急性期リハビリテーション加算として，1単位につき**50点**を更に所定点数に加算する。

5 注1本文の規定にかかわらず，注1本文に規定する別に厚生労働大臣が定める患者に対して，必要があって治療開始日から150日を超えてリハビリテーションを行った場合は，1月13単位に限り算定できるものとする。

6 別に厚生労働大臣が定める施設基準に適合しているものとして地方厚生局長等に届け出た保険医療機関において，当該保険医療機関における診療報酬の請求状況，診療の内容に関するデータを継続して厚生労働省に提出している場合であって，注1本文に規定する別に厚生労働大臣が定める患者であって入院中の患者以外のものに対してリハビリテーションを行った場合は，リハビリテーションデータ提出加算として，月1回に限り**50点**を所定点数に加算する。

H 001 脳血管疾患等リハビリテーション料

1 脳血管疾患等リハビリテーション料（Ⅰ）（1単位）

イ	理学療法士による場合	**245点**
ロ	作業療法士による場合	**245点**
ハ	言語聴覚士による場合	**245点**
ニ	医師による場合	**245点**

2 脳血管疾患等リハビリテーション料（Ⅱ）（1単位）

イ	理学療法士による場合	**200点**
ロ	作業療法士による場合	**200点**
ハ	言語聴覚士による場合	**200点**
ニ	医師による場合	**200点**

3 脳血管疾患等リハビリテーション料（Ⅲ）（1単位）

イ	理学療法士による場合	**100点**
ロ	作業療法士による場合	**100点**
ハ	言語聴覚士による場合	**100点**
ニ	医師による場合	**100点**
ホ	イからニまで以外の場合	**100点**

注1 別に厚生労働大臣が定める施設基準に適合しているものとして地方厚生局長等に届け出た保険医療機関において，別に厚生労働大臣が定める患者に対して個別療法であるリハビリテーションを行った場合に，当該基準に係る区分に従って，それぞれ発症，手術若しくは急性増悪又は最初に診断された日から180日を限度として所定点数を算定する。ただし，別に厚生労働大臣が定める患者について，治療を継続することにより状態の改善が期待できると医学的に判断される場合その他の別に厚生労働大臣が定める場合には，180日を超えて所定点数を算定することができる。

2 注1本文に規定する別に厚生労働大臣が定める患者であって入院中のもの又は入院中の患者以外の患者（脳卒中の患者であって，当該保険医療機関を退院したもの又は他の保険医療機関を退院したもの（区分番号Ａ246の注４に掲げる地域連携診療計画加算を算定した患者に限る。）に限る。）に対してリハビリテーションを行った場合は，それぞれ発症，手術又は急性増悪から30日を限度として，早期リハビリテーション加算として，１単位につき**25点**を所定点数に加算する。

3　別に厚生労働大臣が定める施設基準に適合しているものとして地方厚生局長等に届け出た保険医療機関において，注１本文に規定する別に厚生労働大臣が定める患者であって入院中のもの又は入院中の患者以外の患者（脳卒中の患者であって，当該保険医療機関を退院したもの又は他の保険医療機関を退院したもの（区分番号Ａ246の注４に掲げる地域連携診療計画加算を算定した患者に限る。）に限る。）に対してリハビリテーションを行った場合は，それぞれ発症，手術又は急性増悪から14日を限度として，初期加算として，１単位につき**45点**を更に所定点数に加算する。

4　別に厚生労働大臣が定める施設基準に適合しているものとして地方厚生局長等に届け出た保険医療機関において，注１本文に規定する別に厚生労働大臣が定める患者（入院中のものに限る。）であって，リハビリテーションを実施する日において別に厚生労働大臣が定める患者であるものに対してリハビリテーションを行った場合は，発症，手術又は急性増悪から14日を限度として，急性期リハビリテーション加算として，１単位につき**50点**を更に所定点数に加算する。

5　注１本文の規定にかかわらず，注１本文に規定する別に厚生労働大臣が定める患者であって，要介護被保険者等以外のものに対して，必要があってそれぞれ発症，手術若しくは急性増悪又は最初に診断された日から180日を超えてリハビリテーションを行った場合は，１月13単位に限り，算定できるものとする。

6　注１本文の規定にかかわらず，注１本文に規定する別に厚生労働大臣が定める患者であって，入院中の要介護被保険者等に対して，必要があってそれぞれ発症，手術若しくは急性増悪又は最初に診断された日から180日を超えてリハビリテーションを行った場合は，1月13単位に限り，注1に規定する施設基準に係る区分に従い，次に掲げる点数を算定できるものとする。

イ　脳血管疾患等リハビリテーション料（Ⅰ）（1単位）

(1)　理学療法士による場合	**147点**
(2)　作業療法士による場合	**147点**
(3)　言語聴覚士による場合	**147点**
(4)　医師による場合	**147点**

ロ　脳血管疾患等リハビリテーション料（Ⅱ）（1単位）

(1)　理学療法士による場合	**120点**
(2)　作業療法士による場合	**120点**
(3)　言語聴覚士による場合	**120点**
(4)　医師による場合	**120点**

ハ　脳血管疾患等リハビリテーション料（Ⅲ）（1単位）

(1)　理学療法士による場合	**60点**
(2)　作業療法士による場合	**60点**
(3)　言語聴覚士による場合	**60点**
(4)　医師による場合	**60点**
(5)　(1)から(4)まで以外の場合	**60点**

7　注1本文に規定する別に厚生労働大臣が定める患者（要介護被保険者等に限る。）に対し，それぞれ発症，手術若しくは急性増悪又は最初に診断された日から60日を経過した後に，引き続きリハビリテーションを実施する場合において，過去3月以内にH003－4に掲げる目標設定等支援・管理料を算定していない場合には，所定点数の**100分の90**に相当する点数により算定する。

8　別に厚生労働大臣が定める施設基準に適合しているものとして地方厚生局長等に届け出た保険医療機関において，当該保険医療機関における診療報酬の請求状況，診療の内容に関するデータを継続して厚生労働省に提出している場合であって，注1本文に規定する別に厚生労働大臣が定める患者であって入院中の患者以外のものに対してリハビリテーションを行った場合は，リハビリテーションデータ提出加算として，月1回に限り

50点を所定点数に加算する。

H 001-2 廃用症候群リハビリテーション料

1　廃用症候群リハビリテーション料（Ⅰ）（1単位）

イ　理学療法士による場合	180点
ロ　作業療法士による場合	180点
ハ　言語聴覚士による場合	180点
ニ　医師による場合	180点

2　廃用症候群リハビリテーション料（Ⅱ）（1単位）

イ　理学療法士による場合	146点
ロ　作業療法士による場合	146点
ハ　言語聴覚士による場合	146点
ニ　医師による場合	146点

3　廃用症候群リハビリテーション料（Ⅲ）（1単位）

イ　理学療法士による場合	77点
ロ　作業療法士による場合	77点
ハ　言語聴覚士による場合	77点
ニ　医師による場合	77点
ホ　イからニまで以外の場合	77点

注1　別に厚生労働大臣が定める基準に適合している保険医療機関において，急性疾患等に伴う安静による廃用症候群の患者であって，一定程度以上の基本動作能力，応用動作能力，言語聴覚能力及び日常生活能力の低下を来しているものに対して個別療法であるリハビリテーションを行った場合に，当該基準に係る区分に従って，それぞれ廃用症候群の診断又は急性増悪から120日を限度として所定点数を算定する。ただし，別に厚生労働大臣が定める患者について，治療を継続することにより状態の改善が期待できると医学的に判断される場合その他の別に厚生労働大臣が定める場合には，120日を超えて所定点数を算定することができる。

2　注1本文に規定する患者であって入院中のものに対してリハビリテーションを行った場合は，当該患者の廃用症候群に係る急性疾患等の発症，手術若しくは急性増悪又は当該患者の廃用症候群の急性増悪から30日を限度として，早期リハビリテーション加算として，1単位につき<u>**25点**</u>を所定点数に加算する。

3　別に厚生労働大臣が定める施設基準を満たす保険医療機関において，注1本文に規定する患者であって入院中のものに対してリハビリテーションを行った場合は，当該患者の廃用症候群に係る急性疾患等の発症，手術若しくは急性増悪又は当該患者の廃用症候群の急性増悪から14日を限度として，初期加算として，1単位につき**45点**を更に所定点数に加算する。

4　別に厚生労働大臣が定める施設基準に適合しているものとして地方厚生局長等に届け出た保険医療機関において，注1本文に規定する患者(入院中のものに限る。)であって，リハビリテーションを実施する日において別に厚生労働大臣が定める患者であるものに対してリハビリテーションを行った場合は，当該患者の廃用症候群に係る急性疾患等の発症，手術若しくは急性増悪又は当該患者の廃用症候群の急性増悪から14日を限度として，急性期リハビリテーション加算として，1単位につき**50点**を更に所定点数に加算する。

<u>5</u>　注1本文の規定にかかわらず，注1本文に規定する患者であって，要介護被保険者等以外のものに対して，必要があってそれぞれ廃用症候群の診断又は急性増悪から120日を超えてリハビリテーションを行った場合は，1月13単位に限り算定できるものとする。

<u>6</u>　注1本文の規定にかかわらず，注1本文に規定する患者であって，入院中の要介護被保険者等に対して，必要があってそれぞれ廃用症候群の診断又は急性増悪から120日を超えてリハビリテーションを行った場合は，1月13単位に限り，注1に規定する施設基準に係る区分に従い，次に掲げる点数を算定できるものとする。

イ　廃用症候群リハビリテーション料（Ⅰ）（1単位）

(1)　理学療法士による場合……………………………… **108点**
(2)　作業療法士による場合……………………………… **108点**
(3)　言語聴覚士による場合……………………………… **108点**

(4) 医師による場合	108点

ロ 廃用症候群リハビリテーション料（Ⅱ）（1単位）

(1) 理学療法士による場合	88点
(2) 作業療法士による場合	88点
(3) 言語聴覚士による場合	88点
(4) 医師による場合	88点

ハ 廃用症候群リハビリテーション料（Ⅲ）（1単位）

(1) 理学療法士による場合	46点
(2) 作業療法士による場合	46点
(3) 言語聴覚士による場合	46点
(4) 医師による場合	46点
(5) (1)から(4)まで以外の場合	46点

7 注1本文に規定する患者(要介護被保険者等に限る。)に対し，それぞれ廃用症候群の診断又は急性増悪から40日を経過した後に，引き続きリハビリテーションを実施する場合において，過去3月以内にH 003－4に掲げる目標設定等支援・管理料を算定していない場合には，所定点数の**100分の90**に相当する点数により算定する。

8 別に厚生労働大臣が定める施設基準に適合しているものとして地方厚生局長等に届け出た保険医療機関において，当該保険医療機関における診療報酬の請求状況，診療の内容に関するデータを継続して厚生労働省に提出している場合であって，注1本文に規定する患者であって入院中の患者以外のものに対してリハビリテーションを行った場合は，リハビリテーションデータ提出加算として，月1回に限り**50点**を所定点数に加算する。

H 002 運動器リハビリテーション料

1 運動器リハビリテーション料（Ⅰ）（1単位）

イ 理学療法士による場合	185点
ロ 作業療法士による場合	185点
ハ 医師による場合	185点

2 運動器リハビリテーション料（Ⅱ）（1単位）

イ	理学療法士による場合……………………………………	**170点**
ロ	作業療法士による場合……………………………………	**170点**
ハ	医師による場合……………………………………………	**170点**

3　運動器リハビリテーション料（Ⅲ）（1単位）

イ	理学療法士による場合……………………………………	**85点**
ロ	作業療法士による場合……………………………………	**85点**
ハ	医師による場合……………………………………………	**85点**
ニ	イからハまで以外の場合………………………………	**85点**

注1　別に厚生労働大臣が定める施設基準に適合しているものとして地方厚生局長等に届け出た保険医療機関において，別に厚生労働大臣が定める患者に対して個別療法であるリハビリテーションを行った場合に，当該基準に係る区分に従って，それぞれ発症，手術若しくは急性増悪又は最初に診断された日から150日を限度として所定点数を算定する。ただし，別に厚生労働大臣が定める患者について，治療を継続することにより状態の改善が期待できると医学的に判断される場合その他の別に厚生労働大臣が定める場合には，150日を超えて所定点数を算定することができる。

2　注1本文に規定する別に厚生労働大臣が定める患者であって入院中のもの又は入院中の患者以外の患者（大腿骨頸部骨折の患者であって，当該保険医療機関を退院したもの又は他の保険医療機関を退院したもの（区分番号A246の注4に掲げる地域連携診療計画加算を算定した患者に限る。）に限る。）に対してリハビリテーションを行った場合は，それぞれ発症，手術又は急性増悪から30日を限度として，早期リハビリテーション加算として，1単位につき<u>**25点**</u>を所定点数に加算する。

3　別に厚生労働大臣が定める施設基準に適合しているものとして地方厚生局長等に届け出た保険医療機関において，注1本文に規定する別に厚生労働大臣が定める患者であって入院中のもの又は入院中の患者以外の患者（大腿骨頸部骨折の患者であって，当該保険医療機関を退院したもの又は他の保険医療機関を退院したもの（区分番号A246の注4に掲げる地域連携診療計画加算を算定した患者に限る。）に限る。）に対してリハビリテーションを行った場合は，それぞれ発症，手術又は急性増悪から14日を限度として，初期加算として，1単位につき**45点**を更に所定点数に加算する。

4　別に厚生労働大臣が定める施設基準に適合しているものとして地方厚生局長等に届け出た保険医療機関において，注1本文に規定する別に厚生労働大臣が定める患者（入院中のものに限る。）であって，リハビリテーションを実施する日において別に厚生労働大臣が定める患者であるものに対してリハビリテーションを行った場合は，発症，手術又は急性増悪から14日を限度として，急性期リハビリテーション加算として，1単位につき**50点**を更に所定点数に加算する。

5　注1本文の規定にかかわらず，注1本文に規定する別に厚生労働大臣が定める患者であって，要介護被保険者等以外のものに対して，必要があってそれぞれ発症，手術若しくは急性増悪又は最初に診断された日から150日を超えてリハビリテーションを行った場合は，1月13単位に限り，算定できるものとする。

6　注1本文の規定にかかわらず，注1本文に規定する別に厚生労働大臣が定める患者であって，入院中の要介護被保険者等に対して，必要があってそれぞれ発症，手術若しくは急性増悪又は最初に診断された日から150日を超えてリハビリテーションを行った場合は，1月13単位に限り，注1に規定する施設基準に係る区分に従い，次に掲げる点数を算定できるものとする。

イ　運動器リハビリテーション料（Ⅰ）（1単位）

(1)　理学療法士による場合…………………………………**111点**
(2)　作業療法士による場合…………………………………**111点**
(3)　医師による場合…………………………………………**111点**

ロ　運動器リハビリテーション料（Ⅱ）（1単位）

(1)　理学療法士による場合…………………………………**102点**
(2)　作業療法士による場合…………………………………**102点**
(3)　医師による場合…………………………………………**102点**

ハ　運動器リハビリテーション料（Ⅲ）（１単位）

(1)	理学療法士による場合	**51点**
(2)	作業療法士による場合	**51点**
(3)	医師による場合	**51点**
(4)	(1)から(3)まで以外の場合	**51点**

7　注１本文に規定する別に厚生労働大臣が定める患者（要介護被保険者等に限る。）に対し，それぞれ発症，手術若しくは急性増悪又は最初に診断された日から，50日を経過した後に，引き続きリハビリテーションを実施する場合において，過去３月以内にＨ003－4に掲げる目標設定等支援・管理料を算定していない場合には，所定点数の**100分の90**に相当する点数により算定する。

8　別に厚生労働大臣が定める施設基準に適合しているものとして地方厚生局長等に届け出た保険医療機関において，当該保険医療機関における診療報酬の請求状況，診療の内容に関するデータを継続して厚生労働省に提出している場合であって，注１本文に規定する別に厚生労働大臣が定める患者であって入院中の患者以外のものに対してリハビリテーションを行った場合は，リハビリテーションデータ提出加算として，月１回に限り**50点**を所定点数に加算する。

H 003 呼吸器リハビリテーション料

1　呼吸器リハビリテーション料（Ⅰ）（１単位）

イ	理学療法士による場合	**175点**
ロ	作業療法士による場合	**175点**
ハ	言語聴覚士による場合	**175点**
ニ	医師による場合	**175点**

2　呼吸器リハビリテーション料（Ⅱ）（１単位）

イ	理学療法士による場合	**85点**
ロ	作業療法士による場合	**85点**
ハ	言語聴覚士による場合	**85点**
ニ	医師による場合	**85点**

注１　別に厚生労働大臣が定める施設基準に適合しているものとし

て地方厚生局長等に届け出た保険医療機関において，別に厚生労働大臣が定める患者に対して個別療法であるリハビリテーションを行った場合に，当該基準に係る区分に従って，治療開始日から起算して90日を限度として所定点数を算定する。ただし，別に厚生労働大臣が定める患者について，治療を継続することにより状態の改善が期待できると医学的に判断される場合その他の別に厚生労働大臣が定める場合には，90日を超えて所定点数を算定することができる。

2　注1本文に規定する別に厚生労働大臣が定める患者であって入院中のものに対してリハビリテーションを行った場合は，発症，手術若しくは急性増悪から7日目又は治療開始日のいずれか早いものから30日を限度として，早期リハビリテーション加算として，1単位につき**25点**を所定点数に加算する。

3　別に厚生労働大臣が定める施設基準に適合しているものとして地方厚生局長等に届け出た保険医療機関において，注1本文に規定する別に厚生労働大臣が定める患者であって入院中のものに対してリハビリテーションを行った場合は，発症，手術若しくは急性増悪から7日目又は治療開始日のいずれか早いものから起算して14日を限度として，初期加算として，1単位につき**45点**を更に所定点数に加算する。

4　別に厚生労働大臣が定める施設基準に適合しているものとして地方厚生局長等に届け出た保険医療機関において，注1本文に規定する別に厚生労働大臣が定める患者（入院中のものに限る。）であって，リハビリテーションを実施する日において別に厚生労働大臣が定める患者であるものに対してリハビリテーションを行った場合は，発症，手術又は急性増悪から7日目又は治療開始日のいずれか早いものから起算して14日を限度として，急性期リハビリテーション加算として，1単位につき**50点**を更に所定点数に加算する。

5　注1本文の規定にかかわらず，注1本文に規定する別に厚生労働大臣が定める患者に対して，必要があって治療開始日から90日を超えてリハビリテーションを行った場合は，1月13単位に限り算定できるものとする。

6 別に厚生労働大臣が定める施設基準に適合しているものとして地方厚生局長等に届け出た保険医療機関において，当該保険医療機関における診療報酬の請求状況，診療の内容に関するデータを継続して厚生労働省に提出している場合であって，注１本文に規定する別に厚生労働大臣が定める患者であって入院中の患者以外のものに対してリハビリテーションを行った場合は，リハビリテーションデータ提出加算として，月１回に限り**50点**を所定点数に加算する。

H 003-2 リハビリテーション総合計画評価料

1 リハビリテーション総合計画評価料１……………………………**300点**

2 リハビリテーション総合計画評価料２……………………………**240点**

注１ １について，心大血管疾患リハビリテーション料（Ⅰ），脳血管疾患等リハビリテーション料（Ⅰ），脳血管疾患等リハビリテーション料（Ⅱ），廃用症候群リハビリテーション料（Ⅰ），廃用症候群リハビリテーション料（Ⅱ），運動器リハビリテーション料（Ⅰ），運動器リハビリテーション料（Ⅱ），呼吸器リハビリテーション料(Ⅰ)，がん患者リハビリテーション料又は認知症患者リハビリテーション料に係る別に厚生労働大臣が定める施設基準に適合しているものとして地方厚生局長等に届出を行った保険医療機関において，医師，看護師，理学療法士，作業療法士，言語聴覚士等の多職種が共同してリハビリテーション計画を策定し，当該計画に基づき心大血管疾患リハビリテーション料，呼吸器リハビリテーション料，がん患者リハビリテーション料若しくは認知症患者リハビリテーション料を算定すべきリハビリテーションを行った場合又は介護リハビリテーションの利用を予定している患者以外の患者に対し，脳血管疾患等リハビリテーション料，廃用症候群リハビリテーション料又は運動器リハビリテーション料を算定すべきリハビリテーションを行った場合に，患者１人につき１月に１回に限り算定する。

２ ２について，脳血管疾患等リハビリテーション料（Ⅰ），脳血管疾患等リハビリテーション料（Ⅱ），廃用症候群リハビリテーション料（Ⅰ），廃用症候群リハビリテーション料（Ⅱ），運動器リハビリテーション料（Ⅰ）又は運動器リハビリテーション料（Ⅱ）に係る別に厚生労働大臣が定める施設基準に適合しているものとして地方厚生局長等に届出を行った保険医療機関において，医師，看護師，理学療法士，作業療法士，言語聴覚士等の多職種が共同してリハビリテーション計画を策定し，当該計画に基づき，介護リハビリテーションの利用を予定している患者に対し，脳血管疾患等リハビリテーション料，廃用症候群リハビリテーション料又は運動器リハビリテーション料を算定すべきリハビリテーションを行った場合に，患者1人につき1月に1回に限り算定する。

3　当該保険医療機関の医師，看護師，理学療法士，作業療法士又は言語聴覚士が，患家等を訪問し，当該患者（区分番号A308に掲げる回復期リハビリテーション病棟入院料を算定する患者に限る。）の退院後の住環境等を評価した上で，当該計画を策定した場合に，入院時訪問指導加算として，入院中1回に限り，**150点**を所定点数に加算する。

4　脳血管疾患等リハビリテーション料（Ⅰ）又は脳血管疾患等リハビリテーション料（Ⅱ）に係る別に厚生労働大臣が定める施設基準に適合しているものとして地方厚生局長等に届出を行った保険医療機関において，別に厚生労働大臣が定める患者に対して，当該保険医療機関の医師，理学療法士又は作業療法士が運動量増加機器を用いたリハビリテーション計画を策定し，当該機器を用いて，脳血管疾患等リハビリテーション料を算定すべきリハビリテーションを行った場合に，運動量増加機器加算として，月1回に限り**150点**を所定点数に加算する。

H 003-3 削除

H 003-4 目標設定等支援・管理料

1　初回の場合……………………………………………………**250点**

2　2回目以降の場合…………………………………………**100点**

注　区分番号H 001に掲げる脳血管疾患等リハビリテーション料，

区分番号Ｈ001－２に掲げる廃用症候群リハビリテーション料又は区分番号Ｈ002に掲げる運動器リハビリテーション料を算定すべきリハビリテーションを実施している要介護被保険者等である患者に対し，必要な指導等を行った場合に，３月に１回に限り算定する。

H 004 摂食機能療法（１日につき）

１　30分以上の場合……………………………………………………**185点**

２　30分未満の場合……………………………………………………**130点**

注１　１については，摂食機能障害を有する患者に対して，１月に４回に限り算定する。ただし，治療開始日から起算して３月以内の患者については，１日につき算定できる。

２　２については，脳卒中の患者であって，摂食機能障害を有するものに対して，脳卒中の発症から14日以内に限り，１日につき算定できる。

３　別に厚生労働大臣が定める施設基準に適合しているものとして地方厚生局長等に届け出た保険医療機関において，摂食機能又は嚥下機能の回復に必要な指導管理を行った場合は，摂食嚥下機能回復体制加算として，当該基準に係る区分に従い，患者（ハについては，療養病棟入院料１又は療養病棟入院料２を現に算定しているものに限る。）１人につき週１回に限り次に掲げる点数を所定点数に加算する。

イ　摂食嚥下機能回復体制加算１……………………………**210点**

ロ　摂食嚥下機能回復体制加算２……………………………**190点**

ハ　摂食嚥下機能回復体制加算３……………………………**120点**

H 005 視能訓練（１日につき）

１　斜視視能訓練……………………………………………………**135点**

２　弱視視能訓練……………………………………………………**135点**

H 006 難病患者リハビリテーション料（１日につき）…………………**640点**

注１　別に厚生労働大臣が定める施設基準に適合しているものとして地方厚生局長等に届け出た保険医療機関において，入院中の患者以外の患者であって別に厚生労働大臣が定める疾患を主病とするもの（別に厚生労働大臣が定める状態にあるものに限

る。）に対して，社会生活機能の回復を目的としてリハビリテーションを行った場合に算定する。

2　医療機関を退院した患者に対して集中的にリハビリテーションを行った場合は，退院日から起算して3月を限度として，短期集中リハビリテーション実施加算として，退院日から起算した日数に応じ，次に掲げる点数をそれぞれ1日につき所定点数に加算する。

イ　退院日から起算して1月以内の期間に行われた場合……**280点**

ロ　退院日から起算して1月を超え3月以内の期間に行われた場合……**140点**

H 007 障害児（者）リハビリテーション料（1単位）

1　6歳未満の患者の場合……**225点**

2　6歳以上18歳未満の患者の場合……**195点**

3　18歳以上の患者の場合……**155点**

注　別に厚生労働大臣が定める施設基準に適合しているものとして地方厚生局長等に届け出た保険医療機関において，別に厚生労働大臣が定める患者に対して，個別療法であるリハビリテーションを行った場合に，患者1人につき1日6単位まで算定する。

H 007-2 がん患者リハビリテーション料（1単位）……**205点**

注　別に厚生労働大臣が定める施設基準に適合しているものとして地方厚生局長等に届け出た保険医療機関において，別に厚生労働大臣が定める患者であって，がんの治療のために入院しているものに対して，個別療法であるリハビリテーションを行った場合に，患者1人につき1日6単位まで算定する。

H 007-3 認知症患者リハビリテーション料（1日につき）……**240点**

注　別に厚生労働大臣が定める施設基準に適合しているものとして地方厚生局長等に届け出た保険医療機関において，重度認知症の状態にある患者（区分番号A 314に掲げる認知症治療病棟入院料を算定するもの又は認知症に関する専門の保険医療機関に入院しているものに限る。）に対して，個別療法であるリハビリテーションを20分以上行った場合に，入院した日から起算して1年を限度として，週3回に限り算定する。

H 007-4 リンパ浮腫複合的治療料

1　重症の場合……………………………………………………………………200点

2　1以外の場合…………………………………………………………………100点

注1　別に厚生労働大臣が定める施設基準に適合しているものとして地方厚生局長等に届け出た保険医療機関において，リンパ浮腫の患者に複合的治療を実施した場合に，患者1人1日につき1回算定する。

2　1の場合は月1回（当該治療を開始した日の属する月から起算して2月以内は計11回）に限り，2の場合は6月に1回に限り，それぞれ所定点数を算定する。

H 008 集団コミュニケーション療法料（1単位）……………………………**50点**

注　別に厚生労働大臣が定める施設基準に適合しているものとして地方厚生局長等に届け出た保険医療機関において，別に厚生労働大臣が定める患者に対して，集団コミュニケーション療法である言語聴覚療法を行った場合に，患者1人につき1日3単位まで算定する。

第2節　薬　剤　料

区分

H 100 薬剤　　薬価が15円を超える場合は，薬価から15円を控除した額を10円で除して得た点数につき1点未満の端数を切り上げて得た点数に**1点**を加算して得た点数とする。

注1　薬価が15円以下である場合は，算定しない。

2　使用薬剤の薬価は，別に厚生労働大臣が定める。

第8部　精神科専門療法

通　則

1　精神科専門療法の費用は，第1節の各区分の所定点数により算定する。ただし，精神科専門療法に当たって薬剤を使用したときは，第1節及び第2節の各区分の所定点数を合算した点数により算定する。

2　精神科専門療法料は，特に規定する場合を除き，精神科を標榜する保険医療機関において算定する。

第1節　精神科専門療法料

区分

I 000 精神科電気痙攣療法

1　マスク又は気管内挿管による閉鎖循環式全身麻酔を行った場合……………………………………………………………… **2,800点**

2　1以外の場合…………………………………………………… **150点**

注1　1日に1回に限り算定する。

2　1については，第11部に規定する麻酔に要する費用（薬剤料及び特定保険医療材料料を除く。）は所定点数に含まれるものとする。

3　1については，麻酔に従事する医師（麻酔科につき医療法第6条の6第1項に規定する厚生労働大臣の許可を受けた者に限る。）が麻酔を行った場合は，**900点**を所定点数に加算する。

I 000-2 経頭蓋磁気刺激療法…………………………………… **2,000点**

注　別に厚生労働大臣が定める施設基準に適合しているものとして地方厚生局長等に届け出た保険医療機関において，薬物治療で十分な効果が認められない成人のうつ病患者に対して，経頭蓋治療用磁気刺激装置による治療を行った場合に限り算定する。

I 001 入院精神療法（1回につき）

1　入院精神療法（I）…………………………………………… **400点**

2　入院精神療法（Ⅱ）

イ　入院の日から起算して６月以内の期間に行った場合………150点

ロ　入院の日から起算して６月を超えた期間に行った場合………80点

注１　１については，入院中の患者について，精神保健指定医が30分以上入院精神療法を行った場合に，入院の日から起算して３月を限度として週３回に限り算定する。

２　２については，入院中の患者について，入院の日から起算して４週間以内の期間に行われる場合は週２回を，入院の日から起算して４週間を超える期間に行われる場合は週１回をそれぞれ限度として算定する。ただし，重度の精神障害者である患者に対して精神保健指定医が必要と認めて行われる場合は，入院期間にかかわらず週２回に限り算定する。

I 002 通院・在宅精神療法（１回につき）

1　通院精神療法

イ　精神保健福祉法第29条又は第29条の２の規定による入院措置を経て退院した患者であって，都道府県等が作成する退院後に必要な支援内容等を記載した計画に基づく支援期間にあるものに対して，当該計画において療養を担当することとされている保険医療機関の精神科の医師が行った場合 …………660点

ロ　区分番号Ａ000に掲げる初診料を算定する初診の日において，60分以上行った場合

(1)　精神保健指定医による場合………………………………600点

(2)　(1)以外の場合……………………………………………550点

ハ　イ及びロ以外の場合

(1)　30分以上の場合

①　精神保健指定医による場合……………………………410点

②　①以外の場合……………………………………………390点

(2)　30分未満の場合

①　精神保健指定医による場合……………………………315点

②　①以外の場合……………………………………………290点

2　在宅精神療法

イ　精神保健福祉法第29条又は第29条の２の規定による入院

措置を経て退院した患者であって，都道府県等が作成する退院後に必要な支援内容等を記載した計画に基づく支援期間にあるものに対して，当該計画において療養を担当することとされている保険医療機関の精神科の医師が行った場合 …………… **660 点**

ロ　区分番号A 000 に掲げる初診料を算定する初診の日において，60 分以上行った場合

(1)　精神保健指定医による場合…………………………………… **640 点**

(2)　(1)以外の場合………………………………………………… **600 点**

ハ　イ及びロ以外の場合

(1)　60 分以上の場合

①　精神保健指定医による場合…………………………………… **590 点**

②　①以外の場合………………………………………………… **540 点**

(2)　30 分以上 60 分未満の場合

①　精神保健指定医による場合…………………………………… **410 点**

②　①以外の場合………………………………………………… **390 点**

(3)　30 分未満の場合

①　精神保健指定医による場合…………………………………… **315 点**

②　①以外の場合………………………………………………… **290 点**

注1　入院中の患者以外の患者について，退院後 4 週間以内の期間に行われる場合にあっては 1 と 2 を合わせて週 2 回，その他の場合にあっては 1 と 2 を合わせて週 1 回に限り算定する。ただし，区分番号B 000 に掲げる特定疾患療養管理料を算定している患者については算定しない。

2　通院・在宅精神療法は，診療に要した時間が 5 分を超えたときに限り算定する。ただし，区分番号A 000 に掲げる初診料を算定する初診の日において通院・在宅精神療法を行った場合は，診療に要した時間が 30 分を超えたときに限り算定する。

3　20 歳未満の患者に対して通院・在宅精神療法を行った場合（当該保険医療機関の精神科を最初に受診した日から 1 年以内の期間に行った場合に限る。）は，**320 点**を所定点数に加算する。ただし，注 4 又は注 10 に規定する加算を算定した場合は，算定

しない。

4　特定機能病院若しくは区分番号A 311－4に掲げる児童・思春期精神科入院医療管理料に係る届出を行った保険医療機関又は当該保険医療機関以外の保険医療機関であって別に厚生労働大臣が定める施設基準に適合しているものとして地方厚生局長等に届け出た保険医療機関において，通院・在宅精神療法を行った場合は，児童思春期精神科専門管理加算として，次に掲げる区分に従い，いずれかを所定点数に加算する。ただし，ロについては，1回に限り算定する。また，注3又は注10に規定する加算を算定した場合は，算定しない。

イ　16歳未満の患者に通院・在宅精神療法を行った場合

(1)　当該保険医療機関の精神科を最初に受診した日から2年以内の期間に行った場合…………………………………… **500点**

(2)　(1)以外の場合………………………………………………… **300点**

ロ　20歳未満の患者に60分以上の通院・在宅精神療法を行った場合（当該保険医療機関の精神科を最初に受診した日から3月以内の期間に行った場合に限る。）…………………… **1,200点**

5　1のハの(1)並びに2のハの(1)及び(2)については，抗精神病薬を服用している患者について，客観的な指標による当該薬剤の副作用の評価を行った場合は，特定薬剤副作用評価加算として，月1回に限り**25点**を所定点数に加算する。ただし，区分番号I 002－2に掲げる精神科継続外来支援・指導料の注4に規定する加算を算定する月は，算定しない。

6　当該患者に対して，1回の処方において，3種類以上の抗うつ薬又は3種類以上の抗精神病薬を投与した場合であって，別に厚生労働大臣が定める要件を満たさない場合，所定点数の**100分の50**に相当する点数により算定する。

7　1のイを算定する患者に対し，医師の指示を受けた看護師，准看護師又は精神保健福祉士が，月に1回以上，療養の状況等を踏まえ，治療及び社会生活等に係る助言又は指導を継続して行った場合に，措置入院後継続支援加算として，3月に1回に限り**275点**を所定点数に加算する。

8　別に厚生労働大臣が定める施設基準に適合しているものとして地方厚生局長等に届け出た保険医療機関において，重点的な支援を要する患者に対して，精神科を担当する医師の指示の下，保健師，看護師又は精神保健福祉士が，当該患者が地域生活を継続するための面接及び関係機関との連絡調整を行った場合に，療養生活継続支援加算として，次に掲げる区分に従い，初回算定日の属する月から起算して1年を限度として，月1回に限り，いずれかを所定点数に加算する。

イ　直近の入院において，区分番号B015に掲げる精神科退院時共同指導料1を算定した患者の場合……………………… **500点**

ロ　イ以外の患者の場合……………………………………………… **350点**

9　心理に関する支援を要する患者として別に厚生労働大臣が定める患者に対して，精神科を担当する医師の指示を受けた公認心理師が必要な支援を行った場合に，心理支援加算として，初回算定日の属する月から起算して2年を限度として，月2回に限り**250点**を所定点数に加算する。

10　別に厚生労働大臣が定める施設基準に適合しているものとして地方厚生局長等に届け出た保険医療機関において，1を算定する患者であって，20歳未満のものに対して，精神科を担当する医師の指示の下，保健師，看護師，作業療法士，精神保健福祉士又は公認心理師等が共同して必要な支援を行った場合は，児童思春期支援指導加算として，次に掲げる区分に従い，いずれかを所定点数に加算する。ただし，イについては，1回に限り算定する。また，注3又は注4に規定する加算を算定した場合は，算定しない。

イ　60分以上の通院・在宅精神療法を行った場合（当該保険医療機関の精神科を最初に受診した日から3月以内の期間に行った場合に限る。） …………………………………………… **1,000点**

ロ　イ以外の場合

(1)　当該保険医療機関の精神科を最初に受診した日から2年以内の期間に行った場合……………………………………… **450点**

(2)　(1)以外の場合…………………………………………………… **250点**

11　別に厚生労働大臣が定める施設基準に適合しているものとして地方厚生局長等に届け出た保険医療機関において，通院・在宅精神療法を行った場合は，早期診療体制充実加算として，次に掲げる区分に従い，いずれかを所定点数に加算する。

イ　病院の場合

(1)　当該保険医療機関の精神科を最初に受診した日から３年以内の期間に行った場合……………………………………**20点**

(2)　(1)以外の場合…………………………………………………………**15点**

ロ　診療所の場合

(1)　当該保険医療機関の精神科を最初に受診した日から３年以内の期間に行った場合……………………………………**50点**

(2)　(1)以外の場合…………………………………………………………**15点**

12　１のハの(1)の①又は(2)の①については，別に厚生労働大臣が定める施設基準に適合しているものとして地方厚生局長等に届け出た保険医療機関において，情報通信機器を用いた精神療法を行うことが適当と認められる患者に対し，情報通信機器を用いて行った場合は，所定点数に代えて，それぞれ**357点**又は**274点**を算定する。ただし，当該患者に対して，１回の処方において，３種類以上の抗うつ薬又は３種類以上の抗精神病薬を投与した場合には，算定できない。また，注３から注５まで及び注７から注11までに規定する加算は別に算定できない。

I 002-2 精神科継続外来支援・指導料（１日につき）…………………………**55点**

注１　入院中の患者以外の患者について，精神科を担当する医師が，患者又はその家族等に対して，病状，服薬状況及び副作用の有無等の確認を主とした支援を行った場合に，患者１人につき１日に１回に限り算定する。

２　当該患者に対して，１回の処方において，３種類以上の抗不安薬，３種類以上の睡眠薬，３種類以上の抗うつ薬又は３種類以上の抗精神病薬を投与した場合（臨時の投薬等のもの及び３種類の抗うつ薬又は３種類の抗精神病薬を患者の病状等によりやむを得ず投与するものを除く。）には，算定しない。

３　医師による支援と併せて，精神科を担当する医師の指示の下，保健師，看護師，作業療法士又は精神保健福祉士が，患者又はその家族等に対して，療養生活環境を整備するための支援を行った場合は，**40 点**を所定点数に加算する。

4　抗精神病薬を服用している患者について，客観的な指標による当該薬剤の副作用の評価を行った場合は，特定薬剤副作用評価加算として，月１回に限り **25 点**を所定点数に加算する。ただし，区分番号Ｉ 002 に掲げる通院・在宅精神療法の注５に規定する加算を算定する月は，算定しない。

5　当該患者に対して，１回の処方において，３種類以上の抗うつ薬又は３種類以上の抗精神病薬を投与した場合（注２に規定する場合を除く。）であって，別に厚生労働大臣が定める要件を満たさない場合，所定点数の **100 分の 50** に相当する点数により算定する。

6　他の精神科専門療法と同一日に行う精神科継続外来支援・指導に係る費用は，他の精神科専門療法の所定点数に含まれるものとする。

Ｉ 002-3 救急患者精神科継続支援料

1　入院中の患者…………………………………………………… **900 点**

2　入院中の患者以外の患者……………………………………… **300 点**

注 1　別に厚生労働大臣が定める施設基準に適合しているものとして地方厚生局長等に届け出た保険医療機関において，精神疾患を有する患者であって，自殺企図等により入院したものに対し，生活上の課題又は精神疾患の治療継続上の課題を確認し，助言又は指導を行った場合に算定する。

2　入院中の患者については，入院した日から起算して６月以内の期間に週１回に限り算定する。

3　入院中の患者以外の患者については，退院後，電話等で継続的な指導等を行った場合に，退院後 24 週を限度として，週１回に限り算定する。

Ｉ 003 標準型精神分析療法（１回につき）………………………… **390 点**

注　診療に要した時間が 45 分を超えたときに限り算定する。

Ｉ 003-2 認知療法・認知行動療法（１日につき）

1　医師による場合……………………………………………………………… **480点**

2　医師及び看護師が共同して行う場合……………………………………… **350点**

注1　別に厚生労働大臣が定める施設基準に適合しているものとして地方厚生局長等に届け出た保険医療機関において，入院中の患者以外の患者について，認知療法・認知行動療法に習熟した医師が，一連の治療に関する計画を作成し，患者に説明を行った上で，認知療法・認知行動療法を行った場合に，一連の治療について16回に限り算定する。

2　精神科を標榜する保険医療機関以外の保険医療機関においても算定できるものとする。

3　診療に要した時間が30分を超えたときに限り算定する。

4　認知療法・認知行動療法と同一日に行う他の精神科専門療法は，所定点数に含まれるものとする。

I 004 心身医学療法（1回につき）

1　入院中の患者…………………………………………………………… **150点**

2　入院中の患者以外の患者

イ　初診時………………………………………………………………… **110点**

ロ　再診時…………………………………………………………………… **80点**

注1　精神科を標榜する保険医療機関以外の保険医療機関においても算定できるものとする。

2　区分番号A 000に掲げる初診料を算定する初診の日において心身医学療法を行った場合は，診療に要した時間が30分を超えたときに限り算定する。

3　入院中の患者については，入院の日から起算して4週間以内の期間に行われる場合にあっては週2回，入院の日から起算して4週間を超える期間に行われる場合にあっては週1回に限り算定する。

4　入院中の患者以外の患者については，初診日から起算して4週間以内の期間に行われる場合にあっては週2回，初診日から起算して4週間を超える期間に行われる場合にあっては週1回に限り算定する。

5　20歳未満の患者に対して心身医学療法を行った場合は，所定点数に所定点数の**100分の200**に相当する点数を加算する。

I 005 入院集団精神療法（1日につき）…………………………………**100点**

注1　入院中の患者について，入院の日から起算して6月を限度として週2回に限り算定する。

2　入院集団精神療法と同一日に行う他の精神科専門療法は，所定点数に含まれるものとする。

I 006 通院集団精神療法（1日につき）…………………………………**270点**

注1　入院中の患者以外の患者について，6月を限度として週2回に限り算定する。

2　通院集団精神療法と同一日に行う他の精神科専門療法は，所定点数に含まれるものとする。

I 006-2 依存症集団療法（1回につき）

1　薬物依存症の場合…………………………………………………**340点**

2　ギャンブル依存症の場合………………………………………**300点**

3　アルコール依存症の場合………………………………………**300点**

注1　1については，別に厚生労働大臣が定める施設基準に適合しているものとして地方厚生局長等に届け出た保険医療機関において，薬物依存症の患者であって，入院中の患者以外のものに対して，集団療法を実施した場合に，治療開始日から起算して6月を限度として，週1回に限り算定する。ただし，精神科の医師が特に必要性を認め，治療開始日から起算して6月を超えて実施した場合には，治療開始日から起算して2年を限度として，更に週1回かつ計24回に限り算定できる。

2　2については，別に厚生労働大臣が定める施設基準に適合しているものとして地方厚生局長等に届け出た保険医療機関において，ギャンブル依存症の患者であって，入院中の患者以外のものに対して，集団療法を実施した場合に，治療開始日から起算して3月を限度として，2週間に1回に限り算定する。

3　3については，別に厚生労働大臣が定める施設基準に適合しているものとして地方厚生局長等に届け出た保険医療機関において，アルコール依存症の患者であって，入院中の患者以外のものに対して，集団療法を実施した場合に，週1回かつ計10回に限り算定する。

4　依存症集団療法と同一日に行う他の精神科専門療法は，所定点数に含まれるものとする。

I 007 精神科作業療法（1日につき）…………………………………………… **220点**

注　別に厚生労働大臣が定める施設基準に適合しているものとして地方厚生局長等に届け出た保険医療機関において行われる場合に算定する。

I 008 入院生活技能訓練療法

1　入院の日から起算して6月以内の期間に行った場合………… **100点**

2　入院の日から起算して6月を超えた期間に行った場合………… **75点**

注1　入院中の患者について，週1回に限り算定する。

2　入院生活技能訓練療法と同一日に行う他の精神科専門療法は，所定点数に含まれるものとする。

I 008-2 精神科ショート・ケア（1日につき）

1　小規模なもの……………………………………………………………… **275点**

2　大規模なもの……………………………………………………………… **330点**

注1　1については，別に厚生労働大臣が定める施設基準に適合しているものとして地方厚生局長等に届け出た保険医療機関において行われる場合に算定する。

2　2については，別に厚生労働大臣が定める施設基準に適合しているものとして地方厚生局長等に届け出た保険医療機関において，疾患等に応じた診療計画を作成して行われる場合に算定する。

3　精神科ショート・ケア，精神科デイ・ケア，精神科ナイト・ケア又は精神科デイ・ナイト・ケアのいずれかを最初に算定した日から起算して1年を超える期間に行われる場合には，週5日を限度として算定する。ただし，週3日を超えて算定する場合にあっては，患者の意向を踏まえ，必要性が特に認められる場合に限る。

4　精神科ショート・ケア，精神科デイ・ケア，精神科ナイト・ケア又は精神科デイ・ナイト・ケアのいずれかを最初に算定した日から起算して1年以内の期間に行われる場合にあっては，早期加算として，**20 点**を所定点数に加算する。

5　当該保険医療機関において，入院中の患者であって，退院を予定しているもの（区分番号Ｉ011 に掲げる精神科退院指導料を算定したものに限る。）に対して，精神科ショート・ケアを行った場合には，入院中１回に限り，所定点数の **100 分の 50** に相当する点数を算定する。

6　精神科ショート・ケアを算定した場合は，区分番号Ｉ009 に掲げる精神科デイ・ケア，区分番号Ｉ010 に掲げる精神科ナイト・ケア，区分番号Ｉ010 − 2に掲げる精神科デイ・ナイト・ケア及び区分番号Ｉ015 に掲げる重度認知症患者デイ・ケア料は算定しない。

7　１については，40 歳未満の患者に対して，当該患者と類似の精神症状を有する複数の患者と共通の計画を作成し，当該計画について文書により提供し，当該患者の同意を得た上で，当該計画に係る複数の患者と同時に精神科ショート・ケアを実施した場合に，治療開始日から起算して５月を限度として，週１回に限り，疾患別等専門プログラム加算として，**200 点**を所定点数に加算する。ただし，精神科の医師が特に必要性を認めた場合は，治療開始日から起算して２年を限度として，更に週１回かつ計 20 回に限り算定できる。

Ｉ 009 精神科デイ・ケア（１日につき）

1　小規模なもの……………………………………………………… **590 点**

2　大規模なもの……………………………………………………… **700 点**

注１　１については，別に厚生労働大臣が定める施設基準に適合しているものとして地方厚生局長等に届け出た保険医療機関において行われる場合に算定する。

2　２については，別に厚生労働大臣が定める施設基準に適合しているものとして地方厚生局長等に届け出た保険医療機関において，疾患等に応じた診療計画を作成して行われる場合に算定する。

3　精神科ショート・ケア，精神科デイ・ケア，精神科ナイト・ケア又は精神科デイ・ナイト・ケアのいずれかを最初に算定した日から起算して1年を超える期間に行われる場合には，週5日を限度として算定する。ただし，週3日を超えて算定する場合にあっては，患者の意向を踏まえ，必要性が特に認められる場合に限る。

4　精神科ショート・ケア，精神科デイ・ケア，精神科ナイト・ケア又は精神科デイ・ナイト・ケアのいずれかを最初に算定した日から起算して3年を超える期間に行われる場合であって，週3日を超えて算定する場合には，長期の入院歴を有する患者を除き，当該日における点数は，所定点数の**100分の90**に相当する点数により算定する。

5　精神科ショート・ケア，精神科デイ・ケア，精神科ナイト・ケア又は精神科デイ・ナイト・ケアのいずれかを最初に算定した日から起算して1年以内の期間に行われる場合にあっては，早期加算として，**50点**を所定点数に加算する。

6　当該保険医療機関において，入院中の患者であって，退院を予定しているもの（区分番号Ｉ011に掲げる精神科退院指導料を算定したものに限る。）に対して，精神科デイ・ケアを行った場合には，入院中1回に限り，所定点数の**100分の50**に相当する点数を算定する。

7　精神科デイ・ケアを算定した場合は，区分番号Ｉ008－2に掲げる精神科ショート・ケア，区分番号Ｉ010に掲げる精神科ナイト・ケア，区分番号Ｉ010－2に掲げる精神科デイ・ナイト・ケア及び区分番号Ｉ015に掲げる重度認知症患者デイ・ケア料は算定しない。

Ｉ010 精神科ナイト・ケア（1日につき）……………………………………**540点**

注1　別に厚生労働大臣が定める施設基準に適合しているものとして地方厚生局長等に届け出た保険医療機関において行われる場合に算定する。

2　精神科ショート・ケア，精神科デイ・ケア，精神科ナイト・ケア又は精神科デイ・ナイト・ケアのいずれかを最初に算定した日から起算して1年を超える期間に行われる場合には，週5日を限度として算定する。ただし，週3日を超えて算定する場合にあっては，患者の意向を踏まえ，必要性が特に認められる場合に限る。

3　精神科ショート・ケア，精神科デイ・ケア，精神科ナイト・ケア又は精神科デイ・ナイト・ケアのいずれかを最初に算定した日から起算して３年を超える期間に行われる場合であって，週３日を超えて算定する場合には，長期の入院歴を有する患者を除き，当該日における点数は，所定点数の**100分の90**に相当する点数により算定する。

4　精神科ショート・ケア，精神科デイ・ケア，精神科ナイト・ケア又は精神科デイ・ナイト・ケアのいずれかを最初に算定した日から起算して１年以内の期間に行われる場合にあっては，早期加算として，**50点**を所定点数に加算する。

5　精神科ナイト・ケアを算定した場合は，区分番号Ｉ008－2に掲げる精神科ショート・ケア，区分番号Ｉ009に掲げる精神科デイ・ケア，区分番号Ｉ010－2に掲げる精神科デイ・ナイト・ケア及び区分番号Ｉ015に掲げる重度認知症患者デイ・ケア料は算定しない。

I 010-2 精神科デイ・ナイト・ケア（1日につき）…………………… **1,000点**

注1　別に厚生労働大臣が定める施設基準に適合しているものとして地方厚生局長等に届け出た保険医療機関において行われる場合に算定する。

2　精神科ショート・ケア，精神科デイ・ケア，精神科ナイト・ケア又は精神科デイ・ナイト・ケアのいずれかを最初に算定した日から起算して１年を超える期間に行われる場合には，週５日を限度として算定する。ただし，週３日を超えて算定する場合にあっては，患者の意向を踏まえ，必要性が特に認められる場合に限る。

3　精神科ショート・ケア，精神科デイ・ケア，精神科ナイト・ケア又は精神科デイ・ナイト・ケアのいずれかを最初に算定した日から起算して３年を超える期間に行われる場合であって，週３日を超えて算定する場合には，長期の入院歴を有する患者を除き，当該日における点数は，所定点数の**100分の90**に相当する点数により算定する。

4　精神科ショート・ケア，精神科デイ・ケア，精神科ナイト・ケア又は精神科デイ・ナイト・ケアのいずれかを最初に算定した日から起算して1年以内の期間に行われる場合にあっては，早期加算として，**50点**を所定点数に加算する。

5　当該療法について，疾患等に応じた診療計画を作成して行った場合は，疾患別等診療計画加算として，**40点**を所定点数に加算する。

6　精神科デイ・ナイト・ケアを算定した場合は，区分番号Ｉ008－2に掲げる精神科ショート・ケア，区分番号Ｉ009に掲げる精神科デイ・ケア，区分番号Ｉ010に掲げる精神科ナイト・ケア及び区分番号Ｉ015に掲げる重度認知症患者デイ・ケア料は算定しない。

Ｉ011 精神科退院指導料……………………………………………………**320点**

注1　入院期間が1月を超える精神障害者である患者又はその家族等に対して，精神科の医師，看護師，作業療法士及び精神保健福祉士が共同して，退院後に必要となる保健医療サービス又は福祉サービス等に関する計画を策定し，当該計画に基づき必要な指導を行った場合に，当該入院中1回に限り算定する。

2　入院期間が1年を超える精神障害者である患者又はその家族等に対して，精神科の医師，看護師，作業療法士及び精神保健福祉士が共同して，退院後に必要となる保健医療サービス又は福祉サービス等に関する計画を策定し，当該計画に基づき必要な指導を行った場合であって，当該患者が退院したときに，精神科地域移行支援加算として，退院時に1回に限り**200点**を所定点数に加算する。

Ｉ011-2 精神科退院前訪問指導料……………………………………………**380点**

注1　入院中の患者の円滑な退院のため，患家等を訪問し，当該患者又はその家族等に対して，退院後の療養上の指導を行った場合に，当該入院中3回（入院期間が6月を超えると見込まれる患者にあっては，当該入院中6回）に限り算定する。

2　保健師，看護師，作業療法士又は精神保健福祉士が共同して訪問指導を行った場合は，**320点**を所定点数に加算する。

3　注1に掲げる指導に要した交通費は，患家の負担とする。

I 012 精神科訪問看護・指導料

1　精神科訪問看護・指導料（I）

イ　保健師又は看護師による場合

(1)　週3日目まで　30分以上の場合……………………………**580点**

(2)　週3日目まで　30分未満の場合……………………………**445点**

(3)　週4日目以降　30分以上の場合……………………………**680点**

(4)　週4日目以降　30分未満の場合……………………………**530点**

ロ　准看護師による場合

(1)　週3日目まで　30分以上の場合……………………………**530点**

(2)　週3日目まで　30分未満の場合……………………………**405点**

(3)　週4日目以降　30分以上の場合……………………………**630点**

(4)　週4日目以降　30分未満の場合……………………………**490点**

ハ　作業療法士による場合

(1)　週3日目まで　30分以上の場合……………………………**580点**

(2)　週3日目まで　30分未満の場合……………………………**445点**

(3)　週4日目以降　30分以上の場合……………………………**680点**

(4)　週4日目以降　30分未満の場合……………………………**530点**

ニ　精神保健福祉士による場合

(1)　週3日目まで　30分以上の場合……………………………**580点**

(2)　週3日目まで　30分未満の場合……………………………**445点**

(3)　週4日目以降　30分以上の場合……………………………**680点**

(4)　週4日目以降　30分未満の場合……………………………**530点**

2　削除

3　精神科訪問看護・指導料（III）

イ　保健師又は看護師による場合

(1)　同一日に2人

①　週3日目まで　30分以上の場合……………………………**580点**

②　週3日目まで　30分未満の場合……………………………**445点**

③　週4日目以降　30分以上の場合……………………………**680点**

④　週4日目以降　30分未満の場合……………………………**530点**

(2) 同一日に３人以上

① 週３日目まで　30分以上の場合…………………………293点

② 週３日目まで　30分未満の場合…………………………225点

③ 週４日目以降　30分以上の場合…………………………343点

④ 週４日目以降　30分未満の場合…………………………268点

ロ　准看護師による場合

(1) 同一日に２人

① 週３日目まで　30分以上の場合…………………………530点

② 週３日目まで　30分未満の場合…………………………405点

③ 週４日目以降　30分以上の場合…………………………630点

④ 週４日目以降　30分未満の場合…………………………490点

(2) 同一日に３人以上

① 週３日目まで　30分以上の場合…………………………268点

② 週３日目まで　30分未満の場合…………………………205点

③ 週４日目以降　30分以上の場合…………………………318点

④ 週４日目以降　30分未満の場合…………………………248点

ハ　作業療法士による場合

(1) 同一日に２人

① 週３日目まで　30分以上の場合…………………………580点

② 週３日目まで　30分未満の場合…………………………445点

③ 週４日目以降　30分以上の場合…………………………680点

④ 週４日目以降　30分未満の場合…………………………530点

(2) 同一日に３人以上

① 週３日目まで　30分以上の場合…………………………293点

② 週３日目まで　30分未満の場合…………………………225点

③ 週４日目以降　30分以上の場合…………………………343点

④ 週４日目以降　30分未満の場合…………………………268点

ニ　精神保健福祉士による場合

(1) 同一日に２人

① 週３日目まで　30分以上の場合…………………………580点

② 週３日目まで　30分未満の場合…………………………445点

③ 週４日目以降　30分以上の場合…………………………680点

④　週４日目以降　30分未満の場合……………………………**530点**

(2)　同一日に３人以上

①　週３日目まで　30分以上の場合……………………………**293点**

②　週３日目まで　30分未満の場合……………………………**225点**

③　週４日目以降　30分以上の場合……………………………**343点**

④　週４日目以降　30分未満の場合……………………………**268点**

注１　１については，入院中の患者以外の精神障害者である患者又はその家族等（当該患者と同一の建物に居住する他の患者に対して当該保険医療機関が同一日に精神科訪問看護・指導を行う場合の当該患者（以下この区分番号において「同一建物居住者」という。）を除く。）に対して，当該患者を診察した精神科を標榜する保険医療機関の保健師，看護師，准看護師，作業療法士又は精神保健福祉士（以下この区分番号において「看護師等」という。）を訪問させて，看護又は療養上必要な指導を行わせた場合に，精神科訪問看護・指導料（Ⅲ），区分番号Ｃ005に掲げる在宅患者訪問看護・指導料（３を除く。）及び区分番号Ｃ005－１－２に掲げる同一建物居住者訪問看護・指導料（３を除く。）を算定する日と合わせて週３回（当該患者の退院後３月以内の期間において行われる場合にあっては，週５回）に限り算定する。ただし，当該患者が服薬中断等により急性増悪した場合であって，医師が必要と認め指示した場合には，１月に１回に限り，当該急性増悪した日から７日以内の期間については，１日につき１回に限り算定することができる。

２　３については，入院中の患者以外の精神障害者である患者又はその家族等であって，同一建物居住者であるものに対して，当該患者を診察した精神科を標榜する保険医療機関の看護師等を訪問させて，看護又は療養上必要な指導を行わせた場合に，精神科訪問看護・指導料（Ⅰ），区分番号Ｃ005に掲げる在宅患者訪問看護・指導料（３を除く。）及び区分番号Ｃ005－１－２に掲げる同一建物居住者訪問看護・指導料（３を除く。）を算定する日と合わせて週３回（当該患者の退院後３月以内の期間において行われる場合にあっては，週５回）に限り，患者１

人につきそれぞれ所定点数を算定する。ただし，当該患者が服薬中断等により急性増悪した場合であって，医師が必要と認め指示した場合には，1月に1回に限り，当該急性増悪した日から7日以内の期間について，1日につき1回に限り算定することができる。

3　注1ただし書及び注2ただし書の患者について，更に継続した訪問看護が必要と医師が判断した場合には，急性増悪した日から1月以内の医師が指示した連続した7日間（注1ただし書及び注2ただし書に規定する期間を除く。）については，1日につき1回に限り算定することができる。

4　注1及び注2に規定する場合（いずれも30分未満の場合を除く。）であって，複数の看護師等又は看護補助者を訪問させて，看護又は療養上必要な指導を行わせた場合は，複数名精神科訪問看護・指導加算として，次に掲げる区分に従い，1日につき，いずれかを所定点数に加算する。ただし，ハの場合にあっては週1日を限度とする。

イ　所定点数を算定する精神科訪問看護・指導を行う保健師又は看護師が他の保健師，看護師，作業療法士又は精神保健福祉士と同時に精神科訪問看護・指導を行う場合

⑴　1日に1回の場合

①　同一建物内1人又は2人……………………………… **450点**

②　同一建物内3人以上………………………………… **400点**

⑵　1日に2回の場合

①　同一建物内1人又は2人……………………………… **900点**

②　同一建物内3人以上………………………………… **810点**

⑶　1日に3回以上の場合

①　同一建物内1人又は2人…………………………… **1,450点**

②　同一建物内3人以上……………………………… **1,300点**

ロ　所定点数を算定する精神科訪問看護・指導を行う保健師又は看護師が准看護師と同時に精神科訪問看護・指導を行う場合

⑴　1日に1回の場合

① 同一建物内１人又は２人……………………………… **380 点**
② 同一建物内３人以上……………………………………… **340 点**
(2) １日に２回の場合
① 同一建物内１人又は２人……………………………… **760 点**
② 同一建物内３人以上……………………………………… **680 点**
(3) １日に３回以上の場合
① 同一建物内１人又は２人……………………………… **1,240 点**
② 同一建物内３人以上……………………………………… **1,120 点**

ハ 所定点数を算定する精神科訪問看護・指導を行う保健師又は看護師が看護補助者と同時に精神科訪問看護・指導を行う場合
(1) 同一建物内１人又は２人……………………………………… **300 点**
(2) 同一建物内３人以上……………………………………………… **270 点**

5 注１及び注２に規定する場合であって，別に厚生労働大臣が定める長時間の訪問を要する者に対し，保険医療機関の看護師等が，長時間にわたる精神科訪問看護・指導を実施した場合には，長時間精神科訪問看護・指導加算として週１日（別に厚生労働大臣が定める者の場合にあっては週３日）に限り，**520 点**を所定点数に加算する。

6 注１及び注２に規定する場合であって，夜間（午後６時から午後 10 時までの時間をいう。）又は早朝（午前６時から午前８時までの時間をいう。）に精神科訪問看護・指導を行った場合は，夜間・早朝訪問看護加算として **210 点**を所定点数に加算し，深夜に精神科訪問看護・指導を行った場合は，深夜訪問看護加算として **420 点**を所定点数に加算する。

7 注１及び注２に規定する場合であって，患者又はその家族等の求めを受けた診療所又は在宅療養支援病院の保険医（精神科の医師に限る。）の指示により，保険医療機関の看護師等が緊急に精神科訪問看護・指導を実施した場合には，精神科緊急訪問看護加算として，次に掲げる区分に従い，１日につき，いずれかを所定点数に加算する。

イ 月 14 日目まで……………………………………………… **265 点**

ロ　月15日目以降……………………………………………………**200点**

8　精神科訪問看護・指導料を算定した場合には，区分番号C005に掲げる在宅患者訪問看護・指導料又はC005－1－2に掲げる同一建物居住者訪問看護・指導料は，算定しない。

9　精神科訪問看護・指導に要した交通費は，患家の負担とする。

10　区分番号I016に掲げる精神科在宅患者支援管理料を算定する患者に対して，当該患者に対する診療を担う保険医療機関（訪問看護を行うものに限る。）の保険医が必要と認めて，1日に2回又は3回以上の精神科訪問看護・指導を行った場合には，精神科複数回訪問加算として，次に掲げる区分に従い，1日につき，いずれかを所定点数に加算する。

イ　1日に2回の場合

(1)　同一建物内1人又は2人…………………………………**450点**

(2)　同一建物内3人以上………………………………………**400点**

ロ　1日に3回以上の場合

(1)　同一建物内1人又は2人…………………………………**800点**

(2)　同一建物内3人以上………………………………………**720点**

11　別に厚生労働大臣が定める者について，保険医療機関の看護師又は准看護師が，登録喀痰吸引等事業者又は登録特定行為事業者と連携し，喀痰吸引等が円滑に行われるよう，喀痰吸引等に関してこれらの事業者の介護の業務に従事する者に対して必要な支援を行った場合には，看護・介護職員連携強化加算として，月1回に限り**250点**を所定点数に加算する。

12　保険医療機関の看護師等が，最も合理的な経路及び方法による当該保険医療機関の所在地から患家までの移動にかかる時間が1時間以上である者に対して精神科訪問看護・指導を行い，次のいずれかに該当する場合，特別地域訪問看護加算として，所定点数の**100分の50**に相当する点数を加算する。

イ　別に厚生労働大臣が定める地域に所在する保険医療機関の看護師等が精神科訪問看護・指導を行う場合

ロ　別に厚生労働大臣が定める地域外に所在する保険医療機

関の看護師等が別に厚生労働大臣が定める地域の患家に対して精神科訪問看護・指導を行う場合

13 組織的な感染防止対策につき区分番号A 000 に掲げる初診料の注 11 及び区分番号A 001 に掲げる再診料の注 15 に規定する別に厚生労働大臣が定める施設基準に適合しているものとして地方厚生局長等に届け出た保険医療機関（診療所に限る。）においては，外来感染対策向上加算として，月 1 回に限り **6 点**を所定点数に加算する。ただし，発熱その他感染症を疑わせるような症状を呈する患者に対して適切な感染防止対策を講じた上で，精神科訪問看護・指導を行った場合については，発熱患者等対応加算として，月 1 回に限り **20 点**を更に所定点数に加算する。この場合において，区分番号A 000 に掲げる初診料の注 11，区分番号A 001 に掲げる再診料の注 15，第 1 部の通則第 3 号又は第 2 部の通則第 5 号にそれぞれ規定する外来感染対策向上加算を算定した月は，別に算定できない。

14 感染症対策に関する医療機関間の連携体制につき区分番号A 000 に掲げる初診料の注 12 及び区分番号A 001 に掲げる再診料の注 16 に規定する別に厚生労働大臣が定める施設基準に適合しているものとして地方厚生局長等に届け出た保険医療機関において，注 13 に規定する外来感染対策向上加算を算定した場合は，連携強化加算として，月 1 回に限り **3 点**を更に所定点数に加算する。

15 感染防止対策に資する情報を提供する体制につき区分番号A 000 に掲げる初診料の注 13 及び区分番号A 001 に掲げる再診料の注 17 に規定する別に厚生労働大臣が定める施設基準に適合しているものとして地方厚生局長等に届け出た保険医療機関において，注 13 に規定する外来感染対策向上加算を算定した場合は，サーベイランス強化加算として，月 1 回に限り **1 点**を更に所定点数に加算する。

16 抗菌薬の使用状況につき区分番号A 000 に掲げる初診料の注 14 及び区分番号A 001 に掲げる再診料の注 18 に規定する別に厚生労働大臣が定める施設基準に適合しているものとして地方

厚生局長等に届け出た保険医療機関において，注13に規定する外来感染対策向上加算を算定した場合は，抗菌薬適正使用体制加算として，月1回に限り**5点**を更に所定点数に加算する。

17　別に厚生労働大臣が定める施設基準に適合しているものとして地方厚生局長等に届け出た保険医療機関の看護師等（准看護師を除く。）が，健康保険法第3条第13項の規定による電子資格確認により，患者の診療情報を取得等した上で精神科訪問看護・指導の実施に関する計画的な管理を行った場合には，訪問看護医療ＤＸ情報活用加算として，月1回に限り**5点**を所定点数に加算する。ただし，区分番号Ａ000に掲げる初診料の注15，区分番号Ａ001に掲げる再診料の注19若しくは区分番号Ａ002に掲げる外来診療料の注10にそれぞれ規定する医療情報取得加算，区分番号Ａ000に掲げる初診料の注16に規定する医療ＤＸ推進体制整備加算又は区分番号Ｃ001に掲げる在宅患者訪問診療料（Ⅰ）の注13（区分番号Ｃ001－2の注6の規定により準用する場合を含む。）若しくは区分番号Ｃ003に掲げる在宅がん医療総合診療料の注8にそれぞれ規定する在宅医療ＤＸ情報活用加算又は区分番号Ｃ005に掲げる在宅患者訪問看護・指導料の注17（区分番号Ｃ005－1－2の注6の規定により準用する場合を含む。）に規定する訪問看護医療ＤＸ情報活用加算を算定した月は，訪問看護医療ＤＸ情報活用加算は算定できない。

I 012-2　精神科訪問看護指示料……………………………………………**300点**

注1　当該患者に対する診療を担う保険医療機関の保険医（精神科の医師に限る。）が，診療に基づき指定訪問看護事業者（介護保険法第41条第1項に規定する指定居宅サービス事業者若しくは同法第53条第1項に規定する指定介護予防サービス事業者（いずれも訪問看護事業を行う者に限る。）又は健康保険法第88条第1項に規定する指定訪問看護事業者をいう。）からの指定訪問看護の必要を認め，患者又はその家族等の同意を得て当該患者等の選定する訪問看護ステーションに対して，精神科訪問看護指示書を交付した場合に，患者1人につき月1回に限り

算定する。

2　当該患者が服薬中断等により急性増悪した場合であって，当該患者に対する診療を担う保険医療機関の保険医（精神科の医師に限る。）が，一時的に頻回の指定訪問看護を行う必要を認め，患者又はその家族等の同意を得て当該患者等の選定する訪問看護ステーションに対して，その旨を記載した精神科訪問看護指示書を交付した場合は，精神科特別訪問看護指示加算として，患者１人につき月１回に限り，**100点**を所定点数に加算する。

3　当該患者に対する診療を担う保険医療機関の保険医（精神科の医師に限る。）が，診療に基づき，保健師助産師看護師法第37条の２第２項第１号に規定する特定行為（訪問看護において専門の管理を必要とするものに限る。）に係る管理の必要を認め，当該患者の同意を得て当該患者の選定する訪問看護ステーション等の看護師（同項第５号に規定する指定研修機関において行われる研修を修了した者に限る。）に対して，同項第２号に規定する手順書を交付した場合は，手順書加算として，患者１人につき６月に１回に限り，**150点**を所定点数に加算する。

4　注１の場合において，必要な衛生材料及び保険医療材料を提供した場合に，衛生材料等提供加算として，患者１人につき月１回に限り，**80点**を所定点数に加算する。

5　精神科訪問看護指示料を算定した場合には，区分番号C 007に掲げる訪問看護指示料は算定しない。

I 013 抗精神病特定薬剤治療指導管理料

1　持続性抗精神病注射薬剤治療指導管理料

イ　入院中の患者……………………………………………………**250点**

ロ　入院中の患者以外の患者………………………………………**250点**

2　治療抵抗性統合失調症治療指導管理料……………………**500点**

注1　１のイについては，持続性抗精神病注射薬剤を投与している入院中の統合失調症患者に対して，計画的な医学管理を継続して行い，かつ，療養上必要な指導を行った場合に，当該薬剤の投与開始日の属する月及びその翌月にそれぞれ１回に限り，当

該薬剤を投与したときに算定する。

2　1のロについては，持続性抗精神病注射薬剤を投与している入院中の患者以外の統合失調症患者に対して，計画的な医学管理を継続して行い，かつ，療養上必要な指導を行った場合に，月1回に限り，当該薬剤を投与したときに算定する。

3　2については，別に厚生労働大臣が定める施設基準に適合しているものとして地方厚生局長等に届け出た保険医療機関において，治療抵抗性統合失調症治療薬を投与している治療抵抗性統合失調症患者に対して，計画的な医学管理を継続して行い，かつ，当該薬剤の効果及び副作用等について患者に説明し，療養上必要な指導を行った場合に，月1回に限り，当該薬剤を投与したときに算定する。

I 014 医療保護入院等診療料……………………………………………… **300点**

注　別に厚生労働大臣が定める施設基準に適合しているものとして地方厚生局長等に届け出た保険医療機関において，精神保健福祉法第29条第1項，第29条の2第1項，第33条第1項又は第33条の6第1項の規定による入院に係る患者に対して，精神保健指定医が治療計画を策定し，当該治療計画に基づき，治療管理を行った場合は，患者1人につき1回に限り算定する。

I 015 重度認知症患者デイ・ケア料（1日につき）……………………… **1,040点**

注1　精神症状及び行動異常が著しい認知症患者の心身機能の回復又は維持を図るため，別に厚生労働大臣が定める施設基準に適合しているものとして地方厚生局長等に届け出た保険医療機関において，1日につき6時間以上行った場合に算定する。

2　当該療法を最初に算定した日から起算して1年以内の期間に行われる場合にあっては，早期加算として，**50点**を所定点数に加算する。

3　別に厚生労働大臣が定める施設基準に適合しているものとして地方厚生局長等に届け出た保険医療機関において，夜間の精神症状及び行動異常が著しい認知症患者に対して，当該療法に引き続き2時間以上の夜間ケアを行った場合には，当該療法を最初に算定した日から起算して1年以内の期間に限り，夜間ケア加算として，**100点**を所定点数に加算する。

4　重度認知症患者デイ・ケア料を算定した場合は，区分番号Ｉ008－2に掲げる精神科ショート・ケア，区分番号Ｉ009に掲げる精神科デイ・ケア，区分番号Ｉ010に掲げる精神科ナイト・ケア及び区分番号Ｉ010－2に掲げる精神科デイ・ナイト・ケアは算定しない。

Ｉ016 精神科在宅患者支援管理料（月1回）

1　精神科在宅患者支援管理料1

イ　別に厚生労働大臣が定める患者のうち，集中的な支援を必要とする者の場合

⑴　単一建物診療患者1人……………………………………**3,000点**

⑵　単一建物診療患者2人以上………………………………**2,250点**

ロ　別に厚生労働大臣が定める患者の場合

⑴　単一建物診療患者1人……………………………………**2,500点**

⑵　単一建物診療患者2人以上………………………………**1,875点**

2　精神科在宅患者支援管理料2

イ　別に厚生労働大臣が定める患者のうち，集中的な支援を必要とする者の場合

⑴　単一建物診療患者1人……………………………………**2,467点**

⑵　単一建物診療患者2人以上………………………………**1,850点**

ロ　別に厚生労働大臣が定める患者の場合

⑴　単一建物診療患者1人……………………………………**2,056点**

⑵　単一建物診療患者2人以上………………………………**1,542点**

3　精神科在宅患者支援管理料3

イ　単一建物診療患者1人……………………………………**2,030点**

ロ　単一建物診療患者2人以上………………………………**1,248点**

注1　1については，在宅で療養を行っている通院が困難な患者に対して，当該保険医療機関（別に厚生労働大臣が定める施設基準に適合しているものとして地方厚生局長等に届け出たものに限る。）の精神科の医師等が，当該患者又はその家族等の同意を得て，計画的な医学管理の下に，定期的な訪問診療又は訪問診療及び訪問看護を行っている場合（イについては週2回以上，

ロについては月２回以上行っている場合に限る。）に，単一建物診療患者の人数に従い，初回算定日の属する月を含めて６月を限度として，月１回に限り算定する。

2　２については，在宅で療養を行っている通院が困難な患者に対して，当該保険医療機関（別に厚生労働大臣が定める施設基準に適合しているものとして地方厚生局長等に届け出たものに限る。）の精神科の医師等が当該保険医療機関とは別の訪問看護ステーションの保健師，看護師，准看護師又は作業療法士と連携し，当該患者又はその家族等の同意を得て，計画的な医学管理の下に，定期的な訪問診療を行っている場合（イについては当該別の訪問看護ステーションが週２回以上，ロについては当該別の訪問看護ステーションが月２回以上の訪問看護を行っている場合に限る。）に，単一建物診療患者の人数に従い，初回算定日の属する月を含めて６月を限度として，月１回に限り算定する。

3　３については，１又は２を算定した患者であって，引き続き訪問診療が必要な患者に対して，当該保険医療機関（別に厚生労働大臣が定める施設基準に適合しているものとして地方厚生局長等に届け出たものに限る。）の精神科の医師等が，当該患者又はその家族等の同意を得て，計画的な医学管理の下に，月１回以上の定期的な訪問診療を行っている場合に，単一建物診療患者の人数に従い，精神科在宅患者支援管理料１又は２の初回算定日の属する月を含めて２年を限度として，月１回に限り算定する。ただし，１又は２を算定した月には，３を算定することはできない。

4　精神科在宅患者支援管理料を算定した場合は，区分番号Ｂ000に掲げる特定疾患療養管理料，区分番号Ｂ001の５に掲げる小児科療養指導料，区分番号Ｂ001の６に掲げるてんかん指導料，区分番号Ｂ001の７に掲げる難病外来指導管理料，区分番号Ｂ001の８に掲げる皮膚科特定疾患指導管理料，区分番号Ｂ001の18に掲げる小児悪性腫瘍患者指導管理料，区分番号Ｂ007－２に掲げる退院後訪問指導料，区分番号Ｃ002に掲げる在宅時医学総合管理料，区分番号C 002 − 2に掲げる施設入居時等医学総合管理料，区分番号C 003に掲げる在宅がん医療総合診療料，区分番号C 007に掲げる訪問看護指示料，区分番号C 010に掲げる在宅患者連携指導料，区分番号C 109に掲げる在宅寝たきり患者処置指導管理料及び区分番号I 012 − 2に掲げる精神科訪問看護指示料は算定しない。

5　別に厚生労働大臣が定める施設基準に適合しているものとして地方厚生局長等に届け出た保険医療機関において，情報通信機器を用いた診察（訪問診療と同時に行う場合を除く。）による医学管理を行っている場合に，精神科オンライン在宅管理料として，**100点**を所定点数に加えて算定できる。

6　精神科在宅患者支援管理に要した交通費は，患家の負担とする。

第2節　薬　剤　料

区分

I 100 薬剤　薬価が15円を超える場合は，薬価から15円を控除した額を10円で除して得た点数につき1点未満の端数を切り上げて得た点数に**1点**を加算して得た点数とする。

注1　薬価が15円以下である場合は，算定しない。

2　使用薬剤の薬価は，別に厚生労働大臣が定める。

第9部　処　置

通　則

1　処置の費用は，第1節の各区分の所定点数により算定する。この場合において，処置に当たって通常使用される保険医療材料の費用は，第1節の各区分の所定点数に含まれるものとする。

2　処置に当たって，第2節に掲げる医療機器等，薬剤又は別に厚生労働大臣が定める保険医療材料（以下この部において「特定保険医療材料」という。）を使用した場合は，前号により算定した点数及び第2節，第3節又は第4節の各区分の所定点数を合算した点数により算定する。

3　第1節に掲げられていない処置であって簡単なものの費用は，薬剤又は特定保険医療材料を使用したときに限り，第3節又は第4節の各区分の所定点数のみにより算定する。

4　第1節に掲げられていない処置であって特殊なものの費用は，同節に掲げられている処置のうちで最も近似する処置の各区分の所定点数により算定する。

5　緊急のために休日に処置を行った場合又はその開始時間が保険医療機関の表示する診療時間以外の時間若しくは深夜である処置を行った場合において，当該処置の費用は，次に掲げる点数を，それぞれ所定点数に加算した点数により算定する。

イ　処置の所定点数が**1,000点**以上の場合であって，別に厚生労働大臣が定める施設基準に適合しているものとして地方厚生局長等に届け出た保険医療機関において行われる場合

(1)　休日加算1

所定点数の**100分の160**に相当する点数

(2)　時間外加算1（入院中の患者以外の患者に対して行われる場合に限る。）

所定点数の**100分の80**に相当する点数

(3)　深夜加算1

所定点数の**100分の160**に相当する点数

(4) (1)から(3)までにかかわらず，区分番号A 000に掲げる初診料の注7のただし書に規定する保険医療機関において，入院中の患者以外の患者に対して，その開始時間が同注のただし書に規定する時間である処置を行った場合

所定点数の**100分の80**に相当する点数

ロ 処置の所定点数が**150点**以上の場合であって，入院中の患者以外の患者に対して行われる場合（イに該当する場合を除く。）

(1) 休日加算2

所定点数の**100分の80**に相当する点数

(2) 時間外加算2

所定点数の**100分の40**に相当する点数

(3) 深夜加算2

所定点数の**100分の80**に相当する点数

(4) (1)から(3)までにかかわらず，区分番号A 000に掲げる初診料の注7のただし書に規定する保険医療機関において，その開始時間が同注のただし書に規定する時間である処置を行った場合

所定点数の**100分の40**に相当する点数

6 対称器官に係る処置の各区分の所定点数は，特に規定する場合を除き，両側の器官の処置料に係る点数とする。

7 耳鼻咽喉科を標榜する保険医療機関において，耳鼻咽喉科を担当する医師が，6歳未満の乳幼児に対して，区分番号J 095からJ 115－2までに掲げる処置を行った場合は，耳鼻咽喉科乳幼児処置加算として，1日につき**60点**を所定点数に加算する。この場合において，区分番号J 113の注に規定する乳幼児加算は別に算定できない。

8 別に厚生労働大臣が定める施設基準を満たす保険医療機関において，急性気道感染症，急性中耳炎又は急性副鼻腔炎により受診した6歳未満の乳幼児に対して，区分番号J 095からJ 115－2までに掲げる処置を行った場合であって，診察の結果，抗菌薬の投与の必要性が認められないため抗菌薬を使用しない場合において，療養上必要な指導及び当該処置の結果の説明を行い，文書により説明内容を提供した場合は，耳鼻咽喉科小児抗菌薬適正使用支援加算として，月1回に限り**80点**を所定点数に加算する。

第1節　処置料

区分

（一般処置）

J 000 創傷処置

1　100平方センチメートル未満……………………………………**52点**

2　100平方センチメートル以上500平方センチメートル未満……**60点**

3　500平方センチメートル以上3,000平方センチメートル未満……**90点**

4　3,000平方センチメートル以上6,000平方センチメートル未満……………………………………………………………**160点**

5　6,000平方センチメートル以上………………………………**275点**

注1　1については，入院中の患者以外の患者及び手術後の患者（入院中の患者に限る。）についてのみ算定する。ただし，手術後の患者（入院中の患者に限る。）については手術日から起算して14日を限度として算定する。

2　区分番号C109に掲げる在宅寝たきり患者処置指導管理料，区分番号C112に掲げる在宅気管切開患者指導管理料又は区分番号C112－2に掲げる在宅喉頭摘出患者指導管理料を算定している患者に対して行った創傷処置（熱傷に対するものを除く。）の費用は算定しない。

3　5については，6歳未満の乳幼児の場合は，乳幼児加算として，**55点**を加算する。

J 000-2 下肢創傷処置

1　足部（踵を除く。）の浅い潰瘍……………………………**135点**

2　足趾の深い潰瘍又は踵の浅い潰瘍…………………………**147点**

3　足部（踵を除く。）の深い潰瘍又は踵の深い潰瘍…………**270点**

J 001 熱傷処置

1　100平方センチメートル未満…………………………………**135点**

2　100平方センチメートル以上500平方センチメートル未満…**147点**

3　500平方センチメートル以上3,000平方センチメートル未満……………………………………………………………**337点**

4　3,000平方センチメートル以上6,000平方センチメートル

未満……………………………………………………………… **630点**

5　6,000平方センチメートル以上 ……………………………… **1,875点**

注1　初回の処置を行った日から起算して2月を経過するまでに行われた場合に限り算定し，それ以降に行う当該処置については，区分番号J000に掲げる創傷処置の例により算定する。

2　1については，入院中の患者以外の患者及び手術後の患者（入院中の患者に限る。）についてのみ算定する。ただし，手術後の患者（入院中の患者に限る。）については手術日から起算して14日を限度として算定する。

3　1については，第1度熱傷の場合は第1章基本診療料に含まれ，算定できない。

4　4及び5については，6歳未満の乳幼児の場合は，乳幼児加算として，**55点**を加算する。

J 001-2 絆創膏固定術……………………………………………… **500点**

J 001-3 鎖骨又は肋骨骨折固定術……………………………… **500点**

J 001-4 重度褥瘡処置（1日につき）

1　100平方センチメートル未満 ……………………………… **90点**

2　100平方センチメートル以上500平方センチメートル未満 …… **98点**

3　500平方センチメートル以上3,000平方センチメートル未満……………………………………………………………… **150点**

4　3,000平方センチメートル以上6,000平方センチメートル未満……………………………………………………………… **280点**

5　6,000平方センチメートル以上 ……………………………… **500点**

注1　重度の褥瘡処置を必要とする患者に対して，初回の処置を行った日から起算して2月を経過するまでに行われた場合に限り算定し，それ以降に行う当該処置については，区分番号J000に掲げる創傷処置の例により算定する。

2　1については，入院中の患者以外の患者及び手術後の患者（入院中の患者に限る。）についてのみ算定する。ただし，手術後の患者（入院中の患者に限る。）については手術日から起算して14日を限度として算定する。

J 001-5 長期療養患者褥瘡等処置（1日につき） …………………… **24点**

注1　入院期間が1年を超える入院中の患者に対して褥瘡処置を行った場合に，その範囲又は回数にかかわらず，所定点数を算定する。

2　当該褥瘡処置に係る費用は，所定点数に含まれるものとする。

J 001-6 精神病棟等長期療養患者褥瘡等処置（1日につき）……………………**30点**

注1　結核病棟又は精神病棟に入院している患者であって，入院期間が1年を超えるものに対して，次に掲げる処置のいずれかを行った場合に，その種類又は回数にかかわらず，所定点数を算定する。

イ　創傷処置（熱傷に対するものを除く。）

(1)　100平方センチメートル以上500平方センチメートル未満

(2)　500平方センチメートル以上3,000平方センチメートル未満

ロ　皮膚科軟膏処置

(1)　100平方センチメートル以上500平方センチメートル未満

(2)　500平方センチメートル以上3,000平方センチメートル未満

2　注1に掲げる処置に係る処置料は，所定点数に含まれるものとする。

J 001-7 爪甲除去（麻酔を要しないもの）………………………………………**70点**

注　入院中の患者以外の患者についてのみ算定する。

J 001-8 穿刺排膿後薬液注入………………………………………………………**45点**

注　入院中の患者以外の患者についてのみ算定する。

J 001-9 空洞切開術後ヨードホルムガーゼ処置（1日につき）……………**45点**

J 001-10 静脈圧迫処置（慢性静脈不全に対するもの）……………………**200点**

注1　別に厚生労働大臣が定める施設基準に適合しているものとして地方厚生局長等に届け出た保険医療機関において行われる場合に限り算定する。

2　初回の処置を行った場合は，静脈圧迫処置初回加算として，

初回に限り**150点**を所定点数に加算する。

J 002 ドレーン法（ドレナージ）（１日につき）

１　持続的吸引を行うもの……………………………………………**50点**

２　その他のもの……………………………………………………**25点**

注　３歳未満の乳幼児の場合は，乳幼児加算として，**110点**を加算する。

J 003 局所陰圧閉鎖処置（入院）（１日につき）

１　100平方センチメートル未満……………………………**1,040点**

２　100平方センチメートル以上200平方センチメートル未満……………………………………………………………**1,060点**

３　200平方センチメートル以上……………………………**1,375点**

注１　初回の貼付に限り，１にあっては**1,690点**を，２にあっては**2,650点**を，３にあっては**3,300点**を，初回加算として，それぞれ所定点数に加算する。

２　初回の貼付に限り，持続洗浄を併せて実施した場合は，持続洗浄加算として，**500点**を所定点数に加算する。

３　新生児，３歳未満の乳幼児（新生児を除く。）又は３歳以上６歳未満の幼児に対して行った場合は，新生児局所陰圧閉鎖加算，乳幼児局所陰圧閉鎖加算又は幼児局所陰圧閉鎖加算として，それぞれ所定点数の**100分の300**，**100分の100**又は**100分の50**に相当する点数を所定点数に加算する。

J 003-2 局所陰圧閉鎖処置（入院外）（１日につき）

１　100平方センチメートル未満……………………………**240点**

２　100平方センチメートル以上200平方センチメートル未満……………………………………………………………**270点**

３　200平方センチメートル以上……………………………**330点**

注　初回の貼付に限り，１にあっては**1,690点**を，２にあっては**2,650点**を，３にあっては**3,300点**を，初回加算として，それぞれ所定点数に加算する。

J 003-3 局所陰圧閉鎖処置（腹部開放創）（１日につき）…………**1,375点**

J 003-4 多血小板血漿処置……………………………………………**4,190点**

注１　別に厚生労働大臣が定める施設基準に適合しているものとし

て地方厚生局長等に届け出た保険医療機関において行われる場合に限り算定する。

2　多血小板血漿処置に伴って行われた採血等の費用は，所定点数に含まれるものとする。

J 004 流注膿瘍穿刺……………………………………………………**190点**

J 005 脳室穿刺……………………………………………………………**750点**

注　6歳未満の乳幼児の場合は，乳幼児加算として，**110点**を加算する。

J 006 後頭下穿刺…………………………………………………………**300点**

注　6歳未満の乳幼児の場合は，乳幼児加算として，**110点**を加算する。

J 007 頸椎，胸椎又は腰椎穿刺………………………………………**317点**

注　6歳未満の乳幼児の場合は，乳幼児加算として，**110点**を加算する。

J 007-2 硬膜外自家血注入…………………………………………**1,000点**

注1　別に厚生労働大臣が定める施設基準に適合しているものとして地方厚生局長等に届け出た保険医療機関において行われる場合に限り算定する。

2　硬膜外自家血注入に伴って行われた採血及び穿刺等の費用は，所定点数に含まれるものとする。

J 008 胸腔穿刺（洗浄，注入及び排液を含む。）…………………………**275点**

注　6歳未満の乳幼児の場合は，乳幼児加算として，**110点**を加算する。

J 009 削除

J 010 腹腔穿刺（人工気腹，洗浄，注入及び排液を含む。）…………**287点**

注　6歳未満の乳幼児の場合は，乳幼児加算として，**110点**を加算する。

J 010-2 経皮的肝膿瘍等穿刺術……………………………………**1,450点**

J 011 骨髄穿刺

1　胸骨…………………………………………………………………**310点**

2　その他………………………………………………………………**330点**

注　6歳未満の乳幼児の場合は，乳幼児加算として，**110点**を加算する。

J 012 腎嚢胞又は水腎症穿刺……………………………………………………**350点**

注　6歳未満の乳幼児の場合は，乳幼児加算として，**110点**を加算する。

J 013 ダグラス窩穿刺…………………………………………………………………**240点**

J 014 乳腺穿刺…………………………………………………………………………**200点**

J 015 甲状腺穿刺………………………………………………………………………**150点**

J 016 リンパ節等穿刺…………………………………………………………………**200点**

J 017 エタノールの局所注入………………………………………………………**1,200点**

注　甲状腺又は副甲状腺に対する局所注入については，別に厚生労働大臣が定める施設基準に適合しているものとして地方厚生局長等に届け出た保険医療機関において行われる場合に限り算定する。

J 017-2 リンパ管腫局所注入……………………………………………………**1,020点**

注　6歳未満の乳幼児の場合は，乳幼児加算として，**55点**を加算する。

J 018 喀痰吸引（1日につき）…………………………………………………………**48点**

注1　間歇的陽圧吸入法又は人工呼吸と同時に行った喀痰吸引の費用は，それぞれ間歇的陽圧吸入法又は人工呼吸の所定点数に含まれるものとする。

2　6歳未満の乳幼児の場合は，乳幼児加算として，**83点**を加算する。

3　区分番号C 103に掲げる在宅酸素療法指導管理料，区分番号C 107に掲げる在宅人工呼吸指導管理料，区分番号C 107－3に掲げる在宅ハイフローセラピー指導管理料，区分番号C 109に掲げる在宅寝たきり患者処置指導管理料，区分番号C 112に掲げる在宅気管切開患者指導管理料又は区分番号C 112－2に掲げる在宅喉頭摘出患者指導管理料を算定している患者に対して行った喀痰吸引の費用は算定しない。

J 018-2 内視鏡下気管支分泌物吸引（1日につき）……………………………**120点**

J 018-3 干渉低周波去痰器による喀痰排出（1日につき）……………………**48点**

注1　間歇的陽圧吸入法又は人工呼吸と同時に行った干渉低周波去

痰器による喀痰排出の費用は，それぞれ間歇的陽圧吸入法又は人工呼吸の所定点数に含まれるものとする。

2　6歳未満の乳幼児の場合は，乳幼児加算として，**83点**を加算する。

3　区分番号C 103に掲げる在宅酸素療法指導管理料，区分番号C 107に掲げる在宅人工呼吸指導管理料，区分番号C 107－3に掲げる在宅ハイフローセラピー指導管理料，区分番号C 109に掲げる在宅寝たきり患者処置指導管理料，区分番号C 112に掲げる在宅気管切開患者指導管理料又は区分番号C 112－2に掲げる在宅喉頭摘出患者指導管理料を算定している患者に対して行った干渉低周波去痰器による喀痰排出の費用は算定しない。

J 019 **持続的胸腔ドレナージ**（開始日）……………………………… **825点**

注1　持続的胸腔ドレナージの費用は，挿入したドレーンの本数にかかわらず，1日に1回に限り算定する。

2　3歳未満の乳幼児の場合は，乳幼児加算として，**110点**を加算する。

J 019-2 **削除**

J 020 **胃持続ドレナージ**（開始日）……………………………………… **50点**

注　3歳未満の乳幼児の場合は，乳幼児加算として，**110点**を加算する。

J 021 **持続的腹腔ドレナージ**（開始日）……………………………… **550点**

注1　持続的腹腔ドレナージの費用は，挿入したドレーンの本数にかかわらず，1日に1回に限り算定する。

2　3歳未満の乳幼児の場合は，乳幼児加算として，**110点**を加算する。

J 022 **高位浣腸，高圧浣腸，洗腸**………………………………………… **65点**

注　3歳未満の乳幼児の場合は，乳幼児加算として，**55点**を加算する。

J 022-2 **摘便**…………………………………………………………………… **100点**

J 022-3 **腰椎麻酔下直腸内異物除去**……………………………………… **45点**

J 022-4 **腸内ガス排気処置**（開腹手術後）………………………………… **45点**

J 022-5 持続的難治性下痢便ドレナージ（開始日）……………………………50点

J 023 気管支カテーテル薬液注入法……………………………………………150点

J 024 酸素吸入（１日につき）………………………………………………………65点

注１　使用した精製水の費用は，所定点数に含まれるものとする。

２　間歇的陽圧吸入法又は人工呼吸と同時に行った酸素吸入の費用は，それぞれ間歇的陽圧吸入法又は人工呼吸の所定点数に含まれるものとする。

３　区分番号Ｃ103に掲げる在宅酸素療法指導管理料，区分番号Ｃ107に掲げる在宅人工呼吸指導管理料又は区分番号Ｃ107－3に掲げる在宅ハイフローセラピー指導管理料を算定している患者に対して行った酸素吸入の費用は算定しない。

J 024-2 突発性難聴に対する酸素療法（１日につき）…………………………65点

J 025 酸素テント（１日につき）……………………………………………………65点

注１　間歇的陽圧吸入法と同時に行った酸素テントの費用は，間歇的陽圧吸入法の所定点数に含まれるものとする。

２　区分番号Ｃ103に掲げる在宅酸素療法指導管理料，区分番号Ｃ107に掲げる在宅人工呼吸指導管理料又は区分番号Ｃ107－3に掲げる在宅ハイフローセラピー指導管理料を算定している患者に対して行った酸素テントの費用は算定しない。

J 026 間歇的陽圧吸入法（１日につき）…………………………………………160点

注１　間歇的陽圧吸入法と同時に行う喀痰吸引，酸素吸入又は酸素テントは，所定点数に含まれるものとする。

２　区分番号Ｃ103に掲げる在宅酸素療法指導管理料，区分番号Ｃ107に掲げる在宅人工呼吸指導管理料又は区分番号Ｃ107－3に掲げる在宅ハイフローセラピー指導管理料を算定している患者に対して行った間歇的陽圧吸入法の費用は算定しない。

J 026-2 鼻マスク式補助換気法（１日につき）………………………………160点

注１　鼻マスク式補助換気法と同時に行われる喀痰吸引，酸素吸入又は酸素テントの費用は，所定点数に含まれるものとする。

２　区分番号Ｃ103に掲げる在宅酸素療法指導管理料，区分番号Ｃ107に掲げる在宅人工呼吸指導管理料又は区分番号Ｃ107－3に掲げる在宅ハイフローセラピー指導管理料を算定している患者に対して行った鼻マスク式補助換気法の費用は算定しない。

J 026-3 体外式陰圧人工呼吸器治療（1日につき）……………………………**160点**

注1　体外式陰圧人工呼吸と同時に行う喀痰吸引，酸素吸入又は酸素テントは，所定点数に含まれるものとする。

2　区分番号C 103に掲げる在宅酸素療法指導管理料，区分番号C 107に掲げる在宅人工呼吸指導管理料又は区分番号C 107－3に掲げる在宅ハイフローセラピー指導管理料を算定している患者に対して行った体外式陰圧人工呼吸の費用は算定しない。

J 026-4 ハイフローセラピー（1日につき）

1　15歳未満の患者の場合……………………………………………………**282点**

2　15歳以上の患者の場合……………………………………………………**192点**

J 027 高気圧酸素治療（1日につき）

1　減圧症又は空気塞栓に対するもの……………………………………**5,000点**

2　その他のもの……………………………………………………………**3,000点**

注　1については，高気圧酸素治療の実施時間が5時間を超えた場合には，30分又はその端数を増すごとに，長時間加算として，**500点**を所定点数に加算する。ただし，**3,000点**を限度として加算する。

J 028 インキュベーター（1日につき）……………………………………**120点**

注　使用した精製水の費用及びインキュベーターと同時に行った酸素吸入の費用は，所定点数に含まれるものとする。

J 029 鉄の肺（1日につき）…………………………………………………**260点**

J 029-2 減圧タンク療法……………………………………………………**260点**

J 030 食道ブジー法…………………………………………………………**150点**

J 031 直腸ブジー法…………………………………………………………**150点**

J 032 肛門拡張法（徒手又はブジーによるもの）…………………………**150点**

注　3歳未満の乳幼児であって，直腸又は肛門疾患に係る手術の前後の場合は，周術期乳幼児加算として，初回の算定日から起算して3月以内に限り，**100点**を所定点数に加算する。

J 033 削除

J 034 イレウス用ロングチューブ挿入法……………………………………**912点**

J 034-2 経鼻栄養・薬剤投与用チューブ挿入術……………………180 点

J 034-3 内視鏡的結腸軸捻転解除術（一連につき）…………………5,360 点

J 035 削除

J 036 非還納性ヘルニア徒手整復法……………………………………290 点

注　新生児又は3歳未満の乳幼児の場合は，新生児加算又は乳幼児加算として，それぞれ**110 点**又は**55 点**を加算する。

J 037 痔核嵌頓整復法（脱肛を含む。）…………………………290 点

J 038 人工腎臓（1日につき）

1　慢性維持透析を行った場合1

イ　4時間未満の場合……………………………………1,876 点

ロ　4時間以上5時間未満の場合……………………2,036 点

ハ　5時間以上の場合……………………………………2,171 点

2　慢性維持透析を行った場合2

イ　4時間未満の場合……………………………………1,836 点

ロ　4時間以上5時間未満の場合……………………1,996 点

ハ　5時間以上の場合……………………………………2,126 点

3　慢性維持透析を行った場合3

イ　4時間未満の場合……………………………………1,796 点

ロ　4時間以上5時間未満の場合……………………1,951 点

ハ　5時間以上の場合……………………………………2,081 点

4　その他の場合…………………………………………1,580 点

注1　入院中の患者以外の患者に対して，午後5時以降に開始した場合若しくは午後9時以降に終了した場合又は休日に行った場合は，時間外・休日加算として，**380 点**を所定点数に加算する。

2　別に厚生労働大臣が定める施設基準に適合しているものとして地方厚生局長等に届け出た保険医療機関において行った場合には，導入期加算として，導入期1月に限り1日につき，当該基準に係る区分に従い，次に掲げる点数を所定点数に加算する。

イ　導入期加算1………………………………………………200 点

ロ　導入期加算2………………………………………………410 点

ハ　導入期加算3………………………………………………810 点

3　著しく人工腎臓が困難な障害者等に対して行った場合は，障害者等加算として，1日につき**140点**を加算する。
4　カニュレーション料を含むものとする。
5　区分番号C102に掲げる在宅自己腹膜灌流指導管理料又は区分番号C102－2に掲げる在宅血液透析指導管理料を算定している患者に対して行った場合には，週1回（在宅自己腹膜灌流指導管理料を算定している患者にあっては，区分番号J042に掲げる腹膜灌流（1に限る。）の実施回数と併せて週1回）に限り算定する。
6　1から3までの場合にあっては，透析液，血液凝固阻止剤，生理食塩水及び別に厚生労働大臣が定める薬剤の費用は所定点数に含まれるものとする。
7　人工腎臓を夜間に開始し，午前0時以降に終了した場合は，1日として算定する。
8　区分番号J038－2に掲げる持続緩徐式血液濾過の実施回数と併せて1月に14回に限り算定する。ただし，別に厚生労働大臣が定める患者にあってはこの限りでない。
9　別に厚生労働大臣が定める施設基準に適合しているものとして地方厚生局長等に届け出た保険医療機関において行った場合には，透析液水質確保加算として，所定点数に**10点**を加算する。
10　別に厚生労働大臣が定める施設基準に適合しているものとして地方厚生局長等に届け出た保険医療機関において，人工腎臓を実施している患者に係る下肢末梢動脈疾患の重症度等を評価し，療養上必要な指導管理を行った場合には，下肢末梢動脈疾患指導管理加算として，月1回に限り所定点数に**100点**を加算する。
11　通常の人工腎臓では管理が困難な兆候を有する患者に対して，6時間以上の人工腎臓を行った場合には，長時間加算として，1回につき**150点**を加算する。
12　1及び2については，別に厚生労働大臣が定める施設基準に適合しているものとして地方厚生局長等に届け出た保険医療機関において行った場合には，当該基準に係る区分に従い，それぞれ所定点数を算定する。

13　1から3までについては，別に厚生労働大臣が定める施設基準に適合しているものとして地方厚生局長等に届け出た保険医療機関において慢性維持透析濾過（複雑なものに限る。）を行った場合には，慢性維持透析濾過加算として，所定点数に**50点**を加算する。

14　人工腎臓を実施している患者に対して，医師，看護師，理学療法士又は作業療法士が，療養上必要な訓練等について指導を行った場合には，透析時運動指導等加算として，当該指導を開始した日から起算して90日を限度として，**75点**を所定点数に加算する。

J 038-2 持続緩徐式血液濾過（1日につき）……………………………… **1,990点**

注1　入院中の患者以外の患者に対して，午後5時以降に開始した場合若しくは午後9時以降に終了した場合又は休日に行った場合は，時間外・休日加算として，**300点**を所定点数に加算する。

2　著しく持続緩徐式血液濾過が困難な障害者等に対して行った場合は，障害者等加算として，1日につき**120点**を加算する。

3　持続緩徐式血液濾過を夜間に開始し，午前0時以降に終了した場合は，1日として算定する。

4　区分番号J038に掲げる人工腎臓の実施回数と併せて1月に14回に限り算定する。ただし，区分番号J038に掲げる人工腎臓の注8に規定する別に厚生労働大臣が定める患者にあってはこの限りでない。

J 039 血漿交換療法（1日につき）………………………………………… **4,200点**

注1　血漿交換療法を夜間に開始し，午前0時以降に終了した場合は，1日として算定する。

2　難治性高コレステロール血症に伴う重度尿蛋白を呈する糖尿病性腎症に対するＬＤＬアフェレシス療法については，別に厚生労働大臣が定める施設基準に適合しているものとして地方厚生局長等に届け出た保険医療機関において行われる場合に限り算定する。

3　移植後抗体関連型拒絶反応治療における血漿交換療法については，別に厚生労働大臣が定める施設基準に適合しているものとして地方厚生局長等に届け出た保険医療機関において行われる場合に限り算定する。

J 040 局所灌流（1日につき）

1　悪性腫瘍に対するもの……………………………………… **4,300 点**

2　骨膜・骨髄炎に対するもの………………………………… **1,700 点**

注　局所灌流を夜間に開始し，午前0時以降に終了した場合は，1日として算定する。

J 041 吸着式血液浄化法（1日につき）………………………… **2,000 点**

注　吸着式血液浄化法を夜間に開始し，午前0時以降に終了した場合は，1日として算定する。

J 041-2 血球成分除去療法（1日につき）……………………… **2,000 点**

注　血球成分除去療法を夜間に開始し，午前0時以降に終了した場合は，1日として算定する。

J 042 腹膜灌流（1日につき）

1　連続携行式腹膜灌流………………………………………… **330 点**

注1　導入期の14日の間に限り，導入期加算として，1日につき**500 点**を加算する。

2　6歳未満の乳幼児の場合は，導入期の14日の間又は15日目以降30日目までの間に限り，注1の規定にかかわらず，乳幼児加算として，それぞれ1日につき**1,100 点**又は**550 点**を加算する。

3　区分番号C 102に掲げる在宅自己腹膜灌流指導管理料を算定している患者に対して行った場合には，区分番号J 038に掲げる人工腎臓の実施回数と併せて週1回に限り，算定する。

2　その他の腹膜灌流…………………………………………… **1,100 点**

J 043 新生児高ビリルビン血症に対する光線療法（1日につき）……… **140 点**

J 043-2 瀉血療法………………………………………………… **250 点**

J 043-3 ストーマ処置（1日につき）

1　ストーマを1個もつ患者に対して行った場合………………… **70 点**

2　ストーマを2個以上もつ患者に対して行った場合…………… **120 点**

注 1　入院中の患者以外の患者に対して算定する。

2　区分番号C 109に掲げる在宅寝たきり患者処置指導管理料を算定している患者に対して行ったストーマ処置の費用は算定しない。

3　6歳未満の乳幼児の場合は，乳幼児加算として，**55点**を加算する。

4　別に厚生労働大臣が定める施設基準に適合しているものとして地方厚生局長等に届け出た保険医療機関において，ストーマ合併症を有する患者に対してストーマ処置を行った場合は，ストーマ合併症加算として，**65点**を加算する。

J 043-4 経管栄養・薬剤投与用カテーテル交換法……………………………**200点**

注　区分番号J 000に掲げる創傷処置，区分番号K 000に掲げる創傷処理の費用は所定点数に含まれるものとする。

J 043-5 尿路ストーマカテーテル交換法……………………………………**100点**

注 1　区分番号J 000に掲げる創傷処置，区分番号K 000に掲げる創傷処理，区分番号J 043－3に掲げるストーマ処置（尿路ストーマに対して行ったものに限る。）の費用は所定点数に含まれるものとする。

2　6歳未満の乳幼児の場合は，乳幼児加算として，**55点**を加算する。

J 043-6 人工膵臓療法（1日につき）……………………………………**3,500点**

注　別に厚生労働大臣が定める施設基準に適合するものとして地方厚生局長等に届け出た保険医療機関において行われる場合に，3日を限度として算定する。

J 043-7 経会陰的放射線治療用材料局所注入……………………………**1,400点**

（救急処置）

J 044 救命のための気管内挿管……………………………………………**500点**

注　6歳未満の乳幼児の場合は，乳幼児加算として，**55点**を加算する。

J 044-2 体表面ペーシング法又は食道ペーシング法（1日につき）……**600点**

J 045 人工呼吸

1　30分までの場合…………………………………………………**302点**

2　30分を超えて5時間までの場合　302点に30分又はその端数を増すごとに**50点**を加算して得た点数

3　5時間を超えた場合（1日につき）

イ　14日目まで……………………………………………………**950点**

ロ　15日目以降……………………………………………………**815点**

注1　使用した精製水の費用及び人工呼吸と同時に行う呼吸心拍監視，経皮的動脈血酸素飽和度測定若しくは非観血的連続血圧測定又は喀痰吸引若しくは酸素吸入の費用は，所定点数に含まれるものとする。

2　区分番号C107に掲げる在宅人工呼吸指導管理料を算定している患者に対して行った人工呼吸の費用は算定しない。

3　気管内挿管が行われている患者に対して，意識状態に係る評価を行った場合は，覚醒試験加算として，当該治療の開始日から起算して14日を限度として，1日につき**100点**を所定点数に加算する。

4　注3の場合において，当該患者に対して人工呼吸器からの離脱のために必要な評価を行った場合は，離脱試験加算として，1日につき**60点**を更に所定点数に加算する。

5　3のイについては，別に厚生労働大臣が定める患者に対して，連続した12時間以上の腹臥位療法を行った場合に，腹臥位療法加算として，1回につき**900点**を所定点数に加算する。

J 045-2 一酸化窒素吸入療法（1日につき）

1　新生児の低酸素性呼吸不全に対して実施する場合…………**1,680点**

注1　別に厚生労働大臣が定める施設基準を満たす保険医療機関において行われる場合に限り算定する。

2　一酸化窒素ガス加算として，吸入時間が1時間までの場合，**900点**を所定点数に加算する。吸入時間が1時間を超える場合は，**900点**に吸入時間が1時間又はその端数を増すごとに**900点**を加算して得た点数を，所定点数に加算する。

2　その他の場合……………………………………………………**1,680点**

注　一酸化窒素ガス加算として，吸入時間が1時間までの場合，

900点を所定点数に加算する。吸入時間が1時間を超える場合は，900点に吸入時間が1時間又はその端数を増すごとに900点を加算して得た点数を，所定点数に加算する。

J 046 非開胸的心マッサージ

1　30分までの場合……………………………………………………………250点

2　30分を超えた場合　　250点に30分又はその端数を増すごとに40点を加算して得た点数

J 047 カウンターショック（1日につき）

1　非医療従事者向け自動除細動器を用いた場合…………………2,500点

2　その他の場合………………………………………………………………3,500点

J 047-2 心腔内除細動………………………………………………………3,500点

J 047-3 心不全に対する遠赤外線温熱療法（1日につき）…………………115点

注1　別に厚生労働大臣が定める施設基準に適合するものとして地方厚生局長等に届け出た保険医療機関において行われる場合に限り算定する。

2　入院中の患者であって，別に厚生労働大臣が定めるものに対して行われた場合に，治療開始日から起算して30日を限度として，週5回に限り所定点数を算定する。

J 048 心膜穿刺…………………………………………………………………625点

J 049 食道圧迫止血チューブ挿入法……………………………………3,240点

J 050 気管内洗浄（1日につき）……………………………………………425点

注1　6歳未満の乳幼児の場合は，乳幼児加算として，110点を加算する。

2　気管内洗浄と同時に行う喀痰吸引又は酸素吸入は，所定点数に含まれるものとする。

J 051 胃洗浄……………………………………………………………………375点

注　3歳未満の乳幼児の場合は，乳幼児加算として，110点を加算する。

J 052 ショックパンツ（1日につき）…………………………………………150点

注　2日目以降については，所定点数にかかわらず1日につき50点を算定する。

J 052-2 熱傷温浴療法（1日につき）………………………………………2,175点

注　広範囲熱傷の患者であって，入院中のものについて行った場合に受傷後60日以内に限り算定する。

(皮膚科処置)

J 053 皮膚科軟膏処置

1　100平方センチメートル以上500平方センチメートル未満……**55点**

2　500平方センチメートル以上3,000平方センチメートル未満…**85点**

3　3,000平方センチメートル以上6,000平方センチメートル未満……………………………………………………………**155点**

4　6,000平方センチメートル以上……………………………**270点**

注1　100平方センチメートル未満の場合は，第1章基本診療料に含まれ，算定できない。

2　区分番号C 109に掲げる在宅寝たきり患者処置指導管理料を算定している患者に対して行った皮膚科軟膏処置の費用は算定しない。

J 054 皮膚科光線療法（1日につき）

1　赤外線又は紫外線療法……………………………………**45点**

注　入院中の患者以外の患者についてのみ算定する。

2　長波紫外線又は中波紫外線療法（概ね290ナノメートル以上315ナノメートル以下のもの）……………………………**150点**

3　中波紫外線療法（308ナノメートル以上313ナノメートル以下に限定したもの）…………………………………………**340点**

J 054-2 皮膚レーザー照射療法（一連につき）

1　色素レーザー照射療法……………………………**2,712点**

注　照射面積が10平方センチメートルを超えた場合は，10平方センチメートル又はその端数を増すごとに，照射面積拡大加算として，所定点数に**500点**を加算する。ただし，**8,500点**の加算を限度とする。

2　Qスイッチ付レーザー照射療法

イ　4平方センチメートル未満………………………………**2,000点**

ロ　4平方センチメートル以上16平方センチメートル未満……………………………………………………………**2,370点**

ハ　16平方センチメートル以上64平方センチメートル未

満……………………………………………………………………… 2,900点

ニ　64平方センチメートル以上…………………………………… 3,950点

注　3歳未満の乳幼児に対して皮膚レーザー照射療法を行った場合は，乳幼児加算として，**2,200点**を所定点数に加算する。

J 055 いぼ焼灼法

1　3箇所以下…………………………………………………… 210点

2　4箇所以上…………………………………………………… 260点

J 055-2 イオントフォレーゼ…………………………………… 220点

J 055-3 臍肉芽腫切除術………………………………………… 220点

J 056 いぼ等冷凍凝固法

1　3箇所以下…………………………………………………… 210点

2　4箇所以上…………………………………………………… 270点

J 057 軟属腫摘除

1　10箇所未満…………………………………………………… 120点

2　10箇所以上30箇所未満 ……………………………………… 220点

3　30箇所以上…………………………………………………… 350点

J 057-2 面皰圧出法………………………………………………… 49点

J 057-3 鶏眼・胼胝処置…………………………………………… 170点

注　月2回に限り算定する。

J 057-4 稗粒腫摘除

1　10箇所未満……………………………………………………74点

2　10箇所以上…………………………………………………… 148点

(泌尿器科処置)

J 058 膀胱穿刺……………………………………………………… 80点

J 059 陰囊水腫穿刺………………………………………………… 80点

J 059-2 血腫，膿腫穿刺…………………………………………… 80点

J 060 膀胱洗浄（1日につき） ……………………………………60点

注1　薬液注入，膀胱洗浄と同時に行う留置カテーテル設置及び留置カテーテル設置中の膀胱洗浄の費用は，所定点数に含まれるものとする。

2　区分番号C 106に掲げる在宅自己導尿指導管理料又は区分番号C 109に掲げる在宅寝たきり患者処置指導管理料を算定して

いる患者に対して行った膀胱洗浄の費用は算定しない。

J 060-2 後部尿道洗浄（ウルツマン）（1日につき）……………………60点

J 061 腎盂洗浄（片側）……………………………………………………60点

J 062 腎盂内注入（尿管カテーテル法を含む。）………………………1,612点

注　ファイバースコープによって行った場合に算定する。

J 063 留置カテーテル設置…………………………………………………40点

注1　膀胱洗浄と同時に行う留置カテーテル設置の費用は，膀胱洗浄の所定点数に含まれるものとする。

2　区分番号C106に掲げる在宅自己導尿指導管理料又は区分番号C109に掲げる在宅寝たきり患者処置指導管理料を算定している患者に対して行った留置カテーテル設置の費用は算定しない。

J 064 導尿（尿道拡張を要するもの）……………………………………40点

注　区分番号C106に掲げる在宅自己導尿指導管理料又は区分番号C109に掲げる在宅寝たきり患者処置指導管理料を算定している患者に対して行った導尿の費用は算定しない。

J 065 間歇的導尿（1日につき）…………………………………………150点

J 066 尿道拡張法……………………………………………………………216点

J 066-2 タイダール自動膀胱洗浄（1日につき）………………………180点

J 067 誘導ブジー法…………………………………………………………270点

J 068 嵌頓包茎整復法（陰茎絞扼等）……………………………………290点

J 068-2 陰唇癒合剥離………………………………………………………290点

J 069 前立腺液圧出法………………………………………………………50点

J 070 前立腺冷温榻…………………………………………………………50点

J 070-2 干渉低周波による膀胱等刺激法…………………………………50点

注　入院中の患者以外の患者について算定する。

J 070-3 冷却痔処置（1日につき）………………………………………50点

J 070-4 磁気による膀胱等刺激法…………………………………………70点

注　別に厚生労働大臣が定める施設基準に適合しているものとして地方厚生局長等に届け出た保険医療機関において行われる場合に限り算定する。

（産婦人科処置）

J 071 羊水穿刺（羊水過多症の場合）……………………………144点

J 072 腟洗浄（熱性洗浄を含む。）………………………………56点

注　入院中の患者以外の患者についてのみ算定する。

J 073 子宮腔洗浄（薬液注入を含む。）…………………………56点

J 074 卵管内薬液注入法……………………………………………60点

J 075 陣痛誘発のための卵膜外薬液注入法………………………408点

J 076 子宮頸管内への薬物挿入法…………………………………45点

J 077 子宮出血止血法

1　分娩時のもの……………………………………………………780点

2　分娩外のもの……………………………………………………45点

J 078 子宮腟頸管部薬物焼灼法……………………………………100点

J 079 子宮腟部焼灼法………………………………………………180点

J 080 子宮頸管拡張及び分娩誘発法

1　ラミナリア………………………………………………………120点

2　コルポイリンテル………………………………………………120点

3　金属拡張器（ヘガール等）……………………………………180点

4　メトロイリンテル………………………………………………340点

J 081 分娩時鈍性頸管拡張法………………………………………456点

J 082 子宮脱非観血的整復法（ペッサリー）……………………290点

J 082-2 薬物放出子宮内システム処置

1　挿入術……………………………………………………………300点

2　除去術……………………………………………………………150点

J 083 妊娠子宮嵌頓非観血的整復法………………………………290点

J 084 胎盤圧出法……………………………………………………45点

J 085 クリステル胎児圧出法………………………………………45点

J 085-2 人工羊水注入法……………………………………………720点

(眼科処置)

J 086 眼処置…………………………………………………………25点

注1　入院中の患者以外の患者についてのみ算定する。

2　点眼又は洗眼については，第1章基本診療料に含まれ，別に算定できない。

J 086-2 義眼処置……………………………………………………25点

注　入院中の患者以外の患者についてのみ算定する。

J 087 前房穿刺又は注射（前房内注入を含む。）……………………180点

注　顕微鏡下に行った場合は，顕微鏡下処置加算として，180点を加算する。

J 088 霰粒腫の穿刺……………………………………………………45点

J 089 睫毛抜去

1　少数の場合…………………………………………………………25点

注　入院中の患者以外の患者についてのみ算定する。

2　多数の場合…………………………………………………………45点

注１　上眼瞼と下眼瞼についてそれぞれ処置した場合であっても１回の算定とする。

２　１日に１回に限り算定する。

J 090 結膜異物除去（１眼瞼ごと）………………………………100点

J 091 鼻涙管ブジー法…………………………………………………45点

J 091-2 鼻涙管ブジー法後薬液涙嚢洗浄……………………………45点

J 092 涙嚢ブジー法（洗浄を含む。）……………………………54点

J 093 強膜マッサージ………………………………………………150点

J 094 削除

（耳鼻咽喉科処置）

J 095 耳処置（耳浴及び耳洗浄を含む。）…………………………27点

注１　入院中の患者以外の患者についてのみ算定する。

２　点耳又は簡単な耳垢栓塞除去については，第１章基本診療料に含まれ，別に算定できない。

J 095-2 鼓室処置（片側）……………………………………………62点

注　鼓室洗浄及び鼓室内薬液注入の費用は，所定点数に含まれる。

J 096 耳管処置（耳管通気法，鼓膜マッサージ及び鼻内処置を含む。）

1　カテーテルによる耳管通気法（片側）…………………………36点

2　ポリッツェル球による耳管通気法………………………………24点

注　入院中の患者以外の患者についてのみ算定する。

J 097 鼻処置（鼻吸引，単純鼻出血及び鼻前庭の処置を含む。）………16点

注１　入院中の患者以外の患者についてのみ算定する。

２　区分番号Ｊ 098に掲げる口腔，咽頭処置と併せて行った場合

であっても **16点**とする。

3　鼻洗浄については，第1章基本診療料に含まれ，別に算定できない。

J 097-2 副鼻腔自然口開大処置……………………………………………**25点**

注　処置に用いた薬剤の費用は，所定点数に含まれるものとする。

J 098 口腔，咽頭処置…………………………………………………………**16点**

注1　入院中の患者以外の患者についてのみ算定する。

2　区分番号J 097に掲げる鼻処置と併せて行った場合であっても **16点**とする。

J 098-2 扁桃処置………………………………………………………………**40点**

J 099 間接喉頭鏡下喉頭処置（喉頭注入を含む。）…………………**32点**

注　入院中の患者以外の患者についてのみ算定する。

J 100 副鼻腔手術後の処置（片側）…………………………………………**45点**

注　当該処置と同一日に行われた区分番号J 097－2に掲げる副鼻腔自然口開大処置は所定点数に含まれるものとする。

J 101 鼓室穿刺（片側）………………………………………………………**50点**

J 102 上顎洞穿刺（片側）……………………………………………………**60点**

J 103 扁桃周囲膿瘍穿刺（扁桃周囲炎を含む。）………………………**180点**

J 104 唾液腺管洗浄（片側）…………………………………………………**60点**

J 105 副鼻腔洗浄又は吸引（注入を含む。）（片側）

1　副鼻腔炎治療用カテーテルによる場合……………………………**55点**

2　1以外の場合…………………………………………………………………**25点**

J 106 及び J 107 削除

J 108 鼻出血止血法（ガーゼタンポン又はバルーンによるもの）………**240点**

J 109 鼻咽腔止血法（ベロック止血法）…………………………………**550点**

J 110 削除

J 111 耳管ブジー法（通気法又は鼓膜マッサージの併施を含む。）（片側）……**45点**

J 112 唾液腺管ブジー法（片側）……………………………………………**45点**

J 113 耳垢栓塞除去（複雑なもの）

1　片側……………………………………………………………………………**90点**

2　両側……………………………………………………………………………**160点**

注　6歳未満の乳幼児の場合は，乳幼児加算として，**55点**を加算する。

J 114 ネブライザ…………………………………………………………………12点

注　入院中の患者以外の患者についてのみ算定する。

J 115 超音波ネブライザ（1日につき）……………………………………24点

J 115-2 排痰誘発法（1日につき）…………………………………………44点

（整形外科的処置）

J 116 関節穿刺（片側）……………………………………………………120点

注　3歳未満の乳幼児の場合は，乳幼児加算として，**110点**を加算する。

J 116-2 粘（滑）液嚢穿刺注入（片側）………………………………100点

J 116-3 ガングリオン穿刺術…………………………………………………80点

J 116-4 ガングリオン圧砕法…………………………………………………80点

J 116-5 酵素注射療法……………………………………………………2,490点

J 117 鋼線等による直達牽引（2日目以降。観血的に行った場合の手技料を含む。）（1局所を1日につき）…………………………………………62点

注1　3歳未満の乳幼児に対して行った場合は，乳幼児加算として，所定点数に**55点**を加算する。

2　消炎鎮痛等処置を併せて行った場合は，鋼線等による直達牽引の所定点数のみにより算定する。

J 118 介達牽引（1日につき）……………………………………………35点

注　消炎鎮痛等処置を併せて行った場合は，主たるものいずれかの所定点数のみにより算定する。

J 118-2 矯正固定（1日につき）…………………………………………35点

注　消炎鎮痛等処置を併せて行った場合は，主たるものいずれかの所定点数のみにより算定する。

J 118-3 変形機械矯正術（1日につき）…………………………………35点

注　消炎鎮痛等処置を併せて行った場合は，主たるものいずれかの所定点数のみにより算定する。

J 118-4 歩行運動処置（ロボットスーツによるもの）（1日につき）…**1,100点**

注1　別に厚生労働大臣が定める施設基準に適合するものとして地方厚生局長等に届け出た保険医療機関において行われる場合に限り算定する。

2　難病の患者に対する医療等に関する法律第5条第1項に規定する指定難病の患者であって，同法第7条第4項に規定する医療受給者証を交付されているもの（同条第1項各号に規定する特定医療費の支給認定に係る基準を満たすものとして診断を受けたものを含む。）に対して実施された場合には，難病患者処置加算として，**900点**を所定点数に加算する。

3　導入期5週間に限り，1日につき**2,000点**を9回に限り加算する。

J 119 消炎鎮痛等処置（1日につき）

1　マッサージ等の手技による療法…………**35点**

2　器具等による療法…………**35点**

3　湿布処置…………**35点**

注1　1から3までの療法を行った場合に，療法の種類，回数又は部位数にかかわらず，本区分により算定する。

2　同一の患者につき同一日において，1から3までの療法のうち2以上の療法を行った場合は，主たる療法の所定点数のみにより算定する。

3　3については，診療所において，入院中の患者以外の患者に対し，半肢の大部又は頭部，頸部及び顔面の大部以上にわたる範囲の湿布処置が行われた場合に算定できる。

4　区分番号C 109に掲げる在宅寝たきり患者処置指導管理料を算定している患者に対して行った消炎鎮痛等処置の費用は算定しない。

J 119-2 腰部又は胸部固定帯固定（1日につき）…………**35点**

J 119-3 低出力レーザー照射（1日につき）…………**35点**

J 119-4 肛門処置（1日につき）…………**24点**

（栄養処置）

J 120 鼻腔栄養（1日につき）…………**60点**

注1　区分番号C 105に掲げる在宅成分栄養経管栄養法指導管理料，区分番号C 105－2に掲げる在宅小児経管栄養法指導管理料，区分番号C 105－3に掲げる在宅半固形栄養経管栄養法指導管理料又は区分番号C 109に掲げる在宅寝たきり患者処置

指導管理料を算定している患者に対して行った鼻腔栄養の費用は算定しない。

2　間歇的経管栄養法によって行った場合には，間歇的経管栄養法加算として，1日につき**60点**を所定点数に加算する。

J 121 滋養浣腸……………………………………………………………**45点**

（ギプス）

通　則

1　既装着のギプス包帯をギプスシャーレとして切割使用した場合は各区分の所定点数の**100分の20**に相当する点数を算定する。

2　区分番号J123からJ128までに掲げるギプスをプラスチックギプスを用いて行った場合は当該各区分の所定点数の**100分の20**に相当する点数を所定点数に加算する。

3　6歳未満の乳幼児に対して区分番号J122からJ129－4までに掲げるギプスの処置を行った場合には，乳幼児加算として，当該各区分の所定点数の**100分の55**に相当する点数を所定点数に加算する。

J 122 四肢ギプス包帯

1　鼻ギプス……………………………………………………………**310点**

2　手指及び手，足（片側）………………………………………**490点**

3　半肢（片側）……………………………………………………**780点**

4　内反足矯正ギプス包帯（片側）………………………………**1,140点**

5　上肢，下肢（片側）……………………………………………**1,200点**

6　体幹から四肢にわたるギプス包帯（片側）…………………**1,840点**

J 123 体幹ギプス包帯……………………………………………………**1,500点**

J 124 鎖骨ギプス包帯（片側）…………………………………………**1,250点**

J 125 ギプスベッド………………………………………………………**1,400点**

J 126 斜頸矯正ギプス包帯………………………………………………**1,670点**

J 127 先天性股関節脱臼ギプス包帯……………………………………**2,400点**

J 128 脊椎側弯矯正ギプス包帯…………………………………………**3,440点**

J 129 義肢採型法

1　四肢切断の場合（1肢につき）………………………………**700点**

2　股関節，肩関節離断の場合（1肢につき）…………………**1,050点**

J 129-2 練習用仮義足又は仮義手採型法

1　四肢切断の場合（1肢につき）……………………………… **700点**

2　股関節，肩関節離断の場合（1肢につき）……………… **1,050点**

J 129-3 治療用装具採寸法（1肢につき）……………………………… **200点**

J 129-4 治療用装具採型法

1　体幹装具…………………………………………………………… **700点**

2　四肢装具（1肢につき）………………………………………… **700点**

3　その他（1肢につき）…………………………………………… **200点**

第2節　処置医療機器等加算

区分

J 200 腰部，胸部又は頸部固定帯加算（初回のみ）…………………… **170点**

J 201 酸素加算

注1　区分番号J 024からJ 028まで及びJ 045に掲げる処置に当たって酸素を使用した場合は，その価格を10円で除して得た点数（窒素を使用した場合は，その価格を10円で除して得た点数を合算した点数）を加算する。

2　酸素及び窒素の価格は，別に厚生労働大臣が定める。

第3節　薬　剤　料

区分

J 300 薬剤　　薬価が15円を超える場合は，薬価から15円を控除した額を10円で除して得た点数につき1点未満の端数を切り上げて得た点数に**1点**を加算して得た点数とする。

注1　薬価が15円以下である場合は，算定しない。

2　使用薬剤の薬価は，別に厚生労働大臣が定める。

第4節　特定保険医療材料料

区分

J 400 特定保険医療材料　　　　　　　材料価格を10円で除して得た点数

注　使用した特定保険医療材料の材料価格は，別に厚生労働大臣が定める。

第10部 手　　術

通　則

1　手術の費用は，第1節若しくは第2節の各区分に掲げる所定点数のみにより，又は第1節に掲げる所定点数及び第2節の各区分に掲げる所定点数を合算した点数により算定する。この場合において，手術に伴って行った処置（区分番号J 122からJ 129－4までに掲げるものを除く。）及び診断穿刺・検体採取並びに手術に当たって通常使用される保険医療材料の費用は，第1節の各区分の所定点数に含まれるものとする。

2　手術に当たって，第3節に掲げる医療機器等，薬剤（別に厚生労働大臣が定めるものを除く。）又は別に厚生労働大臣が定める保険医療材料（以下この部において「特定保険医療材料」という。）を使用した場合は，前号により算定した点数及び第3節，第4節若しくは第5節の各区分又は区分番号E 400に掲げるフィルムの所定点数を合算した点数により算定する。

3　第1節に掲げられていない手術であって特殊なものの費用は，第1節に掲げられている手術のうちで最も近似する手術の各区分の所定点数により算定する。

4　区分番号K 007（注に規定する加算を算定する場合に限る。），K 014－2，K 019－2，K 022の1，K 031（注に規定する加算を算定する場合に限る。），K 046（注に規定する加算を算定する場合に限る。），K 053（注に規定する加算を算定する場合に限る。），K 053－2，K 059の3のイ及び4，K 081（注に規定する加算を算定する場合に限る。），K 082－7，K 133－2，K 134－4，K 136－2，K 147－3，K 169（注1又は注2に規定する加算を算定する場合に限る。），K 169－2，K 169－3，K 178－4（注に規定する加算を算定する場合に限る。），K 180の3，K 181，K 181－2，K 181－6の2のロ，K 188－3，K 190，K 190－2，K 190－6からK 190－8まで，K 225－4，K 254の1，K 259（注2に規定する加算を算定する場合に限る。），K 260－2，K 268

の２のイ及び５から７まで，Ｋ 271 の１，Ｋ 280 − 2，Ｋ 281 − 2，Ｋ 305 − 2，Ｋ 308 − 3，Ｋ 319 − 2，Ｋ 320 − 2，Ｋ 328 からＫ 328 − 3 まで，Ｋ 340 − 7，Ｋ 343 − 2の１，Ｋ 374 − 2，Ｋ 388 − 3，Ｋ 394 − 2，Ｋ 400 の３，Ｋ 443 の３，Ｋ 444 の４，Ｋ 445 − 2，Ｋ 461 − 2，Ｋ 462 − 2，Ｋ 463 − 2，Ｋ 464 − 2，Ｋ 470 − 2，Ｋ 474 − 3の２，Ｋ 475（別に厚生労働大臣が定める患者に対して行う場合に限る。），Ｋ 476（１から７までについては，注１又は注２に規定する加算を算定する場合に限る。），Ｋ 476 − 4，Ｋ 476 − 5，Ｋ 508 − 4，Ｋ 514 の 10，Ｋ 514 − 2の４，Ｋ 514 − 4，Ｋ 514 − 6，Ｋ 514 − 7，Ｋ 520 の４，Ｋ 530 − 3，Ｋ 546，Ｋ 548，Ｋ 549，Ｋ 554 − 2，Ｋ 555 − 2，Ｋ 555 − 3，Ｋ 559 − 3，Ｋ 562 − 2，Ｋ 574 − 4，Ｋ 594 の４のロ及びハ，Ｋ 595（注２に規定する加算を算定する場合に限る。），Ｋ 595 − 2，Ｋ 597 からＫ 600 まで，Ｋ 602 − 2，Ｋ 603，Ｋ 603 − 2，Ｋ 604 − 2，Ｋ 605 − 2，Ｋ 605 − 4，Ｋ 605 − 5，Ｋ 615 − 2，Ｋ 616 − 6，Ｋ 617 − 5，Ｋ 627 − 2の１，２及び４，Ｋ 627 − 3，Ｋ 627 − 4，Ｋ 636 − 2，Ｋ 642 − 3，Ｋ 643 − 2，Ｋ 645 − 3，Ｋ 647 − 3，Ｋ 653 − 6，Ｋ 654 − 4，Ｋ 655 − 2の３，Ｋ 655 − 5の３，Ｋ 656 − 2，Ｋ 657 − 2の４，Ｋ 665 の２，Ｋ 668 − 2，Ｋ 675 − 2，Ｋ 677 の１，Ｋ 678，Ｋ 684 − 2，Ｋ 695 − 2，Ｋ 697 − 4の１，Ｋ 697 − 5，Ｋ 697 − 7，Ｋ 699 − 2，Ｋ 700 − 3，Ｋ 700 − 4，Ｋ 702 − 2，Ｋ 703 − 2，Ｋ 709 − 3，Ｋ 709 − 5，Ｋ 709 − 6，Ｋ 716 − 4，Ｋ 716 − 6，Ｋ 721 − 4，Ｋ 721 − 5，Ｋ 730 の３，Ｋ 731 の３，Ｋ 754 − 3，Ｋ 755 − 3，Ｋ 768，Ｋ 769 − 3，Ｋ 772 − 3，Ｋ 773 − 3からＫ 773 − 7まで，Ｋ 777 の１，Ｋ 780，Ｋ 780 − 2，Ｋ 785 − 2，Ｋ 792 の１，Ｋ 800 − 3，Ｋ 800 − 4，Ｋ 802 − 4，Ｋ 803 − 2，Ｋ 803 − 3，Ｋ 808 の１，Ｋ 809 − 4，Ｋ 818（１において別に厚生労働大臣が定める患者に対して行う場合に限る。），Ｋ 819（別に厚生労働大臣が定める患者に対して行う場合に限る。），Ｋ 819 − 2（別に厚生労働大臣が定める患者に対して行う場合に限る。），Ｋ 821 − 4，Ｋ 823 − 5，Ｋ 823 − 7，Ｋ 825（別に厚生労働大臣が定める患者に対して行う場合に限る。），Ｋ 828 − 3，Ｋ 830（別に厚生労働大臣が定める患者に対して行う場合に限る。），Ｋ 830 − 3，Ｋ 835 の１，Ｋ 838 − 2，Ｋ 841 − 4，Ｋ 843 − 2からＫ 843 − 4まで，Ｋ 850（注に規定する加算を

算定する場合に限る。)，K 851（1において別に厚生労働大臣が定める患者に対して行う場合に限る。)，K 858の1，K 859（2，4及び5において別に厚生労働大臣が定める患者に対して行う場合に限る。)，K 865－2，K 877（別に厚生労働大臣が定める患者に対して行う場合に限る。)，K 877－2（別に厚生労働大臣が定める患者に対して行う場合に限る。)，K 879－2，K 882－2，K 884－2，K 884－3，K 888（別に厚生労働大臣が定める患者に対して行う場合に限る。)，K 890－4，K 910－2からK 910－6まで並びにK 916からK 917－5までに掲げる手術等については，別に厚生労働大臣が定める施設基準に適合しているものとして地方厚生局長等に届け出た保険医療機関において行われる場合に限り算定する。ただし，区分番号K 546，K 549，K 597－3，K 597－4，K 615－2，K 636－2，K 721－5，K 773－4，K 823－7，K 828－3，K 835の1，K 884－2，K 884－3，K 890－4及びK 917からK 917－5までに掲げる手術等については，別に厚生労働大臣が定める施設基準を満たす場合に限り，地方厚生局長等に届け出ることを要しない。

5　区分番号K 011，K 020，K 053，K 076からK 076－3まで，K 079，K 079－2，K 080－2，K 082，K 082－7，K 106，K 107，K 109，K 136，K 147－3，K 151－2，K 154，K 154－2，K 160，K 167，K 169からK 171まで，K 174からK 178－2まで，K 181，K 190，K 190－2，K 204，K 229，K 230，K 234からK 236まで，K 244，K 259，K 266，K 277－2，K 280，K 281，K 319，K 322，K 327，K 343，K 343－2の2，K 376，K 395，K 415，K 425，K 427－2，K 434，K 442，K 443，K 458，K 462，K 484，K 496，K 496－3，K 497からK 498まで，K 508－4，K 511，K 514，K 514－2の4，K 518，K 519，K 525，K 526の2，K 527，K 529，K 529－3，K 529－5，K 531，K 537，K 546，K 547，K 549，K 552，K 552－2，K 594の4のロ，K 594－2，K 595，K 597，K 597－2，K 627－2の4，K 645，K 675－2，K 677，K 677－2，K 695（1歳未満の乳児に対して行われるものを除く。)，K 695－2，K 697－4の1，K 702，K 703，K 703－2，K 710－2，K 719－6，K 732－2，K 756（1歳未満の乳児に対して行われるものを除く。)，K 764，K 765，K 779，K 780，K

780－2，K 801，K 803（6を除く。），K 818からK 820まで，K 821－4，K 843，K 850，K 857，K 859（1を除く。），K 863－3，K 889及びK 890－2に掲げる手術，体外循環を要する手術並びに胸腔鏡又は腹腔鏡を用いる手術（通則第4号に掲げる手術を除く。）については，別に厚生労働大臣が定める施設基準を満たす保険医療機関において行われる場合に限り算定する。

6　区分番号K 528，K 528－3，K 535，K 570－4，K 583，K 586の3，K 587，K 684，K 684－2，K 695，K 751の3及び4，K 751－2，K 756並びにK 773に掲げる手術（1歳未満の乳児に対して行われるものに限る。）については，別に厚生労働大臣が定める施設基準を満たす保険医療機関において行われる場合に限り算定する。

7　区分番号K 002，K 138，K 142の6，K 145，K 147，K 147－3，K 149，K 149－2，K 150，K 151－2，K 154，K 154－2，K 155，K 163からK 164－2まで，K 166，K 169，K 172からK 174まで，K 178，K 180，K 191，K 192，K 239，K 241，K 243，K 245，K 259，K 261，K 268，K 269，K 275からK 281まで，K 282，K 346，K 386，K 393の1，K 397，K 398の2，K 399，K 403，K 425からK 426－2まで，K 501からK 501－3まで，K 511の3，K 513，K 519，K 522，K 528，K 528－3，K 534－3，K 535，K 554からK 558まで，K 562からK 587まで，K 589からK 591まで，K 601，K 601－2，K 603－2，K 610の1，K 616－3，K 625，K 633の4及び5，K 634，K 635－3からK 636まで，K 636－3，K 636－4，K 639，K 644，K 647，K 664，K 666，K 666－2，K 667－2，K 674，K 674－2，K 681，K 684，K 684－2，K 697－5，K 714，K 714－2，K 716の2，K 716－2，K 717，K 725からK 726－2まで，K 729からK 729－3まで，K 734からK 735まで，K 735－3，K 745，K 751の1及び2，K 751－2，K 756，K 756－2，K 773，K 773－5，K 775，K 804，K 805からK 805－3まで，K 812－2，K 838並びにK 913に掲げる手術を手術時体重が1,500グラム未満の児又は新生児（手術時体重が1,500グラム未満の児を除く。）に対して実施する場合には，それぞれ当該手術の所定点数の**100分の400**又は**100分の300**に相当する点数を加算する。

8　3歳未満の乳幼児又は3歳以上6歳未満の幼児に対して手術（区分番

号Ｋ618に掲げる中心静脈注射用植込型カテーテル設置を除く。）を行った場合は，乳幼児加算又は幼児加算として，当該手術の所定点数に所定点数の**100分の100**又は**100分の50**に相当する点数を加算する。ただし，前号に規定する加算を算定する場合は算定しない。

9　区分番号Ｋ293，Ｋ294，Ｋ314，Ｋ343，Ｋ374，Ｋ374－２，Ｋ376，Ｋ394，Ｋ394－２，Ｋ410，Ｋ412，Ｋ415，Ｋ422，Ｋ424，Ｋ425，Ｋ439，Ｋ442の２及び３，Ｋ455，Ｋ458，Ｋ463の１及び３並びにＫ463－２に掲げる手術については，区分番号Ｋ469に掲げる頸部郭清術を併せて行った場合は，所定点数に片側の場合は**4,000点**を，両側の場合は**6,000点**を加算する。

10　ＨＩＶ抗体陽性の患者に対して，観血的手術を行った場合は，**4,000点**を当該手術の所定点数に加算する。

11　メチシリン耐性黄色ブドウ球菌（ＭＲＳＡ）感染症患者（感染症法の規定に基づき都道府県知事に対して医師の届出が義務づけられるものに限る。），Ｂ型肝炎感染患者（ＨＢｓ又はＨＢｅ抗原陽性の者に限る。）若しくはＣ型肝炎感染患者又は結核患者に対して，区分番号Ｌ008に掲げるマスク又は気管内挿管による閉鎖循環式全身麻酔，区分番号Ｌ002に掲げる硬膜外麻酔又は区分番号Ｌ004に掲げる脊椎麻酔を伴う手術を行った場合は，**1,000点**を所定点数に加算する。

12　緊急のために休日に手術を行った場合又はその開始時間が保険医療機関の表示する診療時間以外の時間若しくは深夜である手術（区分番号Ｋ914からＫ917－５までに掲げるものを除く。）を行った場合において，当該手術の費用は，次に掲げる点数を，それぞれ所定点数に加算した点数により算定する。

イ　別に厚生労働大臣が定める施設基準に適合しているものとして地方厚生局長等に届け出た保険医療機関において行われる場合

(1)　休日加算１

所定点数の**100分の160**に相当する点数

(2)　時間外加算１（入院中の患者以外の患者に対して行われる場合に限る。）

所定点数の**100分の80**に相当する点数

(3)　深夜加算１

所定点数の **100 分の 160** に相当する点数

(4) (1)から(3)までにかかわらず，区分番号Ａ000 に掲げる初診料の注7のただし書に規定する保険医療機関において，入院中の患者以外の患者に対して，その開始時間が同注のただし書に規定する時間である手術を行った場合

所定点数の **100 分の 80** に相当する点数

ロ　イ以外の保険医療機関において行われる場合

(1) 休日加算２

所定点数の **100 分の 80** に相当する点数

(2) 時間外加算２（入院中の患者以外の患者に対して行われる場合に限る。）

所定点数の **100 分の 40** に相当する点数

(3) 深夜加算２

所定点数の **100 分の 80** に相当する点数

(4) (1)から(3)までにかかわらず，区分番号Ａ000 に掲げる初診料の注7のただし書に規定する保険医療機関において，入院中の患者以外の患者に対して，その開始時間が同注のただし書に規定する時間である手術を行った場合

所定点数の **100 分の 40** に相当する点数

13　対称器官に係る手術の各区分の所定点数は，特に規定する場合を除き，片側の器官の手術料に係る点数とする。

14　同一手術野又は同一病巣につき，２以上の手術を同時に行った場合の費用の算定は，主たる手術の所定点数のみにより算定する。ただし，神経移植術，骨移植術，植皮術，動脈（皮）弁術，筋（皮）弁術，遊離皮弁術（顕微鏡下血管柄付きのもの），複合組織移植術，自家遊離複合組織移植術（顕微鏡下血管柄付きのもの），粘膜移植術若しくは筋膜移植術と他の手術とを同時に行った場合，大腿骨頭回転骨切り術若しくは大腿骨近位部（転子間を含む。）骨切り術と骨盤骨切り術，臼蓋形成手術若しくは寛骨臼移動術とを同時に行った場合，喉頭気管分離術と血管結紮術で開胸若しくは開腹を伴うものとを同時に行った場合又は先天性気管狭窄症手術と第10部第１節第８款に掲げる手術を同時に行った場合は，それぞれの所定点数を合算して算定する。また，別に厚生労働大臣が定める

場合は別に厚生労働大臣が定めるところにより算定する。

15　手術を開始した後，患者の病状の急変等やむを得ない事情によりその手術を中途で中絶しなければならない場合においては，当該中絶までに行った実態に最も近似する手術の各区分の所定点数により算定する。

16　区分番号K 664に掲げる手術については，別に厚生労働大臣が定める施設基準に適合しているものとして地方厚生局長等に届け出た保険医療機関以外の保険医療機関において行われる場合は，所定点数の**100分の80**に相当する点数により算定する。

17　歯科医師による周術期口腔機能管理の実施後1月以内に，別に厚生労働大臣が定める手術を実施した場合は，周術期口腔機能管理後手術加算として，**200点**を所定点数に加算する。

18　区分番号K 374－2，K 394－2，K 502－5，K 504－2，K 513の3及び4，K 513－2，K 514－2の2及び3，K 529－2，K 529－3，K 554－2，K 555－3，K 655－2の1，K 655－5の1，K 657－2の1，K 674－2，K 695－2，K 702－2，K 703－2，K 719－3，K 740－2，K 754－2，K 755－2，K 778－2，K 803－2，K 860－3，K 865－2，K 877－2並びにK 879－2（子宮体がんに限る。）に掲げる手術については，別に厚生労働大臣が定める施設基準に適合しているものとして地方厚生局長等に届け出た保険医療機関において内視鏡手術用支援機器を用いて行った場合においても算定できる。

19　区分番号K 475及びK 888に掲げる手術については，別に厚生労働大臣が定める施設基準に適合しているものとして地方厚生局長等に届け出た保険医療機関において遺伝性乳癌卵巣癌症候群の患者に対して行った場合においても算定できる。

20　別に厚生労働大臣が定める施設基準に適合しているものとして地方厚生局長等に届け出た保険医療機関において，手術の前後に必要な栄養管理を行った場合であって，区分番号L 008に掲げるマスク又は気管内挿管による閉鎖循環式全身麻酔を伴う手術を行った場合は，周術期栄養管理実施加算として，**270点**を所定点数に加算する。この場合において，区分番号A 104に掲げる特定機能病院入院基本料の注10に規定する入院栄養管理体制加算並びに区分番号A 300に掲げる救命救急入院料の注9，区分番号A 301に掲げる特定集中治療室管理料の注5，区分番号A

301－2に掲げるハイケアユニット入院医療管理料の注4，区分番号A 301－3に掲げる脳卒中ケアユニット入院医療管理料の注4及び区分番号A 301－4に掲げる小児特定集中治療室管理料の注4に規定する早期栄養介入管理加算は別に算定できない。

21　別に厚生労働大臣が定める施設基準に適合しているものとして地方厚生局長等に届け出た保険医療機関において，再製造単回使用医療機器（特定保険医療材料に限る。）を手術に使用した場合に，再製造単回使用医療機器使用加算として，当該特定保険医療材料の所定点数の**100分の10**に相当する点数を当該手術の所定点数に加算する。

第1節　手　術　料

第1款　皮膚・皮下組織

区分

（皮膚，皮下組織）

K 000 創傷処理

1　筋肉，臓器に達するもの（長径5センチメートル未満）…… **1,400点**

2　筋肉，臓器に達するもの（長径5センチメートル以上10センチメートル未満）…… **1,880点**

3　筋肉，臓器に達するもの（長径10センチメートル以上）

イ　頭頸部のもの（長径20センチメートル以上のものに限る。）…… **9,630点**

ロ　その他のもの…… **3,090点**

4　筋肉，臓器に達しないもの（長径5センチメートル未満）…… **530点**

5　筋肉，臓器に達しないもの（長径5センチメートル以上10センチメートル未満）…… **950点**

6　筋肉，臓器に達しないもの（長径10センチメートル以上）… **1,480点**

注1　切，刺，割創又は挫創の手術について切除，結紮又は縫合を行う場合に限り算定する。

2　真皮縫合を伴う縫合閉鎖を行った場合は，露出部の創傷に限り**460点**を所定点数に加算する。

3　汚染された挫創に対してデブリードマンを行った場合は，当初の１回に限り **100点**を加算する。

K 000-2 小児創傷処理（６歳未満）

1　筋肉，臓器に達するもの(長径2.5センチメートル未満)… **1,400点**

2　筋肉，臓器に達するもの（長径2.5センチメートル以上5センチメートル未満）…………………………………… **1,540点**

3　筋肉，臓器に達するもの（長径5センチメートル以上10センチメートル未満）…………………………………… **2,860点**

4　筋肉，臓器に達するもの(長径10センチメートル以上)… **4,410点**

5　筋肉，臓器に達しないもの(長径2.5センチメートル未満)… **500点**

6　筋肉，臓器に達しないもの（長径2.5センチメートル以上5センチメートル未満）…………………………………… **560点**

7　筋肉，臓器に達しないもの（長径5センチメートル以上10センチメートル未満）…………………………………… **1,060点**

8　筋肉,臓器に達しないもの(長径10センチメートル以上)… **1,950点**

注1　切，刺，割創又は挫創の手術について切除，結紮又は縫合を行う場合に限り算定する。

2　真皮縫合を伴う縫合閉鎖を行った場合は，露出部の創傷に限り **460点**を所定点数に加算する。

3　汚染された挫創に対してデブリードマンを行った場合は，当初の１回に限り **100点**を加算する。

K 001 皮膚切開術

1　長径10センチメートル未満…………………………………… **640点**

2　長径10センチメートル以上20センチメートル未満……… **1,110点**

3　長径20センチメートル以上…………………………………… **2,270点**

K 002 デブリードマン

1　100平方センチメートル未満……………………………… **1,620点**

2　100平方センチメートル以上3,000平方センチメートル未満…………………………………………………………… **4,820点**

3　3,000平方センチメートル以上 ……………………………**11,230点**

注1　熱傷により全身の20パーセント以上に植皮を行う場合又はA群溶連菌感染症に伴う壊死性筋膜炎の場合においては，５回に限り算定する。

2　注1の場合を除き，当初の1回に限り算定する。

3　骨，腱又は筋肉の露出を伴う損傷については，当初の1回に限り，深部デブリードマン加算として，**1,000点**を所定点数に加算する。

4　水圧式デブリードマンを実施した場合は，一連の治療につき1回に限り，水圧式デブリードマン加算として，**2,500点**を所定点数に加算する。

5　超音波式デブリードマンを実施した場合は，一連の治療につき1回に限り，超音波式デブリードマン加算として，**2,500点**を所定点数に加算する。

K 003 皮膚，皮下，粘膜下血管腫摘出術（露出部）

1　長径3センチメートル未満……**3,480点**

2　長径3センチメートル以上6センチメートル未満……**9,180点**

3　長径6センチメートル以上……**17,810点**

K 004 皮膚，皮下，粘膜下血管腫摘出術（露出部以外）

1　長径3センチメートル未満……**2,110点**

2　長径3センチメートル以上6センチメートル未満……**4,070点**

3　長径6センチメートル以上……**11,370点**

K 005 皮膚，皮下腫瘍摘出術（露出部）

1　長径2センチメートル未満……**1,660点**

2　長径2センチメートル以上4センチメートル未満……**3,670点**

3　長径4センチメートル以上……**5,010点**

K 006 皮膚，皮下腫瘍摘出術（露出部以外）

1　長径3センチメートル未満……**1,280点**

2　長径3センチメートル以上6センチメートル未満……**3,230点**

3　長径6センチメートル以上12センチメートル未満……**4,160点**

4　長径12センチメートル以上……**8,320点**

K 006-2 鶏眼・胼胝切除術（露出部で縫合を伴うもの）

1　長径2センチメートル未満……**1,660点**

2　長径2センチメートル以上4センチメートル未満……**3,670点**

3　長径4センチメートル以上……**4,360点**

K 006-3 鶏眼・胼胝切除術（露出部以外で縫合を伴うもの）

1　長径3センチメートル未満……………………………… 1,280点

2　長径3センチメートル以上6センチメートル未満………… 3,230点

3　長径6センチメートル以上……………………………… 4,160点

K 006-4 皮膚腫瘍冷凍凝固摘出術（一連につき）

1　長径3センチメートル未満の良性皮膚腫瘍……………… 1,280点

2　長径3センチメートル未満の悪性皮膚腫瘍……………… 2,050点

3　長径3センチメートル以上6センチメートル未満の良性又は悪性皮膚腫瘍………………………………………………… 3,230点

4　長径6センチメートル以上の良性又は悪性皮膚腫瘍……… 4,160点

K 007 皮膚悪性腫瘍切除術

1　広汎切除…………………………………………………28,210点

2　単純切除…………………………………………………11,000点

注　放射性同位元素及び色素を用いたセンチネルリンパ節生検（悪性黒色腫等に係るものに限る。）を併せて行った場合には，皮膚悪性腫瘍センチネルリンパ節生検加算として，**5,000点**を所定点数に加算する。ただし，当該手術に用いた色素の費用は，算定しない。

K 007-2 経皮的放射線治療用金属マーカー留置術………………10,000点

K 007-3 放射線治療用合成吸収性材料留置術……………………14,290点

K 008 腋臭症手術

1　皮弁法…………………………………………………… 6,870点

2　皮膚有毛部切除術……………………………………… 3,000点

3　その他のもの…………………………………………… 1,660点

（形成）

K 009 皮膚剥削術

1　25平方センチメートル未満……………………………… 1,810点

2　25平方センチメートル以上100平方センチメートル未満………………………………………………………… 4,370点

3　100平方センチメートル以上200平方センチメートル未満………………………………………………………… 9,610点

4　200平方センチメートル以上 ……………………………13,640点

K 010 瘢痕拘縮形成手術

1　顔面……………………………………………………………………12,660点
2　その他…………………………………………………………………8,060点

K 011 顔面神経麻痺形成手術

1　静的なもの……………………………………………………………19,110点
2　動的なもの……………………………………………………………64,350点

K 012 削除

K 013 分層植皮術

1　25平方センチメートル未満………………………………………3,520点
2　25平方センチメートル以上100平方センチメートル
未満…………………………………………………………………………6,270点
3　100平方センチメートル以上200平方センチメートル
未満…………………………………………………………………………9,000点
4　200平方センチメートル以上……………………………………25,820点

注　広範囲皮膚欠損の患者に対して行う場合は，頭頸部，左上肢，左下肢，右上肢，右下肢，腹部（胸部を含む。）又は背部のそれぞれの部位ごとに所定点数を算定する。

K 013-2 全層植皮術

1　25平方センチメートル未満………………………………………10,000点
2　25平方センチメートル以上100平方センチメートル
未満…………………………………………………………………………12,500点
3　100平方センチメートル以上200平方センチメートル
未満…………………………………………………………………………28,210点
4　200平方センチメートル以上……………………………………40,290点

注　広範囲皮膚欠損の患者に対して行う場合は，頭頸部，左上肢，左下肢，右上肢，右下肢，腹部（胸部を含む。）又は背部のそれぞれの部位ごとに所定点数を算定する。

K 013-3 自家皮膚非培養細胞移植術

1　25平方センチメートル未満………………………………………3,520点
2　25平方センチメートル以上100平方センチメートル
未満…………………………………………………………………………6,270点
3　100平方センチメートル以上200平方センチメートル
未満…………………………………………………………………………9,000点

4　200平方センチメートル以上……………………………25,820点

注　広範囲皮膚欠損の患者に対して行う場合は，頭頸部，左上肢，左下肢，右上肢，右下肢，腹部（胸部を含む。）又は背部のそれぞれの部位ごとに所定点数を算定する。

K 014 皮膚移植術（生体・培養）……………………………6,110点

注1　生体皮膚又は培養皮膚移植を行った場合に算定する。

2　生体皮膚を移植した場合は，生体皮膚の摘出のために要した提供者の療養上の費用として，この表に掲げる所定点数により算定した点数を加算する。

K 014-2 皮膚移植術（死体）

1　200平方センチメートル未満……………………………8,000点

2　200平方センチメートル以上500平方センチメートル未満……………………………16,000点

3　500平方センチメートル以上1,000平方センチメートル未満……………………………32,000点

4　1,000平方センチメートル以上3,000平方センチメートル未満……………………………80,000点

5　3,000平方センチメートル以上……………………………96,000点

K 015 皮弁作成術，移動術，切断術，遷延皮弁術

1　25平方センチメートル未満……………………………5,180点

2　25平方センチメートル以上100平方センチメートル未満……………………………13,720点

3　100平方センチメートル以上……………………………22,310点

K 016 動脈（皮）弁術，筋（皮）弁術……………………………41,120点

K 017 遊離皮弁術（顕微鏡下血管柄付きのもの）

1　乳房再建術の場合……………………………100,670点

2　その他の場合……………………………105,800点

K 018 削除

K 019 複合組織移植術……………………………19,420点

K 019-2 自家脂肪注入

1　50mL未満……………………………22,900点

2　50mL以上100mL未満……………………………30,530点

3　100mL 以上……………………………………………………38,160 点

K 020 自家遊離複合組織移植術（顕微鏡下血管柄付きのもの）……131,310 点

K 021 粘膜移植術

1　4 平方センチメートル未満……………………………6,510 点

2　4 平方センチメートル以上……………………………7,820 点

K 021-2 粘膜弁手術

1　4 平方センチメートル未満……………………………13,190 点

2　4 平方センチメートル以上……………………………13,460 点

K 022 組織拡張器による再建手術（一連につき）

1　乳房（再建手術）の場合……………………………18,460 点

2　その他の場合……………………………………………19,400 点

K 022-2 象皮病根治手術

1　大腿…………………………………………………………27,380 点

2　下腿…………………………………………………………23,400 点

K 022-3 慢性膿皮症手術

1　単純なもの………………………………………………4,820 点

2　複雑なもの………………………………………………8,320 点

第 2 款　筋骨格系・四肢・体幹

区分

（筋膜，筋，腱，腱鞘）

K 023 筋膜切離術，筋膜切開術…………………………………940 点

K 024 筋切離術……………………………………………………3,690 点

K 025 股関節内転筋切離術………………………………………6,370 点

K 026 股関節筋群解離術…………………………………………12,140 点

K 026-2 股関節周囲筋腱解離術（変形性股関節症）……………16,700 点

注　変形性股関節症の患者に対して行われた場合に限り算定する。

K 027 筋炎手術

1　腸腰筋，殿筋，大腿筋…………………………………2,060 点

2　その他の筋………………………………………………1,210 点

K 028 腱鞘切開術（関節鏡下によるものを含む。）……………2,350 点

K 029 筋肉内異物摘出術…………………………………………3,440 点

K 030 四肢・躯幹軟部腫瘍摘出術

1　肩，上腕，前腕，大腿，下腿，躯幹……………………8,490 点

2　手，足……………………………………………………3,750 点

K 031 四肢・躯幹軟部悪性腫瘍手術

1　肩，上腕，前腕，大腿，下腿，躯幹……………………27,740 点

2　手，足……………………………………………………14,800 点

注　自家処理骨を用いた再建を行った場合は，処理骨再建加算として，**15,000 点**を所定点数に加算する。

K 032 削除

K 033 筋膜移植術

1　指（手，足）……………………………………………8,720 点

2　その他のもの……………………………………………10,310 点

K 034 腱切離・切除術（関節鏡下によるものを含む。）………4,290 点

K 035 腱剥離術（関節鏡下によるものを含む。）……………13,580 点

K 035-2 腱滑膜切除術……………………………………9,060 点

K 036 削除

K 037 腱縫合術……………………………………………13,580 点

注　前腕から手根部の２指以上の腱縫合を実施した場合は，複数縫合加算として１指を追加するごとに所定点数の **100 分の 50** に相当する点数を加算する。ただし，加算は１側当たり３指を超えないものとする。

K 037-2 アキレス腱断裂手術……………………………8,710 点

K 038 腱延長術……………………………………………10,750 点

K 039 腱移植術（人工腱形成術を含む。）

1　指（手，足）……………………………………………18,780 点

2　その他のもの……………………………………………23,860 点

K 040 腱移行術

1　指（手，足）……………………………………………15,570 点

2　その他のもの……………………………………………18,080 点

K 040-2 指伸筋腱脱臼観血的整復術……………………13,610 点

K 040-3 腓骨筋腱腱鞘形成術……………………………18,080 点

K 041 削除

（四肢骨）

K 042 骨穿孔術……………………………………………………………………1,730点

K 043 骨掻爬術

1　肩甲骨，上腕，大腿……………………………………………………12,270点

2　前腕，下腿……………………………………………………………8,040点

3　鎖骨，膝蓋骨，手，足その他……………………………………………3,590点

K 043-2 削除

K 043-3 削除

K 044 骨折非観血的整復術

1　肩甲骨，上腕，大腿……………………………………………………1,840点

2　前腕，下腿……………………………………………………………2,040点

3　鎖骨，膝蓋骨，手，足その他……………………………………………1,440点

K 045 骨折経皮的鋼線刺入固定術

1　肩甲骨，上腕，大腿……………………………………………………7,060点

2　前腕，下腿……………………………………………………………4,100点

3　鎖骨，膝蓋骨，手，足，指（手，足）その他……………………………2,190点

K 046 骨折観血的手術

1　肩甲骨，上腕，大腿……………………………………………………21,630点

2　前腕，下腿，手舟状骨…………………………………………………18,370点

3　鎖骨，膝蓋骨，手（舟状骨を除く。），足，指（手，足）
その他……………………………………………………………………11,370点

注　大腿骨近位部の骨折に対して，骨折後48時間以内に整復固定を行った場合は，緊急整復固定加算として，**4,000点**を所定点数に加算する。

K 046-2 観血的整復固定術（インプラント周囲骨折に対するもの）

1　肩甲骨，上腕，大腿……………………………………………………23,420点

2　前腕，下腿……………………………………………………………18,800点

3　手，足，指（手，足）…………………………………………………13,120点

K 046-3 一時的創外固定骨折治療術………………………………………34,000点

K 047 難治性骨折電磁波電気治療法（一連につき）………………………12,500点

K 047-2 難治性骨折超音波治療法（一連につき）…………………………12,500点

K 047-3 超音波骨折治療法（一連につき）…………………………………4,620点

注　骨折観血的手術等が行われた後に本区分が行われた場合に限り算定する。

K 048 骨内異物（挿入物を含む。）**除去術**

1　頭蓋，顔面（複数切開を要するもの）……………………12,100 点

2　その他の頭蓋，顔面，肩甲骨，上腕，大腿………………7,870 点

3　前腕，下腿……………………………………………………5,200 点

4　鎖骨，膝蓋骨，手，足，指（手，足）その他……………3,620 点

K 049 骨部分切除術

1　肩甲骨，上腕，大腿…………………………………………5,900 点

2　前腕，下腿……………………………………………………4,940 点

3　鎖骨，膝蓋骨，手，足，指（手，足）その他……………3,280 点

K 050 腐骨摘出術

1　肩甲骨，上腕，大腿…………………………………………15,570 点

2　前腕，下腿……………………………………………………12,510 点

3　鎖骨，膝蓋骨，手，足その他………………………………4,100 点

K 051 骨全摘術

1　肩甲骨，上腕，大腿…………………………………………27,890 点

2　前腕，下腿……………………………………………………15,570 点

3　鎖骨，膝蓋骨，手，足その他………………………………5,160 点

K 051-2 中手骨又は中足骨摘除術（２本以上）………………5,930 点

注　２本以上の骨に対して行われた場合に限り算定する。

K 052 骨腫瘍切除術

1　肩甲骨，上腕，大腿…………………………………………17,410 点

2　前腕，下腿……………………………………………………9,370 点

3　鎖骨，膝蓋骨，手，足，指（手，足）その他……………4,340 点

K 052-2 削除

K 052-3 削除

K 053 骨悪性腫瘍手術

1　肩甲骨，上腕，大腿…………………………………………36,600 点

2　前腕，下腿……………………………………………………35,000 点

3　鎖骨，膝蓋骨，手，足その他………………………………25,310 点

注　自家処理骨を用いた再建を行った場合は，処理骨再建加算とし

て，15,000点を所定点数に加算する。

K 053-2 骨悪性腫瘍，類骨骨腫及び四肢軟部腫瘍ラジオ波焼灼療法（一連として）

1　2センチメートル以内のもの……………………………15,000点

2　2センチメートルを超えるもの…………………………21,960点

注　フュージョンイメージングを用いて行った場合は，フュージョンイメージング加算として，200点を所定点数に加算する。

K 054 骨切り術

1　肩甲骨，上腕，大腿……………………………………28,210点

2　前腕，下腿………………………………………………22,680点

3　鎖骨，膝蓋骨，手，足，指（手，足）その他……………8,150点

注　先天異常による上腕又は前腕の骨の変形を矯正することを目的とする骨切り術において，患者適合型の変形矯正ガイドを用いて実施した場合は，患者適合型変形矯正ガイド加算として，9,000点を所定点数に加算する。

K 054-2 脛骨近位骨切り術……………………………………28,300点

K 055 削除

K 055-2 大腿骨頭回転骨切り術………………………………44,070点

K 055-3 大腿骨近位部（転子間を含む。）**骨切り術**…………………37,570点

K 055-4 大腿骨遠位骨切り術…………………………………33,830点

K 056 偽関節手術

1　肩甲骨，上腕，大腿……………………………………30,310点

2　前腕，下腿，手舟状骨…………………………………28,210点

3　鎖骨，膝蓋骨，手（舟状骨を除く。），足，指（手，足）その他……………………………………………………………15,570点

K 056-2 難治性感染性偽関節手術（創外固定器によるもの）………48,820点

K 057 変形治癒骨折矯正手術

1　肩甲骨，上腕，大腿……………………………………34,400点

2　前腕，下腿………………………………………………30,860点

3　鎖骨，膝蓋骨，手，足，指（手，足）その他……………15,770点

注　上腕又は前腕について，患者適合型の変形矯正ガイドを用いて実施した場合は，患者適合型変形矯正ガイド加算として，9,000

点を所定点数に加算する。

K 058 骨長調整手術

1　骨端軟骨発育抑制術……16,340 点
2　骨短縮術……15,200 点
3　骨延長術（指（手，足））……16,390 点
4　骨延長術（指（手，足）以外）……29,370 点

K 059 骨移植術（軟骨移植術を含む。）

1　自家骨移植……16,830 点
2　同種骨移植（生体）……28,660 点
3　同種骨移植（非生体）
　イ　同種骨移植（特殊なもの）……39,720 点
　ロ　その他の場合……21,050 点
4　自家培養軟骨移植術……14,030 点

注　骨提供者に係る組織適合性試験の費用は，所定点数に含まれる。

K 059-2 関節鏡下自家骨軟骨移植術……22,340 点
（四肢関節，靱帯）

K 060 関節切開術

1　肩，股，膝……3,600 点
2　胸鎖，肘，手，足……1,470 点
3　肩鎖，指（手，足）……780 点

K 060-2 肩甲関節周囲沈着石灰摘出術

1　観血的に行うもの……8,640 点
2　関節鏡下で行うもの……12,720 点

K 060-3 化膿性又は結核性関節炎掻爬術

1　肩，股，膝……20,020 点
2　胸鎖，肘，手，足……13,130 点
3　肩鎖，指（手，足）……3,330 点

K 061 関節脱臼非観血的整復術

1　肩，股，膝……1,800 点
2　胸鎖，肘，手，足……1,560 点
3　肩鎖，指（手，足），小児肘内障……960 点

K 062 先天性股関節脱臼非観血的整復術（両側）

1　リーメンビューゲル法……………………………………………………2,050 点
2　その他…………………………………………………………………3,390 点

K 063 関節脱臼観血的整復術

1　肩，股，膝………………………………………………………………28,210 点
2　胸鎖，肘，手，足………………………………………………………18,810 点
3　肩鎖，指（手，足）……………………………………………………15,080 点

K 064 先天性股関節脱臼観血的整復術……………………………………23,240 点

K 065 関節内異物（挿入物を含む。）**除去術**

1　肩，股，膝………………………………………………………………12,540 点
2　胸鎖，肘，手，足…………………………………………………………4,600 点
3　肩鎖，指（手，足）………………………………………………………2,950 点

K 065-2 関節鏡下関節内異物（挿入物を含む。）**除去術**

1　肩，股，膝………………………………………………………………13,950 点
2　胸鎖，肘，手，足………………………………………………………12,300 点
3　肩鎖，指（手，足）………………………………………………………7,930 点

K 066 関節滑膜切除術

1　肩，股，膝………………………………………………………………17,750 点
2　胸鎖，肘，手，足………………………………………………………11,200 点
3　肩鎖，指（手，足）………………………………………………………8,880 点

K 066-2 関節鏡下関節滑膜切除術

1　肩，股，膝………………………………………………………………17,610 点
2　胸鎖，肘，手，足………………………………………………………17,030 点
3　肩鎖，指（手，足）……………………………………………………16,060 点

K 066-3 滑液膜摘出術

1　肩，股，膝………………………………………………………………17,750 点
2　胸鎖，肘，手，足………………………………………………………11,200 点
3　肩鎖，指（手，足）………………………………………………………7,930 点

K 066-4 関節鏡下滑液膜摘出術

1　肩，股，膝………………………………………………………………17,610 点
2　胸鎖，肘，手，足………………………………………………………17,030 点
3　肩鎖，指（手，足）……………………………………………………16,060 点

K 066-5 膝蓋骨滑液嚢切除術……………………………………………11,200 点

K 066-6 関節鏡下膝蓋骨滑液嚢切除術……………………………17,030点
K 066-7 掌指関節滑膜切除術……………………………………7,930点
K 066-8 関節鏡下掌指関節滑膜切除術…………………………16,060点
K 067 関節鼠摘出手術
　1　肩，股，膝……………………………………………………15,600点
　2　胸鎖，肘，手，足……………………………………………10,580点
　3　肩鎖，指（手，足）…………………………………………3,970点
K 067-2 関節鏡下関節鼠摘出手術
　1　肩，股，膝……………………………………………………17,780点
　2　胸鎖，肘，手，足……………………………………………19,100点
　3　肩鎖，指（手，足）…………………………………………12,000点
K 068 半月板切除術………………………………………………9,200点
K 068-2 関節鏡下半月板切除術…………………………………15,090点
K 069 半月板縫合術………………………………………………11,200点
K 069-2 関節鏡下三角線維軟骨複合体切除・縫合術…………16,730点
K 069-3 関節鏡下半月板縫合術…………………………………18,810点
K 069-4 関節鏡下半月板制動術…………………………………21,700点
K 070 ガングリオン摘出術
　1　手，足，指（手，足）………………………………………3,050点
　2　その他（ヒグローム摘出術を含む。）………………………3,190点
K 071 削除
K 072 関節切除術
　1　肩，股，膝……………………………………………………23,280点
　2　胸鎖，肘，手，足……………………………………………16,070点
　3　肩鎖，指（手，足）…………………………………………6,800点
K 073 関節内骨折観血的手術
　1　肩，股，膝，肘………………………………………………20,760点
　2　胸鎖，手，足…………………………………………………17,070点
　3　肩鎖，指（手，足）…………………………………………11,990点
K 073-2 関節鏡下関節内骨折観血的手術
　1　肩，股，膝，肘………………………………………………27,720点
　2　胸鎖，手，足…………………………………………………22,690点

3　肩鎖，指（手，足）……………………………14,360点

K 074 靱帯断裂縫合術

1　十字靱帯……………………………17,070点

2　膝側副靱帯……………………………16,560点

3　指（手，足）その他の靱帯……………………………7,600点

K 074-2 関節鏡下靱帯断裂縫合術

1　十字靱帯……………………………24,170点

2　膝側副靱帯……………………………16,510点

3　指（手，足）その他の靱帯……………………………15,720点

K 075 非観血的関節授動術

1　肩，股，膝……………………………1,590点

2　胸鎖，肘，手，足……………………………1,260点

3　肩鎖，指（手，足）……………………………490点

K 076 観血的関節授動術

1　肩，股，膝……………………………38,890点

2　胸鎖，肘，手，足……………………………28,210点

3　肩鎖，指（手，足）……………………………10,150点

K 076-2 関節鏡下関節授動術

1　肩，股，膝……………………………46,660点

2　胸鎖，肘，手，足……………………………33,850点

3　肩鎖，指（手，足）……………………………10,150点

K 076-3 関節鏡下肩関節授動術（関節鏡下肩腱板断裂手術を伴うもの）……………………………54,810点

K 077 観血的関節制動術

1　肩，股，膝……………………………27,380点

2　胸鎖，肘，手，足……………………………16,040点

3　肩鎖，指（手，足）……………………………5,550点

K 077-2 肩甲骨烏口突起移行術……………………………27,380点

K 078 観血的関節固定術

1　肩，股，膝……………………………21,640点

2　胸鎖，肘，手，足……………………………22,300点

3　肩鎖，指（手，足）……………………………8,640点

K 079 靱帯断裂形成手術

1　十字靱帯……………………………………………………………28,210点

2　膝側副靱帯…………………………………………………………18,810点

3　指（手，足）その他の靱帯………………………………………16,350点

K 079-2 関節鏡下靱帯断裂形成手術

1　十字靱帯……………………………………………………………34,980点

2　膝側副靱帯…………………………………………………………17,280点

3　指（手，足）その他の靱帯………………………………………18,250点

4　内側膝蓋大腿靱帯…………………………………………………24,210点

注　1について，前十字靱帯及び後十字靱帯に対して一期的に形成術を実施した場合は，一期的両靱帯形成加算として，5,000点を所定点数に加算する。

K 080 関節形成手術

1　肩，股，膝…………………………………………………………45,720点

2　胸鎖，肘，手，足…………………………………………………28,210点

3　肩鎖，指（手，足）………………………………………………14,050点

注　関節挿入膜を患者の筋膜から作成した場合は，880点を所定点数に加算する。

K 080-2 内反足手術……………………………………………………25,930点

K 080-3 肩腱板断裂手術

1　簡単なもの…………………………………………………………18,700点

2　複雑なもの…………………………………………………………24,310点

K 080-4 関節鏡下肩腱板断裂手術

1　簡単なもの…………………………………………………………27,040点

2　簡単なもの（上腕二頭筋腱の固定を伴うもの）………………37,490点

3　複雑なもの…………………………………………………………38,670点

K 080-5 関節鏡下肩関節唇形成術

1　腱板断裂を伴うもの………………………………………………45,200点

2　腱板断裂を伴わないもの…………………………………………32,160点

3　関節鏡下肩甲骨烏口突起移行術を伴うもの……………………46,370点

K 080-6 関節鏡下股関節唇形成術……………………………………44,830点

K 080-7 上腕二頭筋腱固定術

1　観血的に行うもの……………………………………………………18,080 点
2　関節鏡下で行うもの…………………………………………………23,370 点

K 081 人工骨頭挿入術

1　肩，股……………………………………………………………………19,500 点
2　肘，手，足……………………………………………………………18,810 点
3　指（手，足）…………………………………………………………10,880 点

注　大腿骨近位部の骨折に対して，骨折後48時間以内に人工骨頭の挿入を行った場合は，緊急挿入加算として，**4,000 点**を所定点数に加算する。

K 082 人工関節置換術

1　肩，股，膝……………………………………………………………37,690 点
2　胸鎖，肘，手，足……………………………………………………28,210 点
3　肩鎖，指（手，足）…………………………………………………15,970 点

K 082-2 人工関節抜去術

1　肩，股，膝……………………………………………………………30,230 点
2　胸鎖，肘，手，足……………………………………………………23,650 点
3　肩鎖，指（手，足）…………………………………………………15,990 点

K 082-3 人工関節再置換術

1　肩，股，膝……………………………………………………………54,810 点
2　胸鎖，肘，手，足……………………………………………………34,190 点
3　肩鎖，指（手，足）…………………………………………………21,930 点

K 082-4 自家肋骨肋軟骨関節全置換術……………………………………91,500 点

K 082-5 人工距骨全置換術…………………………………………………27,210 点

K 082-6 人工股関節摺動面交換術…………………………………………25,000 点

K 082-7 人工股関節置換術（手術支援装置を用いるもの）……………43,260 点

K 083 鋼線等による直達牽引（初日。観血的に行った場合の手技料を含む。）（1局所につき）………………………………………………………………3,620 点

注　介達牽引又は消炎鎮痛等処置と併せて行った場合は，鋼線等による直達牽引の所定点数のみにより算定する。

K 083-2 内反足足板挺子固定……………………………………………2,330 点

注　介達牽引又は消炎鎮痛等処置と併せて行った場合は，内反足足板挺子固定の所定点数のみにより算定する。

(四肢切断，離断，再接合)

K 084 四肢切断術（上腕，前腕，手，大腿，下腿，足）…………………24,320点

K 084-2 肩甲帯離断術……………………………………………………36,500点

K 085 四肢関節離断術

1　肩，股，膝……………………………………………………31,000点

2　肘，手，足……………………………………………………11,360点

3　指（手，足）…………………………………………………3,330点

K 086 断端形成術（軟部形成のみのもの）

1　指（手，足）…………………………………………………2,770点

2　その他…………………………………………………………3,300点

K 087 断端形成術（骨形成を要するもの）

1　指（手，足）…………………………………………………7,410点

2　その他…………………………………………………………10,630点

K 088 切断四肢再接合術

1　四肢…………………………………………………………144,680点

2　指（手，足）…………………………………………………81,900点

(手，足)

K 089 爪甲除去術……………………………………………………………770点

K 090 ひょう疽手術

1　軟部組織のもの………………………………………………1,190点

2　骨，関節のもの………………………………………………1,470点

K 090-2 風棘手術……………………………………………………………990点

K 091 陥入爪手術

1　簡単なもの……………………………………………………1,400点

2　爪床爪母の形成を伴う複雑なもの…………………………2,490点

K 092 削除

K 093 手根管開放手術………………………………………………………4,110点

K 093-2 関節鏡下手根管開放手術…………………………………………10,400点

K 094 足三関節固定（ランブリヌディ）手術…………………………27,890点

K 095 削除

K 096 手掌，足底腱膜切離・切除術

1　鏡視下によるもの……………………………………………4,340点

2　その他のもの……………………………………………………2,750 点

K 096-2 体外衝撃波疼痛治療術（一連につき）…………………………5,000 点

K 097 手掌，足底異物摘出術……………………………………………3,190 点

K 098 削除

K 099 指瘢痕拘縮手術……………………………………………………8,150 点

K 099-2 デュプイトレン拘縮手術

1　1指………………………………………………………………10,430 点

2　2指から3指……………………………………………………22,480 点

3　4指以上…………………………………………………………32,710 点

K 100 多指症手術

1　軟部形成のみのもの……………………………………………2,640 点

2　骨関節，腱の形成を要するもの………………………………15,570 点

K 101 合指症手術

1　軟部形成のみのもの……………………………………………9,770 点

2　骨関節，腱の形成を要するもの………………………………15,570 点

K 101-2 指癒着症手術

1　軟部形成のみのもの……………………………………………7,320 点

2　骨関節，腱の形成を要するもの………………………………13,910 点

K 102 巨指症手術

1　軟部形成のみのもの……………………………………………8,720 点

2　骨関節，腱の形成を要するもの………………………………21,240 点

K 103 屈指症手術，斜指症手術

1　軟部形成のみのもの……………………………………………13,810 点

2　骨関節，腱の形成を要するもの………………………………15,570 点

K 104 削除

K 105 裂手，裂足手術……………………………………………………27,890 点

K 106 母指化手術…………………………………………………………35,610 点

K 107 指移植手術…………………………………………………………116,670 点

K 108 母指対立再建術……………………………………………………22,740 点

K 109 神経血管柄付植皮術（手，足）…………………………………40,460 点

K 110 第四足指短縮症手術………………………………………………10,790 点

K 110-2 第一足指外反症矯正手術………………………………………10,790 点

K 111 削除
（脊柱，骨盤）
K 112 腸骨窩膿瘍切開術…………………………………………………4,670 点
K 113 腸骨窩膿瘍掻爬術…………………………………………………13,920 点
K 114 及び K 115 削除
K 116 脊椎，骨盤骨掻爬術………………………………………………17,170 点
K 117 脊椎脱臼非観血的整復術…………………………………………2,950 点
K 117-2 頸椎非観血的整復術……………………………………………2,950 点
K 117-3 削除
K 118 脊椎，骨盤脱臼観血的手術………………………………………31,030 点
K 119 仙腸関節脱臼観血的手術…………………………………………24,320 点
K 120 恥骨結合離開観血的手術…………………………………………7,890 点
K 120-2 恥骨結合離開非観血的整復固定術……………………………1,810 点
K 121 骨盤骨折非観血的整復術…………………………………………2,950 点
K 122 及び K 123 削除
K 124 腸骨翼骨折観血的手術……………………………………………15,760 点
K 124-2 寛骨臼骨折観血的手術…………………………………………58,840 点
K 125 骨盤骨折観血的手術（腸骨翼骨折観血的手術及び寛骨臼骨折観血的手術を除く。）…………………………………………………………………32,110 点
K 126 脊椎，骨盤骨（軟骨）組織採取術（試験切除によるもの）
　1　棘突起，腸骨翼………………………………………………………3,620 点
　2　その他のもの…………………………………………………………4,510 点
K 126-2 自家培養軟骨組織採取術………………………………………4,510 点
K 127 削除
K 128 脊椎，骨盤内異物（挿入物）除去術……………………………13,520 点
K 129 から K 131 まで 削除
K 131-2 内視鏡下椎弓切除術……………………………………………17,300 点

注　２椎弓以上について切除を行う場合は，１椎弓を増すごとに所定点数に所定点数の **100 分の 50** に相当する点数を加算する。ただし，加算は４椎弓を超えないものとする。

K 132 削除
K 133 黄色靱帯骨化症手術………………………………………………28,730 点

K 133-2 後縦靱帯骨化症手術（前方進入によるもの）……………………78,500 点

K 134 椎間板摘出術

1　前方摘出術……………………………………………………………………40,180 点

2　後方摘出術……………………………………………………………………23,520 点

3　側方摘出術……………………………………………………………………28,210 点

4　経皮的髄核摘出術……………………………………………………………15,310 点

注　2について，2以上の椎間板の摘出を行う場合には，1椎間を増すごとに，複数椎間板加算として，所定点数に所定点数の**100分の50**に相当する点数を加算する。ただし，加算は4椎間を超えないものとする。

K 134-2 内視鏡下椎間板摘出（切除）術

1　前方摘出術……………………………………………………………………75,600 点

2　後方摘出術……………………………………………………………………30,390 点

注　2について，2以上の椎間板の摘出を行う場合には，1椎間を増すごとに，複数椎間板加算として，所定点数に所定点数の**100分の50**に相当する点数を加算する。ただし，加算は2椎間を超えないものとする。

K 134-3 人工椎間板置換術（頸椎）…………………………………………40,460 点

注　2の椎間板の置換を行う場合には，2椎間板加算として，所定点数に所定点数の**100分の50**に相当する点数を加算する。

K 134-4 椎間板内酵素注入療法………………………………………………5,350 点

K 135 脊椎，骨盤腫瘍切除術…………………………………………………36,620 点

K 136 脊椎，骨盤悪性腫瘍手術………………………………………………101,330 点

K 136-2 腫瘍脊椎骨全摘術……………………………………………………113,830 点

K 137 骨盤切断術………………………………………………………………48,650 点

K 138 脊椎披裂手術

1　神経処置を伴うもの…………………………………………………………29,370 点

2　その他のもの…………………………………………………………………22,780 点

K 139 脊椎骨切り術……………………………………………………………60,330 点

K 140 骨盤骨切り術……………………………………………………………36,990 点

K 141 臼蓋形成手術……………………………………………………………28,220 点

K 141-2 寛骨臼移動術…………………………………………………………40,040 点

K 141-3 脊椎制動術……………………………………………………16,810点

注　手術に伴う画像診断及び検査の費用は算定しない。

K 142 脊椎固定術，椎弓切除術，椎弓形成術（多椎間又は多椎弓の場合を含む。）

1　前方椎体固定……………………………………………………41,710点

2　後方又は後側方固定……………………………………………32,890点

3　後方椎体固定……………………………………………………41,160点

4　前方後方同時固定………………………………………………74,580点

5　椎弓切除…………………………………………………………13,310点

6　椎弓形成…………………………………………………………24,260点

注1　椎間又は椎弓が併せて2以上の場合は，1椎間又は1椎弓を追加するごとに，追加した当該椎間又は当該椎弓に実施した手術のうち主たる手術の所定点数の**100分の50**に相当する点数を加算する。ただし，加算は椎間又は椎弓を併せて4を超えないものとする。

2　2から4までに掲げる手術の所定点数には，注1の規定にかかわらず，当該手術を実施した椎間に隣接する椎弓に係る5及び6に掲げる手術の所定点数が含まれる。

K 142-2 脊椎側彎症手術

1　固定術……………………………………………………………55,950点

2　矯正術

イ　初回挿入…………………………………………………………112,260点

ロ　交換術……………………………………………………………48,650点

ハ　伸展術……………………………………………………………20,540点

注　1及び2のロ（胸郭変形矯正用材料を用いた場合に限る。）について，椎間が2以上の場合は，1椎間を増すごとに所定点数に所定点数の**100分の50**に相当する点数を加算する。ただし，加算は4椎間を超えないものとする。

K 142-3 内視鏡下脊椎固定術（胸椎又は腰椎前方固定）……………101,910点

注　椎間が2以上の場合は，1椎間を増すごとに所定点数に所定点数の**100分の50**に相当する点数を加算する。ただし，加算は4椎間を超えないものとする。

K 142-4 経皮的椎体形成術………………………………………………19,960点

注1　複数椎体に行った場合は，1椎体を増すごとに所定点数に所定点数の**100分の50**に相当する点数を加算する。ただし，加算は4椎体を超えないものとする。

2　手術に伴う画像診断及び検査の費用は算定しない。

K 142-5 内視鏡下椎弓形成術……………………………………………**30,390点**

注　椎弓が2以上の場合は，1椎弓を増すごとに所定点数に所定点数の**100分の50**に相当する点数を加算する。ただし，加算は4椎弓を超えないものとする。

K 142-6 歯突起骨折骨接合術……………………………………………**23,750点**

K 142-7 腰椎分離部修復術……………………………………………**28,210点**

K 142-8 顕微鏡下腰部脊柱管拡大減圧術……………………………**24,560点**

K 143 仙腸関節固定術……………………………………………**29,190点**

K 144 体外式脊椎固定術……………………………………………**25,800点**

第3款　神経系・頭蓋

通　則

本款各区分に掲げる手術に当たって神経内視鏡を使用した場合の費用は，所定点数に含まれるものとする。

区分

(頭蓋，脳)

K 145 穿頭脳室ドレナージ術……………………………………………**2,330点**

K 145-2 皮下髄液貯溜槽留置術……………………………………………**5,290点**

K 146 頭蓋開溝術……………………………………………**17,310点**

K 147 穿頭術（トレパナチオン）……………………………………………**1,840点**

K 147-2 頭蓋内モニタリング装置挿入術……………………………**6,310点**

K 147-3 緊急穿頭血腫除去術……………………………………………**10,900点**

K 148 試験開頭術……………………………………………**15,850点**

K 149 減圧開頭術

1　キアリ奇形，脊髄空洞症の場合……………………………**28,280点**

2　その他の場合……………………………………………**26,470点**

K 149-2 後頭蓋窩減圧術……………………………………………**31,000点**

K 150 脳膿瘍排膿術……………………………………………**21,470点**

K 151 削除

K 151-2 広範囲頭蓋底腫瘍切除・再建術……216,230 点

K 152 耳性頭蓋内合併症手術……56,950 点

K 152-2 耳科的硬脳膜外膿瘍切開術……49,520 点

K 153 鼻性頭蓋内合併症手術……52,870 点

K 154 機能的定位脳手術

1　片側の場合……52,300 点

2　両側の場合……94,500 点

K 154-2 顕微鏡使用によるてんかん手術（焦点切除術，側頭葉切除術，脳梁離断術）……131,630 点

K 154-3 定位脳腫瘍生検術……20,040 点

K 154-4 集束超音波による機能的定位脳手術……105,000 点

K 155 脳切截術（開頭して行うもの）……19,600 点

K 156 延髄における脊髄視床路切截術……40,950 点

K 157 三叉神経節後線維切截術……36,290 点

K 158 視神経管開放術……36,290 点

K 159 顔面神経減圧手術（乳様突起経由）……44,500 点

K 159-2 顔面神経管開放術……44,500 点

K 160 脳神経手術（開頭して行うもの）……37,620 点

K 160-2 頭蓋内微小血管減圧術……43,920 点

K 161 頭蓋骨腫瘍摘出術……23,490 点

K 162 頭皮，頭蓋骨悪性腫瘍手術……36,290 点

K 163 頭蓋骨膜下血腫摘出術……10,680 点

K 164 頭蓋内血腫除去術（開頭して行うもの）

1　硬膜外のもの……35,790 点

2　硬膜下のもの……36,970 点

3　脳内のもの……47,020 点

K 164-2 慢性硬膜下血腫穿孔洗浄術……10,900 点

K 164-3 脳血管塞栓（血栓）摘出術……37,560 点

K 164-4 定位的脳内血腫除去術……18,220 点

K 164-5 内視鏡下脳内血腫除去術……47,020 点

K 165 脳内異物摘出術……45,630 点

K 166 脳膿瘍全摘術……………………………………………………**36,500 点**

K 167 頭蓋内腫瘤摘出術………………………………………………**61,720 点**

K 168 脳切除術…………………………………………………………**36,290 点**

K 169 頭蓋内腫瘍摘出術

1　松果体部腫瘍……………………………………………………**158,100 点**

2　その他のもの……………………………………………………**132,130 点**

注1　脳腫瘍覚醒下マッピングを用いて実施した場合は，脳腫瘍覚醒下マッピング加算として，**4,500 点**を所定点数に加算する。

2　原発性悪性脳腫瘍に対する頭蓋内腫瘍摘出術において，タラポルフィンナトリウムを投与した患者に対しＰＤＴ半導体レーザを用いて光線力学療法を実施した場合は，原発性悪性脳腫瘍光線力学療法加算として，**18,000 点**を所定点数に加算する。

3　２について，同一手術室内において術中にＭＲＩを撮影した場合は，術中ＭＲＩ撮影加算として，**3,990 点**を所定点数に加算する。

K 169-2 内視鏡下脳腫瘍生検術………………………………………**80,000 点**

K 169-3 内視鏡下脳腫瘍摘出術………………………………………**100,000 点**

K 170 経耳的聴神経腫瘍摘出術………………………………………**76,890 点**

K 171 経鼻的下垂体腫瘍摘出術………………………………………**87,200 点**

K 171-2 内視鏡下経鼻的腫瘍摘出術

1　下垂体腫瘍………………………………………………………**110,970 点**

2　頭蓋底脳腫瘍（下垂体腫瘍を除く。）…………………………**126,120 点**

注　同一手術室内において術中にＭＲＩを撮影した場合は，術中ＭＲＩ撮影加算として，**3,990 点**を所定点数に加算する。

K 172 脳動静脈奇形摘出術

1　単純なもの………………………………………………………**141,830 点**

2　複雑なもの………………………………………………………**179,830 点**

K 173 脳・脳膜脱手術……………………………………………………**36,290 点**

K 174 水頭症手術

1　脳室穿破術（神経内視鏡手術によるもの）……………………**38,840 点**

2　シャント手術……………………………………………………**24,310 点**

3　シャント再建術

イ　頭側のもの……………………………………………………15,850 点

ロ　腹側のもの……………………………………………………6,600 点

ハ　頭側及び腹側のもの…………………………………………19,150 点

K 174-2 髄液シャント抜去術……………………………………………1,680 点

K 175 脳動脈瘤被包術

1　1箇所……………………………………………………………82,020 点

2　2箇所以上………………………………………………………94,040 点

K 176 脳動脈瘤流入血管クリッピング（開頭して行うもの）

1　1箇所……………………………………………………………82,730 点

2　2箇所以上………………………………………………………108,200 点

注1　ローフローバイパス術による頭蓋外・頭蓋内血管吻合を併せて行った場合は，ローフローバイパス術併用加算として，**16,060 点**を所定点数に加算する。

2　ハイフローバイパス術による頭蓋外・頭蓋内血管吻合を併せて行った場合は，ハイフローバイパス術併用加算として，**30,000 点**を所定点数に加算する。

K 176-2 脳硬膜血管結紮術……………………………………………82,730 点

K 177 脳動脈瘤頸部クリッピング

1　1箇所……………………………………………………………114,070 点

2　2箇所以上………………………………………………………128,400 点

注1　ローフローバイパス術による頭蓋外・頭蓋内血管吻合を併せて行った場合は，ローフローバイパス術併用加算として，**16,060 点**を所定点数に加算する。

2　ハイフローバイパス術による頭蓋外・頭蓋内血管吻合を併せて行った場合は，ハイフローバイパス術併用加算として，**30,000 点**を所定点数に加算する。

K 178 脳血管内手術

1　1箇所……………………………………………………………66,270 点

2　2箇所以上………………………………………………………84,800 点

3　脳血管内ステントを用いるもの………………………………82,850 点

注　手術に伴う画像診断及び検査の費用は算定しない。

K 178-2 経皮的脳血管形成術……………………………………**39,780 点**

注　手術に伴う画像診断及び検査の費用は算定しない。

K 178-3 経皮的選択的脳血栓・塞栓溶解術

1　頭蓋内脳血管の場合……………………………………**36,280 点**

2　頸部脳血管の場合（内頸動脈，椎骨動脈）……………**25,880 点**

注　手術に伴う画像診断及び検査の費用は算定しない。

K 178-4 経皮的脳血栓回収術……………………………………**33,150 点**

注　別に厚生労働大臣が定める施設基準に適合しているものとして地方厚生局長等に届け出た保険医療機関において，当該保険医療機関との連携体制の確保により区分番号Ａ 205 − 2に掲げる超急性期脳卒中加算の届出を行っている他の保険医療機関の救急患者について，経皮的脳血栓回収術の適応判定について助言を行った上で，当該他の保険医療機関から搬送された当該患者に対して，経皮的脳血栓回収術を実施した場合は，脳血栓回収療法連携加算として，**5,000 点**を所定点数に加算する。ただし，脳血栓回収療法連携加算を算定する場合は，区分番号Ａ 205 − 2に掲げる超急性期脳卒中加算は算定できない。

K 178-5 経皮的脳血管ステント留置術……………………………**35,560 点**

K 179 髄液漏閉鎖術……………………………………**39,380 点**

K 180 頭蓋骨形成手術

1　頭蓋骨のみのもの……………………………………**17,530 点**

2　硬膜形成を伴うもの……………………………………**23,660 点**

3　骨移動を伴うもの……………………………………**47,090 点**

注　3については，先天奇形に対して行われた場合に限り算定する。

K 181 脳刺激装置植込術

1　片側の場合……………………………………**65,100 点**

2　両側の場合……………………………………**71,350 点**

K 181-2 脳刺激装置交換術……………………………………**14,270 点**

K 181-3 頭蓋内電極抜去術……………………………………**12,880 点**

K 181-4 迷走神経刺激装置植込術……………………………**28,030 点**

K 181-5 迷走神経刺激装置交換術……………………………**14,270 点**

K 181-6 頭蓋内電極植込術

1　硬膜下電極によるもの……………………………………65,100点
2　脳深部電極によるもの
イ　7本未満の電極による場合……………………………71,350点
ロ　7本以上の電極による場合……………………………96,850点

（脊髄，末梢神経，交感神経）

K 182 神経縫合術
1　指（手，足）……………………………………………15,160点
2　その他のもの……………………………………………24,510点

K 182-2 神経交差縫合術
1　指（手，足）……………………………………………43,580点
2　その他のもの……………………………………………46,180点

K 182-3 神経再生誘導術
1　指（手，足）……………………………………………12,640点
2　その他のもの……………………………………………21,590点

K 183 脊髄硬膜切開術……………………………………25,840点

K 183-2 空洞・くも膜下腔シャント術（脊髄空洞症に対するもの）…26,450点

K 184 減圧脊髄切開術……………………………………26,960点

K 185 脊髄切截術…………………………………………38,670点

K 186 脊髄硬膜内神経切断術……………………………38,670点

K 187 脊髄視床路切截術…………………………………42,370点

K 188 神経剥離術
1　鏡視下によるもの………………………………………14,170点
2　その他のもの……………………………………………10,900点

K 188-2 硬膜外腔癒着剥離術……………………………11,000点

K 188-3 癒着性脊髄くも膜炎手術（脊髄くも膜剥離操作を行うもの）…38,790点

K 189 脊髄ドレナージ術…………………………………460点

K 190 脊髄刺激装置植込術
1　脊髄刺激電極を留置した場合…………………………27,830点
2　ジェネレーターを留置した場合………………………16,100点

注　脊髄刺激電極を2本留置する場合は，**8,000点**を所定点数に加算する。

K 190-2 脊髄刺激装置交換術……………………………15,650点

K 190-3 重症痙性麻痺治療薬髄腔内持続注入用植込型ポンプ設置術……37,130 点

K 190-4 重症痙性麻痺治療薬髄腔内持続注入用植込型ポンプ交換術……8,380 点

K 190-5 重症痙性麻痺治療薬髄腔内持続注入用植込型ポンプ薬剤再充填… 780 点

注　1月に1回に限り算定する。

K 190-6 仙骨神経刺激装置植込術

1　脊髄刺激電極を留置した場合……………………………24,200 点

2　ジェネレーターを留置した場合…………………………16,100 点

K 190-7 仙骨神経刺激装置交換術……………………………………13,610 点

K 190-8 舌下神経電気刺激装置植込術………………………………28,030 点

K 191 脊髄腫瘍摘出術

1　髄外のもの………………………………………………………62,000 点

2　髄内のもの………………………………………………………118,230 点

K 192 脊髄血管腫摘出術……………………………………………106,460 点

K 193 神経腫切除術

1　指（手，足）……………………………………………………5,770 点

2　その他のもの……………………………………………………10,770 点

注　神経腫が2個以上の場合は，神経腫を1個増すごとに，指（手，足）の場合は**2,800 点**を，その他の場合は**4,000 点**を所定点数に加算する。

K 193-2 レックリングハウゼン病偽神経腫切除術（露出部）

1　長径2センチメートル未満……………………………………1,660 点

2　長径2センチメートル以上4センチメートル未満…………3,670 点

3　長径4センチメートル以上……………………………………5,010 点

K 193-3 レックリングハウゼン病偽神経腫切除術（露出部以外）

1　長径3センチメートル未満……………………………………1,280 点

2　長径3センチメートル以上6センチメートル未満…………3,230 点

3　長径6センチメートル以上……………………………………4,160 点

K 194 神経捻除術

1　後頭神経…………………………………………………………4,410 点

2　上眼窩神経………………………………………………………4,410 点

3　眼窩下神経………………………………………………………4,410 点

4　おとがい神経……………………………………………………4,410 点

　　5　下顎神経……………………………………………………………7,750点

K 194-2 横隔神経麻痺術……………………………………………4,410点

K 194-3 眼窩下孔部神経切断術…………………………………4,410点

K 194-4 おとがい孔部神経切断術………………………………4,410点

K 195 交感神経切除術

　　1　頸動脈周囲……………………………………………………8,810点

　　2　股動脈周囲……………………………………………………8,810点

K 195-2 尾動脈腺摘出術…………………………………………7,750点

K 196 交感神経節切除術

　　1　頸部……………………………………………………………26,030点

　　2　胸部……………………………………………………………16,340点

　　3　腰部……………………………………………………………17,530点

K 196-2 胸腔鏡下交感神経節切除術（両側）…………………18,500点

K 196-3 ストッフェル手術………………………………………12,490点

K 196-4 閉鎖神経切除術…………………………………………12,490点

K 196-5 末梢神経遮断（挫滅又は切断）術（浅腓骨神経，深腓骨神経，後脛骨神経又は腓腹神経に限る。）…………………………12,490点

K 196-6 末梢神経ラジオ波焼灼療法（一連として）…………15,000点

K 197 神経移行術…………………………………………………23,660点

K 198 神経移植術…………………………………………………23,520点

第4款　眼

区分

（涙道）

K 199 涙点，涙小管形成術………………………………………660点

K 200 涙嚢切開術…………………………………………………830点

K 200-2 涙点プラグ挿入術，涙点閉鎖術………………………760点

K 201 先天性鼻涙管閉塞開放術…………………………………3,720点

K 202 涙管チューブ挿入術

　　1　涙道内視鏡を用いるもの……………………………………2,350点

　　2　その他のもの…………………………………………………1,810点

K 203 涙嚢摘出術…………………………………………………4,590点

K 204 涙嚢鼻腔吻合術……23,490点
K 205 涙嚢瘻管閉鎖術……3,720点
K 206 涙小管形成手術……16,730点

（眼瞼）

K 207 瞼縁縫合術（瞼板縫合術を含む。）……1,580点
K 208 麦粒腫切開術……410点
K 209 眼瞼膿瘍切開術……570点
K 209-2 外眥切開術……570点
K 210 削除
K 211 睫毛電気分解術（毛根破壊）……560点
K 212 兎眼矯正術……6,700点
K 213 マイボーム腺梗塞摘出術，マイボーム腺切開術……440点
K 214 霰粒腫摘出術……700点
K 215 瞼板切除術（巨大霰粒腫摘出）……1,730点
K 215-2 眼瞼結膜腫瘍手術……5,140点
K 216 眼瞼結膜悪性腫瘍手術……11,900点
K 217 眼瞼内反症手術
1　縫合法……1,990点
2　皮膚切開法……2,590点
3　眼瞼下制筋前転法……4,230点
K 218 眼瞼外反症手術……4,400点
K 219 眼瞼下垂症手術
1　眼瞼挙筋前転法……7,200点
2　筋膜移植法……18,530点
3　その他のもの……6,070点

（結膜）

K 220 結膜縫合術……1,410点
K 221 結膜結石除去術
1　少数のもの（1眼瞼ごと）……260点
2　多数のもの（1眼瞼ごと）……390点
K 222 結膜下異物除去術……470点
K 223 結膜嚢形成手術

1　部分形成……………………………………………………………2,250点
2　皮膚及び結膜の形成………………………………………………14,960点
3　全部形成（皮膚又は粘膜の移植を含む。）……………………16,730点

K 223-2 内皆形成術……………………………………………………16,730点

K 224 翼状片手術（弁の移植を要するもの）………………………3,650点

K 225 結膜腫瘍冷凍凝固術……………………………………………800点

K 225-2 結膜腫瘍摘出術………………………………………………6,290点

K 225-3 結膜肉芽腫摘除術……………………………………………800点

K 225-4 角結膜悪性腫瘍切除術………………………………………6,290点

（眼窩，涙腺）

K 226 眼窩膿瘍切開術…………………………………………………1,390点

K 227 眼窩骨折観血的手術（眼窩ブローアウト骨折手術を含む。）……14,960点

K 228 眼窩骨折整復術…………………………………………………29,170点

K 229 眼窩内異物除去術（表在性）……………………………………8,240点

K 230 眼窩内異物除去術（深在性）

1　視神経周囲，眼窩尖端………………………………………………27,460点
2　その他…………………………………………………………………14,960点

K 231 及び K 232 削除

K 233 眼窩内容除去術…………………………………………………16,980点

K 234 眼窩内腫瘍摘出術（表在性）……………………………………6,770点

K 235 眼窩内腫瘍摘出術（深在性）……………………………………45,230点

K 236 眼窩悪性腫瘍手術………………………………………………51,940点

K 237 眼窩縁形成手術（骨移植によるもの）…………………………19,300点

（眼球，眼筋）

K 238 削除

K 239 眼球内容除去術…………………………………………………7,040点

K 240 削除

K 241 眼球摘出術………………………………………………………4,220点

K 242 斜視手術

1　前転法…………………………………………………………………4,280点
2　後転法…………………………………………………………………4,200点
3　前転法及び後転法の併施……………………………………………10,970点

4　斜筋手術……9,970点
5　直筋の前後転法及び斜筋手術の併施……12,300点
6　調節糸法……12,060点

K 243 義眼台包埋術……8,010点

K 244 眼筋移動術……19,330点

K 245 眼球摘出及び組織又は義眼台充填術……8,790点
（角膜，強膜）

K 246 角膜・強膜縫合術……3,580点

K 247 削除

K 248 角膜新生血管手術（冷凍凝固術を含む。）……980点

K 248-2 顕微鏡下角膜抜糸術……950点

K 249 角膜潰瘍掻爬術，角膜潰瘍焼灼術……1,190点

K 250 角膜切開術……990点

K 251 削除

K 252 角膜・強膜異物除去術……640点

K 253 削除

K 254 治療的角膜切除術

1　エキシマレーザーによるもの（角膜ジストロフィー又は帯状角膜変性に係るものに限る。）……10,000点

注　手術に伴う画像診断及び検査の費用は，算定しない。

2　その他のもの……2,650点

K 255 強角膜瘻孔閉鎖術……11,610点

K 256 角膜潰瘍結膜被覆術……3,040点

K 257 角膜表層除去併用結膜被覆術……9,540点

K 258 削除

K 259 角膜移植術……52,600点

注1　レーザーによる場合は，レーザー使用加算として，所定点数に**5,500点**を加算する。

2　内皮移植による角膜移植を実施した場合は，内皮移植加算として，**8,000点**を所定点数に加算する。

K 259-2 自家培養上皮移植術……52,600点

K 259-3 ヒト羊膜基質使用自家培養口腔粘膜上皮細胞移植術……52,600点

K 260 強膜移植術……………………………………………………18,810 点
K 260-2 羊膜移植術……………………………………………………10,530 点
K 261 角膜形成手術……………………………………………………3,510 点
K 262 削除
（ぶどう膜）
K 263 及び K 264 削除
K 265 虹彩腫瘍切除術……………………………………………………20,140 点
K 266 毛様体腫瘍切除術，脈絡膜腫瘍切除術……………………………35,820 点
K 267 削除
K 268 緑内障手術
1　虹彩切除術……………………………………………………………4,740 点
2　流出路再建術
イ　眼内法……………………………………………………………14,490 点
ロ　その他のもの……………………………………………………19,020 点
3　濾過手術……………………………………………………………23,600 点
4　緑内障治療用インプラント挿入術(プレートのないもの)…34,480 点
5　緑内障治療用インプラント挿入術(プレートのあるもの)…45,480 点
6　水晶体再建術併用眼内ドレーン挿入術……………………27,990 点
7　濾過胞再建術（needle 法）…………………………………3,440 点
K 269 虹彩整復・瞳孔形成術……………………………………………4,730 点
K 270 虹彩光凝固術……………………………………………………6,620 点
K 271 毛様体光凝固術
1　眼内内視鏡を用いるもの……………………………………41,000 点
2　その他のもの………………………………………………………5,600 点
K 272 毛様体冷凍凝固術………………………………………………2,160 点
K 273 隅角光凝固術……………………………………………………9,660 点
（眼房，網膜）
K 274 前房，虹彩内異物除去術…………………………………………8,800 点
K 275 網膜復位術………………………………………………………34,940 点
K 276 網膜光凝固術
1　通常のもの（一連につき）…………………………………10,020 点
2　その他特殊なもの（一連につき）…………………………15,960 点

K 277 網膜冷凍凝固術……………………………………………………15,750 点

K 277-2 黄斑下手術…………………………………………………………47,150 点

（水晶体，硝子体）

K 278 硝子体注入・吸引術…………………………………………………2,620 点

K 279 硝子体切除術…………………………………………………………15,560 点

K 280 硝子体茎顕微鏡下離断術

1　網膜付着組織を含むもの……………………………………38,950 点

2　その他のもの…………………………………………………………29,720 点

K 280-2 網膜付着組織を含む硝子体切除術（眼内内視鏡を用いるもの）……………………………………………………………………………47,780 点

K 281 増殖性硝子体網膜症手術……………………………………………54,860 点

K 281-2 網膜再建術……………………………………………………………69,880 点

K 282 水晶体再建術

1　眼内レンズを挿入する場合

イ　縫着レンズを挿入するもの…………………………………17,840 点

ロ　その他のもの………………………………………………………12,100 点

2　眼内レンズを挿入しない場合……………………………………7,430 点

3　計画的後嚢切開を伴う場合…………………………………………21,780 点

注1　水晶体嚢拡張リングを使用した場合は，所定点数に1,600点を加算する。

2　1のイについて，水晶体偏位又は眼内レンズ偏位の患者に対して，高次収差解析を行った場合は，手術の前後それぞれ1回に限り，高次収差解析加算として，150点を所定点数に加算する。

K 282-2 後発白内障手術……………………………………………………1,380 点

K 283 削除

K 284 硝子体置換術…………………………………………………………7,920 点

第5款　耳 鼻 咽 喉

区分

（外耳）

K 285 耳介血腫開窓術…………………………………………………………460 点

K 286 外耳道異物除去術

1　単純なもの……260 点

2　複雑なもの……850 点

K 287 先天性耳瘻管摘出術……3,900 点

K 288 副耳（介）切除術……2,240 点

K 289 耳茸摘出術……1,150 点

K 290 外耳道骨増生（外骨腫）切除術……10,120 点

K 290-2 外耳道骨腫切除術……7,670 点

K 291 耳介腫瘍摘出術……4,730 点

K 292 外耳道腫瘍摘出術（外耳道真珠腫手術を含む。）……7,600 点

K 293 耳介悪性腫瘍手術……22,290 点

K 294 外耳道悪性腫瘍手術（悪性外耳道炎手術を含む。）……35,590 点

K 295 耳後瘻孔閉鎖術……4,000 点

K 296 耳介形成手術

1　耳介軟骨形成を要するもの……19,240 点

2　耳介軟骨形成を要しないもの……9,960 点

K 297 外耳道形成手術……19,240 点

K 298 外耳道造設術・閉鎖症手術……36,700 点

K 299 小耳症手術

1　軟骨移植による耳介形成手術……62,880 点

2　耳介挙上……14,740 点

(中耳)

K 300 鼓膜切開術……830 点

K 301 鼓室開放術……8,370 点

K 302 上鼓室開放術……15,110 点

K 303 上鼓室乳突洞開放術……24,720 点

K 304 乳突洞開放術（アントロトミー）……15,500 点

K 305 乳突削開術……24,490 点

K 305-2 植込型骨導補聴器（直接振動型）植込術……24,490 点

K 306 錐体部手術……38,470 点

K 307 削除

K 308 耳管内チューブ挿入術……1,420 点

K 308-2 耳管狭窄ビニール管挿入術……1,420点
K 308-3 耳管用補綴材挿入術……18,100点
K 309 鼓膜（排液，換気）チューブ挿入術……2,670点
K 310 乳突充填術……8,590点
K 311 鼓膜穿孔閉鎖術（一連につき）……1,900点
K 312 鼓膜鼓室肉芽切除術……3,470点
K 313 中耳，側頭骨腫瘍摘出術……38,330点
K 314 中耳悪性腫瘍手術
　1　切除……41,520点
　2　側頭骨摘出術……68,640点
K 315 鼓室神経叢切除，鼓索神経切断術……9,900点
K 316 S状洞血栓（静脈炎）手術……24,730点
K 317 中耳根治手術……42,440点
K 318 鼓膜形成手術……18,100点
K 319 鼓室形成手術
　1　耳小骨温存術……34,660点
　2　耳小骨再建術……51,330点
K 319-2 経外耳道的内視鏡下鼓室形成術
　1　上鼓室開放を伴わないもの……40,630点
　2　上鼓室・乳突洞開放を伴うもの……52,990点
K 320 アブミ骨摘出術・可動化手術……32,140点
K 320-2 人工中耳植込術……32,140点

（内耳）

K 321 内耳開窓術……31,970点
K 322 経迷路的内耳道開放術……64,930点
K 323 内リンパ嚢開放術……28,890点
K 324 削除
K 325 迷路摘出術
　1　部分摘出（膜迷路摘出術を含む。）……29,220点
　2　全摘出……38,890点
K 326 削除
K 327 内耳窓閉鎖術……23,250点

K 328 人工内耳植込術……………………………………………………………40,810 点

K 328-2 植込型骨導補聴器移植術……………………………………………10,620 点

K 328-3 植込型骨導補聴器交換術………………………………………………1,840 点

（鼻）

K 329 鼻中隔膿瘍切開術……………………………………………………………620 点

K 330 鼻中隔血腫切開術……………………………………………………………820 点

K 331 鼻腔粘膜焼灼術……………………………………………………………1,080 点

K 331-2 下甲介粘膜焼灼術………………………………………………………1,080 点

K 331-3 下甲介粘膜レーザー焼灼術（両側）…………………………………2,910 点

K 332 削除

K 333 鼻骨骨折整復固定術…………………………………………………………2,130 点

K 333-2 鼻骨脱臼整復術……………………………………………………………1,640 点

K 333-3 鼻骨骨折徒手整復術………………………………………………………1,970 点

K 334 鼻骨骨折観血的手術…………………………………………………………5,720 点

K 334-2 鼻骨変形治癒骨折矯正術…………………………………………………23,060 点

K 335 鼻中隔骨折観血的手術………………………………………………………3,940 点

K 335-2 上顎洞鼻内手術（スツルマン氏，吉田氏変法を含む。）………2,740 点

K 335-3 上顎洞鼻外手術……………………………………………………………2,740 点

K 336 鼻内異物摘出術………………………………………………………………690 点

K 337 鼻前庭嚢胞摘出術……………………………………………………………4,980 点

K 338 鼻甲介切除術

1　高周波電気凝固法によるもの……………………………………………1,240 点

2　その他のもの…………………………………………………………………3,810 点

K 338-2 削除

K 339 粘膜下下鼻甲介骨切除術……………………………………………………4,890 点

K 340 鼻茸摘出術……………………………………………………………………1,500 点

K 340-2 削除

K 340-3 内視鏡下鼻・副鼻腔手術Ⅰ型（副鼻腔自然口開窓術）……………3,600 点

K 340-4 内視鏡下鼻・副鼻腔手術Ⅱ型（副鼻腔単洞手術）………………12,000 点

注　自家腸骨片を充填した場合は**3,150 点**を所定点数に加算する。

K 340-5 内視鏡下鼻・副鼻腔手術Ⅲ型（選択的（複数洞）副鼻腔手術）…24,910 点

K 340-6 内視鏡下鼻・副鼻腔手術Ⅳ型（汎副鼻腔手術）……………………32,080 点

K 340-7 内視鏡下鼻・副鼻腔手術Ⅴ型（拡大副鼻腔手術）……51,630点
K 341 上顎洞性後鼻孔ポリープ切除術……1,730点
K 342 鼻副鼻腔腫瘍摘出術……15,200点
K 343 鼻副鼻腔悪性腫瘍手術
　1　切除……25,040点
　2　全摘……49,690点
K 343-2 経鼻内視鏡下鼻副鼻腔悪性腫瘍手術
　1　頭蓋底郭清，再建を伴うもの……110,950点
　2　その他のもの……60,000点
K 344 経鼻腔的翼突管神経切除術……30,460点
K 345 萎縮性鼻炎手術（両側）……22,370点
K 346 後鼻孔閉鎖症手術
　1　単純なもの（膜性閉鎖）……4,360点
　2　複雑なもの（骨性閉鎖）……27,040点
K 347 鼻中隔矯正術……8,230点
K 347-2 変形外鼻手術……16,390点
K 347-3 内視鏡下鼻中隔手術Ⅰ型（骨，軟骨手術）……6,620点
K 347-4 内視鏡下鼻中隔手術Ⅱ型（粘膜手術）……2,440点
K 347-5 内視鏡下鼻腔手術Ⅰ型（下鼻甲介手術）……7,940点
K 347-6 内視鏡下鼻腔手術Ⅱ型（鼻腔内手術）……3,170点
K 347-7 内視鏡下鼻腔手術Ⅲ型（鼻孔閉鎖症手術）……19,940点
K 347-8 内視鏡下鼻中隔手術Ⅲ型（前彎矯正術）……29,680点
K 347-9 内視鏡下鼻中隔手術Ⅳ型（外鼻形成術）……46,070点

（副鼻腔）

K 348 及び K 349 削除
K 350 前頭洞充填術……13,200点
K 351 削除
K 352 上顎洞根治手術……9,180点
K 352-2 鼻内上顎洞根治手術……3,820点
K 352-3 副鼻腔炎術後後出血止血法……6,660点
K 353 鼻内篩骨洞根治手術……5,750点
K 354 から K 356 まで 削除

K 356-2 鼻外前頭洞手術……16,290 点
K 357 鼻内蝶形洞根治手術……4,390 点
K 358 からK 362 まで 削除
K 362-2 経上顎洞的顎動脈結紮術……28,630 点
K 363 削除
K 364 汎副鼻腔根治手術……20,010 点
K 365 経上顎洞的翼突管神経切除術……28,210 点
K 366 削除

(咽頭，扁桃)

K 367 咽後膿瘍切開術……1,900 点
K 368 扁桃周囲膿瘍切開術……1,830 点
K 369 咽頭異物摘出術
　1　簡単なもの……500 点
　2　複雑なもの……2,100 点
K 370 アデノイド切除術……1,600 点
K 371 上咽頭腫瘍摘出術
　1　経口腔によるもの……5,350 点
　2　経鼻腔によるもの……6,070 点
　3　経副鼻腔によるもの……8,790 点
　4　外切開によるもの……16,590 点
K 371-2 上咽頭ポリープ摘出術
　1　経口腔によるもの……4,460 点
　2　経鼻腔によるもの……5,060 点
　3　経副鼻腔によるもの……8,270 点
　4　外切開によるもの……15,080 点
K 372 中咽頭腫瘍摘出術
　1　経口腔によるもの……2,710 点
　2　外切開によるもの……16,260 点
K 373 下咽頭腫瘍摘出術
　1　経口腔によるもの……7,290 点
　2　外切開によるもの……16,300 点
K 374 咽頭悪性腫瘍手術（軟口蓋悪性腫瘍手術を含む。）……35,340 点

K 374-2 鏡視下咽頭悪性腫瘍手術（軟口蓋悪性腫瘍手術を含む。）……38,740 点

K 375 鼻咽腔線維腫手術

1　切除……9,630 点

2　摘出……37,850 点

K 375-2 鼻咽腔閉鎖術……23,790 点

K 376 上咽頭悪性腫瘍手術……35,830 点

K 377 口蓋扁桃手術

1　切除……1,720 点

2　摘出……3,600 点

K 378 舌扁桃切除術……1,230 点

K 379 副咽頭間隙腫瘍摘出術

1　経頸部によるもの……34,320 点

2　経側頭下窩によるもの（下顎離断によるものを含む。）…55,200 点

K 379-2 副咽頭間隙悪性腫瘍摘出術

1　経頸部によるもの……47,580 点

2　経側頭下窩によるもの（下顎離断によるものを含む。）…91,500 点

K 380 過長茎状突起切除術……6,440 点

K 381 上咽頭形成手術……10,110 点

K 382 咽頭瘻閉鎖術……12,770 点

K 382-2 咽頭皮膚瘻孔閉鎖術……12,770 点

(喉頭，気管)

K 383 喉頭切開・截開術……13,420 点

K 384 喉頭膿瘍切開術……2,460 点

K 384-2 深頸部膿瘍切開術……5,520 点

K 385 喉頭浮腫乱切術……2,040 点

K 386 気管切開術……3,450 点

K 386-2 輪状甲状靱帯切開術……1,970 点

K 387 喉頭粘膜焼灼術（直達鏡によるもの）……2,860 点

K 388 喉頭粘膜下異物挿入術……3,630 点

K 388-2 喉頭粘膜下軟骨片挿入術……12,240 点

K 388-3 内喉頭筋内注入術（ボツリヌス毒素によるもの）……1,500 点

K 389 喉頭・声帯ポリープ切除術

　1　間接喉頭鏡によるもの……………………………………………2,990点
　2　直達喉頭鏡又はファイバースコープによるもの………………4,300点

K 390 喉頭異物摘出術

　1　直達鏡によらないもの……………………………………………2,920点
　2　直達鏡によるもの……………………………………………………5,250点

K 391 気管異物除去術

　1　直達鏡によるもの……………………………………………………5,320点
　2　開胸手術によるもの………………………………………………43,340点

K 392 喉頭蓋切除術……………………………………………………3,660点

K 392-2 喉頭蓋嚢腫摘出術……………………………………………3,190点

K 393 喉頭腫瘍摘出術

　1　間接喉頭鏡によるもの……………………………………………3,420点
　2　直達鏡によるもの……………………………………………………4,310点

K 394 喉頭悪性腫瘍手術

　1　切除……………………………………………………………………38,800点
　2　全摘……………………………………………………………………71,360点

K 394-2 鏡視下喉頭悪性腫瘍手術

　1　切除……………………………………………………………………42,200点
　2　全摘……………………………………………………………………67,200点

K 395 喉頭，下咽頭悪性腫瘍手術（頸部，胸部，腹部等の操作による再建を含む。）……………………………………………………………………113,880点

K 396 気管切開孔閉鎖術………………………………………………1,250点

K 396-2 気管縫合術……………………………………………………1,040点

K 397 喉頭横隔膜切除術（ステント挿入固定術を含む。）………13,390点

K 398 喉頭狭窄症手術

　1　前方開大術…………………………………………………………23,430点
　2　前壁形成手術………………………………………………………23,320点
　3　Ｔチューブ挿入術…………………………………………………14,040点

K 399 気管狭窄症手術…………………………………………………38,540点

K 400 喉頭形成手術

　1　人工形成材料挿置術，軟骨片挿置術…………………………18,750点
　2　筋弁転位術，軟骨転位術，軟骨除去術………………………28,510点

3　甲状軟骨固定用器具を用いたもの……………………34,840 点

K 401 気管口狭窄拡大術……………………………………3,090 点

K 402 縦隔気管口形成手術……………………………………76,040 点

K 403 気管形成手術（管状気管，気管移植等）

1　頸部からのもの……………………………………………49,940 点

2　開胸又は胸骨正中切開によるもの…………………76,040 点

K 403-2 嚥下機能手術

1　輪状咽頭筋切断術……………………………………18,810 点

2　喉頭挙上術……………………………………………18,370 点

3　喉頭気管分離術………………………………………30,260 点

4　喉頭全摘術……………………………………………28,210 点

第6款　顔面・口腔・頸部

区分

（歯，歯肉，歯槽部，口蓋）

K 404 抜歯手術（1歯につき）

1　乳歯………………………………………………………130 点

2　前歯………………………………………………………160 点

3　臼歯………………………………………………………270 点

4　埋伏歯……………………………………………………1,080 点

注1　2又は3については，歯根肥大，骨の癒着歯等に対する骨の開さく又は歯根分離術を行った場合に限り，難抜歯加算として，**230 点**を所定点数に加算する。

2　4については，完全埋伏歯（骨性）又は水平埋伏智歯に限り算定する。

3　4については，下顎完全埋伏智歯（骨性）又は下顎水平埋伏智歯の場合は，**130 点**を所定点数に加算する。

4　抜歯と同時に行う歯槽骨の整形等の費用は，所定点数に含まれる。

K 405 削除

K 406 口蓋腫瘍摘出術

1　口蓋粘膜に限局するもの…………………………………520 点

2　口蓋骨に及ぶもの……………………………………………………8,050点

K 407 顎・口蓋裂形成手術

1　軟口蓋のみのもの……………………………………………15,770点

2　硬口蓋に及ぶもの……………………………………………24,170点

3　顎裂を伴うもの

イ　片側……………………………………………………………25,170点

ロ　両側……………………………………………………………31,940点

K 407-2 軟口蓋形成手術……………………………………………………9,700点

(口腔前庭，口腔底，頰粘膜，舌)

K 408 口腔底膿瘍切開術……………………………………………………700点

K 409 口腔底腫瘍摘出術……………………………………………………7,210点

K 410 口腔底悪性腫瘍手術…………………………………………………29,360点

K 411 頰粘膜腫瘍摘出術……………………………………………………4,460点

K 412 頰粘膜悪性腫瘍手術…………………………………………………26,310点

K 413 舌腫瘍摘出術

1　粘液囊胞摘出術………………………………………………1,220点

2　その他のもの……………………………………………………2,940点

K 414 舌根甲状腺腫摘出術…………………………………………………11,760点

K 414-2 甲状舌管囊胞摘出術………………………………………………10,050点

K 415 舌悪性腫瘍手術

1　切除……………………………………………………………26,410点

2　亜全摘…………………………………………………………84,080点

K 416 及び K 417 削除

K 418 舌形成手術（巨舌症手術）……………………………………………9,100点

K 418-2 舌繫瘢痕性短縮矯正術………………………………………………2,650点

K 419 頰，口唇，舌小帯形成手術…………………………………………630点

K 420 削除

(顔面)

K 421 口唇腫瘍摘出術

1　粘液囊胞摘出術………………………………………………1,020点

2　その他のもの……………………………………………………3,050点

K 422 口唇悪性腫瘍手術……………………………………………………33,010点

K 423 頬腫瘍摘出術

1　粘液嚢胞摘出術……910 点

2　その他のもの……5,250 点

K 424 頬悪性腫瘍手術……20,940 点

K 425 口腔，顎，顔面悪性腫瘍切除術……121,740 点

K 426 口唇裂形成手術（片側）

1　口唇のみの場合……13,180 点

2　口唇裂鼻形成を伴う場合……18,810 点

3　鼻腔底形成を伴う場合……24,350 点

K 426-2 口唇裂形成手術（両側）

1　口唇のみの場合……18,810 点

2　口唇裂鼻形成を伴う場合……23,790 点

3　鼻腔底形成を伴う場合……36,620 点

(顔面骨，顎関節)

K 427 頬骨骨折観血的整復術……18,100 点

K 427-2 頬骨変形治癒骨折矯正術……38,610 点

K 428 下顎骨折非観血的整復術……1,240 点

注　三内式線副子以上を使用する連続歯結紮法を行った場合は，650 点を加算する。

K 429 下顎骨折観血的手術

1　片側……13,000 点

2　両側……27,320 点

K 429-2 下顎関節突起骨折観血的手術

1　片側……28,210 点

2　両側……47,020 点

K 430 顎関節脱臼非観血的整復術……410 点

K 431 顎関節脱臼観血的手術……26,210 点

K 432 上顎骨折非観血的整復術……1,800 点

K 433 上顎骨折観血的手術……16,400 点

K 434 顔面多発骨折観血的手術……39,700 点

K 434-2 顔面多発骨折変形治癒矯正術……47,630 点

K 435 術後性上顎嚢胞摘出術……6,660 点

K 436 顎骨腫瘍摘出術

1　長径３センチメートル未満……2,820 点

2　長径３センチメートル以上……13,390 点

K 437 下顎骨部分切除術……16,780 点

K 438 下顎骨離断術……32,560 点

K 439 下顎骨悪性腫瘍手術

1　切除……40,360 点

2　切断（おとがい部を含むもの）……79,270 点

3　切断（その他のもの）……64,590 点

K 440 上顎骨切除術……15,310 点

K 441 上顎骨全摘術……42,590 点

K 442 上顎骨悪性腫瘍手術

1　掻爬……10,530 点

2　切除……34,420 点

3　全摘……68,480 点

K 443 上顎骨形成術

1　単純な場合……27,880 点

2　複雑な場合及び２次的再建の場合……45,510 点

3　骨移動を伴う場合……72,900 点

注１　１について，上顎骨を複数に分割した場合は，**5,000 点**を所定点数に加算する。

２　３については，先天奇形に対して行われた場合に限り算定する。

K 444 下顎骨形成術

1　おとがい形成の場合……8,710 点

2　短縮又は伸長の場合……30,790 点

3　再建の場合……51,120 点

4　骨移動を伴う場合……54,210 点

注１　２については，両側を同時に行った場合は，**3,000 点**を所定点数に加算する。

２　４については，先天奇形に対して行われた場合に限り算定する。

K 444-2 下顎骨延長術

1　片側……30,790点

2　両側……47,550点

K 445 顎関節形成術……40,870点

K 445-2 顎関節人工関節全置換術……59,260点

K 446 顎関節授動術

1　徒手的授動術

イ　単独の場合……440点

ロ　パンピングを併用した場合……990点

ハ　関節腔洗浄療法を併用した場合……2,760点

2　顎関節鏡下授動術……12,090点

3　開放授動術……25,100点

K 447 顎関節円板整位術

1　顎関節鏡下円板整位術……22,100点

2　開放円板整位術……27,300点

(唾液腺)

K 448 がま腫切開術……820点

K 449 唾液腺膿瘍切開術……900点

K 450 唾石摘出術（一連につき）

1　表在性のもの……720点

2　深在性のもの……4,330点

3　腺体内に存在するもの……6,550点

注　2又は3の場合であって内視鏡を用いた場合は，1,000点を所定点数に加算する。

K 451 がま腫摘出術……7,140点

K 452 舌下腺腫瘍摘出術……7,180点

K 453 顎下腺腫瘍摘出術……9,640点

K 454 顎下腺摘出術……10,210点

K 455 顎下腺悪性腫瘍手術……33,010点

K 456 削除

K 457 耳下腺腫瘍摘出術

1　耳下腺浅葉摘出術……27,210点

2　耳下腺深葉摘出術……………………………………………………34,210点

K 458 耳下腺悪性腫瘍手術

1　切除………………………………………………………………………33,010点

2　全摘………………………………………………………………………44,020点

K 459 唾液腺管形成手術…………………………………………………13,630点

K 460 唾液腺管移動術

1　上顎洞内へのもの……………………………………………………13,630点

2　結膜嚢内へのもの……………………………………………………15,490点

(甲状腺，副甲状腺（上皮小体))

K 461 甲状腺部分切除術，甲状腺腫摘出術

1　片葉のみの場合…………………………………………………………8,860点

2　両葉の場合………………………………………………………………10,760点

K 461-2 内視鏡下甲状腺部分切除，腺腫摘出術

1　片葉のみの場合…………………………………………………………17,410点

2　両葉の場合………………………………………………………………25,210点

K 462 バセドウ甲状腺全摘（亜全摘）術（両葉）……………………22,880点

K 462-2 内視鏡下バセドウ甲状腺全摘（亜全摘）術（両葉）…………25,210点

K 463 甲状腺悪性腫瘍手術

1　切除（頸部外側区域郭清を伴わないもの）……………………24,180点

2　切除（頸部外側区域郭清を伴うもの）…………………………26,180点

3　全摘及び亜全摘（頸部外側区域郭清を伴わないもの）……33,790点

4　全摘及び亜全摘（片側頸部外側区域郭清を伴うもの）……35,790点

5　全摘及び亜全摘（両側頸部外側区域郭清を伴うもの）……36,790点

K 463-2 内視鏡下甲状腺悪性腫瘍手術

1　切除………………………………………………………………………27,550点

2　全摘及び亜全摘…………………………………………………………37,160点

K 464 副甲状腺（上皮小体）腺腫過形成手術

1　副甲状腺（上皮小体）摘出術………………………………………15,680点

2　副甲状腺（上皮小体）全摘術（一部筋肉移植）………………33,790点

K 464-2 内視鏡下副甲状腺（上皮小体）腺腫過形成手術………………20,660点

K 465 副甲状腺（上皮小体）悪性腫瘍手術（広汎）……………………39,000点

(その他の頸部)

K 466 斜角筋切断術……………………………………………… 3,760 点
K 467 頸瘻，頸嚢摘出術…………………………………………13,710 点
K 468 頸肋切除術…………………………………………………15,240 点
K 469 頸部郭清術
　1　片側……………………………………………………………27,670 点
　2　両側……………………………………………………………37,140 点
K 470 頸部悪性腫瘍手術…………………………………………41,920 点
K 470-2 頭頸部悪性腫瘍光線力学療法…………………………22,100 点
K 471 筋性斜頸手術……………………………………………… 3,720 点

第7款　胸　　部

区分
　（乳腺）
K 472 乳腺膿瘍切開術………………………………………………… 980 点
K 473 削除
K 474 乳腺腫瘍摘出術
　1　長径5センチメートル未満………………………………… 3,190 点
　2　長径5センチメートル以上………………………………… 6,730 点
K 474-2 乳管腺葉区域切除術……………………………………12,820 点
K 474-3 乳腺腫瘍画像ガイド下吸引術（一連につき）
　1　マンモグラフィー又は超音波装置によるもの…………… 6,240 点
　2　ＭＲＩによるもの………………………………………… 8,210 点
K 475 乳房切除術………………………………………………… 6,040 点

注　遺伝性乳癌卵巣癌症候群の患者に対して行う場合は，遺伝性乳癌卵巣癌症候群乳房切除加算として，**8,780 点**を所定点数に加算する。

K 475-2 乳癌冷凍凝固摘出術………………………………………8,690 点
K 476 乳腺悪性腫瘍手術
　1　単純乳房切除術（乳腺全摘術）…………………………17,040 点
　2　乳房部分切除術（腋窩部郭清を伴わないもの）…………28,210 点
　3　乳房切除術（腋窩部郭清を伴わないもの）………………22,520 点
　4　乳房部分切除術（腋窩部郭清を伴うもの（内視鏡下による

ものを含む。))……………………………………………………42,350 点

5　乳房切除術（腋窩鎖骨下部郭清を伴うもの）・胸筋切除を併施しないもの…………………………………………………42,350 点

6　乳房切除術（腋窩鎖骨下部郭清を伴うもの）・胸筋切除を併施するもの……………………………………………………42,350 点

7　拡大乳房切除術（胸骨旁，鎖骨上，下窩など郭清を併施するもの）……………………………………………………52,820 点

8　乳輪温存乳房切除術（腋窩部郭清を伴わないもの）……27,810 点

9　乳輪温存乳房切除術（腋窩部郭清を伴うもの）…………48,340 点

注1　放射性同位元素及び色素を用いたセンチネルリンパ節生検を行った場合又はインドシアニングリーンを用いたリンパ節生検を行った場合には，乳癌センチネルリンパ節生検加算１として，**5,000 点**を所定点数に加算する。ただし，当該検査に用いた色素の費用は，算定しない。

2　放射性同位元素又は色素を用いたセンチネルリンパ節生検を行った場合には，乳癌センチネルリンパ節生検加算２として，**3,000 点**を所定点数に加算する。ただし，当該検査に用いた色素の費用は，算定しない。

K 476-2 陥没乳頭形成術，再建乳房乳頭形成術……………………7,350 点

K 476-3 動脈（皮）弁及び筋（皮）弁を用いた乳房再建術（乳房切除後）

1　一次的に行うもの…………………………………………49,120 点

2　二次的に行うもの…………………………………………53,560 点

K 476-4 ゲル充填人工乳房を用いた乳房再建術（乳房切除後）………25,000 点

K 476-5 乳腺悪性腫瘍ラジオ波焼灼療法（一連として）……………15,000 点

注1　フュージョンイメージングを用いて行った場合は，フュージョンイメージング加算として，**200 点**を所定点数に加算する。

2　放射性同位元素及び色素を用いたセンチネルリンパ節生検を行った場合又はインドシアニングリーンを用いたリンパ節生検を行った場合には，乳癌センチネルリンパ節生検加算１として，**5,000 点**を所定点数に加算する。ただし，当該検査に用いた色素の費用は，算定しない。

3　放射性同位元素又は色素を用いたセンチネルリンパ節生検を

行った場合には，乳癌センチネルリンパ節生検加算2として，**3,000点**を所定点数に加算する。ただし，当該検査に用いた色素の費用は，算定しない。

（胸壁）

K 477 胸壁膿瘍切開術……700点
K 478 肋骨・胸骨カリエス又は肋骨骨髄炎手術……8,950点
K 479 削除
K 480 胸壁冷膿瘍手術……7,810点
K 480-2 流注膿瘍切開掻爬術……7,670点
K 481 肋骨骨折観血的手術……10,330点
K 482 肋骨切除術
　1　第1肋骨……16,900点
　2　その他の肋骨……5,160点
K 483 胸骨切除術，胸骨骨折観血手術……12,120点
K 484 胸壁悪性腫瘍摘出術
　1　胸壁形成手術を併施するもの……56,000点
　2　その他のもの……28,210点
K 484-2 胸骨悪性腫瘍摘出術
　1　胸壁形成手術を併施するもの……43,750点
　2　その他のもの……28,210点
K 485 胸壁腫瘍摘出術……12,960点
K 486 胸壁瘻手術……23,520点
K 487 漏斗胸手術
　1　胸骨挙上法によるもの……28,210点
　2　胸骨翻転法によるもの……37,370点
　3　胸腔鏡によるもの……39,260点
　4　胸骨挙上用固定具抜去術……6,530点

（胸腔，胸膜）

K 488 試験開胸術……10,800点
K 488-2 試験的開胸開腹術……17,380点
K 488-3 胸腔鏡下試験開胸術……13,500点
K 488-4 胸腔鏡下試験切除術……15,800点

K 489 から K 492 まで 削除

K 493 骨膜外，胸膜外充填術……23,520 点

K 494 胸腔内（胸膜内）血腫除去術……15,350 点

K 494-2 胸腔鏡下胸腔内（胸膜内）血腫除去術……13,500 点

K 495 削除

K 496 醸膿胸膜，胸膜胼胝切除術

1　1 肺葉に相当する範囲以内のもの……26,340 点

2　1 肺葉に相当する範囲を超えるもの……33,150 点

K 496-2 胸腔鏡下醸膿胸膜又は胸膜胼胝切除術……51,850 点

K 496-3 胸膜外肺剥皮術

1　1 肺葉に相当する範囲以内のもの……26,340 点

2　1 肺葉に相当する範囲を超えるもの……33,150 点

K 496-4 胸腔鏡下膿胸腔掻爬術……32,690 点

K 496-5 経皮的膿胸ドレナージ術……5,400 点

注　挿入時に行う画像診断及び検査の費用は算定しない。

K 497 膿胸腔有茎筋肉弁充填術……38,610 点

K 497-2 膿胸腔有茎大網充填術……57,100 点

K 498 胸郭形成手術（膿胸手術の場合）

1　肋骨切除を主とするもの……42,020 点

2　胸膜胼胝切除を併施するもの……49,200 点

K 499 胸郭形成手術（肺切除後遺残腔を含む。）……16,540 点

K 500 削除

K 501 乳糜胸手術……17,290 点

K 501-2 胸腔・腹腔シャントバルブ設置術……12,530 点

K 501-3 胸腔鏡下胸管結紮術（乳糜胸手術）……15,230 点

（縦隔）

K 502 縦隔腫瘍，胸腺摘出術……38,850 点

K 502-2 縦隔切開術

1　頸部からのもの，経食道によるもの……6,390 点

2　経胸腔によるもの，経腹によるもの……20,050 点

K 502-3 胸腔鏡下縦隔切開術……31,300 点

K 502-4 拡大胸腺摘出術……36,000 点

注　重症筋無力症に対して実施された場合に限り算定する。

K 502-5 胸腔鏡下拡大胸腺摘出術……58,950点

注　重症筋無力症に対して実施された場合に限り算定する。

K 503 縦隔郭清術……37,010点

K 504 縦隔悪性腫瘍手術

1　単純摘出……38,850点

2　広汎摘出……58,820点

K 504-2 胸腔鏡下縦隔悪性腫瘍手術……58,950点

(気管支，肺)

K 505及びK 506 削除

K 507 肺膿瘍切開排膿術……31,030点

K 508 気管支狭窄拡張術（気管支鏡によるもの）……10,150点

K 508-2 気管・気管支ステント留置術

1　硬性鏡によるもの……11,400点

2　軟性鏡によるもの……8,960点

K 508-3 気管支熱形成術……10,150点

K 508-4 気管支バルブ留置術……8,960点

注　手術に伴う画像診断及び検査の費用は算定しない。

K 509 気管支異物除去術

1　直達鏡によるもの……9,260点

2　開胸手術によるもの……45,650点

K 509-2 気管支肺胞洗浄術……6,090点

注　成人の肺胞蛋白症に対して治療の目的で行われた場合に限り算定する。

K 509-3 気管支内視鏡的放射線治療用マーカー留置術……10,000点

K 509-4 気管支瘻孔閉鎖術……9,130点

K 510 気管支腫瘍摘出術（気管支鏡又は気管支ファイバースコープによるもの）……8,040点

K 510-2 光線力学療法

1　早期肺がん（0期又は1期に限る。）に対するもの……10,450点

2　その他のもの……10,450点

K 510-3 気管支鏡下レーザー腫瘍焼灼術……12,020点

K 511 肺切除術

1　楔状部分切除……………………………………………………27,520 点
2　区域切除（1肺葉に満たないもの）…………………………58,430 点
3　肺葉切除…………………………………………………………58,350 点
4　複合切除（1肺葉を超えるもの）……………………………64,850 点
5　1側肺全摘………………………………………………………59,830 点
6　気管支形成を伴う肺切除………………………………………76,230 点

K 512 削除

K 513 胸腔鏡下肺切除術

1　肺嚢胞手術（楔状部分切除によるもの）……………………39,830 点
2　部分切除…………………………………………………………45,300 点
3　区域切除…………………………………………………………72,600 点
4　肺葉切除又は1肺葉を超えるもの……………………………81,000 点

K 513-2 胸腔鏡下良性縦隔腫瘍手術……………………………………58,950 点

K 513-3 胸腔鏡下良性胸壁腫瘍手術……………………………………58,950 点

K 513-4 胸腔鏡下肺縫縮術……………………………………………53,130 点

K 514 肺悪性腫瘍手術

1　部分切除…………………………………………………………60,350 点
2　区域切除…………………………………………………………69,250 点
3　肺葉切除又は1肺葉を超えるもの……………………………72,640 点
4　肺全摘……………………………………………………………72,640 点
5　隣接臓器合併切除を伴う肺切除………………………………78,400 点
6　気管支形成を伴う肺切除………………………………………80,460 点
7　気管分岐部切除を伴う肺切除………………………………124,860 点
8　気管分岐部再建を伴う肺切除………………………………127,130 点
9　胸膜肺全摘………………………………………………………92,000 点
10　壁側・臓側胸膜全切除（横隔膜，心膜合併切除を伴うもの）……………………………………………………………105,000 点

注　9及び10については，悪性びまん性胸膜中皮腫に対して実施した場合に限り算定する。

K 514-2 胸腔鏡下肺悪性腫瘍手術

1　部分切除…………………………………………………………60,170 点

2　区域切除……………………………………………………………72,640 点
3　肺葉切除又は1肺葉を超えるもの…………………………92,000 点
4　気管支形成を伴う肺切除…………………………………… 107,800 点
5　肺全摘…………………………………………………………………93,000 点

K 514-3 移植用肺採取術（死体）（両側） …………………………80,460 点

注　肺提供者に係る組織適合性試験の費用は，所定点数に含まれる。

K 514-4 同種死体肺移植術………………………………………… 139,230 点

注1　肺移植者に係る組織適合性試験の費用は，所定点数に含まれる。

2　抗ＨＬＡ抗体検査を行う場合には，抗ＨＬＡ抗体検査加算として，**4,000 点**を所定点数に加算する。

3　両側肺を移植した場合は，両側肺移植加算として，**45,000 点**を所定点数に加算する。

K 514-5 移植用部分肺採取術（生体） ……………………………60,750 点

注　肺提供者に係る組織適合性試験の費用は，所定点数に含まれる。

K 514-6 生体部分肺移植術………………………………………… 130,260 点

注1　生体部分肺を移植した場合は，生体部分肺の摘出のために要した提供者の療養上の費用として，この表に掲げる所定点数により算定した点数を加算する。

2　肺移植者に係る組織適合性試験の費用は，所定点数に含まれる。

3　抗ＨＬＡ抗体検査を行う場合には，抗ＨＬＡ抗体検査加算として，**4,000 点**を所定点数に加算する。

4　両側肺を移植した場合は，両側肺移植加算として，**45,000 点**を所定点数に加算する。

K 514-7 肺悪性腫瘍及び胸腔内軟部腫瘍ラジオ波焼灼療法（一連として）

1　2センチメートル以内のもの……………………………15,000 点
2　2センチメートルを超えるもの……………………………21,960 点

注　フュージョンイメージングを用いて行った場合は，フュージョンイメージング加算として，**200 点**を所定点数に加算する。

K 515 肺剥皮術………………………………………………………………32,600 点

K 516 気管支瘻閉鎖術……………………………………………………59,170 点

K 517 肺縫縮術……28,220 点

K 518 気管支形成手術

1　楔状切除術……64,030 点

2　輪状切除術……66,010 点

K 519 先天性気管狭窄症手術……146,950 点

（食道）

K 520 食道縫合術（穿孔，損傷）

1　頸部手術……17,070 点

2　開胸手術……28,210 点

3　開腹手術……17,750 点

4　内視鏡によるもの……10,300 点

K 521 食道周囲膿瘍切開誘導術

1　開胸手術……28,210 点

2　胸骨切開によるもの……23,290 点

3　その他のもの（頸部手術を含む。）……7,920 点

K 522 食道狭窄拡張術

1　内視鏡によるもの……9,450 点

2　食道ブジー法……2,950 点

3　拡張用バルーンによるもの……12,480 点

注1　1及び2については，短期間又は同一入院期間中，回数にかかわらず，第1回目の実施日に1回に限り算定する。

2　3については，短期間又は同一入院期間中，2回に限り算定する。

K 522-2 食道ステント留置術……6,300 点

K 522-3 食道空置バイパス作成術……65,900 点

K 523 食道異物摘出術

1　頸部手術によるもの……27,890 点

2　開胸手術によるもの……28,210 点

3　開腹手術によるもの……27,720 点

K 523-2 硬性内視鏡下食道異物摘出術……5,360 点

注　硬性内視鏡下食道異物摘出術と併せて行った，区分番号Ｋ 369に掲げる咽頭異物摘出術（2に限る。）及び区分番号Ｋ 653 － 3に

掲げる内視鏡的食道及び胃内異物摘出術の費用は所定点数に含まれる。

K 524 食道憩室切除術

1　頸部手術によるもの……………………………………………24,730点

2　開胸によるもの…………………………………………………34,570点

K 524-2 胸腔鏡下食道憩室切除術……………………………39,930点

K 524-3 腹腔鏡下食道憩室切除術……………………………39,930点

K 525 食道切除再建術

1　頸部，胸部，腹部の操作によるもの…………………………77,040点

2　胸部，腹部の操作によるもの…………………………………69,690点

3　腹部の操作によるもの…………………………………………51,420点

K 525-2 胸壁外皮膚管形成吻合術

1　頸部，胸部，腹部の操作によるもの…………………………77,040点

2　胸部，腹部の操作によるもの…………………………………69,690点

3　腹部の操作によるもの…………………………………………51,420点

4　バイパスのみ作成する場合……………………………………45,230点

K 525-3 非開胸食道抜去術（消化管再建手術を併施するもの）………69,690点

K 526 食道腫瘍摘出術

1　内視鏡によるもの…………………………………………………8,480点

2　開胸又は開腹手術によるもの…………………………………37,550点

3　腹腔鏡下，縦隔鏡下又は胸腔鏡下によるもの………………50,250点

K 526-2 内視鏡的食道粘膜切除術

1　早期悪性腫瘍粘膜切除術…………………………………………8,840点

2　早期悪性腫瘍粘膜下層剥離術…………………………………22,100点

K 526-3 内視鏡的表在性食道悪性腫瘍光線力学療法…………12,950点

K 526-4 内視鏡的食道悪性腫瘍光線力学療法…………………22,100点

K 527 食道悪性腫瘍手術（単に切除のみのもの）

1　頸部食道の場合……………………………………………………47,530点

2　胸部食道の場合……………………………………………………56,950点

K 527-2 食道切除術（単に切除のみのもの）……………………46,100点

K 528 先天性食道閉鎖症根治手術……………………………64,820点

K 528-2 先天性食道狭窄症根治手術…………………………51,220点

K 528-3 胸腔鏡下先天性食道閉鎖症根治手術……………………………76,320 点

K 529 食道悪性腫瘍手術（消化管再建手術を併施するもの）

1　頸部，胸部，腹部の操作によるもの……………………… 122,540 点

2　胸部，腹部の操作によるもの………………………………101,490 点

3　腹部の操作によるもの………………………………………69,840 点

注 1　有茎腸管移植を併せて行った場合は，**7,500 点**を加算する。

2　血行再建を併せて行った場合は，**3,000 点**を加算する。

K 529-2 胸腔鏡下食道悪性腫瘍手術

1　頸部，胸部，腹部の操作によるもの……………………… 133,240 点

2　胸部，腹部の操作によるもの……………………………… 122,290 点

注　有茎腸管移植を併せて行った場合は，**7,500 点**を加算する。

K 529-3 縦隔鏡下食道悪性腫瘍手術………………………………109,240 点

K 529-4 再建胃管悪性腫瘍手術

1　頸部，胸部，腹部の操作によるもの……………………… 112,190 点

2　頸部，腹部の操作によるもの……………………………… 101,670 点

K 529-5 喉頭温存頸部食道悪性腫瘍手術（消化管再建手術を併施するもの）……………………………………………………………… 153,330 点

K 530 食道アカラシア形成手術…………………………………………32,710 点

K 530-2 腹腔鏡下食道アカラシア形成手術……………………………44,500 点

K 530-3 内視鏡下筋層切開術………………………………………… 22,100 点

K 531 食道切除後 2 次的再建術

1　皮弁形成によるもの…………………………………………43,920 点

2　消化管利用によるもの………………………………………64,300 点

K 532 食道・胃静脈瘤手術

1　血行遮断術を主とするもの…………………………………37,620 点

2　食道離断術を主とするもの…………………………………42,130 点

K 532-2 食道静脈瘤手術（開腹）………………………………………34,240 点

K 532-3 腹腔鏡下食道静脈瘤手術（胃上部血行遮断術）………………49,800 点

K 533 食道・胃静脈瘤硬化療法（内視鏡によるもの）（一連として）…… 8,990 点

K 533-2 内視鏡的食道・胃静脈瘤結紮術……………………………… 8,990 点

K 533-3 内視鏡的胃静脈瘤組織接着剤注入術………………………… 3,250 点

（横隔膜）

K 534 横隔膜縫合術

1　経胸又は経腹……33,460点

2　経胸及び経腹……40,910点

K 534-2 横隔膜レラクサチオ手術

1　経胸又は経腹……27,890点

2　経胸及び経腹……37,620点

K 534-3 胸腔鏡下（腹腔鏡下を含む。）**横隔膜縫合術**……31,990点

K 534-4 腹腔鏡下横隔膜電極植込術……42,180点

K 535 胸腹裂孔ヘルニア手術

1　経胸又は経腹……29,560点

2　経胸及び経腹……39,040点

K 536 後胸骨ヘルニア手術……27,380点

K 537 食道裂孔ヘルニア手術

1　経胸又は経腹……27,380点

2　経胸及び経腹……38,290点

K 537-2 腹腔鏡下食道裂孔ヘルニア手術……42,180点

第8款　心・脈　管

区分

（心，心膜，肺動静脈，冠血管等）

K 538 心膜縫合術……9,180点

K 538-2 心筋縫合止血術（外傷性）……11,800点

K 539 心膜切開術……9,420点

K 539-2 心膜嚢胞，心膜腫瘍切除術……15,240点

K 539-3 胸腔鏡下心膜開窓術……16,540点

K 540 収縮性心膜炎手術……51,650点

K 541 試験開心術……24,700点

K 542 心腔内異物除去術……39,270点

K 543 心房内血栓除去術……39,270点

K 544 心腫瘍摘出術，心腔内粘液腫摘出術

1　単独のもの

イ　胸腔鏡下によるもの……90,600点

ロ　その他のもの……………………………………………………60,600点

2　冠動脈血行再建術（1吻合）を伴うもの……………………77,770点

3　冠動脈血行再建術（2吻合以上）を伴うもの………………91,910点

K 545 開胸心臓マッサージ………………………………………………9,400点

K 546 経皮的冠動脈形成術

1　急性心筋梗塞に対するもの……………………………………36,000点

2　不安定狭心症に対するもの……………………………………22,000点

3　その他のもの………………………………………………………19,300点

注　手術に伴う画像診断及び検査の費用は算定しない。

K 547 経皮的冠動脈粥腫切除術…………………………………………28,280点

注　手術に伴う画像診断及び検査の費用は算定しない。

K 548 経皮的冠動脈形成術（特殊カテーテルによるもの）

1　高速回転式経皮経管アテレクトミーカテーテルによるもの…………………………………………………………………24,720点

2　エキシマレーザー血管形成用カテーテルによるもの……24,720点

3　アテローム切除アブレーション式血管形成術用カテーテルによるもの……………………………………………………………24,720点

注　手術に伴う画像診断及び検査の費用は算定しない。

K 549 経皮的冠動脈ステント留置術

1　急性心筋梗塞に対するもの……………………………………34,380点

2　不安定狭心症に対するもの……………………………………24,380点

3　その他のもの………………………………………………………21,680点

注　手術に伴う画像診断及び検査の費用は算定しない。

K 550 冠動脈内血栓溶解療法……………………………………………17,720点

注　手術に伴う画像診断及び検査の費用は算定しない。

K 550-2 経皮的冠動脈血栓吸引術………………………………………19,640点

注　手術に伴う画像診断及び検査の費用は算定しない。

K 551 冠動脈形成術（血栓内膜摘除）

1　1箇所のもの………………………………………………………76,550点

2　2箇所以上のもの…………………………………………………79,860点

K 552 冠動脈，大動脈バイパス移植術

1　1吻合のもの………………………………………………………80,160点

2　２吻合以上のもの……………………………………………………89,250 点

注　冠動脈形成術（血栓内膜摘除）を併せて行った場合は，10,000 点を加算する。

K 552-2 冠動脈，大動脈バイパス移植術（人工心肺を使用しないもの）

1　１吻合のもの…………………………………………………………71,570 点

2　２吻合以上のもの……………………………………………………91,350 点

注　冠動脈形成術（血栓内膜摘除）を併せて行った場合は，10,000 点を加算する。

K 553 心室瘤切除術（梗塞切除を含む。）

1　単独のもの……………………………………………………………63,390 点

2　冠動脈血行再建術（１吻合）を伴うもの…………………………80,060 点

3　冠動脈血行再建術（２吻合以上）を伴うもの………………………100,200 点

K 553-2 左室形成術，心室中隔穿孔閉鎖術，左室自由壁破裂修復術

1　単独のもの……………………………………………………………128,020 点

2　冠動脈血行再建術（１吻合）を伴うもの…………………………147,890 点

3　冠動脈血行再建術（２吻合以上）を伴うもの………………………167,180 点

K 554 弁形成術

1　１弁のもの……………………………………………………………79,860 点

2　２弁のもの……………………………………………………………93,170 点

3　３弁のもの……………………………………………………………106,480 点

K 554-2 胸腔鏡下弁形成術

1　１弁のもの……………………………………………………………109,860 点

2　２弁のもの……………………………………………………………123,170 点

K 555 弁置換術

1　１弁のもの……………………………………………………………85,500 点

2　２弁のもの……………………………………………………………100,200 点

3　３弁のもの……………………………………………………………114,510 点

注　過去に心臓弁手術を行ったものに対して弁手術を行った場合には，心臓弁再置換術加算として，所定点数に所定点数の 100 分の 50 に相当する点数を加算する。

K 555-2 経カテーテル弁置換術

1　経心尖大動脈弁置換術…………………………………………………61,530 点

2　経皮的大動脈弁置換術……………………………………………39,060点

3　経皮的肺動脈弁置換術……………………………………………39,060点

注　手術に伴う画像診断及び検査の費用は算定しない。

K 555-3 胸腔鏡下弁置換術

1　1弁のもの……………………………………………………115,500点

2　2弁のもの……………………………………………………130,200点

注　過去に心臓弁手術を行ったものに対して弁手術を行った場合には，心臓弁再置換術加算として，所定点数に所定点数の**100分の50**に相当する点数を加算する。

K 556 大動脈弁狭窄直視下切開術…………………………………42,940点

K 556-2 経皮的大動脈弁拡張術……………………………………37,430点

注　手術に伴う画像診断及び検査の費用は算定しない。

K 557 大動脈弁上狭窄手術………………………………………71,570点

K 557-2 大動脈弁下狭窄切除術（線維性，筋肥厚性を含む。）………78,260点

K 557-3 弁輪拡大術を伴う大動脈弁置換術…………………………157,840点

注　過去に心臓弁手術を行ったものに対して弁手術を行った場合には，心臓弁再置換術加算として，所定点数に区分番号K 555弁置換術の所定点数の**100分の50**に相当する点数を加算する。

K 557-4 ダムス・ケー・スタンセル（DKS）吻合を伴う大動脈狭窄症手術……………………………………………………………115,750点

K 558 ロス手術（自己肺動脈弁組織による大動脈基部置換術）……192,920点

K 559 閉鎖式僧帽弁交連切開術……………………………………38,450点

K 559-2 経皮的僧帽弁拡張術………………………………………34,930点

注　手術に伴う画像診断及び検査の費用は算定しない。

K 559-3 経皮的僧帽弁クリップ術…………………………………34,930点

注　手術に伴う画像診断及び検査の費用は算定しない。

K 560 大動脈瘤切除術（吻合又は移植を含む。）

1　上行大動脈

イ　大動脈弁置換術又は形成術を伴うもの…………………114,510点

ロ　人工弁置換術を伴う大動脈基部置換術…………………128,820点

ハ　自己弁温存型大動脈基部置換術……………………………166,720点

ニ　その他のもの…………………………………………………100,200点

2　弓部大動脈……………………………………………………114,510 点
3　上行大動脈及び弓部大動脈の同時手術
イ　大動脈弁置換術又は形成術を伴うもの………………187,370 点
ロ　人工弁置換術を伴う大動脈基部置換術…………………210,790 点
ハ　自己弁温存型大動脈基部置換術…………………………243,580 点
ニ　その他のもの…………………………………………………171,760 点
4　下行大動脈……………………………………………………89,250 点
5　胸腹部大動脈…………………………………………………249,750 点
6　腹部大動脈（分枝血管の再建を伴うもの）…………………59,080 点
7　腹部大動脈（その他のもの）…………………………………52,000 点

注　過去に心臓弁手術を行ったものに対して弁手術を行った場合には，心臓弁再置換術加算として，所定点数に区分番号Ｋ555 弁置換術の所定点数の 100 分の 50 に相当する点数を加算する。

K 560-2 オープン型ステントグラフト内挿術

1　弓部大動脈……………………………………………………114,510 点
2　上行大動脈及び弓部大動脈の同時手術
イ　大動脈弁置換術又は形成術を伴うもの………………187,370 点
ロ　人工弁置換術を伴う大動脈基部置換術…………………210,790 点
ハ　自己弁温存型大動脈基部置換術…………………………243,580 点
ニ　その他のもの…………………………………………………171,760 点
3　下行大動脈……………………………………………………89,250 点

K 561 ステントグラフト内挿術

1　血管損傷の場合………………………………………………43,830 点
2　1 以外の場合
イ　胸部大動脈…………………………………………………56,560 点
ロ　腹部大動脈…………………………………………………49,440 点
ハ　腸骨動脈……………………………………………………43,830 点

K 562 動脈管開存症手術

1　経皮的動脈管開存閉鎖術……………………………………22,780 点
注　手術に伴う画像診断及び検査の費用は算定しない。
2　動脈管開存閉鎖術（直視下）…………………………………22,000 点

K 562-2 胸腔鏡下動脈管開存閉鎖術……………………………27,400 点

K 563 肺動脈絞扼術……………………………………………………39,410 点

K 564 血管輪又は重複大動脈弓離断手術…………………………………43,150 点

K 565 巨大側副血管手術（肺内肺動脈統合術）……………………………94,420 点

K 566 体動脈肺動脈短絡手術（ブラロック手術，ウォーターストン手術）……………………………………………………………………50,030 点

K 567 大動脈縮窄（離断）症手術

1　単独のもの……………………………………………………57,250 点

2　心室中隔欠損症手術を伴うもの………………………………100,200 点

3　複雑心奇形手術を伴うもの……………………………………173,620 点

K 567-2 経皮的大動脈形成術……………………………………………37,430 点

注　手術に伴う画像診断及び検査の費用は算定しない。

K 568 大動脈肺動脈中隔欠損症手術

1　単独のもの……………………………………………………80,840 点

2　心内奇形手術を伴うもの………………………………………97,690 点

K 569 三尖弁手術（エプスタイン氏奇形，ウール氏病手術）…………103,640 点

K 570 肺動脈狭窄症，純型肺動脈弁閉鎖症手術

1　肺動脈弁切開術（単独のもの）………………………………35,750 点

2　右室流出路形成又は肺動脈形成を伴うもの…………………83,400 点

K 570-2 経皮的肺動脈弁拡張術…………………………………………34,410 点

注　手術に伴う画像診断及び検査の費用は算定しない。

K 570-3 経皮的肺動脈形成術……………………………………………31,280 点

注　手術に伴う画像診断及び検査の費用は算定しない。

K 570-4 経皮的肺動脈穿通・拡大術……………………………………35,080 点

注　手術に伴う画像診断及び検査の費用は算定しない。

K 571 肺静脈還流異常症手術

1　部分肺静脈還流異常……………………………………………50,970 点

2　総肺静脈還流異常

イ　心臓型…………………………………………………………109,310 点

ロ　その他のもの…………………………………………………129,310 点

K 572 肺静脈形成術……………………………………………………58,930 点

K 573 心房中隔欠損作成術

1　経皮的心房中隔欠損作成術

イ　ラシュキンド法……………………………………………………16,090点
ロ　スタティック法……………………………………………………16,090点

2　心房中隔欠損作成術………………………………………………36,900点

注　手術に伴う画像診断及び検査の費用は算定しない。

K 574 心房中隔欠損閉鎖術

1　単独のもの…………………………………………………………39,130点

2　肺動脈弁狭窄を合併するもの……………………………………45,130点

K 574-2 経皮的心房中隔欠損閉鎖術……………………………………31,850点

注　手術に伴う画像診断及び検査の費用は算定しない。

K 574-3 経皮的卵円孔開存閉鎖術………………………………………31,850点

注　手術に伴う画像診断及び検査の費用は算定しない。

K 574-4 胸腔鏡下心房中隔欠損閉鎖術…………………………………69,130点

K 575 三心房心手術………………………………………………………68,940点

K 576 心室中隔欠損閉鎖術

1　単独のもの…………………………………………………………52,320点

2　肺動脈絞扼術後肺動脈形成を伴うもの…………………………65,830点

3　大動脈弁形成を伴うもの…………………………………………66,060点

4　右室流出路形成を伴うもの………………………………………71,570点

K 577 バルサルバ洞動脈瘤手術

1　単独のもの…………………………………………………………71,570点

2　大動脈閉鎖不全症手術を伴うもの………………………………85,880点

K 578 右室二腔症手術……………………………………………………80,490点

K 579 不完全型房室中隔欠損症手術

1　心房中隔欠損パッチ閉鎖術（単独のもの）……………………60,330点

2　心房中隔欠損パッチ閉鎖術及び弁形成術を伴うもの……………66,060点

K 579-2 完全型房室中隔欠損症手術

1　心房及び心室中隔欠損パッチ閉鎖術を伴うもの…………107,350点

2　ファロー四徴症手術を伴うもの………………………………192,920点

K 580 ファロー四徴症手術

1　右室流出路形成術を伴うもの……………………………………71,000点

2　末梢肺動脈形成術を伴うもの……………………………………94,060点

K 581 肺動脈閉鎖症手術

1　単独のもの……………………………………………………100,200点
2　ラステリ手術を伴うもの………………………………………173,620点
3　巨大側副血管術を伴うもの……………………………………231,500点
注　2については，過去に当該手術を行ったものに対して同一部位の人工血管等の再置換術を実施した場合は，人工血管等再置換術加算として，所定点数に所定点数の100分の50に相当する点数を加算する。

K 582 両大血管右室起始症手術

1　単独のもの……………………………………………………85,880点
2　右室流出路形成を伴うもの……………………………………128,820点
3　心室中隔欠損閉鎖術及び大血管血流転換を伴うもの（タウシッヒ・ビング奇形手術）……………………………192,920点

K 583 大血管転位症手術

1　心房内血流転換手術（マスタード・セニング手術）……114,510点
2　大血管血流転換術（ジャテーン手術）……………………144,690点
3　心室中隔欠損閉鎖術を伴うもの………………………………173,620点
4　ラステリ手術を伴うもの………………………………………154,330点
注　4については，過去に当該手術を行ったものに対して同一部位の人工血管等の再置換術を実施した場合は，人工血管等再置換術加算として，所定点数に所定点数の100分の50に相当する点数を加算する。

K 584 修正大血管転位症手術

1　心室中隔欠損パッチ閉鎖術……………………………………85,790点
2　根治手術（ダブルスイッチ手術）……………………………201,630点
注　2については，過去に当該手術を行ったものに対して同一部位の人工血管等の再置換術を実施した場合は，人工血管等再置換術加算として，所定点数に所定点数の100分の50に相当する点数を加算する。

K 585 総動脈幹症手術……………………………………………143,860点

K 586 単心室症又は三尖弁閉鎖症手術

1　両方向性グレン手術……………………………………………80,160点
2　フォンタン手術…………………………………………………85,880点

3　心室中隔造成術…………………………………………………… 181,350 点

注　2については，過去に当該手術を行ったものに対して同一部位の人工血管等の再置換術を実施した場合は，人工血管等再置換術加算として，所定点数に所定点数の100分の50に相当する点数を加算する。

K 587 左心低形成症候群手術（ノルウッド手術）……………………… 179,310 点

K 588 冠動静脈瘻開胸的遮断術………………………………………53,240 点

K 589 冠動脈起始異常症手術…………………………………………85,880 点

K 590 心室憩室切除術……………………………………………………76,710 点

K 591 心臓脱手術…………………………………………………………113,400 点

K 592 肺動脈塞栓除去術…………………………………………………48,880 点

K 592-2 肺動脈血栓内膜摘除術………………………………………135,040 点

K 593 肺静脈血栓除去術…………………………………………………39,270 点

K 594 不整脈手術

1　副伝導路切断術……………………………………………………89,250 点

2　心室頻拍症手術……………………………………………………147,890 点

3　メイズ手術…………………………………………………………98,640 点

4　左心耳閉鎖術

イ　開胸手術によるもの…………………………………………37,800 点

ロ　胸腔鏡下によるもの…………………………………………37,800 点

ハ　経カテーテル的手術によるもの……………………………34,930 点

注1　4のイについては，別に厚生労働大臣が定める患者に対して実施した場合であって，区分番号K 552，K 552－2，K 554，K 555，K 557からK 557－3まで，K 560又はK 594の3に掲げる手術と併せて実施した場合に限り算定する。

2　4のハについては，手術に伴う画像診断及び検査の費用は算定しない。

K 594-2 肺静脈隔離術…………………………………………………72,230 点

K 595 経皮的カテーテル心筋焼灼術

1　心房中隔穿刺又は心外膜アプローチを伴うもの…………40,760 点

2　その他のもの………………………………………………………34,370 点

注1　三次元カラーマッピング下で行った場合には，三次元カラー

マッピング加算として，**17,000点**を所定点数に加算する。

2　磁気ナビゲーション法により行った場合は，磁気ナビゲーション加算として，**5,000点**を所定点数に加算する。

3　手術に伴う画像診断及び検査の費用は算定しない。

K 595-2 経皮的中隔心筋焼灼術……………………………**24,390点**

注　手術に伴う画像診断及び検査の費用は算定しない。

K 596 体外ペースメーキング術……………………………**3,770点**

K 597 ペースメーカー移植術

1　心筋電極の場合……………………………**16,870点**

2　経静脈電極の場合……………………………**9,520点**

3　リードレスペースメーカーの場合……………………………**9,520点**

K 597-2 ペースメーカー交換術……………………………**4,000点**

K 597-3 植込型心電図記録計移植術……………………………**1,260点**

K 597-4 植込型心電図記録計摘出術……………………………**840点**

K 598 両心室ペースメーカー移植術

1　心筋電極の場合……………………………**31,510点**

2　経静脈電極の場合……………………………**31,510点**

K 598-2 両心室ペースメーカー交換術

1　心筋電極の場合……………………………**5,000点**

2　経静脈電極の場合……………………………**5,000点**

K 599 植込型除細動器移植術

1　心筋リードを用いるもの……………………………**31,510点**

2　経静脈リードを用いるもの……………………………**31,510点**

3　皮下植込型リードを用いるもの……………………………**24,310点**

K 599-2 植込型除細動器交換術

1　心筋リードを用いるもの……………………………**7,200点**

2　その他のもの……………………………**7,200点**

K 599-3 両室ペーシング機能付き植込型除細動器移植術

1　心筋電極の場合……………………………**35,200点**

2　経静脈電極の場合……………………………**35,200点**

注　両室ペーシング機能付き植込型除細動器の移植術を行った場合に算定する。

K 599-4 両室ペーシング機能付き植込型除細動器交換術

1　心筋電極の場合……………………………………………………7,200 点

2　経静脈電極の場合…………………………………………………7,200 点

注　両室ペーシング機能付き植込型除細動器の交換術を行った場合に算定する。

K 599-5 経静脈電極抜去術

1　レーザーシースを用いるもの……………………………………28,600 点

2　レーザーシースを用いないもの…………………………………22,210 点

注　手術に伴う画像診断及び検査の費用は算定しない。

K 600 大動脈バルーンパンピング法（ＩＡＢＰ法）（１日につき）

1　初日…………………………………………………………………8,780 点

2　２日目以降…………………………………………………………4,230 点

注　挿入に伴う画像診断及び検査の費用は算定しない。

K 601 人工心肺（１日につき）

1　初日…………………………………………………………………30,150 点

2　２日目以降…………………………………………………………3,000 点

注1　初日に，補助循環，選択的冠灌流又は逆行性冠灌流を併せて行った場合には，**4,800 点**を所定点数に加算する（主たるもののみを算定する。）。

2　初日に選択的脳灌流を併せて行った場合は，**7,000 点**を所定点数に加算する。

3　カニュレーション料は，所定点数に含まれるものとする。

K 601-2 体外式膜型人工肺（１日につき）

1　初日…………………………………………………………………30,150 点

2　２日目以降…………………………………………………………3,000 点

注　カニュレーション料は，所定点数に含まれるものとする。

K 602 経皮的心肺補助法（１日につき）

1　初日…………………………………………………………………11,100 点

2　２日目以降…………………………………………………………3,120 点

K 602-2 経皮的循環補助法（ポンプカテーテルを用いたもの）（１日につき）

1　初日…………………………………………………………………11,100 点

2　２日目以降…………………………………………………………3,680 点

K 603 補助人工心臓（1日につき）

1　初日……………………………………………………………………54,370点

2　2日目以降30日目まで……………………………………………5,000点

3　31日目以降……………………………………………………………4,000点

K 603-2 小児補助人工心臓（1日につき）

1　初日……………………………………………………………………63,150点

2　2日目以降30日目まで……………………………………………8,680点

3　31日目以降……………………………………………………………7,680点

K 604 削除

K 604-2 植込型補助人工心臓（非拍動流型）

1　初日（1日につき）…………………………………………………58,500点

2　2日目以降30日目まで（1日につき）……………………………5,000点

3　31日目以降90日目まで（1日につき）……………………………2,780点

4　91日目以降（1日につき）……………………………………………1,800点

K 605 移植用心採取術……………………………………………………68,490点

注　心提供者に係る組織適合性試験の費用は,所定点数に含まれる。

K 605-2 同種心移植術…………………………………………………212,210点

注1　心移植者に係る組織適合性試験の費用は，所定点数に含まれる。

2　抗ＨＬＡ抗体検査を行う場合には，抗ＨＬＡ抗体検査加算として，**4,000点**を所定点数に加算する。

K 605-3 移植用心肺採取術……………………………………………100,040点

注　心肺提供者に係る組織適合性試験の費用は，所定点数に含まれる。

K 605-4 同種心肺移植術………………………………………………286,010点

注1　心肺移植者に係る組織適合性試験の費用は，所定点数に含まれる。

2　抗ＨＬＡ抗体検査を行う場合には，抗ＨＬＡ抗体検査加算として，**4,000点**を所定点数に加算する。

K 605-5 骨格筋由来細胞シート心表面移植術……………………………9,420点

（動脈）

K 606 血管露出術……………………………………………………………530点

K 607 血管結紮術

1　開胸又は開腹を伴うもの……………………………………12,660 点

2　その他のもの……………………………………………………4,500 点

K 607-2 血管縫合術（簡単なもの）……………………………… 4,840 点

K 607-3 上腕動脈表在化法…………………………………………5,000 点

K 608 動脈塞栓除去術

1　開胸又は開腹を伴うもの………………………………………28,560 点

2　その他のもの（観血的なもの）………………………………11,180 点

K 608-2 削除

K 608-3 内シャント血栓除去術……………………………………3,590 点

K 609 動脈血栓内膜摘出術

1　大動脈に及ぶもの………………………………………………40,950 点

2　内頸動脈…………………………………………………………43,880 点

3　その他のもの……………………………………………………28,450 点

K 609-2 経皮的頸動脈ステント留置術……………………………34,740 点

注1　手術に伴う画像診断及び検査の費用は算定しない。

2　内頸動脈又は総頸動脈に対して行われた場合に限り算定する。

K 610 動脈形成術，吻合術

1　頭蓋内動脈………………………………………………………99,700 点

2　胸腔内動脈（大動脈を除く。）………………………………52,570 点

3　腹腔内動脈（大動脈を除く。）………………………………47,790 点

4　指（手，足）の動脈……………………………………………18,400 点

5　その他の動脈……………………………………………………21,700 点

K 610-2 脳新生血管造成術…………………………………………52,550 点

K 610-3 削除

K 610-4 四肢の血管吻合術…………………………………………18,080 点

K 610-5 血管吻合術及び神経再接合術（上腕動脈，正中神経及び尺骨神経）…………………………………………………………18,080 点

K 611 抗悪性腫瘍剤動脈，静脈又は腹腔内持続注入用植込型カテーテル設置

1　開腹して設置した場合…………………………………………17,940 点

2　四肢に設置した場合……………………………………………16,250 点

3　頭頸部その他に設置した場合……………………………………16,640点

K 612 末梢動静脈瘻造設術

1　内シャント造設術

イ　単純なもの…………………………………………………………12,080点

ロ　静脈転位を伴うもの……………………………………………15,300点

2　その他のもの……………………………………………………………7,760点

K 613 腎血管性高血圧症手術（経皮的腎血管拡張術）……………31,840点

注　手術に伴う画像診断及び検査の費用は算定しない。

K 614 血管移植術，バイパス移植術

1　大動脈…………………………………………………………………70,700点

2　胸腔内動脈……………………………………………………………64,050点

3　腹腔内動脈……………………………………………………………63,350点

4　頭，頸部動脈…………………………………………………………61,660点

5　下腿，足部動脈………………………………………………………70,190点

6　膝窩動脈………………………………………………………………42,500点

7　その他の動脈…………………………………………………………30,290点

K 615 血管塞栓術（頭部，胸腔，腹腔内血管等）

1　止血術…………………………………………………………………26,570点

2　選択的動脈化学塞栓術……………………………………………20,040点

3　門脈塞栓術（開腹によるもの）…………………………………27,140点

4　その他のもの…………………………………………………………20,480点

注　手術に伴う画像診断及び検査の費用は算定しない。

K 615-2 経皮的大動脈遮断術……………………………………………1,660点

注　手術に伴う画像診断及び検査の費用は算定しない。

K 616 四肢の血管拡張術・血栓除去術…………………………………22,590点

注　手術に伴う画像診断及び検査の費用は算定しない。

K 616-2 頸動脈球摘出術…………………………………………………10,800点

K 616-3 経皮的胸部血管拡張術（先天性心疾患術後に限る。）…………27,500点

注　手術に伴う画像診断及び検査の費用は算定しない。

K 616-4 経皮的シャント拡張術・血栓除去術

1　初回……………………………………………………………………12,000点

2　1の実施後3月以内に実施する場合………………………………12,000点

注　手術に伴う画像診断及び検査の費用は算定しない。

K 616-5 経皮的血管内異物除去術……………………………14,000点

注　手術に伴う画像診断及び検査の費用は算定しない。

K 616-6 経皮的下肢動脈形成術……………………………24,270点

注　手術に伴う画像診断及び検査の費用は算定しない。

K 616-7 ステントグラフト内挿術（**シャント**）…………………12,000点

注　手術に伴う画像診断及び検査の費用は算定しない。

K 616-8 吸着式潰瘍治療法（1日につき）……………………1,680点

(静脈)

K 617 下肢静脈瘤手術

1　抜去切除術……………………………………………10,200点

2　硬化療法（一連として）……………………………1,720点

3　高位結紮術……………………………………………3,130点

4　静脈瘤切除術…………………………………………1,820点

K 617-2 大伏在静脈抜去術……………………………………10,200点

K 617-3 静脈瘤切除術（下肢以外）…………………………1,820点

K 617-4 下肢静脈瘤血管内焼灼術…………………………10,200点

注　手術に伴う画像診断及び検査の費用は算定しない。

K 617-5 内視鏡下下肢静脈瘤不全穿通枝切離術………………10,200点

注　手術に伴う画像診断及び検査の費用は算定しない。

K 617-6 下肢静脈瘤血管内塞栓術……………………………14,360点

K 618 中心静脈注射用植込型カテーテル設置

1　四肢に設置した場合…………………………………10,500点

2　頭頸部その他に設置した場合………………………10,800点

注1　6歳未満の乳幼児の場合は，乳幼児加算として，**300点**を加算する。

2　使用したカテーテル，カテーテルアクセス等の材料の費用は，これらの点数に含まれるものとする。

K 619 静脈血栓摘出術

1　開腹を伴うもの………………………………………22,070点

2　その他のもの（観血的なもの）……………………13,100点

K 619-2 総腸骨静脈及び股静脈血栓除去術……………………32,100点

K 620 下大静脈フィルター留置術……10,160 点
K 620-2 下大静脈フィルター除去術……6,490 点
K 621 門脈体循環静脈吻合術（門脈圧亢進症手術）……40,650 点
K 622 胸管内頸静脈吻合術……37,620 点
K 623 静脈形成術，吻合術
　1　胸腔内静脈……25,200 点
　2　腹腔内静脈……25,200 点
　3　その他の静脈……16,140 点
K 623-2 脾腎静脈吻合術……21,220 点

（リンパ管，リンパ節）

K 624 削除
K 625 リンパ管腫摘出術
　1　長径５センチメートル未満……13,090 点
　2　長径５センチメートル以上……16,390 点
K 626 リンパ節摘出術
　1　長径３センチメートル未満……1,200 点
　2　長径３センチメートル以上……2,880 点
K 626-2 リンパ節膿瘍切開術……910 点
K 627 リンパ節群郭清術
　1　顎下部又は舌下部（浅在性）……10,870 点
　2　頸部（深在性）……24,090 点
　3　鎖骨上窩及び下窩……14,460 点
　4　腋窩……17,750 点
　5　胸骨旁……23,190 点
　6　鼠径部及び股部……9,760 点
　7　後腹膜……46,350 点
　8　骨盤……26,800 点
K 627-2 腹腔鏡下リンパ節群郭清術
　1　後腹膜……40,670 点
　2　傍大動脈……35,500 点
　3　骨盤……41,090 点
　4　側方……41,090 点

注　1及び3については泌尿器がん（1については精巣がんに限る。）から，2については子宮体がんから，4については直腸がんから転移したものに対して実施した場合に限り算定する。

K 627-3 腹腔鏡下小切開骨盤内リンパ節群郭清術……………………**26,460点**

注　泌尿器がんから転移したものに対して実施した場合に限り算定する。

K 627-4 腹腔鏡下小切開後腹膜リンパ節群郭清術……………………**39,720点**

注　精巣がんから転移したものに対して実施した場合に限り算定する。

K 628 リンパ管吻合術…………………………………………………………**34,450点**

第9款　腹　　部

区分

（腹壁，ヘルニア）

K 629 削除

K 630 腹壁膿瘍切開術…………………………………………………………**1,270点**

K 631 腹壁瘻手術

1　腹壁に限局するもの……………………………………………**1,820点**

2　腹腔に通ずるもの………………………………………………**10,050点**

K 632 腹壁腫瘍摘出術

1　形成手術を必要としない場合……………………………………**4,310点**

2　形成手術を必要とする場合………………………………………**11,210点**

K 633 ヘルニア手術

1　腹壁瘢痕ヘルニア…………………………………………………**9,950点**

2　半月状線ヘルニア，白線ヘルニア，腹直筋離開………………**6,200点**

3　臍ヘルニア…………………………………………………………**4,200点**

4　臍帯ヘルニア………………………………………………………**18,810点**

5　鼠径ヘルニア………………………………………………………**6,000点**

6　大腿ヘルニア………………………………………………………**8,860点**

7　腰ヘルニア…………………………………………………………**8,880点**

8　骨盤部ヘルニア（閉鎖孔ヘルニア，坐骨ヘルニア，会陰ヘルニア）……………………………………………………………**18,810点**

9　内ヘルニア…………18,810点

K 633-2 腹腔鏡下ヘルニア手術

1　腹壁瘢痕ヘルニア…………16,520点

2　大腿ヘルニア…………18,550点

3　半月状線ヘルニア，白線ヘルニア…………13,820点

4　臍ヘルニア…………13,130点

5　閉鎖孔ヘルニア…………24,130点

K 634 腹腔鏡下鼠径ヘルニア手術（両側）…………22,960点

(腹膜，後腹膜，腸間膜，網膜)

K 635 胸水・腹水濾過濃縮再静注法…………4,990点

K 635-2 腹腔・静脈シャントバルブ設置術…………6,730点

K 635-3 連続携行式腹膜灌流用カテーテル腹腔内留置術…………12,000点

K 635-4 腹腔鏡下連続携行式腹膜灌流用カテーテル腹腔内留置術……16,660点

K 636 試験開腹術…………6,660点

K 636-2 ダメージコントロール手術…………12,340点

K 636-3 腹腔鏡下試験開腹術…………11,320点

K 636-4 腹腔鏡下試験切除術…………11,320点

K 637 限局性腹腔膿瘍手術

1　横隔膜下膿瘍…………10,690点

2　ダグラス窩膿瘍…………5,710点

3　虫垂周囲膿瘍…………5,340点

4　その他のもの…………10,380点

K 637-2 経皮的腹腔膿瘍ドレナージ術…………10,800点

注　挿入時に行う画像診断及び検査の費用は算定しない。

K 638 骨盤腹膜外膿瘍切開排膿術…………3,290点

K 639 急性汎発性腹膜炎手術…………14,400点

K 639-2 結核性腹膜炎手術…………12,000点

K 639-3 腹腔鏡下汎発性腹膜炎手術…………23,040点

K 640 腸間膜損傷手術

1　縫合，修復のみのもの…………10,390点

2　腸管切除を伴うもの…………26,880点

K 641 大網切除術…………8,720点

K 642 大網，腸間膜，後腹膜腫瘍摘出術

1　腸切除を伴わないもの……………………………………16,000 点

2　腸切除を伴うもの…………………………………………29,970 点

K 642-2 腹腔鏡下大網，腸間膜，後腹膜腫瘍摘出術……………32,310 点

K 642-3 腹腔鏡下小切開後腹膜腫瘍摘出術……………………30,310 点

K 643 後腹膜悪性腫瘍手術……………………………………54,330 点

K 643-2 腹腔鏡下小切開後腹膜悪性腫瘍手術…………………50,610 点

K 644 臍腸管瘻手術

1　腸管切除を伴わないもの…………………………………5,260 点

2　腸管切除を伴うもの………………………………………18,280 点

K 645 骨盤内臓全摘術…………………………………………135,500 点

K 645-2 腹腔鏡下骨盤内臓全摘術……………………………168,110 点

K 645-3 骨盤内悪性腫瘍及び腹腔内軟部腫瘍ラジオ波焼灼療法（一連として）

1　2センチメートル以内のもの……………………………15,000 点

2　2センチメートルを超えるもの…………………………21,960 点

注　フュージョンイメージングを用いて行った場合は，フュージョンイメージング加算として，200 点を所定点数に加算する。

（胃，十二指腸）

K 646 胃血管結紮術（急性胃出血手術）…………………………11,360 点

K 647 胃縫合術（大網充填術又は被覆術を含む。）………………12,190 点

K 647-2 腹腔鏡下胃，十二指腸潰瘍穿孔縫合術…………………23,940 点

K 647-3 内視鏡下胃，十二指腸穿孔瘻孔閉鎖術…………………10,300 点

K 648 胃切開術…………………………………………………11,140 点

K 649 胃吊上げ固定術（胃下垂症手術），**胃捻転症手術**……………11,800 点

K 649-2 腹腔鏡下胃吊上げ固定術（胃下垂症手術），**胃捻転症手術**……22,320 点

K 650 削除

K 651 内視鏡的胃，十二指腸ステント留置術……………………9,210 点

K 652 胃，十二指腸憩室切除術・ポリープ切除術（開腹によるもの）…11,530 点

K 653 内視鏡的胃，十二指腸ポリープ・粘膜切除術

1　早期悪性腫瘍粘膜切除術…………………………………6,460 点

2　早期悪性腫瘍胃粘膜下層剥離術…………………………18,370 点

3　早期悪性腫瘍十二指腸粘膜下層剥離術…………………21,370 点

4　早期悪性腫瘍ポリープ切除術……………………………… 7,160点

5　その他のポリープ・粘膜切除術…………………………… 5,200点

K 653-2 食道・胃内異物除去摘出術（マグネットカテーテルによるもの）……………………………………………………………… 3,200点

K 653-3 内視鏡的食道及び胃内異物摘出術……………………… 3,250点

K 653-4 内視鏡的表在性胃悪性腫瘍光線力学療法……………… 6,460点

K 653-5 内視鏡的胃，十二指腸狭窄拡張術………………………12,480点

K 653-6 内視鏡的逆流防止粘膜切除術……………………………12,000点

K 654 内視鏡的消化管止血術……………………………………… 4,600点

K 654-2 胃局所切除術………………………………………………13,830点

K 654-3 腹腔鏡下胃局所切除術

1　内視鏡処置を併施するもの………………………………28,500点

2　その他のもの………………………………………………20,400点

K 654-4 腹腔鏡下十二指腸局所切除術(内視鏡処置を併施するもの)…30,000点

K 655 胃切除術

1　単純切除術…………………………………………………33,850点

2　悪性腫瘍手術………………………………………………55,870点

注　有茎腸管移植を併せて行った場合は，5,000点を加算する。

K 655-2 腹腔鏡下胃切除術

1　単純切除術…………………………………………………45,470点

2　悪性腫瘍手術………………………………………………64,120点

3　悪性腫瘍手術（内視鏡手術用支援機器を用いるもの）……73,590点

注　有茎腸管移植を併せて行った場合は，5,000点を加算する。

K 655-3 十二指腸窓（内方）憩室摘出術……………………………26,910点

K 655-4 噴門側胃切除術

1　単純切除術…………………………………………………40,170点

2　悪性腫瘍切除術……………………………………………71,630点

注　有茎腸管移植を併せて行った場合は，5,000点を加算する。

K 655-5 腹腔鏡下噴門側胃切除術

1　単純切除術…………………………………………………54,010点

2　悪性腫瘍切除術……………………………………………75,730点

3　悪性腫瘍手術（内視鏡手術用支援機器を用いるもの）……80,000点

注　有茎腸管移植を併せて行った場合は，**5,000 点**を加算する。

K 656 胃縮小術……………………………………………………………28,210 点

K 656-2 腹腔鏡下胃縮小術

1　スリーブ状切除によるもの………………………………………40,050 点
2　スリーブ状切除によるもの（バイパス術を併施するもの）………………………………………………………………50,290 点

K 657 胃全摘術

1　単純全摘術………………………………………………………………50,920 点
2　悪性腫瘍手術……………………………………………………………69,840 点
3　悪性腫瘍手術（空腸嚢作製術を伴うもの）…………………79,670 点

注　有茎腸管移植を併せて行った場合は，**5,000 点**を加算する。

K 657-2 腹腔鏡下胃全摘術

1　単純全摘術………………………………………………………………64,740 点
2　悪性腫瘍手術……………………………………………………………83,090 点
3　悪性腫瘍手術（空腸嚢作製術を伴うもの）…………………94,780 点
4　悪性腫瘍手術（内視鏡手術用支援機器を用いるもの）……98,850 点

注　有茎腸管移植を併せて行った場合は，**5,000 点**を加算する。

K 658 削除

K 659 食道下部迷走神経切除術（幹迷切）

1　単独のもの……………………………………………………………13,600 点
2　ドレナージを併施するもの………………………………………19,000 点
3　胃切除術を併施するもの…………………………………………37,620 点

K 659-2 腹腔鏡下食道下部迷走神経切断術（幹迷切）…………30,570 点

K 660 食道下部迷走神経選択的切除術

1　単独のもの……………………………………………………………19,500 点
2　ドレナージを併施するもの………………………………………28,210 点
3　胃切除術を併施するもの…………………………………………37,620 点

K 660-2 腹腔鏡下食道下部迷走神経選択的切除術………………34,100 点

K 661 胃冠状静脈結紮及び切除術……………………………………17,400 点

K 662 胃腸吻合術（ブラウン吻合を含む。）…………………………16,010 点

K 662-2 腹腔鏡下胃腸吻合術…………………………………………18,890 点

K 663 十二指腸空腸吻合術……………………………………………13,400 点

K 664 胃瘻造設術（経皮的内視鏡下胃瘻造設術，腹腔鏡下胃瘻造設術を含む。）……6,070 点

K 664-2 経皮経食道胃管挿入術（ＰＴＥＧ）……14,610 点

K 664-3 薬剤投与用胃瘻造設術……8,570 点

K 665 胃瘻閉鎖術

1　開腹又は腹腔鏡によるもの……12,040 点

2　内視鏡によるもの……10,300 点

K 665-2 胃瘻抜去術……2,000 点

K 666 幽門形成術（粘膜外幽門筋切開術を含む。）……10,500 点

K 666-2 腹腔鏡下幽門形成術……17,060 点

K 667 噴門形成術……16,980 点

K 667-2 腹腔鏡下噴門形成術……37,620 点

K 667-3 削除

K 668 胃横断術（静脈瘤手術）……28,210 点

K 668-2 バルーン閉塞下逆行性経静脈的塞栓術……31,710 点

（胆嚢，胆道）

K 669 胆管切開術……12,460 点

K 670 胆嚢切開結石摘出術……11,800 点

K 671 胆管切開結石摘出術（チューブ挿入を含む。）

1　胆嚢摘出を含むもの……33,850 点

2　胆嚢摘出を含まないもの……26,880 点

K 671-2 腹腔鏡下胆管切開結石摘出術

1　胆嚢摘出を含むもの……39,890 点

2　胆嚢摘出を含まないもの……33,610 点

K 672 胆嚢摘出術……27,670 点

K 672-2 腹腔鏡下胆嚢摘出術……21,500 点

K 673 胆管形成手術（胆管切除術を含む。）……37,620 点

K 674 総胆管拡張症手術……59,490 点

注　乳頭形成を併せて行った場合は，**5,000 点**を所定点数に加算する。

K 674-2 腹腔鏡下総胆管拡張症手術……110,000 点

注　乳頭形成を併せて行った場合は，**5,000 点**を所定点数に加算す

る。

K 675 胆嚢悪性腫瘍手術

1　胆嚢に限局するもの（リンパ節郭清を含む。）…………50,980点

2　肝切除（亜区域切除以上）を伴うもの…………64,720点

3　肝切除（葉以上）を伴うもの…………77,450点

4　膵頭十二指腸切除を伴うもの…………101,590点

5　膵頭十二指腸切除及び肝切除（葉以上）を伴うもの……173,500点

K 675-2 腹腔鏡下胆嚢悪性腫瘍手術（胆嚢床切除を伴うもの）…………70,220点

K 676 削除

K 677 胆管悪性腫瘍手術

1　膵頭十二指腸切除及び肝切除（葉以上）を伴うもの……173,500点

2　膵頭十二指腸切除及び血行再建を伴うもの…………104,800点

3　肝外胆道切除術によるもの…………50,000点

4　その他のもの…………94,860点

K 677-2 肝門部胆管悪性腫瘍手術

1　血行再建あり…………202,710点

2　血行再建なし…………101,090点

K 678 体外衝撃波胆石破砕術（一連につき）…………16,300点

K 679 胆嚢胃（腸）吻合術…………11,580点

K 680 総胆管胃（腸）吻合術…………33,850点

K 681 胆嚢外瘻造設術…………9,420点

K 682 胆管外瘻造設術

1　開腹によるもの…………14,760点

2　経皮経肝によるもの…………10,800点

注　挿入時に行う画像診断及び検査の費用は算定しない。

K 682-2 経皮的胆管ドレナージ術…………10,800点

注　挿入時に行う画像診断及び検査の費用は算定しない。

K 682-3 内視鏡的経鼻胆管ドレナージ術（ＥＮＢＤ）…………10,800点

注　手術に伴う画像診断及び検査の費用は算定しない。

K 682-4 超音波内視鏡下瘻孔形成術（腹腔内膿瘍に対するもの）……25,570点

K 683 削除

K 684 先天性胆道閉鎖症手術…………60,000点

K 684-2 腹腔鏡下胆道閉鎖症手術……………………………………………119,200 点

K 685 内視鏡的胆道結石除去術

1　胆道砕石術を伴うもの……………………………………………………14,300 点

2　その他のもの…………………………………………………………………9,980 点

注　バルーン内視鏡を用いて実施した場合は，バルーン内視鏡加算として，**3,500 点**を所定点数に加算する。

K 686 内視鏡的胆道拡張術………………………………………………………13,820 点

注　バルーン内視鏡を用いて実施した場合は，バルーン内視鏡加算として，**3,500 点**を所定点数に加算する。

K 687 内視鏡的乳頭切開術

1　乳頭括約筋切開のみのもの……………………………………………11,270 点

2　胆道砕石術を伴うもの…………………………………………………24,550 点

3　胆道鏡下結石破砕術を伴うもの………………………………………31,700 点

注　バルーン内視鏡を用いて実施した場合は，バルーン内視鏡加算として，**3,500 点**を所定点数に加算する。

K 688 内視鏡的胆道ステント留置術……………………………………………11,540 点

注　バルーン内視鏡を用いて実施した場合は，バルーン内視鏡加算として，**3,500 点**を所定点数に加算する。

K 689 経皮経肝胆管ステント挿入術……………………………………………12,270 点

注　手術に伴う画像診断及び検査の費用は算定しない。

K 689-2 経皮経肝バルーン拡張術………………………………………………12,270 点

注　手術に伴う画像診断及び検査の費用は算定しない。

(肝)

K 690 肝縫合術……………………………………………………………………19,140 点

K 691 肝膿瘍切開術

1　開腹によるもの………………………………………………………………11,860 点

2　開胸によるもの………………………………………………………………12,520 点

K 691-2 経皮的肝膿瘍ドレナージ術……………………………………………10,800 点

注　挿入時に行う画像診断及び検査の費用は算定しない。

K 692 肝嚢胞切開又は縫縮術……………………………………………………13,710 点

K 692-2 腹腔鏡下肝嚢胞切開術…………………………………………………28,210 点

K 693 肝内結石摘出術（開腹）……………………………………………………28,210 点

K 694 肝嚢胞，肝膿瘍摘出術……………………………………………28,210 点

K 695 肝切除術

1　部分切除

イ　単回の切除によるもの……………………………………………38,040 点

ロ　複数回の切除を要するもの………………………………………43,340 点

2　亜区域切除……………………………………………………………63,030 点

3　外側区域切除…………………………………………………………46,130 点

4　1区域切除（外側区域切除を除く。）……………………………60,700 点

5　2区域切除……………………………………………………………76,210 点

6　3区域切除以上のもの………………………………………………97,050 点

7　2区域切除以上であって，血行再建を伴うもの………… 126,230 点

注　区分番号Ｋ 697 － 2に掲げる肝悪性腫瘍マイクロ波凝固法又は区分番号Ｋ 697 － 3に掲げる肝悪性腫瘍ラジオ波焼灼療法を併せて実施した場合には，局所穿刺療法併用加算として，6,000 点を所定点数に加算する。

K 695-2 腹腔鏡下肝切除術

1　部分切除

イ　単回の切除によるもの……………………………………………58,680 点

ロ　複数回の切除を要するもの………………………………………63,680 点

2　外側区域切除…………………………………………………………74,880 点

3　亜区域切除…………………………………………………………108,820 点

4　1区域切除（外側区域切除を除く。）…………………………130,730 点

5　2区域切除…………………………………………………………152,440 点

6　3区域切除以上のもの……………………………………………174,090 点

K 696 肝内胆管（肝管）胃（腸）吻合術………………………………30,940 点

K 697 肝内胆管外瘻造設術

1　開腹によるもの…………………………………………………………18,810 点

2　経皮経肝によるもの……………………………………………………10,800 点

K 697-2 肝悪性腫瘍マイクロ波凝固法（一連として）

1　腹腔鏡によるもの………………………………………………………18,710 点

2　その他のもの……………………………………………………………17,410 点

注　フュージョンイメージングを用いて行った場合は，フュージョ

ンイメージング加算として，200 点を所定点数に加算する。

K 697-3 肝悪性腫瘍ラジオ波焼灼療法（一連として）

1　2センチメートル以内のもの

イ　腹腔鏡によるもの……………………………………………16,300 点

ロ　その他のもの…………………………………………………15,000 点

2　2センチメートルを超えるもの

イ　腹腔鏡によるもの……………………………………………23,260 点

ロ　その他のもの…………………………………………………21,960 点

注　フュージョンイメージングを用いて行った場合は，フュージョンイメージング加算として，200 点を所定点数に加算する。

K 697-4 移植用部分肝採取術（生体）

1　腹腔鏡によるもの……………………………………………105,000 点

2　その他のもの…………………………………………………82,800 点

注　肝提供者に係る組織適合性試験の費用は，所定点数に含まれる。

K 697-5 生体部分肝移植術………………………………………227,140 点

注1　生体部分肝を移植した場合は，生体部分肝の摘出のために要した提供者の療養上の費用として，この表に掲げる所定点数により算定した点数を加算する。

2　肝移植者に係る組織適合性試験の費用は，所定点数に含まれる。

3　抗ＨＬＡ抗体検査を行う場合には，抗ＨＬＡ抗体検査加算として，4,000 点を所定点数に加算する。

K 697-6 移植用肝採取術（死体）……………………………………86,700 点

注　肝提供者に係る組織適合性試験の費用は，所定点数に含まれる。

K 697-7 同種死体肝移植術………………………………………193,060 点

注1　肝移植者に係る組織適合性試験の費用は，所定点数に含まれる。

2　抗ＨＬＡ抗体検査を行う場合には，抗ＨＬＡ抗体検査加算として，4,000 点を所定点数に加算する。

（膵）

K 698 急性膵炎手術

1　感染性壊死部切除を伴うもの……………………………49,390 点

2　その他のもの……………………………………………………………28,210点

K 699 膵結石手術

1　膵切開によるもの………………………………………………………28,210点

2　経十二指腸乳頭によるもの……………………………………………28,210点

K 699-2 体外衝撃波膵石破砕術（一連につき）……………………………19,300点

注　破砕した膵石を内視鏡を用いて除去した場合は，内視鏡的膵石除去加算として，一連につき1回に限り**5,640点**を所定点数に加算する。

K 700 膵中央切除術………………………………………………………………53,560点

K 700-2 膵腫瘍摘出術…………………………………………………………26,100点

K 700-3 腹腔鏡下膵腫瘍摘出術………………………………………………39,950点

K 700-4 腹腔鏡下膵中央切除術………………………………………………88,050点

K 701 膵破裂縫合術………………………………………………………………24,280点

K 702 膵体尾部腫瘍切除術

1　膵尾部切除術の場合

イ　脾同時切除の場合……………………………………………………26,880点

ロ　脾温存の場合…………………………………………………………21,750点

2　リンパ節・神経叢郭清等を伴う腫瘍切除術の場合…………57,190点

3　周辺臓器（胃，結腸，腎，副腎等）の合併切除を伴う腫瘍切除術の場合……………………………………………………………………59,060点

4　血行再建を伴う腫瘍切除術の場合………………………………55,870点

K 702-2 腹腔鏡下膵体尾部腫瘍切除術

1　脾同時切除の場合……………………………………………………53,480点

2　脾温存の場合…………………………………………………………56,240点

K 703 膵頭部腫瘍切除術

1　膵頭十二指腸切除術の場合……………………………………………91,410点

2　リンパ節・神経叢郭清等を伴う腫瘍切除術の場合又は十二指腸温存膵頭切除術の場合………………………………………………………97,230点

3　周辺臓器（胃，結腸，腎，副腎等）の合併切除を伴う腫瘍切除術の場合……………………………………………………………………97,230点

4　血行再建を伴う腫瘍切除術の場合……………………………131,230点

K 703-2 腹腔鏡下膵頭部腫瘍切除術

1　膵頭十二指腸切除術の場合……………………………… 158,450 点
2　リンパ節・神経叢郭清等を伴う腫瘍切除術の場合……… 173,640 点

K 704 膵全摘術…………………………………………………… 115,390 点

K 705 膵嚢胞胃（腸）バイパス術

1　内視鏡によるもの……………………………………………13,820 点
2　開腹によるもの………………………………………………31,310 点

K 706 膵管空腸吻合術……………………………………………37,620 点

K 707 膵嚢胞外瘻造設術

1　内視鏡によるもの……………………………………………18,370 点
2　開腹によるもの………………………………………………12,460 点

K 708 膵管外瘻造設術……………………………………………18,810 点

K 708-2 膵管誘導手術……………………………………………18,810 点

K 708-3 内視鏡的膵管ステント留置術…………………………22,240 点

K 709 膵瘻閉鎖術…………………………………………………28,210 点

K 709-2 移植用膵採取術（死体）……………………………77,240 点

注　膵提供者に係る組織適合性試験の費用は，所定点数に含まれる。

K 709-3 同種死体膵移植術……………………………………… 112,570 点

注1　臓器の移植に関する法律（平成9年法律第104号）第6条第2項に規定する脳死した者の身体から採取された膵を除く死体膵を移植した場合は，移植臓器提供加算として，**55,000 点**を所定点数に加算する。

2　膵移植者に係る組織適合性試験の費用は，所定点数に含まれる。

3　抗ＨＬＡ抗体検査を行う場合には，抗ＨＬＡ抗体検査加算として，**4,000 点**を所定点数に加算する。

K 709-4 移植用膵腎採取術（死体）……………………………84,080 点

注　膵腎提供者に係る組織適合性試験の費用は，所定点数に含まれる。

K 709-5 同種死体膵腎移植術…………………………………… 140,420 点

注1　臓器の移植に関する法律第6条第2項に規定する脳死した者の身体から採取された膵腎を除く死体膵腎を移植した場合は，移植臓器提供加算として，**55,000 点**を所定点数に加算する。

2　膵腎移植者に係る組織適合性試験の費用は，所定点数に含ま

れる。

3　抗ＨＬＡ抗体検査を行う場合には，抗ＨＬＡ抗体検査加算として，**4,000点**を所定点数に加算する。

K 709-6 同種死体膵島移植術……………………………………………**56,490点**

注1　臓器の移植に関する法律第6条第2項に規定する脳死した者の身体から採取された膵島を除く死体膵島を移植した場合は，移植臓器提供加算として，**55,000点**を所定点数に加算する。

2　膵島移植者に係る組織適合性試験の費用は，所定点数に含まれる。

3　抗ＨＬＡ抗体検査を行う場合には，抗ＨＬＡ抗体検査加算として，**4,000点**を所定点数に加算する。

4　手術に伴う画像診断及び検査の費用は算定しない。

（脾）

K 710 脾縫合術（部分切除を含む。）……………………………………**26,810点**

K 710-2 腹腔鏡下脾固定術……………………………………………**30,070点**

K 711 脾摘出術…………………………………………………………**34,130点**

K 711-2 腹腔鏡下脾摘出術……………………………………………**37,060点**

（空腸，回腸，盲腸，虫垂，結腸）

K 712 破裂腸管縫合術…………………………………………………**11,400点**

K 713 腸切開術…………………………………………………………**9,650点**

K 714 腸管癒着症手術…………………………………………………**12,010点**

K 714-2 腹腔鏡下腸管癒着剥離術……………………………………**20,650点**

K 715 腸重積症整復術

1　非観血的なもの……………………………………………………**4,490点**

2　観血的なもの………………………………………………………**6,040点**

K 715-2 腹腔鏡下腸重積症整復術……………………………………**14,660点**

K 716 小腸切除術

1　複雑なもの…………………………………………………………**34,150点**

2　その他のもの………………………………………………………**15,940点**

K 716-2 腹腔鏡下小腸切除術

1　複雑なもの…………………………………………………………**37,380点**

2　その他のもの………………………………………………………**31,370点**

K 716-3 移植用部分小腸採取術（生体）……………………………56,850 点

注　小腸提供者に係る組織適合性試験の費用は，所定点数に含まれる。

K 716-4 生体部分小腸移植術…………………………………………164,240 点

注 1　生体部分小腸を移植した場合は，生体部分小腸の摘出のために要した提供者の療養上の費用として，この表に掲げる所定点数により算定した点数を加算する。

2　小腸移植者に係る組織適合性試験の費用は，所定点数に含まれる。

3　抗ＨＬＡ抗体検査を行う場合には，抗ＨＬＡ抗体検査加算として，**4,000 点**を所定点数に加算する。

K 716-5 移植用小腸採取術（死体）…………………………………65,140 点

注　小腸提供者に係る組織適合性試験の費用は，所定点数に含まれる。

K 716-6 同種死体小腸移植術…………………………………………177,980 点

注 1　小腸移植者に係る組織適合性試験の費用は，所定点数に含まれる。

2　抗ＨＬＡ抗体検査を行う場合には，抗ＨＬＡ抗体検査加算として，**4,000 点**を所定点数に加算する。

K 717 小腸腫瘍，小腸憩室摘出術（メッケル憩室炎手術を含む。）……18,810 点

K 718 虫垂切除術

1　虫垂周囲膿瘍を伴わないもの……………………………………6,740 点

2　虫垂周囲膿瘍を伴うもの…………………………………………8,880 点

K 718-2 腹腔鏡下虫垂切除術

1　虫垂周囲膿瘍を伴わないもの……………………………………13,760 点

2　虫垂周囲膿瘍を伴うもの…………………………………………22,050 点

K 719 結腸切除術

1　小範囲切除………………………………………………………24,170 点

2　結腸半側切除……………………………………………………29,940 点

3　全切除，亜全切除又は悪性腫瘍手術……………………………39,960 点

注　人工肛門造設術を併せて実施した場合は，人工肛門造設加算として，**2,000 点**を所定点数に加算する。

K 719-2 腹腔鏡下結腸切除術

1　小範囲切除，結腸半側切除……………………………42,680 **点**

2　全切除，亜全切除…………………………………………59,510 **点**

注　人工肛門造設術を併せて実施した場合は，人工肛門造設加算として，**3,470 点**を所定点数に加算する。

K 719-3 腹腔鏡下結腸悪性腫瘍切除術……………………59,510 **点**

K 719-4 ピックレル氏手術…………………………………13,700 **点**

K 719-5 全結腸・直腸切除嚢肛門吻合術………………51,860 **点**

K 719-6 腹腔鏡下全結腸・直腸切除嚢肛門吻合術……75,690 **点**

K 720 結腸腫瘍（回盲部腫瘍摘出術を含む。），**結腸憩室摘出術，結腸ポリープ切除術**（開腹によるもの）…………………………16,610 **点**

K 721 内視鏡的大腸ポリープ・粘膜切除術

1　長径２センチメートル未満……………………………5,000 **点**

2　長径２センチメートル以上……………………………7,000 **点**

注１　家族性大腸腺腫症の患者に対して実施した場合は，消化管ポリポーシス加算として，年１回に限り**5,000 点**を所定点数に加算する。

２　バルーン内視鏡を用いて実施した場合は，バルーン内視鏡加算として，**450 点**を所定点数に加算する。

３　病変検出支援プログラムを用いて実施した場合は，病変検出支援プログラム加算として，**60 点**を所定点数に加算する。

K 721-2 削除

K 721-3 内視鏡的結腸異物摘出術…………………………5,360 **点**

注　バルーン内視鏡を用いて実施した場合は，バルーン内視鏡加算として，**450 点**を所定点数に加算する。

K 721-4 早期悪性腫瘍大腸粘膜下層剥離術………………22,040 **点**

注　バルーン内視鏡を用いて実施した場合は，バルーン内視鏡加算として，**450 点**を所定点数に加算する。

K 721-5 内視鏡的小腸ポリープ切除術……………………11,800 **点**

K 722 小腸結腸内視鏡的止血術……………………………10,390 **点**

注１　バルーン内視鏡を用いて実施した場合は，バルーン内視鏡加算として，**3,500 点**を所定点数に加算する。

2　スパイラル内視鏡を用いて実施した場合は，スパイラル内視鏡加算として，**3,500 点**を所定点数に加算する。

K 723 削除

K 724 腸吻合術……………………………………………………………9,330 点

K 725 腸瘻，虫垂瘻造設術………………………………………………9,890 点

K 725-2 腹腔鏡下腸瘻，虫垂瘻造設術…………………………………13,250 点

K 726 人工肛門造設術……………………………………………………9,570 点

K 726-2 腹腔鏡下人工肛門造設術………………………………………16,700 点

K 727 腹壁外腸管前置術…………………………………………………8,340 点

K 728 腸狭窄部切開縫合術………………………………………………11,220 点

K 729 腸閉鎖症手術

1　腸管切除を伴わないもの…………………………………………13,650 点

2　腸管切除を伴うもの………………………………………………28,210 点

K 729-2 多発性小腸閉鎖症手術…………………………………………47,020 点

K 729-3 腹腔鏡下腸閉鎖症手術…………………………………………32,310 点

K 730 小腸瘻閉鎖術

1　腸管切除を伴わないもの…………………………………………11,580 点

2　腸管切除を伴うもの………………………………………………17,900 点

3　内視鏡によるもの…………………………………………………10,300 点

K 731 結腸瘻閉鎖術

1　腸管切除を伴わないもの…………………………………………11,750 点

2　腸管切除を伴うもの………………………………………………28,210 点

3　内視鏡によるもの…………………………………………………10,300 点

K 732 人工肛門閉鎖術

1　腸管切除を伴わないもの…………………………………………11,470 点

2　腸管切除を伴うもの

イ　直腸切除術後のもの…………………………………………34,280 点

ロ　その他のもの…………………………………………………28,210 点

K 732-2 腹腔鏡下人工肛門閉鎖術（直腸切除術後のものに限る。）……40,450 点

K 733 盲腸縫縮術…………………………………………………………4,400 点

K 734 腸回転異常症手術…………………………………………………18,810 点

K 734-2 腹腔鏡下腸回転異常症手術……………………………………26,800 点

K 735 先天性巨大結腸症手術……………………………………………**50,830 点**

K 735-2 小腸・結腸狭窄部拡張術（内視鏡によるもの）……………**11,090 点**

注1　バルーン内視鏡を用いて実施した場合は，バルーン内視鏡加算として，**3,500 点**を所定点数に加算する。

2　スパイラル内視鏡を用いて実施した場合は，スパイラル内視鏡加算として，**3,500 点**を所定点数に加算する。

K 735-3 腹腔鏡下先天性巨大結腸症手術………………………………**63,710 点**

K 735-4 下部消化管ステント留置術……………………………………**10,920 点**

K 735-5 腸管延長術…………………………………………………………**76,000 点**

K 736 人工肛門形成術

1　開腹を伴うもの……………………………………………………**10,030 点**

2　その他のもの…………………………………………………………**3,670 点**

(直腸)

K 737 直腸周囲膿瘍切開術…………………………………………………**2,610 点**

K 738 直腸異物除去術

1　経肛門（内視鏡によるもの）………………………………………**8,040 点**

2　開腹によるもの……………………………………………………**11,530 点**

K 739 直腸腫瘍摘出術（ポリープ摘出を含む。）

1　経肛門…………………………………………………………………**4,010 点**

2　経括約筋………………………………………………………………**9,940 点**

3　経腹及び経肛………………………………………………………**18,810 点**

K 739-2 経肛門的内視鏡下手術（直腸腫瘍に限る。）………………**26,100 点**

K 739-3 低侵襲経肛門的局所切除術（ＭＩＴＡＳ）…………………**16,700 点**

K 740 直腸切除・切断術

1　切除術…………………………………………………………………**42,850 点**

2　低位前方切除術………………………………………………………**71,300 点**

3　超低位前方切除術……………………………………………………**73,840 点**

4　経肛門吻合を伴う切除術……………………………………………**82,840 点**

5　切断術…………………………………………………………………**77,120 点**

注1　1から3までについては，人工肛門造設術を併せて実施した場合は，人工肛門造設加算として，**2,000 点**を所定点数に加算する。

2　側方リンパ節郭清を併せて行った場合であって，片側のみに行った場合は，片側側方リンパ節郭清加算として，**4,250 点**を，両側に対して行った場合は，両側側方リンパ節郭清加算として，**6,380 点**を所定点数に加算する。

K 740-2 腹腔鏡下直腸切除・切断術

1　切除術……………………………………………………**75,460 点**
2　低位前方切除術…………………………………………**83,930 点**
3　超低位前方切除術………………………………………**91,470 点**
4　経肛門吻合を伴う切除術………………………………**100,470 点**
5　切断術……………………………………………………**83,930 点**

注1　1から3までについては，人工肛門造設術を併せて実施した場合は，人工肛門造設加算として，**3,470 点**を所定点数に加算する。

2　側方リンパ節郭清を併せて行った場合であって，片側のみに行った場合は，片側側方リンパ節郭清加算として，**4,250 点**を，両側に対して行った場合は，両側側方リンパ節郭清加算として，**6,380 点**を所定点数に加算する。

K 740-3 削除

K 741 直腸狭窄形成手術……………………………………**28,210 点**

K 741-2 直腸瘤手術…………………………………………**6,620 点**

K 742 直腸脱手術

1　経会陰によるもの
イ　腸管切除を伴わないもの……………………………**8,410 点**
ロ　腸管切除を伴うもの…………………………………**25,780 点**
2　直腸挙上固定を行うもの………………………………**10,900 点**
3　骨盤底形成を行うもの…………………………………**18,810 点**
4　腹会陰からのもの（腸切除を含む。）………………**37,620 点**

K 742-2 腹腔鏡下直腸脱手術………………………………**30,810 点**

（肛門，その周辺）

K 743 痔核手術（脱肛を含む。）

1　硬化療法……………………………………………………**1,660 点**
2　硬化療法（四段階注射法によるもの）………………**4,010 点**

3　結紮術，焼灼術，血栓摘出術……1,390 点
4　根治手術（硬化療法（四段階注射法によるもの）を伴わないもの）……5,190 点
5　根治手術（硬化療法（四段階注射法によるもの）を伴うもの）……6,520 点
6　ＰＰＨ……11,260 点

K 743-2 肛門括約筋切開術……1,380 点

K 743-3 削除

K 743-4 痔核手術後狭窄拡張手術……5,360 点

K 743-5 モルガニー氏洞及び肛門管切開術……3,750 点

K 743-6 肛門部皮膚剥離切除術……3,750 点

K 744 裂肛又は肛門潰瘍根治手術……3,110 点

K 745 肛門周囲膿瘍切開術……2,050 点

K 746 痔瘻根治手術

1　単純なもの……3,750 点
2　複雑なもの……7,470 点

K 746-2 高位直腸瘻手術……8,120 点

K 746-3 痔瘻手術（注入療法）……1,660 点

K 747 肛門良性腫瘍，肛門ポリープ，肛門尖圭コンジローム切除術……1,250 点

K 748 肛門悪性腫瘍手術

1　切除……28,210 点
2　直腸切断を伴うもの……70,680 点

K 749 肛門拡張術（観血的なもの）……1,630 点

K 750 肛門括約筋形成手術

1　瘢痕切除又は縫縮によるもの……3,990 点
2　組織置換によるもの……23,660 点

K 751 鎖肛手術

1　肛門膜状閉鎖切開……2,100 点
2　会陰式……18,810 点
3　仙骨会陰式……35,270 点
4　腹会陰，腹仙骨式……62,660 点

K 751-2 仙尾部奇形腫手術……46,950 点

K 751-3 腹腔鏡下鎖肛手術（腹会陰，腹仙骨式）……………………………70,140 点

K 752 肛門形成手術

1　肛門狭窄形成手術……………………………………………………5,210 点

2　直腸粘膜脱形成手術…………………………………………………7,710 点

K 753 毛巣嚢，毛巣瘻，毛巣洞手術……………………………………3,680 点

第 10 款　尿路系・副腎

区分

（副腎）

K 754 副腎摘出術（副腎部分切除術を含む。） ……………………28,210 点

K 754-2 腹腔鏡下副腎摘出術……………………………………………40,100 点

K 754-3 腹腔鏡下小切開副腎摘出術……………………………………34,390 点

K 755 副腎腫瘍摘出術

1　皮質腫瘍……………………………………………………………39,410 点

2　髄質腫瘍（褐色細胞腫） ……………………………………………47,020 点

K 755-2 腹腔鏡下副腎髄質腫瘍摘出術（褐色細胞腫） ………………47,030 点

K 755-3 副腎腫瘍ラジオ波焼灼療法（一連として）

1　1センチメートル未満……………………………………………16,000 点

2　1センチメートル以上……………………………………………22,960 点

K 756 副腎悪性腫瘍手術…………………………………………………47,020 点

K 756-2 腹腔鏡下副腎悪性腫瘍手術……………………………………51,120 点

（腎，腎盂）

K 757 腎破裂縫合術………………………………………………………37,620 点

K 757-2 腎破裂手術………………………………………………………38,270 点

K 758 腎周囲膿瘍切開術…………………………………………………3,480 点

K 759 腎切半術……………………………………………………………37,620 点

K 760 癒合腎離断術………………………………………………………47,020 点

K 761 腎被膜剥離術（除神経術を含む。） ……………………………10,660 点

K 762 腎固定術……………………………………………………………10,350 点

K 763 腎切石術……………………………………………………………27,550 点

K 764 経皮的尿路結石除去術（経皮的腎瘻造設術を含む。） …………32,800 点

K 765 経皮的腎盂腫瘍切除術（経皮的腎瘻造設術を含む。） …………33,040 点

K 766 経皮的尿管拡張術（経皮的腎瘻造設術を含む。）……13,000点
K 767 腎盂切石術……27,210点
K 768 体外衝撃波腎・尿管結石破砕術（一連につき）……19,300点
K 769 腎部分切除術……35,880点
K 769-2 腹腔鏡下腎部分切除術……49,200点
K 769-3 腹腔鏡下小切開腎部分切除術……42,900点
K 770 腎嚢胞切除縮小術……11,580点
K 770-2 腹腔鏡下腎嚢胞切除縮小術……18,850点
K 770-3 腹腔鏡下腎嚢胞切除術……20,360点
K 771 経皮的腎嚢胞穿刺術……1,490点
　注　手術に伴う画像診断及び検査の費用は算定しない。
K 772 腎摘出術……21,010点
K 772-2 腹腔鏡下腎摘出術……54,250点
K 772-3 腹腔鏡下小切開腎摘出術……40,240点
K 773 腎（尿管）悪性腫瘍手術……42,770点
K 773-2 腹腔鏡下腎（尿管）悪性腫瘍手術……64,720点
K 773-3 腹腔鏡下小切開腎（尿管）悪性腫瘍手術……49,870点
K 773-4 腎腫瘍凝固・焼灼術（冷凍凝固によるもの）……52,800点
K 773-5 腹腔鏡下腎悪性腫瘍手術（内視鏡手術用支援機器を用いるもの）
　1　原発病巣が7センチメートル以下のもの……70,730点
　2　その他のもの……64,720点
K 773-6 腹腔鏡下尿管悪性腫瘍手術（内視鏡手術用支援機器を用いるもの）……64,720点
K 773-7 腎悪性腫瘍ラジオ波焼灼療法（一連として）
　1　2センチメートル以内のもの……15,000点
　2　2センチメートルを超えるもの……21,960点
　注　フュージョンイメージングを用いて行った場合は，フュージョンイメージング加算として，200点を所定点数に加算する。
K 774 削除
K 775 経皮的腎（腎盂）瘻造設術……13,860点
　注　手術に伴う画像診断及び検査の費用は算定しない。

K 775-2 経皮的腎（腎盂）瘻拡張術（一連につき）……………………**6,000 点**

K 776 腎（腎盂）皮膚瘻閉鎖術……………………………………………**27,890 点**

K 777 腎（腎盂）腸瘻閉鎖術

1　内視鏡によるもの……………………………………………………**10,300 点**

2　その他のもの…………………………………………………………**28,210 点**

K 778 腎盂形成手術……………………………………………………………**33,120 点**

K 778-2 腹腔鏡下腎盂形成手術……………………………………………**51,600 点**

K 779 移植用腎採取術（生体）…………………………………………**35,700 点**

注　腎提供者に係る組織適合性試験の費用は，所定点数に含まれる。

K 779-2 移植用腎採取術（死体）……………………………………**43,400 点**

注　腎提供者に係る組織適合性試験の費用は，所定点数に含まれる。

K 779-3 腹腔鏡下移植用腎採取術（生体）…………………………**51,850 点**

注　腎提供者に係る組織適合性試験の費用は，所定点数に含まれる。

K 780 同種死体腎移植術……………………………………………………**98,770 点**

注１　臓器の移植に関する法律第６条第２項に規定する脳死した者の身体から採取された腎を除く死体腎を移植した場合は，移植臓器提供加算として，**55,000 点**を所定点数に加算する。

２　腎移植者に係る組織適合性試験の費用は，所定点数に含まれる。

３　抗ＨＬＡ抗体検査を行う場合には，抗ＨＬＡ抗体検査加算として，**4,000 点**を所定点数に加算する。

K 780-2 生体腎移植術………………………………………………………**62,820 点**

注１　生体腎を移植した場合は，生体腎の摘出のために要した提供者の療養上の費用として，この表に掲げる所定点数により算定した点数を加算する。

２　腎移植者に係る組織適合性試験の費用は，所定点数に含まれる。

３　抗ＨＬＡ抗体検査を行う場合には，抗ＨＬＡ抗体検査加算として，**4,000 点**を所定点数に加算する。

（尿管）

K 781 経尿道的尿路結石除去術

1　レーザーによるもの…………………………………………………**22,270 点**

2　その他のもの……14,800点

K 781-2 削除

K 781-3 経尿道的腎盂尿管凝固止血術……8,250点

K 782 尿管切石術

1　上部及び中部……10,310点

2　膀胱近接部……15,310点

K 783 経尿道的尿管狭窄拡張術……20,930点

K 783-2 経尿道的尿管ステント留置術……3,400点

K 783-3 経尿道的尿管ステント抜去術……1,300点

K 784 残存尿管摘出術……18,810点

K 784-2 尿管剥離術……18,810点

K 785 経尿道的腎盂尿管腫瘍摘出術……21,420点

K 785-2 腹腔鏡下小切開尿管腫瘍摘出術……31,040点

K 786 尿管膀胱吻合術……25,570点

注　巨大尿管に対して尿管形成術を併せて実施した場合は，尿管形成加算として，9,400点を所定点数に加算する。

K 787 尿管尿管吻合術……27,210点

K 788 尿管腸吻合術……17,070点

K 789 尿管腸膀胱吻合術……46,450点

K 790 尿管皮膚瘻造設術……14,200点

K 791 尿管皮膚瘻閉鎖術……30,450点

K 792 尿管腸瘻閉鎖術

1　内視鏡によるもの……10,300点

2　その他のもの……36,840点

K 793 尿管腟瘻閉鎖術……28,210点

K 794 尿管口形成手術……16,580点

K 794-2 経尿道的尿管瘤切除術……15,500点

(膀胱)

K 795 膀胱破裂閉鎖術……11,170点

K 796 膀胱周囲膿瘍切開術……3,300点

K 797 膀胱内凝血除去術……2,980点

K 798 膀胱結石，異物摘出術

1　経尿道的手術……………………………………………………8,320点
2　膀胱高位切開術…………………………………………………3,150点
3　レーザーによるもの……………………………………………11,980点

K 798-2 経尿道的尿管凝血除去術（バスケットワイヤーカテーテル使用）……………………………………………………………8,320点

K 799 膀胱壁切除術…………………………………………………9,270点

K 800 膀胱憩室切除術………………………………………………9,060点

K 800-2 経尿道的電気凝固術……………………………………9,060点

K 800-3 膀胱水圧拡張術…………………………………………6,410点

注1　間質性膀胱炎の患者に対して行われた場合に限り算定する。
2　灌流液の費用及び電気凝固に係る費用は，所定点数に含まれるものとする。
3　手術に伴う画像診断及び検査の費用は算定しない。

K 800-4 ハンナ型間質性膀胱炎手術（経尿道）…………………9,930点

K 801 膀胱単純摘除術

1　腸管利用の尿路変更を行うもの…………………………59,350点
2　その他のもの………………………………………………51,510点

K 802 膀胱腫瘍摘出術……………………………………………10,610点

K 802-2 膀胱脱手術

1　メッシュを使用するもの…………………………………30,880点
2　その他のもの………………………………………………23,260点

K 802-3 膀胱後腫瘍摘出術

1　腸管切除を伴わないもの…………………………………11,100点
2　腸管切除を伴うもの………………………………………21,700点

K 802-4 腹腔鏡下小切開膀胱腫瘍摘出術……………………14,610点

K 802-5 腹腔鏡下膀胱部分切除術………………………………22,410点

K 802-6 腹腔鏡下膀胱脱手術……………………………………41,160点

注　メッシュを使用した場合に算定する。

K 803 膀胱悪性腫瘍手術

1　切除…………………………………………………………34,150点
2　全摘（腸管等を利用して尿路変更を行わないもの）………66,890点
3　全摘（尿管S状結腸吻合を利用して尿路変更を行うも

の）……………………………………………………………80,160 点
4　全摘（回腸又は結腸導管を利用して尿路変更を行うもの）……………………………………………………………120,740 点
5　全摘（代用膀胱を利用して尿路変更を行うもの）………110,600 点
6　経尿道的手術
イ　電解質溶液利用のもの………………………………13,530 点
ロ　その他のもの……………………………………………10,400 点
注　狭帯域光による観察を行った場合には，狭帯域光強調加算として，**200 点**を所定点数に加算する。

K 803-2 腹腔鏡下膀胱悪性腫瘍手術
1　全摘（腸管等を利用して尿路変更を行わないもの）……86,110 点
2　全摘（回腸又は結腸導管を利用して尿路変更を行うもの）……………………………………………………………117,790 点
3　全摘（代用膀胱を利用して尿路変更を行うもの）……… 120,590 点

K 803-3 腹腔鏡下小切開膀胱悪性腫瘍手術
1　全摘（腸管等を利用して尿路変更を行わないもの）……74,880 点
2　全摘（回腸又は結腸導管を利用して尿路変更を行うもの）……………………………………………………………115,790 点
3　全摘（代用膀胱を利用して尿路変更を行うもの）……… 118,590 点

K 804 尿膜管摘出術………………………………………………10,950 点
K 804-2 腹腔鏡下尿膜管摘出術…………………………………22,030 点
K 805 膀胱瘻造設術………………………………………………3,530 点
K 805-2 膀胱皮膚瘻造設術………………………………………25,200 点
K 805-3 導尿路造設術……………………………………………49,400 点
K 806 膀胱皮膚瘻閉鎖術…………………………………………8,700 点
K 807 膀胱腟瘻閉鎖術……………………………………………27,700 点
K 808 膀胱腸瘻閉鎖術
1　内視鏡によるもの……………………………………………10,300 点
2　その他のもの…………………………………………………27,700 点
K 809 膀胱子宮瘻閉鎖術…………………………………………37,180 点
K 809-2 膀胱尿管逆流手術………………………………………25,570 点
注　巨大尿管に対して尿管形成術を併せて実施した場合は，尿管形

成加算として，9,400点を加算する。

K 809-3 腹腔鏡下膀胱内手術……39,280点

K 809-4 腹腔鏡下膀胱尿管逆流手術（膀胱外アプローチ）……39,280点

K 810 ボアリー氏手術……36,840点

K 811 腸管利用膀胱拡大術……48,200点

K 812 回腸（結腸）導管造設術……49,570点

K 812-2 排泄腔外反症手術

1　外反膀胱閉鎖術……70,430点

2　膀胱腸裂閉鎖術……103,710点

（尿道）

K 813 尿道周囲膿瘍切開術……1,160点

K 814 外尿道口切開術……1,010点

K 815 尿道結石，異物摘出術

1　前部尿道……2,180点

2　後部尿道……6,300点

K 816 外尿道腫瘍切除術……2,180点

K 817 尿道悪性腫瘍摘出術

1　摘出……32,230点

2　内視鏡による場合……23,130点

3　尿路変更を行う場合……54,060点

K 818 尿道形成手術

1　前部尿道……17,030点

2　後部尿道……37,700点

K 819 尿道下裂形成手術……33,790点

K 819-2 陰茎形成術……60,610点

K 820 尿道上裂形成手術……39,000点

K 821 尿道狭窄内視鏡手術……15,040点

K 821-2 尿道狭窄拡張術（尿道バルーンカテーテル）……14,200点

K 821-3 尿道ステント前立腺部尿道拡張術……12,300点

注　手術に伴う画像診断及び検査の費用は算定しない。

K 821-4 尿道狭窄グラフト再建術……50,890点

K 822 女子尿道脱手術……7,560点

K 823 尿失禁手術

1　恥骨固定式膀胱頸部吊上術を行うもの……………………………23,510 点

2　その他のもの…………………………………………………………20,680 点

K 823-2 尿失禁又は膀胱尿管逆流現象コラーゲン注入手術……………23,320 点

注　コラーゲン注入手術に伴って使用したコラーゲンの費用は，所定点数に含まれるものとする。

K 823-3 膀胱尿管逆流症手術（治療用注入材によるもの）……………23,320 点

注　手術に伴う画像診断及び検査の費用は算定しない。

K 823-4 腹腔鏡下尿失禁手術…………………………………………………32,440 点

K 823-5 人工尿道括約筋植込・置換術……………………………………23,920 点

K 823-6 尿失禁手術（ボツリヌス毒素によるもの）………………………9,680 点

K 823-7 膀胱頸部形成術（膀胱頸部吊上術以外）…………………………37,690 点

第 11 款　性　　器

区分

(陰茎)

K 824 陰茎尖圭コンジローム切除術…………………………………………1,360 点

K 825 陰茎全摘術…………………………………………………………………16,630 点

K 826 陰茎切断術…………………………………………………………………7,020 点

K 826-2 陰茎折症手術……………………………………………………………8,550 点

K 826-3 陰茎様陰核形成手術…………………………………………………8,070 点

K 827 陰茎悪性腫瘍手術

1　陰茎切除…………………………………………………………………23,200 点

2　陰茎全摘…………………………………………………………………36,500 点

K 828 包茎手術

1　背面切開術…………………………………………………………………830 点

2　環状切除術………………………………………………………………2,040 点

K 828-2 陰茎持続勃起症手術

1　亀頭－陰茎海綿体瘻作成術(ウィンター法)によるもの……4,670 点

2　その他のシャント術によるもの……………………………………18,600 点

(陰嚢，精巣，精巣上体，精管，精索)

K 828-3 埋没陰茎手術……………………………………………………………8,920 点

K 829 精管切断，切除術（両側）……………………………………… 2,550 点
K 830 精巣摘出術……………………………………………………… 3,180 点
K 830-2 精巣外傷手術
　1　陰嚢内血腫除去術………………………………………………… 3,200 点
　2　精巣白膜縫合術…………………………………………………… 3,400 点
K 830-3 精巣温存手術…………………………………………………… 3,400 点
K 831 及びK 831-2 削除
K 832 精巣上体摘出術…………………………………………………… 4,200 点
K 833 精巣悪性腫瘍手術………………………………………………… 12,340 点
K 834 精索静脈瘤手術…………………………………………………… 3,410 点
K 834-2 腹腔鏡下内精巣静脈結紮術…………………………………… 20,500 点
K 834-3 顕微鏡下精索静脈瘤手術……………………………………… 12,500 点
K 835 陰嚢水腫手術
　1　鼠径部切開によるもの…………………………………………… 3,980 点
　2　その他……………………………………………………………… 2,630 点
K 836 停留精巣固定術…………………………………………………… 11,200 点
K 836-2 腹腔鏡下腹腔内停留精巣陰嚢内固定術……………………… 37,170 点
K 836-3 腹腔鏡下停留精巣内精巣動静脈結紮術……………………… 20,500 点
K 837 精管形成手術……………………………………………………… 12,470 点
K 838 精索捻転手術
　1　対側の精巣固定術を伴うもの…………………………………… 8,230 点
　2　その他のもの……………………………………………………… 7,910 点
K 838-2 精巣内精子採取術
　1　単純なもの………………………………………………………… 12,400 点
　2　顕微鏡を用いたもの……………………………………………… 24,600 点

(精嚢，前立腺)

K 839 前立腺膿瘍切開術………………………………………………… 2,770 点
K 840 前立腺被膜下摘出術……………………………………………… 15,920 点
K 841 経尿道的前立腺手術
　1　電解質溶液利用のもの…………………………………………… 20,400 点
　2　その他のもの……………………………………………………… 18,500 点
K 841-2 経尿道的レーザー前立腺切除・蒸散術

1　ホルミウムレーザー又は倍周波数レーザーを用いるもの‥20,470点
2　ツリウムレーザーを用いるもの……………………………20,470点
3　その他のもの……………………………………………19,000点

K 841-3 経尿道的前立腺高温度治療（一連につき）………………5,000点
K 841-4 焦点式高エネルギー超音波療法（一連につき）…………5,000点
K 841-5 経尿道的前立腺核出術……………………………………21,500点
K 841-6 経尿道的前立腺吊上術……………………………………12,300点
K 841-7 経尿道的前立腺水蒸気治療………………………………12,300点
K 841-8 経尿道的前立腺切除術（高圧水噴射システムを用いるもの）‥18,500点
K 842 削除
K 843 前立腺悪性腫瘍手術…………………………………………41,080点
K 843-2 腹腔鏡下前立腺悪性腫瘍手術……………………………77,430点
K 843-3 腹腔鏡下小切開前立腺悪性腫瘍手術……………………59,780点
K 843-4 腹腔鏡下前立腺悪性腫瘍手術（内視鏡手術用支援機器を用いるもの）……………………………………………………95,280点

（外陰，会陰）

K 844 バルトリン腺膿瘍切開術……………………………………940点
K 845 処女膜切開術…………………………………………………790点
K 846 処女膜切除術…………………………………………………980点
K 847 輪状処女膜切除術……………………………………………2,230点
K 848 バルトリン腺嚢胞腫瘍摘出術（造袋術を含む。）…………3,310点
K 849 女子外性器腫瘍摘出術………………………………………2,810点
K 850 女子外性器悪性腫瘍手術

1　切除……………………………………………………………29,190点
2　皮膚移植（筋皮弁使用）を行った場合…………………………63,200点

注　放射性同位元素を用いたセンチネルリンパ節生検を行った場合には，女子外性器悪性腫瘍センチネルリンパ節生検加算として，**3,000点**を所定点数に加算する。

K 850-2 腟絨毛性腫瘍摘出術………………………………………23,830点
K 851 会陰形成手術

1　筋層に及ばないもの……………………………………………2,330点
2　筋層に及ぶもの…………………………………………………6,910点

K 851-2 外陰・腟血腫除去術……………………………… 1,920 点
K 851-3 癒合陰唇形成手術
　1　筋層に及ばないもの………………………………… 2,670 点
　2　筋層に及ぶもの………………………………………… 6,240 点

(腟)

K 852 腟壁裂創縫合術（分娩時を除く。）
　1　前又は後壁裂創………………………………………… 2,760 点
　2　前後壁裂創……………………………………………… 6,330 点
　3　腟円蓋に及ぶ裂創……………………………………… 8,280 点
　4　直腸裂傷を伴うもの…………………………………… 31,940 点
K 853 腟閉鎖術
　1　中央腟閉鎖術（子宮全脱）…………………………… 7,410 点
　2　その他…………………………………………………… 2,580 点
K 854 腟式子宮旁結合織炎（膿瘍）切開術……………… 2,230 点
K 854-2 後腟円蓋切開（異所性妊娠）…………………… 2,230 点
K 855 腟中隔切除術
　1　不全隔のもの…………………………………………… 1,510 点
　2　全中隔のもの…………………………………………… 2,540 点
K 856 腟壁腫瘍摘出術……………………………………… 2,540 点
K 856-2 腟壁嚢腫切除術…………………………………… 2,540 点
K 856-3 腟ポリープ切除術………………………………… 1,040 点
K 856-4 腟壁尖圭コンジローム切除術…………………… 1,250 点
K 857 腟壁悪性腫瘍手術…………………………………… 44,480 点
K 858 腟腸瘻閉鎖術
　1　内視鏡によるもの……………………………………… 10,300 点
　2　その他のもの…………………………………………… 35,130 点
K 859 造腟術，腟閉鎖症術
　1　拡張器利用によるもの………………………………… 2,130 点
　2　遊離植皮によるもの…………………………………… 18,810 点
　3　腟断端挙上によるもの………………………………… 28,210 点
　4　腸管形成によるもの…………………………………… 47,040 点
　5　筋皮弁移植によるもの………………………………… 55,810 点

K 859-2 腹腔鏡下造腟術……………………………………38,690 点
K 860 腟壁形成手術……………………………………………7,880 点
K 860-2 腟断端挙上術（腟式，腹式）……………………29,190 点
K 860-3 腹腔鏡下腟断端挙上術……………………………43,870 点
（子宮）
K 861 子宮内膜掻爬術……………………………………………1,420 点
K 862 クレニッヒ手術……………………………………………7,710 点
K 863 腹腔鏡下子宮内膜症病巣除去術……………………20,610 点
K 863-2 子宮鏡下子宮中隔切除術，子宮内腔癒着切除術（癒着剥離術を含む。）……………………………………………………18,590 点
K 863-3 子宮鏡下子宮内膜焼灼術…………………………17,810 点
K 864 子宮位置矯正術
　1　アレキサンダー手術…………………………………………4,040 点
　2　開腹による位置矯正術………………………………………8,140 点
　3　癒着剥離矯正術………………………………………………16,420 点
K 865 子宮脱手術
　1　腟壁形成手術及び子宮位置矯正術…………………………16,900 点
　2　ハルバン・シャウタ手術……………………………………16,900 点
　3　マンチェスター手術…………………………………………14,110 点
　4　腟壁形成手術及び子宮全摘術（腟式，腹式）……………28,210 点
K 865-2 腹腔鏡下仙骨腟固定術……………………………48,240 点
　注　メッシュを使用した場合に算定する。
K 866 子宮頸管ポリープ切除術………………………………1,190 点
K 866-2 子宮腟部冷凍凝固術…………………………………1,190 点
K 867 子宮頸部（腟部）切除術………………………………3,330 点
K 867-2 子宮腟部糜爛等子宮腟部乱切除術…………………470 点
K 867-3 子宮頸部摘出術（腟部切断術を含む。）…………3,330 点
K 867-4 子宮頸部異形成上皮又は上皮内癌レーザー照射治療……3,330 点
K 868 から K 870 まで 削除
K 871 子宮息肉様筋腫摘出術（腟式）………………………3,810 点
K 872 子宮筋腫摘出（核出）術
　1　腹式……………………………………………………………24,510 点

　2　腟式……………………………………………………………14,290 点

K 872-2 腹腔鏡下子宮筋腫摘出（核出）術…………………………37,620 点

K 872-3 子宮鏡下有茎粘膜下筋腫切出術，子宮内膜ポリープ切除術

　1　電解質溶液利用のもの……………………………………6,630 点

　2　組織切除回収システム利用によるもの……………………6,630 点

　3　その他のもの………………………………………………4,730 点

K 872-4 痕跡副角子宮手術

　1　腹式…………………………………………………………15,240 点

　2　腟式……………………………………………………………8,450 点

K 872-5 子宮頸部初期癌又は異形成光線力学療法……………………8,450 点

K 873 子宮鏡下子宮筋腫摘出術

　1　電解質溶液利用のもの……………………………………19,000 点

　2　その他のもの………………………………………………17,100 点

K 874 及び K 875 削除

K 876 子宮腟上部切断術……………………………………………10,390 点

K 876-2 腹腔鏡下子宮腟上部切断術…………………………………17,540 点

K 877 子宮全摘術……………………………………………………28,210 点

K 877-2 腹腔鏡下腟式子宮全摘術……………………………………42,050 点

K 878 広靱帯内腫瘍摘出術…………………………………………16,120 点

K 878-2 腹腔鏡下広靱帯内腫瘍摘出術………………………………28,130 点

K 879 子宮悪性腫瘍手術……………………………………………69,440 点

K 879-2 腹腔鏡下子宮悪性腫瘍手術…………………………………70,200 点

K 880 削除

K 881 腹壁子宮瘻手術………………………………………………23,290 点

K 882 重複子宮，双角子宮手術……………………………………25,280 点

K 882-2 腹腔鏡下子宮瘢痕部修復術…………………………………32,290 点

K 883 子宮頸管形成手術……………………………………………3,590 点

K 883-2 子宮頸管閉鎖症手術

　1　非観血的………………………………………………………180 点

　2　観血的…………………………………………………………3,590 点

K 884 奇形子宮形成手術（ストラスマン手術）……………………23,290 点

K 884-2 人工授精……………………………………………………1,820 点

K 884-3 胚移植術

1　新鮮胚移植の場合……………………………………………**7,500 点**

2　凍結・融解胚移植の場合…………………………………**12,000 点**

注1　患者の治療開始日の年齢が 40 歳未満である場合は，患者 1 人につき 6 回に限り，40 歳以上 43 歳未満である場合は，患者 1 人につき 3 回に限り算定する。

2　アシステッドハッチングを実施した場合は，**1,000 点**を所定点数に加算する。

3　高濃度ヒアルロン酸含有培養液を用いた前処置を実施した場合は，**1,000 点**を所定点数に加算する。

(子宮附属器)

K 885 腟式卵巣嚢腫内容排除術……………………………**1,350 点**

K 885-2 経皮的卵巣嚢腫内容排除術………………………**1,860 点**

K 886 子宮附属器癒着剥離術（両側）

1　開腹によるもの…………………………………………**13,890 点**

2　腹腔鏡によるもの………………………………………**21,370 点**

K 887 卵巣部分切除術（腟式を含む。）

1　開腹によるもの…………………………………………**6,150 点**

2　腹腔鏡によるもの………………………………………**18,810 点**

K 887-2 卵管結紮術（腟式を含む。）（両側）

1　開腹によるもの…………………………………………**4,350 点**

2　腹腔鏡によるもの………………………………………**18,810 点**

K 887-3 卵管口切開術

1　開腹によるもの…………………………………………**5,220 点**

2　腹腔鏡によるもの………………………………………**18,810 点**

K 887-4 腹腔鏡下多嚢胞性卵巣焼灼術……………………**24,130 点**

K 888 子宮附属器腫瘍摘出術（両側）

1　開腹によるもの…………………………………………**17,080 点**

2　腹腔鏡によるもの………………………………………**25,940 点**

K 888-2 卵管全摘除術，卵管腫瘤全摘除術，子宮卵管留血腫手術（両側）

1　開腹によるもの…………………………………………**13,960 点**

2　腹腔鏡によるもの………………………………………**25,540 点**

K 889 子宮附属器悪性腫瘍手術（両側）……………………………58,500 点
K 890 卵管形成手術（卵管・卵巣移植，卵管架橋等）………27,380 点
K 890-2 卵管鏡下卵管形成術……………………………………46,410 点
K 890-3 腹腔鏡下卵管形成術……………………………………46,410 点
K 890-4 採卵術…………………………………………………………3,200 点

注　採取された卵子の数に応じて，次に掲げる点数をそれぞれ1回につき所定点数に加算する。

イ　1個の場合……………………………………………………2,400 点
ロ　2個から5個までの場合……………………………………3,600 点
ハ　6個から9個までの場合……………………………………5,500 点
ニ　10 個以上の場合……………………………………………7,200 点

（産科手術）

K 891 分娩時頸部切開術（縫合を含む。）………………………3,170 点
K 892 骨盤位娩出術…………………………………………………3,800 点
K 893 吸引娩出術……………………………………………………2,550 点
K 894 鉗子娩出術

1　低位（出口）鉗子………………………………………………2,700 点
2　中位鉗子…………………………………………………………4,760 点

K 895 会陰（陰門）切開及び縫合術（分娩時）………………1,710 点
K 896 会陰（腟壁）裂創縫合術（分娩時）

1　筋層に及ぶもの…………………………………………………1,980 点
2　肛門に及ぶもの…………………………………………………5,560 点
3　腟円蓋に及ぶもの………………………………………………4,320 点
4　直腸裂創を伴うもの……………………………………………8,920 点

K 897 頸管裂創縫合術（分娩時）…………………………………7,060 点
K 898 帝王切開術

1　緊急帝王切開……………………………………………………22,200 点
2　選択帝王切開……………………………………………………20,140 点

注　複雑な場合については，**2,000 点**を所定点数に加算する。

K 899 胎児縮小術（娩出術を含む。）……………………………3,220 点
K 900 臍帯還納術……………………………………………………1,240 点
K 900-2 脱垂肢整復術………………………………………………1,240 点

K 901 子宮双手圧迫術（大動脈圧迫術を含む。）……2,950点
K 902 胎盤用手剥離術……2,350点
K 903 子宮破裂手術
1　子宮全摘除を行うもの……29,190点
2　子宮腟上部切断を行うもの……29,190点
3　その他のもの……16,130点
K 904 妊娠子宮摘出術（ポロー手術）……33,120点
K 905 子宮内反症整復手術（腟式，腹式）
1　非観血的……390点
2　観血的……15,490点
K 906 子宮頸管縫縮術
1　マクドナルド法……2,020点
2　シロッカー法又はラッシュ法……3,090点
3　縫縮解除術（チューブ抜去術）……1,800点
K 907 胎児外回転術……800点
K 908 胎児内（双合）回転術……1,190点
K 909 流産手術
1　妊娠11週までの場合
イ　手動真空吸引法によるもの……4,000点
ロ　その他のもの……2,000点
2　妊娠11週を超え妊娠21週までの場合……5,110点
K 909-2 子宮内容除去術（不全流産）……1,980点
K 910 削除
K 910-2 内視鏡的胎盤吻合血管レーザー焼灼術……40,000点
K 910-3 胎児胸腔・羊水腔シャント術（一連につき）……11,880点
注　手術に伴う画像診断及び検査の費用は算定しない。
K 910-4 無心体双胎焼灼術（一連につき）……40,000点
注　手術に伴う画像診断及び検査の費用は算定しない。
K 910-5 胎児輸血術（一連につき）……13,880点
注1　手術に伴う画像診断及び検査の費用は算定しない。
2　臍帯穿刺の費用は，所定点数に含まれる。
K 910-6 臍帯穿刺……3,800点

注　手術に伴う画像診断及び検査の費用は算定しない。

K 911 胞状奇胎除去術……………………………………………4,120 点

K 912 異所性妊娠手術

1　開腹によるもの……………………………………………14,110 点

2　腹腔鏡によるもの…………………………………………22,950 点

K 913 新生児仮死蘇生術

1　仮死第1度のもの…………………………………………1,010 点

2　仮死第2度のもの…………………………………………2,700 点

(その他)

K 913-2 性腺摘出術

1　開腹によるもの……………………………………………6,280 点

2　腹腔鏡によるもの…………………………………………18,590 点

第12款　削　　除

第13款　手術等管理料

区分

K 914 脳死臓器提供管理料……………………………………40,000 点

注　臓器提供者の脳死後に，臓器提供者の身体に対して行われる処置の費用は，所定点数に含まれる。

K 915 生体臓器提供管理料……………………………………5,000 点

K 916 体外式膜型人工肺管理料（1日につき）

1　7日目まで…………………………………………………4,500 点

2　8日目以降14日目まで……………………………………4,000 点

3　15日目以降…………………………………………………3,000 点

注　治療開始時においては，導入時加算として，初回に限り5,000点を所定点数に加算する。

K 917 体外受精・顕微授精管理料

1　体外受精…………………………………………………… 3,200 点

2　顕微授精

イ　1個の場合………………………………………………3,800 点

ロ　2個から5個までの場合…………………………………5,800 点

ハ　6個から9個までの場合……………………………………………9,000点
ニ　10個以上の場合…………………………………………………11,800点

注1　体外受精及び顕微授精を同時に実施した場合は，1の所定点数の**100分の50**に相当する点数及び2の所定点数を合算した点数により算定する。

2　2について，受精卵作成の成功率を向上させることを目的として卵子活性化処理を実施した場合は，卵子調整加算として，**1,000点**を所定点数に加算する。

3　新鮮精子を使用して体外受精又は顕微授精を実施した場合は，新鮮精子加算として，**1,000点**を所定点数に加算する。

K 917-2 受精卵・胚培養管理料

1　1個の場合………………………………………………………4,500点
2　2個から5個までの場合……………………………………………6,000点
3　6個から9個までの場合……………………………………………8,400点
4　10個以上の場合…………………………………………………10,500点

注　胚盤胞の作成を目的として管理を行った胚の数に応じ，次に掲げる点数をそれぞれ1回につき所定点数に加算する。

イ　1個の場合………………………………………………………1,500点
ロ　2個から5個までの場合……………………………………………2,000点
ハ　6個から9個までの場合……………………………………………2,500点
ニ　10個以上の場合…………………………………………………3,000点

K 917-3 胚凍結保存管理料

1　胚凍結保存管理料（導入時）
イ　1個の場合………………………………………………………5,000点
ロ　2個から5個までの場合……………………………………………7,000点
ハ　6個から9個までの場合…………………………………………10,200点
ニ　10個以上の場合…………………………………………………13,000点
2　胚凍結保存維持管理料…………………………………………3,500点

注　1については，初期胚又は胚盤胞の凍結保存を開始した場合に，凍結する初期胚又は胚盤胞の数に応じて算定し，2については，初期胚又は胚盤胞の凍結保存の開始から1年を経過している場合であって，凍結胚の保存に係る維持管理を行った場合に，1年に

1回に限り算定する。

K 917-4 **採取精子調整管理料**……………………………………5,000点

K 917-5 **精子凍結保存管理料**

1　**精子凍結保存管理料**（導入時）

イ　精巣内精子採取術で採取された精子を凍結する場合……1,500点

ロ　イ以外の場合……………………………………………1,000点

2　**精子凍結保存維持管理料**…………………………………700点

注　1については，精子の凍結保存を開始した場合に算定し，2については，精子の凍結保存の開始から1年を経過している場合であって，凍結精子の保存に係る維持管理を行った場合に，1年に1回に限り算定する。

第2節　輸　血　料

区分

K 920 **輸血**

1　**自家採血輸血**（200 mLごとに）

イ　1回目……………………………………………………750点

ロ　2回目以降………………………………………………650点

2　**保存血液輸血**（200 mLごとに）

イ　1回目……………………………………………………450点

ロ　2回目以降………………………………………………350点

3　**自己血貯血**

イ　6歳以上の患者の場合（200 mLごとに）

(1)　液状保存の場合………………………………………250点

(2)　凍結保存の場合………………………………………500点

ロ　6歳未満の患者の場合（体重1kgにつき4mLごとに）

(1)　液状保存の場合………………………………………250点

(2)　凍結保存の場合………………………………………500点

4　**自己血輸血**

イ　6歳以上の患者の場合（200 mLごとに）

(1)　液状保存の場合………………………………………750点

(2)　凍結保存の場合………………………………………1,500点

ロ　6歳未満の患者の場合（体重1kgにつき4mLごとに）

(1)　液状保存の場合……………………………………………750点

(2)　凍結保存の場合……………………………………………1,500点

5　希釈式自己血輸血

イ　6歳以上の患者の場合（200mLごとに）………………1,000点

ロ　6歳未満の患者の場合（体重1kgにつき4mLごとに）……………………………………………………………1,000点

6　交換輸血（1回につき）………………………………………5,250点

注1　輸血に伴って，患者に対して輸血の必要性，危険性等について文書による説明を行った場合に算定する。

2　自家採血，保存血又は自己血の輸血量には，抗凝固液の量は含まれないものとする。

3　骨髄内輸血又は血管露出術を行った場合は，所定点数に区分番号D404に掲げる骨髄穿刺又は区分番号K606に掲げる血管露出術の所定点数をそれぞれ加算する。

4　輸血に当たって薬剤を使用した場合は，薬剤の費用として，第4節に掲げる所定点数を加算する。

5　輸血に伴って行った患者の血液型検査（ＡＢＯ式及びＲｈ式）の費用として**54点**を所定点数に加算する。

6　不規則抗体検査の費用として検査回数にかかわらず1月につき**197点**を所定点数に加算する。ただし，頻回に輸血を行う場合にあっては，1週間に1回に限り，**197点**を所定点数に加算する。

7　ＨＬＡ型適合血小板輸血に伴って行ったＨＬＡ型クラスⅠ（A，B，C）又はクラスⅡ（DR，DQ，DP）の費用として，検査回数にかかわらず一連につきそれぞれの所定点数に**1,000点**又は**1,400点**を加算する。

8　輸血に伴って，血液交叉試験，間接クームス検査又はコンピュータクロスマッチを行った場合は，血液交叉試験加算，間接クームス検査加算又はコンピュータクロスマッチ加算として，1回につき**30点**，**47点**又は**30点**をそれぞれ加算する。ただし，コンピュータクロスマッチを行った場合は，血液交叉試

験加算及び間接クームス検査加算は算定できない。

9　6歳未満の乳幼児の場合は，乳幼児加算として，**26点**を所定点数に加算する。

10　輸血に伴って行った供血者の諸検査，輸血用回路及び輸血用針は，所定点数に含まれるものとする。

11　輸血に伴って，血液を保存する費用は，所定点数に含まれるものとする。

12　血小板輸血に伴って，血小板洗浄術を行った場合には，血小板洗浄術加算として，**580点**を所定点数に加算する。

K 920-2 輸血管理料

1　輸血管理料Ⅰ……………………………………………………**220点**

2　輸血管理料Ⅱ……………………………………………………**110点**

注1　別に厚生労働大臣が定める施設基準に適合しているものとして地方厚生局長等に届け出た保険医療機関において，輸血を行った場合に，月1回に限り，当該基準に係る区分に従い，それぞれ所定点数を算定する。

2　別に厚生労働大臣が定める施設基準に適合しているものとして地方厚生局長等に届け出た保険医療機関において，輸血製剤が適正に使用されている場合には，輸血適正使用加算として，所定点数に，1においては**120点**，2においては**60点**を加算する。

3　別に厚生労働大臣が定める施設基準に適合しているものとして地方厚生局長等に届け出た保険医療機関において貯血式自己血輸血を実施した場合は，貯血式自己血輸血管理体制加算として，**50点**を所定点数に加算する。

K 921 造血幹細胞採取（一連につき）

1　骨髄採取

イ　同種移植の場合……………………………………**21,640点**

ロ　自家移植の場合……………………………………**17,440点**

2　末梢血幹細胞採取

イ　同種移植の場合……………………………………**21,640点**

ロ　自家移植の場合……………………………………**17,440点**

注1　同種移植における造血幹細胞提供者又は自家移植を受ける者に係る造血幹細胞採取，組織適合性試験及び造血幹細胞測定の費用並びに造血幹細胞提供前後における健康管理等に係る費用は，所定点数に含まれる。

2　造血幹細胞採取に当たって薬剤を使用した場合は，薬剤の費用として，第4節に掲げる所定点数を加算する。

K 921-2 間葉系幹細胞採取（一連につき）……………………………**17,440 点**

K 921-3 末梢血単核球採取（一連につき）

1　採取のみを行う場合……………………………………………**14,480 点**

2　採取，細胞調製及び凍結保存を行う場合……………………**19,410 点**

K 922 造血幹細胞移植

1　骨髄移植

イ　同種移植の場合………………………………………………**66,450 点**

ロ　自家移植の場合………………………………………………**25,850 点**

2　末梢血幹細胞移植

イ　同種移植の場合………………………………………………**66,450 点**

ロ　自家移植の場合………………………………………………**30,850 点**

3　臍帯血移植………………………………………………………**66,450 点**

注1　同種移植を行った場合は，造血幹細胞採取のために要した提供者の療養上の費用として，この表に掲げる所定点数により算定した点数を加算する。

2　造血幹細胞移植に当たって薬剤を使用した場合は，薬剤の費用として，第4節に掲げる所定点数を加算する。

3　6歳未満の乳幼児の場合は，乳幼児加算として，**26 点**を所定点数に加算する。

4　造血幹細胞移植に当たって使用した輸血用バッグ及び輸血用針は，所定点数に含まれるものとする。

5　同種移植における造血幹細胞移植者に係る組織適合性試験の費用は所定点数に含まれるものとする。

6　臍帯血移植に用いられた臍帯血に係る組織適合性試験の費用は，所定点数に含まれるものとする。

7　抗ＨＬＡ抗体検査を行う場合には，抗ＨＬＡ抗体検査加算として，**4,000点**を所定点数に加算する。

8　1のイ及び2のイの場合において，非血縁者間移植を実施した場合は，非血縁者間移植加算として，**10,000点**を所定点数に加算する。

9　1及び2については，別に厚生労働大臣が定める施設基準に適合しているものとして地方厚生局長等に届け出た保険医療機関において同種移植を実施した場合は，コーディネート体制充実加算として，**1,500点**を所定点数に加算する。

K 922-2 CAR発現生T細胞投与（一連につき）……………………**30,850点**

注1　6歳未満の乳幼児の場合は，乳幼児加算として，**26点**を所定点数に加算する。

2　CAR発現生T細胞投与に当たって使用した輸血用バッグ及び輸血用針は，所定点数に含まれるものとする。

K 922-3 自己骨髄由来間葉系幹細胞投与（一連につき）………………**22,280点**

注　自己骨髄由来間葉系幹細胞投与に当たって使用した輸血用バッグ及び輸血用針は，所定点数に含まれるものとする。

K 923 術中術後自己血回収術（自己血回収器具によるもの）

1　濃縮及び洗浄を行うもの……………………………………**5,500点**

2　濾過を行うもの………………………………………………**3,500点**

注1　併施される手術の所定点数とは別に算定する。

2　使用した術中術後自己血回収セットの費用は，所定点数に含まれるものとする。

K 924 自己生体組織接着剤作成術……………………………………**4,340点**

注　別に厚生労働大臣が定める施設基準に適合しているものとして地方厚生局長等に届け出た保険医療機関において，自己生体組織接着剤を用いた場合に算定する。

K 924-2 自己クリオプレシピテート作製術（用手法）…………………**1,760点**

注　別に厚生労働大臣が定める施設基準に適合しているものとして地方厚生局長等に届け出た保険医療機関において，自己クリオプレシピテートを用いた場合に算定する。

K 924-3 同種クリオプレシピテート作製術……………………………**600点**

注　別に厚生労働大臣が定める施設基準に適合しているものとして

地方厚生局長等に届け出た保険医療機関において，同種クリオプレシピテートを用いた場合に算定する。

第3節　手術医療機器等加算

区分

K 930 脊髄誘発電位測定等加算

1　脳，脊椎，脊髄，大動脈瘤又は食道の手術に用いた場合…3,630点

2　甲状腺又は副甲状腺の手術に用いた場合……………………3,130点

K 931 超音波凝固切開装置等加算……………………………………3,000点

注　胸腔鏡下若しくは腹腔鏡下による手術，悪性腫瘍等に係る手術又はバセドウ甲状腺全摘（亜全摘）術（両葉）に当たって，超音波凝固切開装置等を使用した場合に算定する。

K 932 創外固定器加算……………………………………………10,000点

注　区分番号K 046，K 056－2，K 058，K 073，K 076，K 078，K 124－2，K 125，K 180の3，K 443，K 444及びK 444－2に掲げる手術に当たって，創外固定器を使用した場合に算定する。

K 933 イオントフォレーゼ加算………………………………………45点

注　区分番号K 300及びK 309に掲げる手術に当たって，イオントフォレーゼを使用した場合に算定する。

K 934 副鼻腔手術用内視鏡加算……………………………………1,000点

注　区分番号K 350，K 352，K 352－3，K 362－2及びK 365に掲げる手術に当たって，内視鏡を使用した場合に算定する。

K 934-2 副鼻腔手術用骨軟部組織切除機器加算……………………1,000点

注　区分番号K 340－3からK 340－7まで及びK 350からK 365までに掲げる手術に当たって，副鼻腔手術用骨軟部組織切除機器を使用した場合に算定する。

K 935 止血用加熱凝固切開装置加算…………………………………700点

注　区分番号K 476に掲げる手術に当たって，止血用加熱凝固切開装置を使用した場合に算定する。

K 936 自動縫合器加算……………………………………………2,500点

注1　区分番号K 488－4，K 511，K 513，K 514からK 514－6まで，K 517，K 522－3，K 524－2，K 524－3，K 525，

K 529からK 529－3まで，K 529－5，K 531からK 532－2まで，K 594の3及び4（ハを除く。），K 645，K 645－2，K 654－3，K 655，K 655－2，K 655－4，K 655－5，K 656－2，K 657，K 657－2，K 662，K 662－2，K 674，K 674－2，K 675の2からK 675の5まで，K 677，K 677－2，K 680，K 684－2，K 695の4からK 695の7まで，K 695－2の4からK 695－2の6まで，K 696，K 697－4，K 700からK 700－4まで，K 702からK 703－2まで，K 704，K 705の2，K 706，K 709－2からK 709－5まで，K 711－2，K 716からK 716－6まで，K 719からK 719－3まで，K 719－5，K 732の2，K 735，K 735－3，K 735－5，K 739，K 739－3，K 740，K 740－2，K 779－3，K 803からK 803－3まで並びにK 817の3に掲げる手術に当たって，自動縫合器を使用した場合に算定する。

2　区分番号K 552，K 552－2，K 554，K 555，K 557からK 557－3まで，K 560，K 594の3及びK 594の4のロに掲げる手術に当たって左心耳閉塞用クリップを使用した場合に算定する。

K 936-2 自動吻合器加算……………………………………………… **5,500点**

注　区分番号K 522－3，K 525，K 529からK 529－3まで，K 529－5，K 531からK 532－2まで，K 645，K 645－2，K 655，K 655－2，K 655－4，K 655－5，K 657，K 657－2，K 702，K 703，K 719の3，K 719－2の2，K 719－3，K 732の2のイ，K 732－2，K 739，K 740，K 740－2，K 803からK 803－3まで及びK 817の3に掲げる手術に当たって，自動吻合器を使用した場合に算定する。

K 936-3 微小血管自動縫合器加算………………………………………… **2,500点**

注　区分番号K 017及びK 020に掲げる手術に当たって，微小血管自動縫合器を使用した場合に算定する。

K 937 心拍動下冠動脈，大動脈バイパス移植術用機器加算……………**30,000点**

注　区分番号K 552－2に掲げる手術に当たって，心拍動下冠動脈，大動脈バイパス移植術用機器を使用した場合に算定する。

K 937-2 術中グラフト血流測定加算…………………………… **2,500 点**

注　手術に当たって，機器を用いてグラフト血流を測定した場合に算定する。

K 938 体外衝撃波消耗性電極加算………………………………… **3,000 点**

注　区分番号K 678 及びK 768 に掲げる手術に当たって，消耗性電極を使用した場合に算定する。

K 939 画像等手術支援加算

1　ナビゲーションによるもの………………………………… **2,000 点**

注　区分番号K 055 − 2，K 055 − 3，K 080 の 1，K 081 の 1，K 082 の 1，K 082 − 3 の 1，K 131 − 2，K 134 − 2，K 136，K 140 からK 141 − 2 まで，K 142（6 を除く。），K 142 − 2 の 1 及び 2 のイ，K 142 − 3，K 151 − 2，K 154 − 2，K 158，K 161，K 167，K 169 からK 172 まで，K 174 の 1，K 191 からK 193 まで，K 235，K 236，K 313，K 314，K 340 − 3 からK 340 − 7 まで，K 342，K 343，K 343 − 2 の 2，K 350 からK 365 まで，K 511 の 2，K 513 の 2 からK 513 の 4 まで，K 514 の 2，K 514 − 2 の 2，K 695，K 695 − 2 並びにK 697 − 4 に掲げる手術に当たって，ナビゲーションによる支援を行った場合に算定する。

2　実物大臓器立体モデルによるもの………………………… **2,000 点**

注　区分番号K 055 − 2，K 055 − 3，K 136，K 142 の 6，K 142 − 2，K 151 − 2，K 162，K 180，K 227，K 228，K 236，K 237，K 313，K 314 の 2，K 406 の 2，K 427，K 427 − 2，K 429，K 433，K 434 及びK 436 からK 444 − 2 までに掲げる手術に当たって，実物大臓器立体モデルによる支援を行った場合に算定する。

3　患者適合型手術支援ガイドによるもの…………………… **2,000 点**

注　区分番号K 082，K 082 − 3，K 437 からK 439 まで及びK 444 に掲げる手術に当たって，患者適合型手術支援ガイドによる支援を行った場合に算定する。

K 939-2 術中血管等描出撮影加算………………………………… **500 点**

注　手術に当たって，血管や腫瘍等を確認するために薬剤を用いて，血管撮影を行った場合に算定する。

K 939-3 人工肛門・人工膀胱造設術前処置加算……………………………… **450 点**

注　別に厚生労働大臣が定める施設基準に適合しているものとして地方厚生局長等に届け出た保険医療機関において，手術の前に療養上の必要性を踏まえ，人工肛門又は人工膀胱を設置する位置を決めた場合に算定する。

K 939-4 削除

K 939-5 胃瘻造設時嚥下機能評価加算…………………………………… **2,500 点**

注1　区分番号K 664 に掲げる手術に当たって，嚥下機能評価等を実施した場合に算定する。

2　別に厚生労働大臣が定める施設基準に適合しているものとして地方厚生局長等に届け出た保険医療機関以外の保険医療機関において実施される場合は，所定点数の **100 分の 80** に相当する点数により算定する。

K 939-6 凍結保存同種組織加算…………………………………………… **81,610 点**

注　別に厚生労働大臣が定める施設基準に適合しているものとして地方厚生局長等に届け出た保険医療機関において，心臓，大血管，肝臓，胆道又は膵臓の手術に当たって，凍結保存された同種組織である心臓弁又は血管を用いた場合に算定する。

K 939-7 レーザー機器加算

1　レーザー機器加算 1 ………………………………………………… **50 点**

2　レーザー機器加算 2 ………………………………………………… **100 点**

3　レーザー機器加算 3 ………………………………………………… **200 点**

注1　別に厚生労働大臣が定める施設基準に適合しているものとして地方厚生局長等に届け出た保険医療機関において，レーザー照射により手術を行った場合に算定する。

2　1については，区分番号K 406（1に限る。），K 413（1に限る。），K 421（1に限る。），K 423（1に限る。）及びK 448 に掲げる手術に当たって，レーザー手術装置を使用した場合に算定する。

3　2については，区分番号K 413（2に限る。）に掲げる手術に当たって，レーザー手術装置を使用した場合に算定する。

4　3については，区分番号K 406（2に限る。），K 409，K 411，K 421（2に限る。），K 423（2に限る。），K 451及びK 452に掲げる手術に当たって，レーザー手術装置を使用した場合に算定する。

K 939-8 超音波切削機器加算……………………………………………………… **1,000点**

注　区分番号K 443，K 444及びK 444－2に掲げる手術に当たって，超音波切削機器を使用した場合に算定する。

K 939-9 切開創局所陰圧閉鎖処置機器加算……………………………………… **5,190点**

第4節　薬　剤　料

区分

K 940 薬剤　　薬価が15円を超える場合は，薬価から15円を控除した額を10円で除して得た点数につき1点未満の端数を切り上げて得た点数に**1点**を加算して得た点数とする。

注1　薬価が15円以下である場合は，算定しない。

2　使用薬剤の薬価は，別に厚生労働大臣が定める。

第5節　特定保険医療材料料

区分

K 950 特定保険医療材料　　　　　　　材料価格を10円で除して得た点数

注　使用した特定保険医療材料の材料価格は，別に厚生労働大臣が定める。

第11部 麻　　酔

通　則

1　麻酔の費用は，第1節及び第2節の各区分の所定点数により算定する。ただし，麻酔に当たって，薬剤又は別に厚生労働大臣が定める保険医療材料（以下この部において「特定保険医療材料」という。）を使用した場合は，第1節及び第2節の各区分の所定点数に第3節又は第4節の所定点数を合算した点数により算定する。

2　未熟児，新生児（未熟児を除く。），乳児又は1歳以上3歳未満の幼児に対して麻酔を行った場合は，未熟児加算，新生児加算，乳児加算又は幼児加算として，当該麻酔の所定点数にそれぞれ所定点数の**100分の200**，**100分の200**，**100分の50**又は**100分の20**に相当する点数を加算する。

3　入院中の患者以外の患者に対し，緊急のために，休日に手術を行った場合又はその開始時間が保険医療機関の表示する診療時間以外の時間若しくは深夜である手術を行った場合の麻酔料及び神経ブロック料は，それぞれ所定点数の**100分の80**又は**100分の40**若しくは**100分の80**に相当する点数を加算した点数により算定し，入院中の患者に対し，緊急のために，休日に手術を行った場合又はその開始時間が深夜である手術を行った場合の麻酔料及び神経ブロック料は，それぞれ所定点数の**100分の80**に相当する点数を加算した点数により算定する。ただし，区分番号A000に掲げる初診料の注7のただし書に規定する保険医療機関にあっては，入院中の患者以外の患者に対し，同注のただし書に規定する厚生労働大臣が定める時間に手術を開始した場合に限り，所定点数の**100分の40**に相当する点数を加算した点数により算定する。

4　同一の目的のために2以上の麻酔を行った場合の麻酔料及び神経ブロック料は，主たる麻酔の所定点数のみにより算定する。

5　第1節に掲げられていない麻酔であって特殊なものの費用は，同節に掲げられている麻酔のうちで最も近似する麻酔の各区分の所定点数により算定する。

6　第1節に掲げられていない表面麻酔，浸潤麻酔又は簡単な伝達麻酔の費用は，薬剤を使用したときに限り，第3節の所定点数のみにより算定する。

第1節　麻　酔　料

区分

L 000 迷もう麻酔……31点

L 001 筋肉注射による全身麻酔，注腸による麻酔……120点

L 001-2 静脈麻酔

1　短時間のもの……120点

2　十分な体制で行われる長時間のもの（単純な場合）……600点

3　十分な体制で行われる長時間のもの（複雑な場合）……1,100点

注1　3歳以上6歳未満の幼児に対して静脈麻酔を行った場合は，幼児加算として，所定点数にそれぞれ所定点数の**100分の10**に相当する点数を加算する。

2　3については，静脈麻酔の実施時間が2時間を超えた場合は，麻酔管理時間加算として，**100点**を所定点数に加算する。

L 002 硬膜外麻酔

1　頸・胸部……1,500点

2　腰部……800点

3　仙骨部……340点

注　実施時間が2時間を超えた場合は，麻酔管理時間加算として，30分又はその端数を増すごとに，それぞれ**750点**，**400点**，**170点**を所定点数に加算する。

L 003 硬膜外麻酔後における局所麻酔剤の持続的注入（1日につき）（麻酔当日を除く。）……80点

注　精密持続注入を行った場合は，精密持続注入加算として，1日につき**80点**を所定点数に加算する。

L 004 脊椎麻酔……850点

注　実施時間が2時間を超えた場合は，麻酔管理時間加算として，30分又はその端数を増すごとに，**128点**を所定点数に加算する。

L 005 上・下肢伝達麻酔…………………………………………………… **170 点**

L 006 球後麻酔及び顔面・頭頸部の伝達麻酔（瞬目麻酔及び眼輪筋内浸潤麻酔を含む。）…………………………………………………… **150 点**

L 007 開放点滴式全身麻酔…………………………………………………… **310 点**

L 008 マスク又は気管内挿管による閉鎖循環式全身麻酔

1　人工心肺を用い低体温で行う心臓手術，区分番号K 552 － 2に掲げる冠動脈，大動脈バイパス移植術（人工心肺を使用しないもの）であって低体温で行うものが行われる場合又は分離肺換気及び高頻度換気法が併施される麻酔の場合

イ　別に厚生労働大臣が定める麻酔が困難な患者に行う場合…………………………………………………… **24,900 点**

ロ　イ以外の場合…………………………………………………… **18,200 点**

2　坐位における脳脊髄手術，人工心肺を用いる心臓手術（低体温で行うものを除く。）若しくは区分番号K 552 － 2に掲げる冠動脈，大動脈バイパス移植術（人工心肺を使用しないもの）（低体温で行うものを除く。）が行われる場合又は低体温麻酔，分離肺換気による麻酔若しくは高頻度換気法による麻酔の場合（1に掲げる場合を除く。）

イ　別に厚生労働大臣が定める麻酔が困難な患者に行う場合…………………………………………………… **16,720 点**

ロ　イ以外の場合…………………………………………………… **12,190 点**

3　1若しくは2以外の心臓手術が行われる場合又は伏臥位で麻酔が行われる場合（1又は2に掲げる場合を除く。）

イ　別に厚生労働大臣が定める麻酔が困難な患者に行う場合…………………………………………………… **12,610 点**

ロ　イ以外の場合…………………………………………………… **9,170 点**

4　腹腔鏡を用いた手術若しくは検査が行われる場合又は側臥位で麻酔が行われる場合（1から3までに掲げる場合を除く。）

イ　別に厚生労働大臣が定める麻酔が困難な患者に行う場合…………………………………………………… **9,130 点**

ロ　イ以外の場合…………………………………………………… **6,610 点**

5　その他の場合

イ　別に厚生労働大臣が定める麻酔が困難な患者に行う場合……………………………………………………………**8,300点**

ロ　イ以外の場合……………………………………………………**6,000点**

注1　一の当該全身麻酔において複数の項目に係る手術等が行われる場合には，最も高い点数の項目により算定する。

2　全身麻酔の実施時間が2時間を超えた場合は，麻酔管理時間加算として，30分又はその端数を増すごとに，次に掲げる点数を所定点数に加算する。

イ　1に掲げる項目に係る手術等により実施時間が2時間を超えた場合……………………………………………………**1,800点**

ロ　2に掲げる項目に係る手術等により実施時間が2時間を超えた場合……………………………………………………**1,200点**

ハ　3に掲げる項目に係る手術等により実施時間が2時間を超えた場合………………………………………………………**900点**

ニ　4に掲げる項目に係る手術等により実施時間が2時間を超えた場合………………………………………………………**660点**

ホ　5に掲げる項目に係る手術等により実施時間が2時間を超えた場合………………………………………………………**600点**

3　酸素を使用した場合は，その価格を10円で除して得た点数（酸素と併せて窒素を使用した場合は，それぞれの価格を10円で除して得た点数を合算した点数）を加算する。酸素及び窒素の価格は，別に厚生労働大臣が定める。

4　硬膜外麻酔を併せて行った場合は，硬膜外麻酔併施加算として，次に掲げる点数を所定点数に加算する。

イ　頸・胸部…………………………………………………**750点**

ロ　腰部………………………………………………………**400点**

ハ　仙骨部……………………………………………………**170点**

5　注4について，硬膜外麻酔の実施時間が2時間を超えた場合は，麻酔管理時間加算として，30分又はその端数を増すごとに，注4のイからハまでに掲げる点数にそれぞれ**375点**，**200点**，**85点**を更に所定点数に加算する。

6　マスク又は気管内挿管による閉鎖循環式全身麻酔と同一日に

行った区分番号Ｄ220に掲げる呼吸心拍監視の費用は，所定点数に含まれるものとする。

7　心臓手術が行われる場合若しくは別に厚生労働大臣が定める麻酔が困難な患者のうち冠動脈疾患若しくは弁膜症のものに行われる場合又は弁膜症のものに対するカテーテルを用いた経皮的心臓手術が行われる場合において，術中に経食道心エコー法を行った場合には，術中経食道心エコー連続監視加算として，**880点**又は**1,500点**を所定点数に加算する。

8　同種臓器移植術（生体を除く。）の麻酔を行った場合は，臓器移植術加算として，**15,250点**を所定点数に加算する。

9　区分番号Ｌ100に掲げる神経ブロックを併せて行った場合は，神経ブロック併施加算として，次に掲げる点数をそれぞれ所定点数に加算する。ただし，イを算定する場合は，注４及び注５に規定する加算は別に算定できない。

イ　別に厚生労働大臣が定める患者に対して行う場合……… **450点**

ロ　イ以外の場合…………………………………………………… **45点**

10　別に厚生労働大臣が定める麻酔が困難な患者について，腹腔鏡下手術（区分番号Ｋ672－２に掲げる腹腔鏡下胆嚢摘出術及びＫ718－２に掲げる腹腔鏡下虫垂切除術を除く。）が行われる場合において，術中に非侵襲的血行動態モニタリングを実施した場合に，非侵襲的血行動態モニタリング加算として，**500点**を所定点数に加算する。

11　区分番号Ｋ561に掲げるステントグラフト内挿術（血管損傷以外の場合において，胸部大動脈に限る。），Ｋ609に掲げる動脈血栓内膜摘出術（内頸動脈に限る。），Ｋ609－２に掲げる経皮的頸動脈ステント留置術又は人工心肺を用いる心臓血管手術において，術中に非侵襲的に脳灌流のモニタリングを実施した場合に，術中脳灌流モニタリング加算として，**1,000点**を所定点数に加算する。

Ｌ008-2 体温維持療法（１日につき） ……………………………… **12,200点**

注１　体温維持療法を開始してから３日間を限度として算定する。

２　心肺蘇生中に咽頭冷却装置を使用して体温維持療法を開始し

た場合は，体温維持迅速導入加算として，**5,000点**を所定点数に加算する。

L 008-3 経皮的体温調節療法（一連につき）……………………………**5,000点**

L 009 麻酔管理料（Ⅰ）

1　硬膜外麻酔又は脊椎麻酔を行った場合……………………………**250点**

2　マスク又は気管内挿管による閉鎖循環式全身麻酔を行った場合………………………………………………………………………………**1,050点**

注1　別に厚生労働大臣が定める施設基準に適合しているものとして地方厚生局長等に届け出た保険医療機関において，当該保険医療機関の麻酔に従事する医師（麻酔科につき医療法第6条の6第1項に規定する厚生労働大臣の許可を受けた者に限る。）が行った場合に算定する。

2　1について，帝王切開術の麻酔を行った場合は，帝王切開術時麻酔加算として，**700点**を所定点数に加算する。

3　区分番号L 010に掲げる麻酔管理料（Ⅱ）を算定している場合は算定できない。

4　区分番号K 017，K 020，K 136－2，K 142－2の1，K 151－2，K 154－2，K 169の1，K 172，K 175の2，K 177，K 314の2，K 379－2の2，K 394の2，K 395，K 403の2，K 415の2，K 514の9，K 514－4，K 519，K 529の1，K 529－2の1，K 529－2の2，K 552，K 553の3，K 553－2の2，K 553－2の3，K 555の3，K 558，K 560の1のイからK 560の1のハまで，K 560の2，K 560の3のイからK 560の3のニまで，K 560の4，K 560の5，K 560－2の2のニ，K 567の3，K 579－2の2，K 580の2，K 581の3，K 582の2，K 582の3，K 583，K 584の2，K 585，K 586の2，K 587，K 592－2，K 605－2，K 605－4，K 610の1，K 645，K 645－2，K 675の4，K 675の5，K 677－2の1，K 695の4から7まで，K 697－5，K 697－7，K 703，K 704，K 801の1，K 803の2，K 803の4及びK 803－2に掲げる手術に当たって，区分番号L 008に掲げるマスク又は気管内挿管による閉鎖循環式全身麻酔の実施時間

が8時間を超えた場合は，長時間麻酔管理加算として，**7,500点**を所定点数に加算する。

5　2について，別に厚生労働大臣が定める施設基準に適合しているものとして地方厚生局長等に届け出た保険医療機関に入院している患者に対して，当該保険医療機関の薬剤師が，病棟等において薬剤関連業務を実施している薬剤師等と連携して，周術期に必要な薬学的管理を行った場合は，周術期薬剤管理加算として，**75点**を所定点数に加算する。

L 010 麻酔管理料（Ⅱ）

1　硬膜外麻酔又は脊椎麻酔を行った場合……………………………**150点**

2　マスク又は気管内挿管による閉鎖循環式全身麻酔を行った場合…………………………………………………………………………**450点**

注1　別に厚生労働大臣が定める施設基準に適合しているものとして地方厚生局長等に届け出た保険医療機関において行った場合に算定する。

2　2について，別に厚生労働大臣が定める施設基準に適合しているものとして地方厚生局長等に届け出た保険医療機関に入院している患者に対して，当該保険医療機関の薬剤師が，病棟等において薬剤関連業務を実施している薬剤師等と連携して，周術期に必要な薬学的管理を行った場合は，周術期薬剤管理加算として，**75点**を所定点数に加算する。

第2節　神経ブロック料

区分

L 100 神経ブロック（局所麻酔剤又はボツリヌス毒素使用）

1　トータルスパイナルブロック，三叉神経半月神経節ブロック，胸部交感神経節ブロック，腹腔神経叢ブロック，頸・胸部硬膜外ブロック，神経根ブロック，下腸間膜動脈神経叢ブロック，上下腹神経叢ブロック……………………………………………**1,500点**

2　眼神経ブロック，上顎神経ブロック，下顎神経ブロック，舌咽神経ブロック，蝶形口蓋神経節ブロック，腰部硬膜外ブロック………………………………………………………………**800点**

3　腰部交感神経節ブロック，くも膜下脊髄神経ブロック，ヒッチコック療法，腰神経叢ブロック……………………………………… **570 点**

4　眼瞼痙攣，片側顔面痙攣，痙性斜頸，上肢痙縮又は下肢痙縮の治療目的でボツリヌス毒素を用いた場合……………………………… **400 点**

5　星状神経節ブロック，仙骨部硬膜外ブロック，顔面神経ブロック…………………………………………………………………… **340 点**

6　腕神経叢ブロック，おとがい神経ブロック，舌神経ブロック，迷走神経ブロック，副神経ブロック，横隔神経ブロック，深頸神経叢ブロック，眼窩上神経ブロック，眼窩下神経ブロック，滑車神経ブロック，耳介側頭神経ブロック，浅頸神経叢ブロック，肩甲背神経ブロック，肩甲上神経ブロック，外側大腿皮神経ブロック，閉鎖神経ブロック，不対神経節ブロック，前頭神経ブロック…………………………………………………………………… **170 点**

7　頸・胸・腰傍脊椎神経ブロック，上喉頭神経ブロック，肋間神経ブロック，腸骨下腹神経ブロック，腸骨鼠径神経ブロック，大腿神経ブロック，坐骨神経ブロック，陰部神経ブロック，経仙骨孔神経ブロック，後頭神経ブロック，筋皮神経ブロック，正中神経ブロック，尺骨神経ブロック，腋窩神経ブロック，橈骨神経ブロック，仙腸関節枝神経ブロック，頸・胸・腰椎後枝内側枝神経ブロック，脊髄神経前枝神経ブロック……………………………**90 点**

注　上記以外の神経ブロック(局所麻酔剤又はボツリヌス毒素使用)は，区分番号Ｌ102 に掲げる神経幹内注射で算定する。

L 101 神経ブロック（神経破壊剤，高周波凝固法又はパルス高周波法使用）

1　下垂体ブロック，三叉神経半月神経節ブロック，腹腔神経叢ブロック，くも膜下脊髄神経ブロック，神経根ブロック，下腸間膜動脈神経叢ブロック，上下腹神経叢ブロック，腰神経叢ブロック………………………………………………………………… **3,000 点**

2　胸・腰交感神経節ブロック，頸・胸・腰傍脊椎神経ブロック，眼神経ブロック，上顎神経ブロック，下顎神経ブロック，舌咽神経ブロック，蝶形口蓋神経節ブロック，顔面神経ブロック…… **1,800 点**

3　眼窩上神経ブロック，眼窩下神経ブロック，おとがい神経ブロック，舌神経ブロック，副神経ブロック，滑車神経ブロック，耳介側頭神経ブロック，閉鎖神経ブロック，不対神経節ブロック，前頭神経ブロック……………………………………………………800点

4　迷走神経ブロック，横隔神経ブロック，上喉頭神経ブロック，浅頸神経叢ブロック，肋間神経ブロック，腸骨下腹神経ブロック，腸骨鼠径神経ブロック，外側大腿皮神経ブロック，大腿神経ブロック，坐骨神経ブロック，陰部神経ブロック，経仙骨孔神経ブロック，後頭神経ブロック，仙腸関節枝神経ブロック，頸・胸・腰椎後枝内側枝神経ブロック，脊髄神経前枝神経ブロック……340点

注　上記以外の神経ブロック（神経破壊剤，高周波凝固法又はパルス高周波法使用）は，区分番号L 102に掲げる神経幹内注射で算定する。

L 102 神経幹内注射……………………………………………………25点

L 103 カテラン硬膜外注射……………………………………………140点

L 104 トリガーポイント注射…………………………………………70点

L 105 神経ブロックにおける麻酔剤の持続的注入（1日につき）（チューブ挿入当日を除く。）…………………………………………………80点

注　精密持続注入を行った場合は，精密持続注入加算として，1日につき**80点**を所定点数に加算する。

第3節　薬　剤　料

区分

L 200 薬剤　　薬価が15円を超える場合は，薬価から15円を控除した額を10円で除して得た点数につき1点未満の端数を切り上げて得た点数に**1点**を加算して得た点数とする。

注1　薬価が15円以下である場合は，算定しない。

2　使用薬剤の薬価は，別に厚生労働大臣が定める。

第4節　特定保険医療材料料

区分

L 300 特定保険医療材料　　　　材料価格を10円で除して得た点数

注　使用した特定保険医療材料の材料価格は，別に厚生労働大臣が定める。

第12部　放射線治療

通　則

1　放射線治療の費用は，第1節の各区分の所定点数により算定する。ただし，放射線治療に当たって，別に厚生労働大臣が定める保険医療材料（以下この部において「特定保険医療材料」という。）を使用した場合は，第1節の所定点数に第2節の所定点数を合算した点数により算定する。

2　第1節に掲げられていない放射線治療であって特殊なものの費用は，第1節に掲げられている放射線治療のうちで最も近似する放射線治療の所定点数により算定する。

3　新生児，3歳未満の乳幼児（新生児を除く。），3歳以上6歳未満の幼児又は6歳以上15歳未満の小児に対して放射線治療（区分番号M000からM001－3まで及びM002からM004までに掲げる放射線治療に限る。）を行った場合は，小児放射線治療加算として，当該放射線治療の所定点数にそれぞれ所定点数の**100分の80**，**100分の50**，**100分の30**又は**100分の20**に相当する点数を加算する。

第1節　放射線治療管理・実施料

区分

M000 放射線治療管理料（分布図の作成1回につき）

1　1門照射，対向2門照射又は外部照射を行った場合……… **2,700点**

2　非対向2門照射，3門照射又は腔内照射を行った場合…… **3,100点**

3　4門以上の照射，運動照射，原体照射又は組織内照射を行った場合…………………………………………………………… **4,000点**

4　強度変調放射線治療（ＩＭＲＴ）による体外照射を行った場合………………………………………………………… **5,000点**

注1　線量分布図を作成し，区分番号M001に掲げる体外照射，区分番号M004の1に掲げる外部照射，区分番号M004の2に掲げる腔内照射又は区分番号M004の3に掲げる組織内照射によ

る治療を行った場合に，分布図の作成１回につき１回，一連につき２回に限り算定する。

2　別に厚生労働大臣が定める施設基準に適合しているものとして地方厚生局長等に届け出た保険医療機関において，患者に対して，放射線治療を専ら担当する常勤の医師が策定した照射計画に基づく医学的管理（区分番号Ｍ001の２に掲げる高エネルギー放射線治療及び区分番号Ｍ001の３に掲げる強度変調放射線治療（ＩＭＲＴ）に係るものに限る。）を行った場合は，放射線治療専任加算として，**330点**を所定点数に加算する。

3　注２に規定する別に厚生労働大臣が定める施設基準に適合しているものとして地方厚生局長等に届け出た保険医療機関において，放射線治療を必要とする悪性腫瘍の患者であって，入院中の患者以外のもの等に対して，放射線治療（区分番号Ｍ001の２に掲げる高エネルギー放射線治療及び区分番号Ｍ001の３に掲げる強度変調放射線治療（ＩＭＲＴ）に係るものに限る。）を実施した場合に，外来放射線治療加算として，患者１人１日につき１回に限り**100点**を所定点数に加算する。

4　別に厚生労働大臣が定める施設基準に適合しているものとして地方厚生局長等に届け出た保険医療機関において，緊急時の放射線治療の治療計画を，別に厚生労働大臣が定める施設基準に適合しているものとして地方厚生局長等に届け出た別の保険医療機関と共同して策定した場合に，遠隔放射線治療計画加算として，一連の治療につき１回に限り**2,000点**を所定点数に加算する。

M 000-2　放射性同位元素内用療法管理料

1　甲状腺癌に対するもの…………………………………… 1,390点

2　甲状腺機能亢進症に対するもの………………………… 1,390点

3　固形癌骨転移による疼痛に対するもの………………… 1,700点

4　Ｂ細胞性非ホジキンリンパ腫に対するもの…………… 3,000点

5　骨転移のある去勢抵抗性前立腺癌に対するもの……… 2,630点

6　神経内分泌腫瘍に対するもの………………………… 2,660点

7　褐色細胞腫に対するもの……………………………… 1,820点

注1　1及び2については，甲状腺疾患（甲状腺癌及び甲状腺機能亢進症）を有する患者に対して，放射性同位元素内用療法を行い，かつ，計画的な治療管理を行った場合に，月1回に限り算定する。

2　3については，固形癌骨転移による疼痛を有する患者に対して，放射性同位元素内用療法を行い，かつ，計画的な治療管理を行った場合に，月1回に限り算定する。

3　4については，B細胞性非ホジキンリンパ腫の患者に対して，放射性同位元素内用療法を行い，かつ，計画的な治療管理を行った場合に，月1回に限り算定する。

4　5については，骨転移のある去勢抵抗性前立腺癌の患者に対して，放射性同位元素内用療法を行い，かつ，計画的な治療管理を行った場合に，放射性同位元素を投与した日に限り算定する。

5　6については，ソマトスタチン受容体陽性の神経内分泌腫瘍の患者に対して，放射性同位元素内用療法を行い，かつ，計画的な治療管理を行った場合に，放射性同位元素を投与した日に限り算定する。

6　7については，MIBG集積陽性の治癒切除不能な褐色細胞腫（パラガングリオーマを含む。）の患者に対して，放射性同位元素内用療法を行い，かつ，計画的な治療管理を行った場合に，放射性同位元素を投与した日に限り算定する。

M 001 体外照射

1　エックス線表在治療

イ　1回目……………………………………………………………**110点**

ロ　2回目……………………………………………………………**33点**

2　高エネルギー放射線治療

イ　1回目

(1)　1門照射又は対向2門照射を行った場合…………………**840点**

(2)　非対向2門照射又は3門照射を行った場合……………**1,320点**

(3)　4門以上の照射，運動照射又は原体照射を行った場合…**1,800点**

ロ　2回目

(1)　１門照射又は対向２門照射を行った場合…………………… **420点**

(2)　非対向２門照射又は３門照射を行った場合……………… **660点**

(3)　４門以上の照射，運動照射又は原体照射を行った場合…… **900点**

注１　別に厚生労働大臣が定める施設基準に適合しているものとして地方厚生局長等に届け出た保険医療機関以外の保険医療機関において行われる場合は，所定点数の**100分の70**に相当する点数により算定する。

２　別に厚生労働大臣が定める施設基準に適合しているものとして地方厚生局長等に届け出た保険医療機関において，１回の線量が2.5Ｇｙ以上の全乳房照射を行った場合は，一回線量増加加算として，**690点**を所定点数に加算する。

3　強度変調放射線治療（ＩＭＲＴ）………………………… **3,000点**

注１　別に厚生労働大臣が定める施設基準に適合しているものとして地方厚生局長等に届け出た保険医療機関において，別に厚生労働大臣が定める患者に対して，放射線治療を実施した場合に算定する。

２　別に厚生労働大臣が定める施設基準に適合しているものとして地方厚生局長等に届け出た保険医療機関において，１回の線量が３Ｇｙ以上の前立腺照射を行った場合は，一回線量増加加算として，**1,400点**を所定点数に加算する。

注１　疾病，部位又は部位数にかかわらず，１回につき算定する。

２　術中照射療法を行った場合は，術中照射療法加算として，患者１人につき１日を限度として，**5,000点**を所定点数に加算する。

３　体外照射用固定器具を使用した場合は，体外照射用固定器具加算として，**1,000点**を所定点数に加算する。

４　別に厚生労働大臣が定める施設基準に適合しているものとして地方厚生局長等に届け出た保険医療機関において，放射線治療を専ら担当する常勤の医師が画像誘導放射線治療（ＩＧＲＴ）による体外照射を行った場合（イの場合は，乳房照射に係るもの，ロ及びハの場合は，２のイの(3)若しくはロの(3)又は３に係るものに限る。）には，画像誘導放射線治療加算として，患者

１人１日につき１回に限り，次に掲げる区分に従い，いずれかを所定点数に加算する。

イ　体表面の位置情報によるもの……………………………… 150 点

ロ　骨構造の位置情報によるもの……………………………… 300 点

ハ　腫瘍の位置情報によるもの………………………………… 450 点

5　別に厚生労働大臣が定める施設基準に適合しているものとして地方厚生局長等に届け出た保険医療機関において，呼吸性移動対策を行った場合は，体外照射呼吸性移動対策加算として，150 点を所定点数に加算する。

M 001-2 ガンマナイフによる定位放射線治療……………………………50,000 点

M 001-3 直線加速器による放射線治療（一連につき）

1　定位放射線治療の場合…………………………………………63,000 点

2　1 以外の場合……………………………………………………… 8,000 点

注1　定位放射線治療のうち，患者の体幹部に対して行われるものについては，別に厚生労働大臣が定める施設基準に適合しているものとして地方厚生局長等に届け出た保険医療機関において行われる場合に限り算定する。

2　定位放射線治療について，別に厚生労働大臣が定める施設基準に適合しているものとして地方厚生局長等に届け出た保険医療機関において，呼吸性移動対策を行った場合は，定位放射線治療呼吸性移動対策加算として，所定点数に次の点数を加算する。

イ　動体追尾法……………………………………………………10,000 点

ロ　その他……………………………………………………………… 5,000 点

M 001-4 粒子線治療（一連につき）

1　希少な疾病に対して実施した場合

イ　重粒子線治療の場合………………………………………… 187,500 点

ロ　陽子線治療の場合…………………………………………… 187,500 点

2　1 以外の特定の疾病に対して実施した場合

イ　重粒子線治療の場合………………………………………… 110,000 点

ロ　陽子線治療の場合…………………………………………… 110,000 点

注1　別に厚生労働大臣が定める施設基準に適合しているものと

して地方厚生局長等に届け出た保険医療機関において，別に厚生労働大臣が定める患者に対して行われる場合に限り算定する。

2　粒子線治療の適応判定体制に関する別に厚生労働大臣が定める施設基準に適合しているものとして地方厚生局長等に届け出た保険医療機関において，粒子線治療の適応判定に係る検討が実施された場合には，粒子線治療適応判定加算として，**40,000点**を所定点数に加算する。

3　別に厚生労働大臣が定める施設基準に適合しているものとして地方厚生局長等に届け出た保険医療機関において，放射線治療を担当する専従の医師が策定した照射計画に基づく医学的管理を行った場合には，粒子線治療医学管理加算として，**10,000点**を所定点数に加算する。

M 001-5 ホウ素中性子捕捉療法（一連につき）…………………………**187,500点**

注1　別に厚生労働大臣が定める施設基準に適合しているものとして地方厚生局長等に届け出た保険医療機関において，別に厚生労働大臣が定める患者に対して行われる場合に限り算定する。

2　ホウ素中性子捕捉療法の適応判定体制に関する別に厚生労働大臣が定める施設基準に適合しているものとして地方厚生局長等に届け出た保険医療機関において，ホウ素中性子捕捉療法の適応判定に係る検討が実施された場合には，ホウ素中性子捕捉療法適応判定加算として，**40,000点**を所定点数に加算する。

3　別に厚生労働大臣が定める施設基準に適合しているものとして地方厚生局長等に届け出た保険医療機関において，ホウ素中性子捕捉療法に関する専門の知識を有する医師が策定した照射計画に基づく医学的管理を行った場合には，ホウ素中性子捕捉療法医学管理加算として，**10,000点**を所定点数に加算する。

4　体外照射用固定器具を使用した場合は，体外照射用固定器具加算として，**1,000点**を所定点数に加算する。

M 002 全身照射（一連につき）………………………………………………**30,000点**

注　造血幹細胞移植を目的として行われるものに限る。

M 003 電磁波温熱療法（一連につき）

1　**深在性悪性腫瘍に対するもの**……………………………**9,000 点**

2　**浅在性悪性腫瘍に対するもの**……………………………**6,000 点**

M 004 密封小線源治療（一連につき）

1　**外部照射**……………………………………………………………**80 点**

2　**腔内照射**

イ　高線量率イリジウム照射を行った場合又は新型コバルト小線源治療装置を用いた場合………………………………………**12,000 点**

ロ　その他の場合……………………………………………………**5,000 点**

3　**組織内照射**

イ　前立腺癌に対する永久挿入療法…………………………**48,600 点**

ロ　高線量率イリジウム照射を行った場合又は新型コバルト小線源治療装置を用いた場合………………………………………**23,000 点**

ハ　その他の場合……………………………………………………**19,000 点**

4　**放射性粒子照射**（本数に関係なく）…………………………**8,000 点**

注 1　疾病，部位又は部位数にかかわらず，一連につき算定する。

2　使用した高線量率イリジウムの費用として，購入価格を50円で除して得た点数を加算する。

3　使用した低線量率イリジウムの費用として，購入価格を10円で除して得た点数を加算する。

4　前立腺癌に対する永久挿入療法を行った場合は，線源使用加算として，使用した線源の費用として1個につき**630 点**を所定点数に加算する。ただし，この場合において，注6の加算は算定できない。

5　食道用アプリケーター又は気管，気管支用アプリケーターを使用した場合は，食道用アプリケーター加算又は気管，気管支用アプリケーター加算として，それぞれ**6,700 点**又は**4,500 点**を所定点数に加算する。

6　使用した放射性粒子の費用として，購入価格を10円で除して得た点数を加算する。

7　使用したコバルトの費用として，購入価格を1,000円で除して得た点数を加算する。

8　別に厚生労働大臣が定める施設基準に適合しているものと

して地方厚生局長等に届け出た保険医療機関において，放射線治療を専ら担当する常勤の医師が画像誘導密封小線源治療（ＩＧＢＴ）（２のイに係るものに限る。）を行った場合には，画像誘導密封小線源治療加算として，一連につき**1,200点**を所定点数に加算する。

M 005 血液照射……………………………………………………………**110点**

第２節　特定保険医療材料料

区分

M 200 特定保険医療材料　　　　　　　　材料価格を10円で除して得た点数

注　使用した特定保険医療材料の材料価格は，別に厚生労働大臣が定める。

第13部　病理診断

通　則

1　病理診断の費用は，第1節及び第2節の各区分の所定点数を合算した点数により算定する。ただし，病理診断に当たって患者から検体を穿刺し又は採取した場合は，第1節及び第2節並びに第3部第4節の各区分の所定点数を合算した点数により算定する。

2　病理診断に当たって患者に対し薬剤を施用した場合は，特に規定する場合を除き，前号により算定した点数及び第3部第5節の所定点数を合算した点数により算定する。

3　病理診断に当たって，別に厚生労働大臣が定める保険医療材料（以下この部において「特定保険医療材料」という。）を使用した場合は，前2号により算定した点数及び第3部第6節の所定点数を合算した点数により算定する。

4　第1節又は第2節に掲げられていない病理診断であって特殊なものの費用は，第1節又は第2節に掲げられている病理診断のうちで最も近似する病理診断の各区分の所定点数により算定する。

5　対称器官に係る病理標本作製料の各区分の所定点数は，両側の器官の病理標本作製料に係る点数とする。

6　保険医療機関が，患者の人体から排出され，又は採取された検体について，当該保険医療機関以外の施設に臨床検査技師等に関する法律第2条に規定する病理学的検査を委託する場合における病理診断に要する費用については，第3部検査の通則第6号に規定する別に厚生労働大臣が定めるところにより算定する。ただし，区分番号N 006に掲げる病理診断料については，別に厚生労働大臣が定める施設基準に適合しているものとして地方厚生局長等に届け出た保険医療機関間において行うときに限り算定する。

7　保険医療機関間のデジタル病理画像（病理標本に係るデジタル画像のことをいう。以下この表において同じ。）の送受信及び受信側の保険医療機関における当該デジタル病理画像の観察により，区分番号Ｎ003に掲げる術中迅速病理組織標本作製又は区分番号Ｎ003－２に掲げる迅速細胞診を行う場合には，別に厚生労働大臣が定める施設基準に適合しているものとして地方厚生局長等に届け出た保険医療機関間において行うときに限り算定する。

第１節　病理標本作製料

通　則

１　病理標本作製に当たって，３臓器以上の標本作製を行った場合は，３臓器を限度として算定する。

２　リンパ節については，所属リンパ節ごとに１臓器として数えるが，複数の所属リンパ節が１臓器について存在する場合は，当該複数の所属リンパ節を１臓器として数える。

区分

N 000 病理組織標本作製

１　組織切片によるもの（１臓器につき）……………………………**860点**

２　セルブロック法によるもの（１部位につき）………………………**860点**

N 001 電子顕微鏡病理組織標本作製（１臓器につき）…………………**2,000点**

N 002 免疫染色（免疫抗体法）**病理組織標本作製**

１　エストロジェンレセプター……………………………………………**720点**

２　プロジェステロンレセプター…………………………………………**690点**

３　ＨＥＲ２タンパク……………………………………………………**690点**

４　ＥＧＦＲタンパク……………………………………………………**690点**

５　ＣＣＲ４タンパク…………………………………………………**10,000点**

６　ＡＬＫ融合タンパク…………………………………………………**2,700点**

７　ＣＤ30…………………………………………………………………**400点**

８　その他（１臓器につき）………………………………………………**400点**

注１　１及び２の病理組織標本作製を同一月に実施した場合は，**180点**を主たる病理組織標本作製の所定点数に加算する。

２　８について，確定診断のために４種類以上の抗体を用いた免疫染色が必要な患者に対して，標本作製を実施した場合には，**1,200点**を所定点数に加算する。

N 003 術中迅速病理組織標本作製（1手術につき）……………………… **1,990点**

N 003-2 迅速細胞診

1　手術中の場合（1手術につき）……………………………………… **450点**

2　検査中の場合（1検査につき）……………………………………… **450点**

N 004 細胞診（1部位につき）

1　婦人科材料等によるもの……………………………………………… **150点**

2　穿刺吸引細胞診，体腔洗浄等によるもの…………………………… **190点**

注1　1について，固定保存液に回収した検体から標本を作製して，診断を行った場合には，婦人科材料等液状化検体細胞診加算として，**45点**を所定点数に加算する。

2　2について，過去に穿刺し又は採取し，固定保存液に回収した検体から標本を作製して，診断を行った場合には，液状化検体細胞診加算として，**85点**を所定点数に加算する。

N 005 ＨＥＲ２遺伝子標本作製

1　単独の場合…………………………………………………………… **2,700点**

2　区分番号Ｎ002に掲げる免疫染色（免疫抗体法）病理組織標本作製の３による病理標本作製を併せて行った場合…………… **3,050点**

N 005-2 ＡＬＫ融合遺伝子標本作製………………………………………… **6,520点**

N 005-3 ＰＤ－Ｌ１タンパク免疫染色（免疫抗体法）**病理組織標本作製**…………………………………………………………………… **2,700点**

N 005-4 ミスマッチ修復タンパク免疫染色（免疫抗体法）**病理組織標本作製**…………………………………………………………………… **2,700点**

注　別に厚生労働大臣が定める施設基準に適合しているものとして地方厚生局長等に届け出た保険医療機関において，ミスマッチ修復タンパク免疫染色（免疫抗体法）病理組織標本作製を実施し，その結果について患者又はその家族等に対し遺伝カウンセリングを行った場合には，遺伝カウンセリング加算として，患者１人につき月１回に限り，**1,000点**を所定点数に加算する。

N 005-5 ＢＲＡＦ　Ｖ600Ｅ変異タンパク免疫染色（免疫抗体法）**病理組織標本作製**…………………………………………………………… **1,600点**

第2節　病理診断・判断料

区分

N 006 病理診断料

1　組織診断料……………………………………………………………520点

2　細胞診断料……………………………………………………………200点

注1　1については，病理診断を専ら担当する医師が勤務する病院又は病理診断を専ら担当する常勤の医師が勤務する診療所である保険医療機関において，区分番号N 000に掲げる病理組織標本作製，区分番号N 001に掲げる電子顕微鏡病理組織標本作製，区分番号N 002に掲げる免疫染色（免疫抗体法）病理組織標本作製若しくは区分番号N 003に掲げる術中迅速病理組織標本作製により作製された組織標本（区分番号N 000に掲げる病理組織標本作製又は区分番号N 002に掲げる免疫染色（免疫抗体法）病理組織標本作製により作製された組織標本のデジタル病理画像を含む。）に基づく診断を行った場合又は当該保険医療機関以外の保険医療機関で作製された組織標本（当該保険医療機関以外の保険医療機関で区分番号N 000に掲げる病理組織標本作製又は区分番号N 002に掲げる免疫染色（免疫抗体法）病理組織標本作製により作製された組織標本のデジタル病理画像を含む。）に基づく診断を行った場合に，これらの診断の別又は回数にかかわらず，月1回に限り算定する。

2　2については，病理診断を専ら担当する医師が勤務する病院又は病理診断を専ら担当する常勤の医師が勤務する診療所である保険医療機関において，区分番号N 003-2に掲げる迅速細胞診若しくは区分番号N 004に掲げる細胞診の2により作製された標本に基づく診断を行った場合又は当該保険医療機関以外の保険医療機関で作製された標本に基づく診断を行った場合に，これらの診断の別又は回数にかかわらず，月1回に限り算定する。

3　当該保険医療機関以外の保険医療機関で作製された標本に基づき診断を行った場合は，区分番号N 000からN 004までに掲げる病理標本作製料は，別に算定できない。

4　病理診断管理に関する別に厚生労働大臣が定める施設基準に適合しているものとして地方厚生局長等に届け出た保険医療機関において，病理診断を専ら担当する常勤の医師が病理診断を行い，その結果を文書により報告した場合には，当該基準に係る区分に従い，次に掲げる点数を所定点数に加算する。

イ　病理診断管理加算１

(1)　組織診断を行った場合…………………………………120 点

(2)　細胞診断を行った場合……………………………………60 点

ロ　病理診断管理加算２

(1)　組織診断を行った場合…………………………………320 点

(2)　細胞診断を行った場合…………………………………160 点

5　１については，別に厚生労働大臣が定める施設基準に適合しているものとして地方厚生局長等に届け出た保険医療機関において，悪性腫瘍に係る手術の検体から区分番号Ｎ000 に掲げる病理組織標本作製の１又は区分番号Ｎ002 に掲げる免疫染色（免疫抗体法）病理組織標本作製により作製された組織標本に基づく診断を行った場合は，悪性腫瘍病理組織標本加算として，**150 点**を所定点数に加算する。

N 007 病理判断料……………………………………………………………………**130 点**

注１　行われた病理標本作製の種類又は回数にかかわらず，月１回に限り算定する。

2　区分番号Ｎ006 に掲げる病理診断料を算定した場合には，算定しない。

第14部 そ の 他

通 則

1 処遇の費用は，第1節若しくは第2節の各区分の所定点数のみにより，又は第1節及び第2節の各区分の所定点数を合算した点数により算定する。

2 処遇改善に当たって，歯科診療及び歯科診療以外の診療を併せて行う保険医療機関にあっては，歯科診療及び歯科診療以外の診療につき，それぞれ別に第2節（入院ベースアップ評価料を除く。）の各区分に掲げるベースアップ評価料を算定する。

第1節 看護職員処遇改善評価料

区分

O 000 看護職員処遇改善評価料（1日につき）

1 看護職員処遇改善評価料1……1点
2 看護職員処遇改善評価料2……2点
3 看護職員処遇改善評価料3……3点
4 看護職員処遇改善評価料4……4点
5 看護職員処遇改善評価料5……5点
6 看護職員処遇改善評価料6……6点
7 看護職員処遇改善評価料7……7点
8 看護職員処遇改善評価料8……8点
9 看護職員処遇改善評価料9……9点
10 看護職員処遇改善評価料10……10点
11 看護職員処遇改善評価料11……11点
12 看護職員処遇改善評価料12……12点
13 看護職員処遇改善評価料13……13点
14 看護職員処遇改善評価料14……14点
15 看護職員処遇改善評価料15……15点

16　看護職員処遇改善評価料16……………………………………16点
17　看護職員処遇改善評価料17……………………………………17点
18　看護職員処遇改善評価料18……………………………………18点
19　看護職員処遇改善評価料19……………………………………19点
20　看護職員処遇改善評価料20……………………………………20点
21　看護職員処遇改善評価料21……………………………………21点
22　看護職員処遇改善評価料22……………………………………22点
23　看護職員処遇改善評価料23……………………………………23点
24　看護職員処遇改善評価料24……………………………………24点
25　看護職員処遇改善評価料25……………………………………25点
26　看護職員処遇改善評価料26……………………………………26点
27　看護職員処遇改善評価料27……………………………………27点
28　看護職員処遇改善評価料28……………………………………28点
29　看護職員処遇改善評価料29……………………………………29点
30　看護職員処遇改善評価料30……………………………………30点
31　看護職員処遇改善評価料31……………………………………31点
32　看護職員処遇改善評価料32……………………………………32点
33　看護職員処遇改善評価料33……………………………………33点
34　看護職員処遇改善評価料34……………………………………34点
35　看護職員処遇改善評価料35……………………………………35点
36　看護職員処遇改善評価料36……………………………………36点
37　看護職員処遇改善評価料37……………………………………37点
38　看護職員処遇改善評価料38……………………………………38点
39　看護職員処遇改善評価料39……………………………………39点
40　看護職員処遇改善評価料40……………………………………40点
41　看護職員処遇改善評価料41……………………………………41点
42　看護職員処遇改善評価料42……………………………………42点
43　看護職員処遇改善評価料43……………………………………43点
44　看護職員処遇改善評価料44……………………………………44点
45　看護職員処遇改善評価料45……………………………………45点
46　看護職員処遇改善評価料46……………………………………46点
47　看護職員処遇改善評価料47……………………………………47点

48 看護職員処遇改善評価料48……………………………………………………48点
49 看護職員処遇改善評価料49……………………………………………………49点
50 看護職員処遇改善評価料50……………………………………………………50点
51 看護職員処遇改善評価料51……………………………………………………51点
52 看護職員処遇改善評価料52……………………………………………………52点
53 看護職員処遇改善評価料53……………………………………………………53点
54 看護職員処遇改善評価料54……………………………………………………54点
55 看護職員処遇改善評価料55……………………………………………………55点
56 看護職員処遇改善評価料56……………………………………………………56点
57 看護職員処遇改善評価料57……………………………………………………57点
58 看護職員処遇改善評価料58……………………………………………………58点
59 看護職員処遇改善評価料59……………………………………………………59点
60 看護職員処遇改善評価料60……………………………………………………60点
61 看護職員処遇改善評価料61……………………………………………………61点
62 看護職員処遇改善評価料62……………………………………………………62点
63 看護職員処遇改善評価料63……………………………………………………63点
64 看護職員処遇改善評価料64……………………………………………………64点
65 看護職員処遇改善評価料65……………………………………………………65点
66 看護職員処遇改善評価料66……………………………………………………66点
67 看護職員処遇改善評価料67……………………………………………………67点
68 看護職員処遇改善評価料68……………………………………………………68点
69 看護職員処遇改善評価料69……………………………………………………69点
70 看護職員処遇改善評価料70……………………………………………………70点
71 看護職員処遇改善評価料71……………………………………………………71点
72 看護職員処遇改善評価料72……………………………………………………72点
73 看護職員処遇改善評価料73……………………………………………………73点
74 看護職員処遇改善評価料74……………………………………………………74点
75 看護職員処遇改善評価料75……………………………………………………75点
76 看護職員処遇改善評価料76……………………………………………………76点
77 看護職員処遇改善評価料77……………………………………………………77点
78 看護職員処遇改善評価料78……………………………………………………78点
79 看護職員処遇改善評価料79……………………………………………………79点

80　看護職員処遇改善評価料80……………………………………………80点
81　看護職員処遇改善評価料81……………………………………………81点
82　看護職員処遇改善評価料82……………………………………………82点
83　看護職員処遇改善評価料83……………………………………………83点
84　看護職員処遇改善評価料84……………………………………………84点
85　看護職員処遇改善評価料85……………………………………………85点
86　看護職員処遇改善評価料86……………………………………………86点
87　看護職員処遇改善評価料87……………………………………………87点
88　看護職員処遇改善評価料88……………………………………………88点
89　看護職員処遇改善評価料89……………………………………………89点
90　看護職員処遇改善評価料90……………………………………………90点
91　看護職員処遇改善評価料91……………………………………………91点
92　看護職員処遇改善評価料92……………………………………………92点
93　看護職員処遇改善評価料93……………………………………………93点
94　看護職員処遇改善評価料94……………………………………………94点
95　看護職員処遇改善評価料95……………………………………………95点
96　看護職員処遇改善評価料96……………………………………………96点
97　看護職員処遇改善評価料97……………………………………………97点
98　看護職員処遇改善評価料98……………………………………………98点
99　看護職員処遇改善評価料99……………………………………………99点
100　看護職員処遇改善評価料100…………………………………………100点
101　看護職員処遇改善評価料101…………………………………………101点
102　看護職員処遇改善評価料102…………………………………………102点
103　看護職員処遇改善評価料103…………………………………………103点
104　看護職員処遇改善評価料104…………………………………………104点
105　看護職員処遇改善評価料105…………………………………………105点
106　看護職員処遇改善評価料106…………………………………………106点
107　看護職員処遇改善評価料107…………………………………………107点
108　看護職員処遇改善評価料108…………………………………………108点
109　看護職員処遇改善評価料109…………………………………………109点
110　看護職員処遇改善評価料110…………………………………………110点
111　看護職員処遇改善評価料111…………………………………………111点

112　看護職員処遇改善評価料112……112点
113　看護職員処遇改善評価料113……113点
114　看護職員処遇改善評価料114……114点
115　看護職員処遇改善評価料115……115点
116　看護職員処遇改善評価料116……116点
117　看護職員処遇改善評価料117……117点
118　看護職員処遇改善評価料118……118点
119　看護職員処遇改善評価料119……119点
120　看護職員処遇改善評価料120……120点
121　看護職員処遇改善評価料121……121点
122　看護職員処遇改善評価料122……122点
123　看護職員処遇改善評価料123……123点
124　看護職員処遇改善評価料124……124点
125　看護職員処遇改善評価料125……125点
126　看護職員処遇改善評価料126……126点
127　看護職員処遇改善評価料127……127点
128　看護職員処遇改善評価料128……128点
129　看護職員処遇改善評価料129……129点
130　看護職員処遇改善評価料130……130点
131　看護職員処遇改善評価料131……131点
132　看護職員処遇改善評価料132……132点
133　看護職員処遇改善評価料133……133点
134　看護職員処遇改善評価料134……134点
135　看護職員処遇改善評価料135……135点
136　看護職員処遇改善評価料136……136点
137　看護職員処遇改善評価料137……137点
138　看護職員処遇改善評価料138……138点
139　看護職員処遇改善評価料139……139点
140　看護職員処遇改善評価料140……140点
141　看護職員処遇改善評価料141……141点
142　看護職員処遇改善評価料142……142点
143　看護職員処遇改善評価料143……143点

144　看護職員処遇改善評価料 144……………………………… 144 点
145　看護職員処遇改善評価料 145……………………………… 145 点
146　看護職員処遇改善評価料 146……………………………… 150 点
147　看護職員処遇改善評価料 147……………………………… 160 点
148　看護職員処遇改善評価料 148……………………………… 170 点
149　看護職員処遇改善評価料 149……………………………… 180 点
150　看護職員処遇改善評価料 150……………………………… 190 点
151　看護職員処遇改善評価料 151……………………………… 200 点
152　看護職員処遇改善評価料 152……………………………… 210 点
153　看護職員処遇改善評価料 153……………………………… 220 点
154　看護職員処遇改善評価料 154……………………………… 230 点
155　看護職員処遇改善評価料 155……………………………… 240 点
156　看護職員処遇改善評価料 156……………………………… 250 点
157　看護職員処遇改善評価料 157……………………………… 260 点
158　看護職員処遇改善評価料 158……………………………… 270 点
159　看護職員処遇改善評価料 159……………………………… 280 点
160　看護職員処遇改善評価料 160……………………………… 290 点
161　看護職員処遇改善評価料 161……………………………… 300 点
162　看護職員処遇改善評価料 162……………………………… 310 点
163　看護職員処遇改善評価料 163……………………………… 320 点
164　看護職員処遇改善評価料 164……………………………… 330 点
165　看護職員処遇改善評価料 165……………………………… 340 点

注　看護職員の処遇の改善を図る体制その他の事項につき別に厚生労働大臣が定める施設基準に適合しているものとして地方厚生局長等に届け出た保険医療機関に入院している患者であって，第１章第２部第１節の入院基本料（特別入院基本料等を含む。），同部第３節の特定入院料又は同部第４節の短期滞在手術等基本料（短期滞在手術等基本料１を除く。）を算定しているものについて，当該基準に係る区分に従い，それぞれ所定点数を算定する。

第２節　ベースアップ評価料

区分

O 100 外来・在宅ベースアップ評価料（Ⅰ）（1日につき）

1　初診時……………………………………………………………**6点**

2　再診時等…………………………………………………………**2点**

3　訪問診療時

イ　同一建物居住者等以外の場合……………………………**28点**

ロ　イ以外の場合…………………………………………………**7点**

注1　1については，主として医療に従事する職員（医師及び歯科医師を除く。以下この節において同じ。）の賃金の改善を図る体制につき別に厚生労働大臣が定める施設基準に適合しているものとして地方厚生局長等に届け出た保険医療機関において，入院中の患者以外の患者に対して初診を行った場合に，所定点数を算定する。

2　2については，主として医療に従事する職員の賃金の改善を図る体制につき別に厚生労働大臣が定める施設基準に適合しているものとして地方厚生局長等に届け出た保険医療機関において，入院中の患者以外の患者に対して再診又は短期滞在手術等基本料1を算定すべき手術又は検査を行った場合に，所定点数を算定する。

3　3のイについては，主として医療に従事する職員の賃金の改善を図る体制につき別に厚生労働大臣が定める施設基準に適合しているものとして地方厚生局長等に届け出た保険医療機関において，在宅で療養を行っている患者であって通院が困難なものに対して，次のいずれかに該当する訪問診療を行った場合に算定する。

イ　当該患者の同意を得て，計画的な医学管理の下に定期的に訪問して診療を行った場合（区分番号A 000に掲げる初診料を算定する初診の日に訪問して診療を行った場合及び有料老人ホームその他これに準ずる施設（以下この区分番号において「有料老人ホーム等」という。）に併設される保険医療機関が，当該有料老人ホーム等に入居している患者に対して行った場合を除く。）であって，当該患者が同一建物居住者（当該患者と同一の建物に居住する他の患者に対して当該保険医療

機関が同一日に訪問診療を行う場合の当該患者をいう。以下この区分番号において同じ。）以外である場合

ロ　区分番号C 002に掲げる在宅時医学総合管理料，区分番号C 002－2に掲げる施設入居時等医学総合管理料又は区分番号C 003に掲げる在宅がん医療総合診療料の算定要件を満たす他の保険医療機関の求めに応じ，当該他の保険医療機関から紹介された患者に対して，当該患者の同意を得て，計画的な医学管理の下に訪問して診療を行った場合（有料老人ホーム等に併設される保険医療機関が，当該有料老人ホーム等に入居している患者に対して行った場合を除く。）であって，当該患者が同一建物居住者以外である場合

ハ　別に厚生労働大臣が定める施設基準に適合しているものとして地方厚生局長等に届け出た保険医療機関（在宅療養支援診療所又は在宅療養支援病院に限る。）において，在宅での療養を行っている末期の悪性腫瘍の患者であって通院が困難なものに対して，当該患者の同意を得て，計画的な医学管理の下に総合的な医療を提供した場合（訪問診療を行った場合に限る。）

4　3のロについては，主として医療に従事する職員の賃金の改善を図る体制につき別に厚生労働大臣が定める施設基準に適合しているものとして地方厚生局長等に届け出た保険医療機関において，在宅で療養を行っている患者であって通院が困難なものに対して，次のいずれかに該当する訪問診療を行った場合に算定する。

イ　当該患者の同意を得て，計画的な医学管理の下に定期的に訪問して診療を行った場合（区分番号A 000に掲げる初診料を算定する初診の日に訪問して診療を行った場合及び有料老人ホーム等に併設される保険医療機関が，当該有料老人ホーム等に入居している患者に対して行った場合を除く。）であって，当該患者が同一建物居住者である場合

ロ　区分番号C 002に掲げる在宅時医学総合管理料，区分番号C 002－2に掲げる施設入居時等医学総合管理料又は区分番

号C 003に掲げる在宅がん医療総合診療料の算定要件を満たす他の保険医療機関の求めに応じ，当該他の保険医療機関から紹介された患者に対して，当該患者の同意を得て，計画的な医学管理の下に訪問して診療を行った場合（有料老人ホーム等に併設される保険医療機関が，当該有料老人ホーム等に入居している患者に対して行った場合を除く。）であって，当該患者が同一建物居住者である場合

ハ　有料老人ホーム等に併設される保険医療機関が，当該有料老人ホーム等に入居している患者に対して訪問診療を行った場合

O 101 外来・在宅ベースアップ評価料（Ⅱ）（1日につき）

1　外来・在宅ベースアップ評価料（Ⅱ）1

イ　初診又は訪問診療を行った場合……8点

ロ　再診時等……1点

2　外来・在宅ベースアップ評価料（Ⅱ）2

イ　初診又は訪問診療を行った場合……16点

ロ　再診時等……2点

3　外来・在宅ベースアップ評価料（Ⅱ）3

イ　初診又は訪問診療を行った場合……24点

ロ　再診時等……3点

4　外来・在宅ベースアップ評価料（Ⅱ）4

イ　初診又は訪問診療を行った場合……32点

ロ　再診時等……4点

5　外来・在宅ベースアップ評価料（Ⅱ）5

イ　初診又は訪問診療を行った場合……40点

ロ　再診時等……5点

6　外来・在宅ベースアップ評価料（Ⅱ）6

イ　初診又は訪問診療を行った場合……48点

ロ　再診時等……6点

7　外来・在宅ベースアップ評価料（Ⅱ）7

イ　初診又は訪問診療を行った場合……56点

ロ　再診時等……7点

8　外来・在宅ベースアップ評価料（Ⅱ）8

イ　初診又は訪問診療を行った場合……………………………**64点**

ロ　再診時等…………………………………………………………**8点**

注1　主として医療に従事する職員の賃金の改善を図る体制につき別に厚生労働大臣が定める施設基準に適合しているものとして地方厚生局長等に届け出た保険医療機関において，入院中の患者以外の患者に対して診療を行った場合に，当該基準に係る区分に従い，それぞれ所定点数を算定する。

2　1のイ，2のイ，3のイ，4のイ，5のイ，6のイ，7のイ又は8のイについては，外来・在宅ベースアップ評価料（Ⅰ）の1又は3を算定する患者に対して診療を行った場合に算定する。

3　1のロ，2のロ，3のロ，4のロ，5のロ，6のロ，7のロ又は8のロについては，外来・在宅ベースアップ評価料（Ⅰ）の2を算定する患者に対して診療を行った場合に算定する。

O 102 入院ベースアップ評価料（1日につき）

1　入院ベースアップ評価料1……………………………………**1点**

2　入院ベースアップ評価料2……………………………………**2点**

3　入院ベースアップ評価料3……………………………………**3点**

4　入院ベースアップ評価料4……………………………………**4点**

5　入院ベースアップ評価料5……………………………………**5点**

6　入院ベースアップ評価料6……………………………………**6点**

7　入院ベースアップ評価料7……………………………………**7点**

8　入院ベースアップ評価料8……………………………………**8点**

9　入院ベースアップ評価料9……………………………………**9点**

10　入院ベースアップ評価料10…………………………………**10点**

11　入院ベースアップ評価料11…………………………………**11点**

12　入院ベースアップ評価料12…………………………………**12点**

13　入院ベースアップ評価料13…………………………………**13点**

14　入院ベースアップ評価料14…………………………………**14点**

15　入院ベースアップ評価料15…………………………………**15点**

16　入院ベースアップ評価料16…………………………………**16点**

17　入院ベースアップ評価料17…………………………………**17点**

18　入院ベースアップ評価料18……………………………………18点
19　入院ベースアップ評価料19……………………………………19点
20　入院ベースアップ評価料20……………………………………20点
21　入院ベースアップ評価料21……………………………………21点
22　入院ベースアップ評価料22……………………………………22点
23　入院ベースアップ評価料23……………………………………23点
24　入院ベースアップ評価料24……………………………………24点
25　入院ベースアップ評価料25……………………………………25点
26　入院ベースアップ評価料26……………………………………26点
27　入院ベースアップ評価料27……………………………………27点
28　入院ベースアップ評価料28……………………………………28点
29　入院ベースアップ評価料29……………………………………29点
30　入院ベースアップ評価料30……………………………………30点
31　入院ベースアップ評価料31……………………………………31点
32　入院ベースアップ評価料32……………………………………32点
33　入院ベースアップ評価料33……………………………………33点
34　入院ベースアップ評価料34……………………………………34点
35　入院ベースアップ評価料35……………………………………35点
36　入院ベースアップ評価料36……………………………………36点
37　入院ベースアップ評価料37……………………………………37点
38　入院ベースアップ評価料38……………………………………38点
39　入院ベースアップ評価料39……………………………………39点
40　入院ベースアップ評価料40……………………………………40点
41　入院ベースアップ評価料41……………………………………41点
42　入院ベースアップ評価料42……………………………………42点
43　入院ベースアップ評価料43……………………………………43点
44　入院ベースアップ評価料44……………………………………44点
45　入院ベースアップ評価料45……………………………………45点
46　入院ベースアップ評価料46……………………………………46点
47　入院ベースアップ評価料47……………………………………47点
48　入院ベースアップ評価料48……………………………………48点
49　入院ベースアップ評価料49……………………………………49点

50　入院ベースアップ評価料 50……………………………………50 点
51　入院ベースアップ評価料 51……………………………………51 点
52　入院ベースアップ評価料 52……………………………………52 点
53　入院ベースアップ評価料 53……………………………………53 点
54　入院ベースアップ評価料 54……………………………………54 点
55　入院ベースアップ評価料 55……………………………………55 点
56　入院ベースアップ評価料 56……………………………………56 点
57　入院ベースアップ評価料 57……………………………………57 点
58　入院ベースアップ評価料 58……………………………………58 点
59　入院ベースアップ評価料 59……………………………………59 点
60　入院ベースアップ評価料 60……………………………………60 点
61　入院ベースアップ評価料 61……………………………………61 点
62　入院ベースアップ評価料 62……………………………………62 点
63　入院ベースアップ評価料 63……………………………………63 点
64　入院ベースアップ評価料 64……………………………………64 点
65　入院ベースアップ評価料 65……………………………………65 点
66　入院ベースアップ評価料 66……………………………………66 点
67　入院ベースアップ評価料 67……………………………………67 点
68　入院ベースアップ評価料 68……………………………………68 点
69　入院ベースアップ評価料 69……………………………………69 点
70　入院ベースアップ評価料 70……………………………………70 点
71　入院ベースアップ評価料 71……………………………………71 点
72　入院ベースアップ評価料 72……………………………………72 点
73　入院ベースアップ評価料 73……………………………………73 点
74　入院ベースアップ評価料 74……………………………………74 点
75　入院ベースアップ評価料 75……………………………………75 点
76　入院ベースアップ評価料 76……………………………………76 点
77　入院ベースアップ評価料 77……………………………………77 点
78　入院ベースアップ評価料 78……………………………………78 点
79　入院ベースアップ評価料 79……………………………………79 点
80　入院ベースアップ評価料 80……………………………………80 点
81　入院ベースアップ評価料 81……………………………………81 点

82　入院ベースアップ評価料82……………………………………………82点
83　入院ベースアップ評価料83……………………………………………83点
84　入院ベースアップ評価料84……………………………………………84点
85　入院ベースアップ評価料85……………………………………………85点
86　入院ベースアップ評価料86……………………………………………86点
87　入院ベースアップ評価料87……………………………………………87点
88　入院ベースアップ評価料88……………………………………………88点
89　入院ベースアップ評価料89……………………………………………89点
90　入院ベースアップ評価料90……………………………………………90点
91　入院ベースアップ評価料91……………………………………………91点
92　入院ベースアップ評価料92……………………………………………92点
93　入院ベースアップ評価料93……………………………………………93点
94　入院ベースアップ評価料94……………………………………………94点
95　入院ベースアップ評価料95……………………………………………95点
96　入院ベースアップ評価料96……………………………………………96点
97　入院ベースアップ評価料97……………………………………………97点
98　入院ベースアップ評価料98……………………………………………98点
99　入院ベースアップ評価料99……………………………………………99点
100　入院ベースアップ評価料100……………………………………………100点
101　入院ベースアップ評価料101……………………………………………101点
102　入院ベースアップ評価料102……………………………………………102点
103　入院ベースアップ評価料103……………………………………………103点
104　入院ベースアップ評価料104……………………………………………104点
105　入院ベースアップ評価料105……………………………………………105点
106　入院ベースアップ評価料106……………………………………………106点
107　入院ベースアップ評価料107……………………………………………107点
108　入院ベースアップ評価料108……………………………………………108点
109　入院ベースアップ評価料109……………………………………………109点
110　入院ベースアップ評価料110……………………………………………110点
111　入院ベースアップ評価料111……………………………………………111点
112　入院ベースアップ評価料112……………………………………………112点
113　入院ベースアップ評価料113……………………………………………113点

114　入院ベースアップ評価料 114……………………………… 114 点
115　入院ベースアップ評価料 115……………………………… 115 点
116　入院ベースアップ評価料 116……………………………… 116 点
117　入院ベースアップ評価料 117……………………………… 117 点
118　入院ベースアップ評価料 118……………………………… 118 点
119　入院ベースアップ評価料 119……………………………… 119 点
120　入院ベースアップ評価料 120……………………………… 120 点
121　入院ベースアップ評価料 121……………………………… 121 点
122　入院ベースアップ評価料 122……………………………… 122 点
123　入院ベースアップ評価料 123……………………………… 123 点
124　入院ベースアップ評価料 124……………………………… 124 点
125　入院ベースアップ評価料 125……………………………… 125 点
126　入院ベースアップ評価料 126……………………………… 126 点
127　入院ベースアップ評価料 127……………………………… 127 点
128　入院ベースアップ評価料 128……………………………… 128 点
129　入院ベースアップ評価料 129……………………………… 129 点
130　入院ベースアップ評価料 130……………………………… 130 点
131　入院ベースアップ評価料 131……………………………… 131 点
132　入院ベースアップ評価料 132……………………………… 132 点
133　入院ベースアップ評価料 133……………………………… 133 点
134　入院ベースアップ評価料 134……………………………… 134 点
135　入院ベースアップ評価料 135……………………………… 135 点
136　入院ベースアップ評価料 136……………………………… 136 点
137　入院ベースアップ評価料 137……………………………… 137 点
138　入院ベースアップ評価料 138……………………………… 138 点
139　入院ベースアップ評価料 139……………………………… 139 点
140　入院ベースアップ評価料 140……………………………… 140 点
141　入院ベースアップ評価料 141……………………………… 141 点
142　入院ベースアップ評価料 142……………………………… 142 点
143　入院ベースアップ評価料 143……………………………… 143 点
144　入院ベースアップ評価料 144……………………………… 144 点
145　入院ベースアップ評価料 145……………………………… 145 点

146　入院ベースアップ評価料 146……………………………… 146 点
147　入院ベースアップ評価料 147……………………………… 147 点
148　入院ベースアップ評価料 148……………………………… 148 点
149　入院ベースアップ評価料 149……………………………… 149 点
150　入院ベースアップ評価料 150……………………………… 150 点
151　入院ベースアップ評価料 151……………………………… 151 点
152　入院ベースアップ評価料 152……………………………… 152 点
153　入院ベースアップ評価料 153……………………………… 153 点
154　入院ベースアップ評価料 154……………………………… 154 点
155　入院ベースアップ評価料 155……………………………… 155 点
156　入院ベースアップ評価料 156……………………………… 156 点
157　入院ベースアップ評価料 157……………………………… 157 点
158　入院ベースアップ評価料 158……………………………… 158 点
159　入院ベースアップ評価料 159……………………………… 159 点
160　入院ベースアップ評価料 160……………………………… 160 点
161　入院ベースアップ評価料 161……………………………… 161 点
162　入院ベースアップ評価料 162……………………………… 162 点
163　入院ベースアップ評価料 163……………………………… 163 点
164　入院ベースアップ評価料 164……………………………… 164 点
165　入院ベースアップ評価料 165……………………………… 165 点

注　主として医療に従事する職員の賃金の改善を図る体制につき別に厚生労働大臣が定める施設基準に適合しているものとして地方厚生局長等に届け出た保険医療機関に入院している患者であって，第１章第２部第１節の入院基本料（特別入院基本料等を含む。），同部第３節の特定入院料又は同部第４節の短期滞在手術等基本料（短期滞在手術等基本料１を除く。）を算定しているものについて，当該基準に係る区分に従い，それぞれ所定点数を算定する。

第3章　介護老人保健施設入所者に係る診療料

介護老人保健施設の入所者である患者（以下この表において「施設入所者」という。）に対して行った療養の給付に係る診療料の算定は，前2章の規定にかかわらず，この章に定めるところによる。

第1部　併設保険医療機関の療養に関する事項

1　**緊急時施設治療管理料**……………………………………………………500点

注　平成18年7月1日から令和6年3月31日までの間に介護老人保健施設の人員，施設及び設備並びに運営に関する基準（平成11年厚生省令第40号）附則第13条に規定する転換を行って開設した介護老人保健施設（以下この表において「療養病床から転換した介護老人保健施設」という。）に併設される保険医療機関の医師が，当該療養病床から転換した介護老人保健施設の医師の求めに応じて入所している患者の病状が著しく変化した場合に緊急その他やむを得ない事情により，夜間又は休日に緊急に往診を行った場合に，1日に1回，1月に4回に限り算定する。

2　**施設入所者自己腹膜灌流薬剤料**

薬剤　自己連続携行式腹膜灌流に用いる薬剤1調剤につき，薬価から15円を控除した額を10円で除して得た点数につき1点未満の端数を切り上げて得た点数に**1点**を加算して得た点数

注　使用薬剤の薬価は，第1章及び第2章の例による。

3　**施設入所者材料料**

イ　第2章第2部第4節区分番号C300に掲げる特定保険医療材料

ロ　第2章第2部第2節第2款に掲げる加算として算定できる材料

注　イ及びロの算定方法については第2章の例による。

4　**その他の診療料**

併設保険医療機関に係る緊急時施設治療管理料，施設入所者自己腹膜灌流薬剤料及び施設入所者材料料以外の診療料の算定は，第1章及び第2章の例による。ただし，第1章及び第2章に掲げる診療料のうち次に掲げるものについては算定しない。

イ　第１章基本診療料並びに第２章特掲診療料第１部医学管理等（がん性疼痛緩和指導管理料，外来緩和ケア管理料（悪性腫瘍の患者に限る。）及び外来放射線照射診療料を除く。）及び第２部在宅医療（在宅植込型補助人工心臓（非拍動流型）指導管理料を除く。）に掲げる診療料

ロ　第２章特掲診療料第３部検査に掲げる診療料（別に厚生労働大臣が定める検査に係るものに限る。）

ハ　第２章特掲診療料第５部投薬に掲げる診療料（別に厚生労働大臣が定める投薬に係るもの及び別に厚生労働大臣が定める内服薬又は外用薬に係る費用を除く。）

ニ　第２章特掲診療料第６部注射に掲げる診療料（別に厚生労働大臣が定める注射に係るもの及び別に厚生労働大臣が定める注射薬に係る費用を除く。）

ホ　第２章特掲診療料第７部リハビリテーションに掲げる診療料（別に厚生労働大臣が定めるリハビリテーションに係るものに限る。）

ヘ　第２章特掲診療料第８部精神科専門療法に掲げる診療料

ト　第２章特掲診療料第９部処置に掲げる診療料（別に厚生労働大臣が定める処置に係るものに限る。）

チ　第２章特掲診療料第 10 部手術に掲げる診療料（別に厚生労働大臣が定める手術に係るものに限る。）

リ　第２章特掲診療料第 11 部麻酔に掲げる診療料（別に厚生労働大臣が定める麻酔に係るものに限る。）

ヌ　第２章特掲診療料第 14 部その他に掲げる診療料

第２部　併設保険医療機関以外の保険医療機関の療養に関する事項

1　施設入所者共同指導料……………………………………………600 点

注　併設保険医療機関以外の病院である保険医療機関であって介護老人保健施設に入所中の患者の退所後の療養を担当するものが，当該介護老人保健施設の医師の求めに応じて，当該患者に対して，療養上必要な指導を共同して行った場合に，患者１人につき１回に限り算定する。

2　施設入所者自己腹膜灌流薬剤料

薬剤　　自己連続携行式腹膜灌流に用いる薬剤１調剤につき，薬価か

ら15円を控除した額を10円で除して得た点数につき1点未満の端数を切り上げて得た点数に**1点**を加算して得た点数

注　使用薬剤の薬価は，第1章及び第2章の例による。

3　施設入所者材料料

イ　第2章第2部第4節区分番号C300に掲げる特定保険医療材料

ロ　第2章第2部第2節第2款に掲げる加算として算定できる材料

注　イ及びロの算定方法については第2章の例による。

4　その他の診療料

併設保険医療機関以外の保険医療機関に係る施設入所者共同指導料，施設入所者自己腹膜灌流薬剤料及び施設入所者材料料以外の診療料の算定は，第1章及び第2章の例による。ただし，第1章及び第2章に掲げる診療料のうち次に掲げるものについては算定しない。

イ　第1章基本診療料に掲げる診療料のうち入院に係るもの

ロ　第2章特掲診療料第1部医学管理等に掲げる診療料（がん性疼痛緩和指導管理料，外来緩和ケア管理料（悪性腫瘍の患者に限る。），外来放射線照射診療料，退院時共同指導料1，診療情報提供料（Ⅰ）（注4に掲げる場合に限る。）及び診療情報提供料（Ⅱ）を除く。）

ハ　第2章特掲診療料第2部在宅医療に掲げる診療料（往診料及び在宅植込型補助人工心臓（非拍動流型）指導管理料を除く。）

ニ　第2章特掲診療料第3部検査に掲げる診療料（別に厚生労働大臣が定める検査に係るものに限る。）

ホ　第2章特掲診療料第5部投薬に掲げる診療料（別に厚生労働大臣が定める投薬に係るもの及び別に厚生労働大臣が定める内服薬又は外用薬に係る費用を除く。）

ヘ　第2章特掲診療料第6部注射に掲げる診療料（別に厚生労働大臣が定める注射に係るもの及び別に厚生労働大臣が定める注射薬に係る費用を除く。）

ト　第2章特掲診療料第7部リハビリテーションに掲げる診療料（別に厚生労働大臣が定めるリハビリテーションに係るものに限る。）

チ　第2章特掲診療料第8部精神科専門療法に掲げる診療料

リ　第2章特掲診療料第9部処置に掲げる診療料（別に厚生労働大臣が定める処置に係るものに限る。）

ヌ　第２章特掲診療料第10部手術に掲げる診療料（別に厚生労働大臣が定める手術に係るものに限る。）

ル　第２章特掲診療料第11部麻酔に掲げる診療料（別に厚生労働大臣が定める麻酔に係るものに限る。）

ヲ　第２章特掲診療料第14部その他に掲げる診療料（外来・在宅ベースアップ評価料（Ⅰ）及び外来・在宅ベースアップ評価料（Ⅱ）（いずれも初診時及び再診時に限る。）を除く。）

第４章　経過措置

1　第１章の規定にかかわらず，区分番号Ａ103に掲げる精神病棟入院基本料のうち18対１入院基本料及び20対１入院基本料は，同章に規定する当該診療料の算定要件を満たす保険医療機関のうち医療法施行規則（昭和23年厚生省令第50号）第43条の２に規定する病院以外の病院である保険医療機関においてのみ，当該診療料を算定する病棟として届出を行った病棟に入院している患者について，当分の間，算定できるものとする。

2　第２章の規定にかかわらず，区分番号Ｄ007の１に掲げるアルブミン（ＢＣＰ改良法・ＢＣＧ法）のうち，ＢＣＧ法によるものは，令和8年5月31日までの間に限り，算定できるものとする。

3　第２章の規定にかかわらず，区分番号Ｋ371－２の４，区分番号Ｋ862及び区分番号Ｋ864の１については，令和８年５月31日までの間に限り，算定できるものとする。

調剤報酬点数表

通　則

1　投薬の費用は，第1節から第3節までの各区分の所定点数を合算した点数により算定する。

2　第1節の各区分の所定単位を超えて調剤した場合の薬剤調製料は，特段の定めのある場合を除き，当該所定単位又はその端数を増すごとに同節の各区分の所定点数を加算する。

3　投薬に当たって，別に厚生労働大臣が定める保険医療材料（以下この表において「特定保険医療材料」という。）を支給した場合は，前2号により算定した所定点数及び第4節の所定点数を合算した点数により算定する。

第1節　調剤技術料

区分

00　調剤基本料（処方箋の受付1回につき）

1　調剤基本料1……………………………… 45点

2　調剤基本料2……………………………… 29点

3　調剤基本料3

イ　……………………………… 24点

ロ　……………………………… 19点

ハ　……………………………… 35点

4　特別調剤基本料A……………………………… 5点

注1　別に厚生労働大臣が定める施設基準に適合しているものとして地方厚生局長等に届け出た保険薬局において調剤した場合には，処方箋の受付1回につき，当該基準に係る区分に従い，それぞれ所定点数を算定する。ただし，別に厚生労働大臣が定める施設基準に適合しているものとして地方厚生局長等に届け出たものについては，本文の規定にかかわらず，調剤基本料1により算定する。

2　別に厚生労働大臣が定める保険薬局においては，注1本文の規定にかかわらず，特別調剤基本料Bとして，処方箋の受付1回につき**3点**を算定する。

3　複数の保険医療機関から交付された処方箋を同時に受け付けた場合において，当該処方箋のうち，受付が2回目以降の調剤基本料は，処方箋の受付1回につき所定点数の**100分の80**に相当する点数により算定する。

4　別に厚生労働大臣が定める保険薬局においては，所定点数の**100分の50**に相当する点数により算定する。

5　別に厚生労働大臣が定める施設基準に適合しているものとして地方厚生局長等に届け出た保険薬局（注2に規定する別に厚生労働大臣が定める保険薬局を除く。）において調剤した場合には，当該基準に係る区分に従い，次に掲げる点数（特別調剤基本料Aを算定する保険薬局において調剤した場合には，それぞれの点数の**100分の10**に相当する点数）を所定点数に加算する。

イ　地域支援体制加算1……………………………………………… **32点**

ロ　地域支援体制加算2……………………………………………… **40点**

ハ　地域支援体制加算3……………………………………………… **10点**

ニ　地域支援体制加算4……………………………………………… **32点**

6　別に厚生労働大臣が定める施設基準に適合しているものとして地方厚生局長等に届け出た保険薬局（注2に規定する別に厚生労働大臣が定める保険薬局を除く。）において調剤を行った場合は，連携強化加算として，**5点**を所定点数に加算する。また，特別調剤基本料Aを算定する保険薬局において，別に厚生労働大臣が定める保険医療機関が，組織的な感染防止対策につき医科点数表の区分番号A 000に掲げる初診料の注11及びA 001に掲げる再診料の注15又は医科点数表の区分番号A 234－2及び歯科点数表の区分番号A 224－2に掲げる感染対策向上加算の施設基準に適合しているものとして地方厚生局長等に届け出た保険医療機関である場合は，算定できない。

7　保険薬局及び保険薬剤師療養担当規則（昭和32年厚生省令第16号）第7条の2に規定する後発医薬品（以下「後発医薬品」という。）の調剤に関して別に厚生労働大臣が定める施設基準に適合しているものとして地方厚生局長等に届け出た保険薬局（注2

に規定する別に厚生労働大臣が定める保険薬局を除く。）において調剤した場合には，当該基準に係る区分に従い，次に掲げる点数（特別調剤基本料Aを算定する保険薬局において調剤した場合には，それぞれの点数の **100 分の 10** に相当する点数）を所定点数に加算する。

イ　後発医薬品調剤体制加算 1 …………………………………… **21 点**
ロ　後発医薬品調剤体制加算 2 …………………………………… **28 点**
ハ　後発医薬品調剤体制加算 3 …………………………………… **30 点**

8　後発医薬品の調剤に関して別に厚生労働大臣が定める保険薬局において調剤した場合には，所定点数から **5 点**を減算する。ただし，処方箋の受付回数が 1 月に 600 回以下の保険薬局を除く。

9　長期投薬（14 日分を超える投薬をいう。）に係る処方箋受付において，薬剤の保存が困難であること等の理由により分割して調剤を行った場合，当該処方箋に基づく当該保険薬局における 2 回目以降の調剤については，1 分割調剤につき **5 点**を算定する。なお，当該調剤においては，第 2 節薬学管理料（区分番号 10 の 2 に掲げる調剤管理料及び区分番号 14 の 2 に掲げる外来服薬支援料の 2 を除く。）は算定しない。

10　後発医薬品に係る処方箋受付において，当該処方箋の発行を受けた患者が初めて当該後発医薬品を服用することとなること等の理由により分割して調剤を行った場合，当該処方箋に基づく当該保険薬局における 2 回目の調剤に限り，**5 点**を算定する。なお，当該調剤においては，第 2 節薬学管理料（区分番号 10 の 2 に掲げる調剤管理料，区分番号 10 の 3 に掲げる服薬管理指導料及び区分番号 14 の 2 に掲げる外来服薬支援料の 2 を除く。）は算定しない。

11　医師の分割指示に係る処方箋受付（注 9 及び注 10 に該当する場合を除く。）において，1 回目の調剤については，当該指示に基づき分割して調剤を行った場合に，2 回目以降の調剤については投薬中の患者の服薬状況等を確認し，処方箋を交付した保険医（以下この表において「処方医」という。）に対して情報提供を行った場合に算定する。この場合において，区分番号 00 に掲げる調剤基本料及びその加算，区分番号01に掲げる薬剤調製料及びその加算並びに第2節に掲げる薬学管理料（区分番号15の5に掲げる服薬情報等提供料を除く。）は，それぞれの所定点数を分割回数で除した点数を1分割調剤につき算定する。

12　別に厚生労働大臣が定める施設基準に適合しているものとして地方厚生局長等に届け出た保険薬局（注2に規定する別に厚生労働大臣が定める保険薬局を除く。）において，厚生労働大臣が定める患者に対する調剤を行った場合に，当該基準に係る区分に従い，次に掲げる点数（特別調剤基本料Aを算定する保険薬局において調剤した場合には，それぞれの点数の**100分の10**に相当する点数）を所定点数に加算する。

イ　在宅薬学総合体制加算1……**15点**

ロ　在宅薬学総合体制加算2……**50点**

13　医療DX推進に係る体制として別に厚生労働大臣が定める施設基準に適合しているものとして地方厚生局長等に届け出た保険薬局（注2に規定する別に厚生労働大臣が定める保険薬局を除く。）において調剤を行った場合は，医療DX推進体制整備加算として，月1回に限り**4点**を所定点数に加算する。

01　薬剤調製料

1　内服薬（浸煎薬及び湯薬を除く。（1剤につき））……**24点**

注　服用時点が同一であるものについては，投与日数にかかわらず，1剤として算定する。なお，4剤分以上の部分については算定しない。

2　屯服薬……**21点**

注　1回の処方箋受付において，屯服薬を調剤した場合は，剤数にかかわらず，所定点数を算定する。

3　浸煎薬（1調剤につき）……**190点**

注　4調剤以上の部分については算定しない。

4　湯薬（1調剤につき）

イ　7日分以下の場合……**190点**

ロ　8日分以上28日分以下の場合

(1)　7日目以下の部分……**190点**

⑵　８日目以上の部分（１日分につき）……………………………**10点**

ハ　29日分以上の場合……………………………………………………**400点**

注　４調剤以上の部分については算定しない。

5　注射薬……………………………………………………………………**26点**

注　１回の処方箋受付において，注射薬を調剤した場合は，調剤数にかかわらず，所定点数を算定する。

6　外用薬（１調剤につき）………………………………………………**10点**

注　４調剤以上の部分については算定しない。

注１　１の内服薬について，内服用滴剤を調剤した場合は，１調剤につき**10点**を算定する。

２　５の注射薬について，別に厚生労働大臣が定める施設基準に適合しているものとして地方厚生局長等に届け出た保険薬局において，中心静脈栄養法用輸液，抗悪性腫瘍剤又は麻薬につき無菌製剤処理を行った場合は，無菌製剤処理加算として，１日につきそれぞれ**69点**，**79点**又は**69点**（６歳未満の乳幼児の場合にあっては，１日につきそれぞれ**137点**，**147点**又は**137点**）を所定点数に加算する。

３　麻薬を調剤した場合は各区分の所定点数に１調剤につき**70点**を加算し，向精神薬，覚醒剤原料又は毒薬を調剤した場合は，１調剤につき**8点**を各区分の所定点数に加算する。

４　保険薬局が開局時間以外の時間（深夜（午後10時から午前６時までをいう。以下この表において同じ。）及び休日を除く。），休日（深夜を除く。以下この表において同じ。）又は深夜において調剤を行った場合は，時間外加算，休日加算又は深夜加算として，それぞれ所定点数の**100分の100**，**100分の140**又は**100分の200**に相当する点数を所定点数に加算する。ただし，専ら夜間における救急医療の確保のために設けられている保険薬局において別に厚生労働大臣が定める時間において調剤を行った場合は，所定点数の**100分の100**に相当する点数を所定点数に加算する。

５　午後７時（土曜日にあっては午後１時）から午前８時までの間（深夜及び休日を除く。），休日又は深夜であって，当該保険薬局が表示する開局時間内の時間において調剤を行った場合は，夜間・休日等加算として，処方箋受付1回につき**40点**を所定点数に加算する。ただし，注4のただし書に規定する場合にあっては，この限りでない。

6 次の薬剤を自家製剤の上調剤した場合は，自家製剤加算として，1調剤につき（イの⑴に掲げる場合にあっては，投与日数が7又はその端数を増すごとに），それぞれ次の点数（予製剤による場合又は錠剤を分割する場合はそれぞれ次に掲げる点数の**100分の20**に相当する点数）を各区分の所定点数に加算する。ただし，別に厚生労働大臣が定める薬剤については，この限りでない。

イ 内服薬及び屯服薬

⑴ 錠剤，丸剤，カプセル剤，散剤，顆粒剤又はエキス剤の内服薬……**20点**

⑵ 錠剤，丸剤，カプセル剤，散剤，顆粒剤又はエキス剤の屯服薬……**90点**

⑶ 液剤……**45点**

ロ 外用薬

⑴ 錠剤，トローチ剤，軟・硬膏剤，パップ剤，リニメント剤，坐剤……**90点**

⑵ 点眼剤，点鼻・点耳剤，浣腸剤……**75点**

⑶ 液剤……**45点**

7 2種以上の薬剤（液剤，散剤若しくは顆粒剤又は軟・硬膏剤に限る。）を計量し，かつ，混合して，内服薬若しくは屯服薬又は外用薬を調剤した場合は，計量混合調剤加算として，1調剤につきそれぞれ次の点数（予製剤による場合はそれぞれ次に掲げる点数の**100分の20**に相当する点数）を各区分の所定点数に加算する。ただし，注6に規定する加算のある場合又は当該薬剤が注6のただし書に規定する別に厚生労働大臣が定める薬剤である場合は，この限りでない。

イ 液剤の場合……**35点**

ロ 散剤又は顆粒剤の場合……**45点**

ハ 軟・硬膏剤の場合……**80点**

第2節　薬学管理料

区分

10　削除

10の2　調剤管理料

1　内服薬（内服用滴剤，浸煎薬，湯薬及び屯服薬であるものを除く。）**を調剤した場合**（1剤につき）

イ　7日分以下の場合……………………………………………**4点**

ロ　8日分以上14日分以下の場合…………………………………**28点**

ハ　15日分以上28日分以下の場合………………………………**50点**

ニ　29日分以上の場合………………………………………………**60点**

2　1以外の場合…………………………………………………………**4点**

注1　処方された薬剤について，患者又はその家族等から服薬状況等の情報を収集し，必要な薬学的分析を行った上で，薬剤服用歴への記録その他の管理を行った場合に，調剤の内容に応じ，処方箋受付1回につき所定点数を算定する。ただし，区分番号00に掲げる調剤基本料の注2に規定する別に厚生労働大臣が定める保険薬局においては，算定できない。

2　1については，服用時点が同一である内服薬は，投与日数にかかわらず，1剤として算定する。なお，4剤分以上の部分については算定しない。

3　薬剤服用歴等に基づき，重複投薬，相互作用の防止等の目的で，処方医に対して照会を行い，処方に変更が行われた場合（別に厚生労働大臣が定める保険薬局において行われた場合を除く。）は，重複投薬・相互作用等防止加算として，次に掲げる点数をそれぞれ所定点数に加算する。ただし，区分番号15に掲げる在宅患者訪問薬剤管理指導料，区分番号15の2に掲げる在宅患者緊急訪問薬剤管理指導料又は区分番号15の3に掲げる在宅患者緊急時等共同指導料を算定している患者については，算定しない。

イ　残薬調整に係るもの以外の場合……………………………**40点**

ロ　残薬調整に係るものの場合…………………………………**20点**

4　別に厚生労働大臣が定める保険薬局（注3に規定する別に厚生

労働大臣が定める保険薬局を除く。）において，複数の保険医療機関から6種類以上の内服薬（特に規定するものを除く。）が処方されている患者又はその家族等に対して，当該患者が服用中の薬剤について，服薬状況等の情報を一元的に把握し，必要な薬学的管理を行った場合は，調剤管理加算として，次に掲げる点数をそれぞれ所定点数に加算する。

イ　初めて処方箋を持参した場合……………………………………**3点**

ロ　2回目以降に処方箋を持参した場合であって処方内容の変更により薬剤の変更又は追加があった場合…………………………**3点**

5　削除

6　調剤に係る十分な情報を取得する体制として別に厚生労働大臣が定める施設基準を満たす保険薬局（注3に規定する別に厚生労働大臣が定める保険薬局を除く。）において調剤を行った場合は，医療情報取得加算1として，6月に1回に限り**3点**を所定点数に加算する。ただし，健康保険法第3条第13項に規定する電子資格確認により患者に係る診療情報を取得等した場合にあっては，医療情報取得加算2として，6月に1回に限り**1点**を所定点数に加算する。

10の3　服薬管理指導料

1　原則3月以内に再度処方箋を持参した患者に対して行った場合…45点

2　1の患者以外の患者に対して行った場合……………………………59点

3　介護老人福祉施設等に入所している患者に訪問して行った場合‥45点

4　情報通信機器を用いた服薬指導を行った場合

イ　原則3月以内に再度処方箋を提出した患者に対して行った場合……………………………………………………………………**45点**

ロ　イの患者以外の患者に対して行った場合…………………………**59点**

注1　1及び2については，患者に対して，次に掲げる指導等の全てを行った場合に，処方箋受付1回につき所定点数を算定する。ただし，1の患者であって手帳を提示しないものに対して，次に掲げる指導等の全てを行った場合は，2により算定する。なお，区分番号00に掲げる調剤基本料の注2に規定する別に厚生労働大臣が定める保険薬局においては，算定できない。

イ　患者ごとに作成された薬剤服用歴に基づき，投薬に係る薬剤の名称，用法，用量，効能，効果，副作用及び相互作用に関する主な情報を文書又はこれに準ずるもの（以下この表において「薬剤情報提供文書」という。）により患者に提供し，薬剤の服用に関して基本的な説明を行うこと。

ロ　服薬状況等の情報を踏まえた薬学的知見に基づき，処方された薬剤について，薬剤の服用等に関して必要な指導を行うこと。

ハ　手帳を用いる場合は，調剤日，投薬に係る薬剤の名称，用法，用量その他服用に際して注意すべき事項を手帳に記載すること。

ニ　これまでに投薬された薬剤のうち服薬していないものの有無の確認に基づき，必要な指導を行うこと。

ホ　薬剤情報提供文書により，投薬に係る薬剤に対する後発医薬品に関する情報（後発医薬品の有無及び価格に関する情報を含む。）を患者に提供すること。

ヘ　処方された薬剤について，保険薬剤師が必要と認める場合は，患者の薬剤の使用の状況等を継続的かつ的確に把握するとともに，必要な指導等を実施すること。

2　3については，保険薬剤師が別に厚生労働大臣が定める患者を訪問し，服薬状況等を把握した上で，必要に応じて当該施設職員と協力し，次に掲げる指導等の全てを行った場合に，月4回に限り，処方箋受付1回につき所定点数を算定する。ただし，区分番号00に掲げる調剤基本料の注2に規定する別に厚生労働大臣が定める保険薬局においては，算定できない。

イ　患者ごとに作成された薬剤服用歴に基づき，薬剤情報提供文書により患者又は現に薬剤を管理している者（以下この区分番号において「患者等」という。）に提供し，薬剤の服用に関して基本的な説明を行うこと。

ロ　服薬状況等の情報を踏まえた薬学的知見に基づき，処方された薬剤について，薬剤の服用等に関して必要な指導を行うこと。

ハ　手帳を用いる場合は，調剤日，投薬に係る薬剤の名称，用法，用量その他服用に際して注意すべき事項を手帳に記載すること。

ニ　これまでに投薬された薬剤のうち服薬していないものの有無の確認に基づき，必要な指導を行うこと。

ホ　必要に応じて薬剤情報提供文書により，投薬に係る薬剤に対する後発医薬品に関する情報（後発医薬品の有無及び価格に関する情報を含む。）を患者等に提供すること。

ヘ　処方された薬剤について，保険薬剤師が必要と認める場合は，患者の薬剤の使用の状況等を継続的かつ的確に把握するとともに，必要な指導等を実施すること。

3　4については，情報通信機器を用いた服薬指導を行った場合に，処方箋受付1回につき所定点数を算定する。ただし，4のイの患者であって手帳を提示しないものに対して，情報通信機器を用いた服薬指導を行った場合は，4のロにより算定する。なお，区分番号00に掲げる調剤基本料の注2に規定する別に厚生労働大臣が定める保険薬局においては，算定できない。

4　麻薬を調剤した場合であって，麻薬の服用に関し，その服用及び保管の状況，副作用の有無等について患者に確認し，必要な薬学的管理及び指導を行ったときは，麻薬管理指導加算として，**22点**を所定点数に加算する。

5　特に安全管理が必要な医薬品として別に厚生労働大臣が定めるものを調剤した場合であって，当該医薬品の服用に関し，その服用状況，副作用の有無等について患者に確認し，必要な薬学的管理及び指導を行ったときには，特定薬剤管理指導加算1として，次に掲げる点数をそれぞれ所定点数に加算する。

イ　特に安全管理が必要な医薬品が新たに処方された患者に対して必要な指導を行った場合……**10点**

ロ　特に安全管理が必要な医薬品に係る用法又は用量の変更，患者の副作用の発現状況等に基づき薬剤師が必要と認めて指導を行った場合……**5点**

6　別に厚生労働大臣が定める施設基準に適合しているものとして地方厚生局長等に届け出た保険薬局において，別に厚生労働大臣が定める患者に対して，当該患者の副作用の発現状況，治療計画等を文書により確認し，必要な薬学的管理及び指導を行った上で，当該患者の同意を得て，悪性腫瘍の治療に係る薬剤の投薬又は注射に関し，電話等により，その服用状況，副作用の有無等について患者に確認し，保険医療機関に必要な情報を文書により提供した場合には，特定薬剤管理指導加算２として，月１回に限り **100点**を所定点数に加算する。この場合において，区分番号 15の５に掲げる服薬情報等提供料は算定できない。

7　調剤を行う医薬品を患者が選択するために必要な説明及び指導を行ったイ又はロに掲げる場合には，特定薬剤管理指導加算３として，患者１人につき当該品目に関して最初に処方された１回に限り，**5点**を所定点数に加算する。

イ　特に安全性に関する説明が必要な場合として当該医薬品の医薬品リスク管理計画に基づき製造販売業者が作成した当該医薬品に係る安全管理等に関する資料を当該患者に対して最初に用いた場合

ロ　調剤前に医薬品の選択に係る情報が特に必要な患者に説明及び指導を行った場合

8　６歳未満の乳幼児に係る調剤に際して必要な情報等を直接患者又はその家族等に確認した上で，当該患者又はその家族等に対し，服用に関して必要な指導を行い，かつ，当該指導の内容等を手帳に記載した場合には，乳幼児服薬指導加算として，**12点**を所定点数に加算する。

9　児童福祉法第56条の６第２項に規定する障害児である患者に係る調剤に際して必要な情報等を直接当該患者又はその家族等に確認した上で，当該患者又はその家族等に対し，服用に関して必要な指導を行い，かつ，当該指導の内容等を手帳に記載した場合には，小児特定加算として，**350点**を所定点数に加算する。この場合において，注８に規定する加算は算定できない。

10　喘息又は慢性閉塞性肺疾患の患者であって，吸入薬の投薬が行われているものに対して，当該患者若しくはその家族等又は保険医療機関の求めに応じて，当該患者の同意を得た上で，文書及び練習用吸入器等を用いて，必要な薬学的管理及び指導を行うとともに，保険医療機関に必要な情報を文書により提供した場合には，吸入薬指導加算として，3月に1回に限り**30点**を所定点数に加算する。この場合において，区分番号15の5に掲げる服薬情報等提供料は算定できない。

11　区分番号15に掲げる在宅患者訪問薬剤管理指導料を算定している患者については，当該患者の薬学的管理指導計画に係る疾病と別の疾病又は負傷に係る臨時の投薬が行われた場合を除き，算定しない。

12　服薬管理指導料の3に係る業務に要した交通費は，患家の負担とする。

13　別に厚生労働大臣が定める保険薬局において，注1，注2又は注3に掲げる指導等の全てを行った場合には，注1から注3までの規定にかかわらず，服薬管理指導料の特例として，処方箋受付1回につき，**13点**を算定する。この場合において，注4から注10までに規定する加算は算定できない。

14　当該保険薬局における直近の調剤において，区分番号13の2に掲げるかかりつけ薬剤師指導料又は区分番号13の3に掲げるかかりつけ薬剤師包括管理料を算定した患者に対して，やむを得ない事情により，当該患者の同意を得て，当該指導料又は管理料の算定に係る保険薬剤師と，当該保険薬剤師の所属する保険薬局の他の保険薬剤師であって別に厚生労働大臣が定めるものが連携して，注1に掲げる指導等の全てを行った場合には，注1の規定にかかわらず，服薬管理指導料の特例として，処方箋受付1回につき，**59点**を算定する。

15　区分番号00に掲げる特別調剤基本料Aを算定する保険薬局において，区分番号00に掲げる調剤基本料の注6に規定する厚生労働大臣が定める保険医療機関への情報提供を行った場合は，注6及び注10に規定する加算は，算定できない。

11から13まで　削除

13の2　かかりつけ薬剤師指導料……………………………………………76点

注1　別に厚生労働大臣が定める施設基準に適合しているものとして地方厚生局長等に届け出た保険薬局（区分番号00に掲げる調剤

基本料の注2に規定する別に厚生労働大臣が定める保険薬局を除く。）において，当該施設基準に規定する要件を満たした保険薬剤師が患者の同意を得て，必要な指導等を行った場合に，処方箋受付1回につき所定点数を算定する。この場合において，区分番号15の5に掲げる服薬情報等提供料は算定できない。

2　麻薬を調剤した場合であって，麻薬の服用に関し，その服用及び保管の状況，副作用の有無等について患者に確認し，必要な薬学的管理及び指導を行ったときは，麻薬管理指導加算として，**22点**を所定点数に加算する。

3　特に安全管理が必要な医薬品として別に厚生労働大臣が定めるものを調剤した場合であって，当該医薬品の服用に関し，その服用状況，副作用の有無等について患者に確認し，必要な薬学的管理及び指導を行ったときには，特定薬剤管理指導加算1として，次に掲げる点数をそれぞれ所定点数に加算する。

イ　特に安全管理が必要な医薬品が新たに処方された患者に対して必要な指導を行った場合……………………………………………**10点**

ロ　特に安全管理が必要な医薬品に係る用法又は用量の変更，患者の副作用の発現状況等に基づき薬剤師が必要と認めて指導を行った場合……………………………………………………………**5点**

4　別に厚生労働大臣が定める施設基準に適合しているものとして地方厚生局長等に届け出た保険薬局において，別に厚生労働大臣が定める患者に対して，当該患者の副作用の発現状況，治療計画等を文書により確認し，必要な薬学的管理及び指導を行った上で，当該患者の同意を得て，悪性腫瘍の治療に係る薬剤の投薬又は注射に関し，電話等により，その服用状況，副作用の有無等について当該患者に確認し，保険医療機関に必要な情報を文書により提供した場合には，特定薬剤管理指導加算2として，月1回に限り**100点**を所定点数に加算する。

5　調剤を行う医薬品を患者が選択するために必要な説明及び指導を行ったイ又はロに掲げる場合には，特定薬剤管理指導加算3として，患者1人につき当該品目に関して最初に処方された1回に限り，**5点**を所定点数に加算する。

イ　特に安全性に関する説明が必要な場合として当該医薬品の医薬品リスク管理計画に基づき製造販売業者が作成した当該医薬品に係る安全管理等に関する資料を当該患者に対して最初に用いた場合

ロ　調剤前に医薬品の選択に係る情報が特に必要な患者に説明及び指導を行った場合

6　6歳未満の乳幼児に係る調剤に際して必要な情報等を直接患者又はその家族等に確認した上で，当該患者又はその家族等に対し，服用に関して必要な指導を行い，かつ，当該指導の内容等を手帳に記載した場合には，乳幼児服薬指導加算として，**12点**を所定点数に加算する。

7　児童福祉法第56条の6第2項に規定する障害児である患者に係る調剤に際して必要な情報等を直接当該患者又はその家族等に確認した上で，当該患者又はその家族等に対し，服用に関して必要な指導を行い，かつ，当該指導の内容等を手帳に記載した場合には，小児特定加算として，**350点**を所定点数に加算する。この場合において，注6に規定する加算は算定できない。

8　喘息又は慢性閉塞性肺疾患の患者であって，吸入薬の投薬が行われているものに対して，当該患者若しくはその家族等又は保険医療機関の求めに応じて，当該患者の同意を得た上で，文書及び練習用吸入器等を用いて，必要な薬学的管理及び指導を行うとともに，保険医療機関に必要な情報を文書により提供した場合には，吸入薬指導加算として，3月に1回に限り**30点**を所定点数に加算する。

9　区分番号10の3に掲げる服薬管理指導料を算定している患者については，算定しない。また，区分番号15に掲げる在宅患者訪問薬剤管理指導料を算定している患者については，当該患者の薬学的管理指導計画に係る疾病と別の疾病又は負傷に係る臨時の投薬が行われた場合を除き，算定しない。

10　区分番号00に掲げる特別調剤基本料Aを算定する保険薬局において，区分番号00に掲げる調剤基本料の注6に規定する厚生労働大臣が定める保険医療機関への情報提供を行った場合は，注

4及び注8に規定する加算は，算定できない。

13の3　かかりつけ薬剤師包括管理料……………………………… **291点**

注1　別に厚生労働大臣が定める施設基準に適合しているものとして地方厚生局長等に届け出た保険薬局（区分番号00に掲げる調剤基本料の注2に規定する別に厚生労働大臣が定める保険薬局を除く。）において，当該施設基準に規定する要件を満たした保険薬剤師が，医科点数表の区分番号A 001に掲げる再診料の注12に掲げる地域包括診療加算若しくは注13に掲げる認知症地域包括診療加算，区分番号B 001－2－9に掲げる地域包括診療料又は区分番号B 001－2－10に掲げる認知症地域包括診療料を算定している患者の同意を得て，必要な指導等を行った場合に，処方箋受付1回につき所定点数を算定できる。この場合，この表に規定する費用（区分番号01に掲げる薬剤調製料の注4及び注5に規定する加算，区分番号15に掲げる在宅患者訪問薬剤管理指導料（当該患者の薬学的管理指導計画に係る疾病と別の疾病又は負傷に係る臨時の投薬が行われた場合に限る。），区分番号15の2に掲げる在宅患者緊急訪問薬剤管理指導料，区分番号15の3に掲げる在宅患者緊急時等共同指導料，区分番号15の4に掲げる退院時共同指導料，区分番号15の7に掲げる経管投薬支援料，区分番号15の8に掲げる在宅移行初期管理料，区分番号20に掲げる使用薬剤料及び区分番号30に掲げる特定保険医療材料を除く。）は当該点数に含まれるものとする。

2　区分番号10の3に掲げる服薬管理指導料又は区分番号13の2に掲げるかかりつけ薬剤師指導料を算定している患者については，算定しない。

14　削除

14の2　外来服薬支援料

1　外来服薬支援料1……………………………………………… **185点**

2　外来服薬支援料2

イ　42日分以下の場合　　投与日数が7又はその端数を増すごとに**34点**を加算して得た点数

ロ　43日分以上の場合……………………………………………… **240点**

注1　1については，自己による服薬管理が困難な患者若しくはその家族等又は保険医療機関の求めに応じて，当該患者が服薬中の薬剤について，当該薬剤を処方した保険医に当該薬剤の治療上の必要性及び服薬管理に係る支援の必要性の了解を得た上で，患者の服薬管理を支援した場合に月1回に限り算定する。ただし，区分番号15に掲げる在宅患者訪問薬剤管理指導料を算定している患者については，算定しない。なお，区分番号00に掲げる調剤基本料の注2に規定する別に厚生労働大臣が定める保険薬局においては，算定できない。

2　1については，患者若しくはその家族等又は保険医療機関の求めに応じて，患者又はその家族等が保険薬局に持参した服用薬の整理等の服薬管理を行い，その結果を保険医療機関に情報提供した場合についても，所定点数を算定できる。ただし，区分番号00に掲げる特別調剤基本料Aを算定する保険薬局において，調剤基本料の注6に規定する厚生労働大臣が定める保険医療機関への情報提供を行った場合は，算定できない。

3　2については，多種類の薬剤を投与されている患者又は自ら被包を開いて薬剤を服用することが困難な患者に対して，当該薬剤を処方した保険医に当該薬剤の治療上の必要性及び服薬管理に係る支援の必要性の了解を得た上で，2剤以上の内服薬又は1剤で3種類以上の内服薬の服用時点ごとの一包化及び必要な服薬指導を行い，かつ，患者の服薬管理を支援した場合に，当該内服薬の投与日数に応じて算定する。ただし，区分番号00に掲げる調剤基本料の注2に規定する別に厚生労働大臣が定める保険薬局においては，算定できない。

4　介護保険法第8条第22項に規定する地域密着型介護老人福祉施設又は同条第27項に規定する介護老人福祉施設に入所中の患者を訪問し，注3に係る業務に加えて，当該施設職員と協働し当該患者が服薬中の薬剤を含めた服薬管理を支援した場合に，施設連携加算として月に1回に限り**50点**を所定点数に加算する。

14の3　服用薬剤調整支援料

1　服用薬剤調整支援料1 ………………………………………………………… **125点**

2　服用薬剤調整支援料２

イ　別に厚生労働大臣が定める施設基準を満たす保険薬局において行った場合……………………………………………………………110点

ロ　イ以外の場合…………………………………………………………90点

注１　１については，６種類以上の内服薬（特に規定するものを除く。）が処方されていたものについて，処方医に対して，保険薬剤師が文書を用いて提案し，当該患者に調剤する内服薬が２種類以上減少した場合に，月１回に限り所定点数を算定する。ただし，区分番号00に掲げる調剤基本料の注２に規定する別に厚生労働大臣が定める保険薬局においては，算定できない。

２　２については，複数の保険医療機関から６種類以上の内服薬（特に規定するものを除く。）が処方されていたものについて，患者又はその家族等の求めに応じ，当該患者が服用中の薬剤について，一元的に把握した結果，重複投薬等が確認された場合であって，処方医に対して，保険薬剤師が当該重複投薬等の解消に係る提案を文書を用いて行った場合に，３月に１回に限り所定点数を算定する。ただし，区分番号00に掲げる調剤基本料の注２に規定する別に厚生労働大臣が定める保険薬局においては，算定できない。

３　２については，区分番号00に掲げる特別調剤基本料Ａを算定する保険薬局において，別に厚生労働大臣が定める保険医療機関への情報提供を行った場合は，算定できない。

14の４　調剤後薬剤管理指導料

１　糖尿病患者に対して行った場合……………………………………60点

２　慢性心不全患者に対して行った場合………………………………60点

注１　区分番号00に掲げる調剤基本料の注５に規定する施設基準に適合しているものとして地方厚生局長等に届け出た保険薬局において，１については糖尿病患者であって，別に厚生労働大臣が定めるものに対して，２については心疾患による入院の経験がある患者であって，作用機序が異なる循環器官用薬等の複数の治療薬の処方を受けている慢性心不全のものに対して，患者又はその家族等の求めがあり，保険薬剤師が必要性を認め，医師の了解を得た場合又は保険医療機関の求めがあった場合に

当該患者の同意を得て，調剤後に次に掲げる業務等の全てを行った場合には，調剤後薬剤管理指導料として，月1回に限り算定できる。この場合において，区分番号15の5に掲げる服薬情報等提供料は算定できない。

イ　調剤後に当該薬剤の服用に関し，その服用状況，副作用の有無等について当該患者へ電話等により確認すること（当該調剤と同日に行う場合を除く。）。

ロ　必要な薬学的管理及び指導を継続して実施すること。

ハ　処方医へ必要な情報を文書により提供すること。

2　区分番号00に掲げる特別調剤基本料Aを算定する保険薬局において，区分番号00に掲げる調剤基本料の注6に規定する別に厚生労働大臣が定める保険医療機関への情報提供を行った場合は，算定できない。

3　区分番号00に掲げる調剤基本料の注2に規定する別に厚生労働大臣が定める保険薬局においては，算定できない。

15　在宅患者訪問薬剤管理指導料

1　単一建物診療患者が1人の場合……………………………… **650点**

2　単一建物診療患者が2人以上9人以下の場合……………… **320点**

3　1及び2以外の場合…………………………………………… **290点**

注1　あらかじめ在宅患者訪問薬剤管理指導を行う旨を地方厚生局長等に届け出た保険薬局において，在宅で療養を行っている患者であって通院が困難なものに対して，医師の指示に基づき，保険薬剤師が薬学的管理指導計画を策定し，患家を訪問して，薬学的管理及び指導を行った場合に，単一建物診療患者（当該患者が居住する建物に居住する者のうち，当該保険薬局が訪問薬剤管理指導を実施しているものをいう。）の人数に従い，患者1人につき月4回（末期の悪性腫瘍の患者，注射による麻薬の投与が必要な患者及び中心静脈栄養法の対象患者にあっては，週2回かつ月8回）に限り算定する。この場合において，1から3までを合わせて保険薬剤師1人につき週40回に限り算定できる。ただし，区分番号00に掲げる調剤基本料の注2に規定する別に厚生労働大臣が定める保険薬局においては，算定できない。

2　在宅で療養を行っている患者であって通院が困難なものに対して，情報通信機器を用いた薬学的管理及び指導（訪問薬剤管理指導と同日に行う場合を除く。）を行った場合に，注1の規定にかかわらず，在宅患者オンライン薬剤管理指導料として，患者1人につき，1から3までと合わせて月4回（末期の悪性腫瘍の患者，注射による麻薬の投与が必要な患者及び中心静脈栄養法の対象患者にあっては，週2回かつ月8回）に限り**59点**を算定する。また，保険薬剤師1人につき，1から3までと合わせて週40回に限り算定できる。ただし，区分番号00に掲げる調剤基本料の注2に規定する別に厚生労働大臣が定める保険薬局においては，算定できない。

3　麻薬の投薬が行われている患者に対して，麻薬の使用に関し，その服用及び保管の状況，副作用の有無等について患者に確認し，必要な薬学的管理及び指導を行った場合は，麻薬管理指導加算として，1回につき**100点**（注2本文に規定する在宅患者オンライン薬剤管理指導料を算定する場合は，処方箋受付1回につき**22点**）を所定点数に加算する。

4　別に厚生労働大臣が定める施設基準に適合しているものとして地方厚生局長等に届け出た保険薬局において，在宅で医療用麻薬持続注射療法を行っている患者に対して，その投与及び保管の状況，副作用の有無等について患者又はその家族等に確認し，必要な薬学的管理及び指導を行った場合（注2に規定する場合を除く。）は，在宅患者医療用麻薬持続注射療法加算として，1回につき**250点**を所定点数に加算する。この場合において，注3に規定する加算は算定できない。

5　在宅で療養を行っている6歳未満の乳幼児であって，通院が困難なものに対して，患家を訪問して，直接患者又はその家族等に対して薬学的管理及び指導を行った場合は，乳幼児加算として，1回につき**100点**（注2本文に規定する在宅患者オンライン薬剤管理指導料を算定する場合は，処方箋受付1回につき**12点**）を所定点数に加算する。

6　児童福祉法第56条の6第2項に規定する障害児である患者又

はその家族等に対して，必要な薬学的管理及び指導を行った場合は，小児特定加算として，1回につき**450点**（注2本文に規定する在宅患者オンライン薬剤管理指導料を算定する場合は，処方箋受付1回につき**350点**）を所定点数に加算する。この場合において，注5に規定する加算は算定できない。

7　別に厚生労働大臣が定める施設基準に適合しているものとして地方厚生局長等に届け出た保険薬局において，在宅中心静脈栄養法を行っている患者に対して，その投与及び保管の状況，配合変化の有無について確認し，必要な薬学的管理及び指導を行った場合（注2に規定する場合を除く。）は，在宅中心静脈栄養法加算として，1回につき**150点**を所定点数に加算する。

8　保険薬局の所在地と患家の所在地との距離が16キロメートルを超えた場合にあっては，特殊の事情があった場合を除き算定できない。

9　在宅患者訪問薬剤管理指導に要した交通費は，患家の負担とする。

15の2　在宅患者緊急訪問薬剤管理指導料

1　計画的な訪問薬剤管理指導に係る疾患の急変に伴うものの場合……………………………………………………………………………… **500点**

2　1以外の場合………………………………………………………………… **200点**

注1　1及び2について，訪問薬剤管理指導を実施している保険薬局の保険薬剤師が，在宅での療養を行っている患者であって通院が困難なものの状態の急変等に伴い，当該患者の在宅療養を担う保険医療機関の保険医又は当該保険医療機関と連携する他の保険医療機関の保険医の求めにより，当該患者に係る計画的な訪問薬剤管理指導とは別に，緊急に患家を訪問して必要な薬学的管理及び指導を行った場合に，1と2を合わせて月4回（末期の悪性腫瘍の患者又は注射による麻薬の投与が必要な患者にあっては，原則として月8回）に限り算定する。ただし，情報通信機器を用いて必要な薬学的管理及び指導を行った場合には，在宅患者緊急オンライン薬剤管理指導料として，**59点**を算定する。なお，区分番号00に掲げる調剤基本料の注2に規定する別に厚生労働大臣が定

める保険薬局においては，算定できない。

2　麻薬の投薬が行われている患者に対して，麻薬の使用に関し，その服用及び保管の状況，副作用の有無等について患者に確認し，必要な薬学的管理及び指導を行った場合は，麻薬管理指導加算として，１回につき**100点**（注１のただし書に規定する在宅患者緊急オンライン薬剤管理指導料を算定する場合は，処方箋受付１回につき**22点**）を所定点数に加算する。

3　別に厚生労働大臣が定める施設基準に適合しているものとして地方厚生局長等に届け出た保険薬局において，在宅で医療用麻薬持続注射療法を行っている患者に対して，その投与及び保管の状況，副作用の有無等について患者又はその家族等に確認し，必要な薬学的管理及び指導を行った場合（注１のただし書に規定する場合を除く。）は，在宅患者医療用麻薬持続注射療法加算として，１回につき**250点**を所定点数に加算する。この場合において，注２に規定する加算は算定できない。

4　在宅で療養を行っている６歳未満の乳幼児であって，通院が困難なものに対して，患家を訪問して，直接患者又はその家族等に対して薬学的管理及び指導を行った場合は，乳幼児加算として，１回につき**100点**（注１のただし書に規定する在宅患者緊急オンライン薬剤管理指導料を算定する場合は，処方箋受付１回につき**12点**）を所定点数に加算する。

5　児童福祉法第56条の６第２項に規定する障害児である患者又はその家族等に対して，必要な薬学的管理及び指導を行った場合は，小児特定加算として，１回につき**450点**（注１のただし書に規定する在宅患者緊急オンライン薬剤管理指導料を算定する場合は，処方箋受付１回につき**350点**）を所定点数に加算する。この場合において，注４に規定する加算は算定できない。

6　別に厚生労働大臣が定める施設基準に適合しているものとして地方厚生局長等に届け出た保険薬局において，在宅中心静脈栄養法を行っている患者に対して，その投与及び保管の状況，配合変化の有無について確認し，必要な薬学的管理及び指導を行った場合（注１のただし書に規定する場合を除く。）は，在宅中心静脈栄養法加算として，１回につき**150点**を所定点数に加算する。

7　保険薬局の所在地と患家の所在地との距離が16キロメートルを超えた場合にあっては，特殊の事情があった場合を除き算定できない。

8　在宅患者緊急訪問薬剤管理指導に要した交通費は，患家の負担とする。

9　1について，末期の悪性腫瘍の患者及び注射による麻薬の投与が必要な患者に対して，保険医の求めにより開局時間以外の夜間，休日又は深夜に，緊急に患家を訪問して必要な薬学的管理及び指導を行った場合は，次に掲げる点数をそれぞれ所定点数に加算する。

イ　夜間訪問加算……………………………………………………… **400点**

ロ　休日訪問加算……………………………………………………… **600点**

ハ　深夜訪問加算…………………………………………………… **1,000点**

10　注1の規定にかかわらず，感染症法第６条第７項に規定する新型インフルエンザ等感染症，同条第８項に規定する指定感染症，同条第９項に規定する新感染症の患者であって，患家又は宿泊施設で療養する者，介護老人保健施設，介護医療院，地域密着型介護老人福祉施設又は介護老人福祉施設に入所する者に対して交付された処方箋を受け付けた場合において，処方箋を発行した医師の指示により，当該保険薬局の薬剤師が患家又は当該施設を緊急に訪問し，当該患者又はその家族等に対して対面による服薬指導その他の必要な薬学的管理及び指導を実施し，薬剤を交付した場合には，１を算定する。ただし，情報通信機器を用いて必要な薬学的管理及び指導を行った場合には，在宅患者緊急オンライン薬剤管理指導料として，**59点**を算定する。この場合において，注10については，区分番号10の３に掲げる服薬管理指導料，区分番号13の２に掲げるかかりつけ薬剤師指導料，区分番号13の３に掲げるかかりつけ薬剤師包括管理料は，別に算定できない。

15の3　在宅患者緊急時等共同指導料……………………………… **700点**

注1　訪問薬剤管理指導を実施している保険薬局の保険薬剤師が，在宅での療養を行っている患者であって通院が困難なものの状態の

急変等に伴い，当該患者の在宅療養を担う保険医療機関の保険医又は当該保険医療機関と連携する他の保険医療機関の保険医の求めにより，当該保険医療機関の保険医等，歯科訪問診療を実施している保険医療機関の保険医である歯科医師等，訪問看護ステーションの保健師，助産師，看護師，理学療法士，作業療法士若しくは言語聴覚士，介護支援専門員又は相談支援専門員と共同でカンファレンスに参加し，それらの者と共同で療養上必要な指導を行った場合に，月２回に限り算定する。ただし，区分番号00に掲げる調剤基本料の注２に規定する別に厚生労働大臣が定める保険薬局においては，算定できない。

2　麻薬の投薬が行われている患者に対して，麻薬の使用に関し，その服用及び保管の状況，副作用の有無等について患者に確認し，必要な薬学的管理及び指導を行った場合は，麻薬管理指導加算として，１回につき**100点**を所定点数に加算する。

3　別に厚生労働大臣が定める施設基準に適合しているものとして地方厚生局長等に届け出た保険薬局において，在宅で医療用麻薬持続注射療法を行っている患者に対して，その投与及び保管の状況，副作用の有無等について患者又はその家族等に確認し，必要な薬学的管理及び指導を行った場合は，在宅患者医療用麻薬持続注射療法加算として，１回につき**250点**を所定点数に加算する。この場合において，注２に規定する加算は算定できない。

4　在宅で療養を行っている６歳未満の乳幼児であって，通院が困難なものに対して，患家を訪問して，直接患者又はその家族等に対して薬学的管理及び指導を行った場合は，乳幼児加算として，１回につき**100点**を所定点数に加算する。

5　児童福祉法第56条の６第２項に規定する障害児である患者又はその家族等に対して，必要な薬学的管理及び指導を行った場合は，小児特定加算として，１回につき**450点**を所定点数に加算する。この場合において，注４に規定する加算は算定できない。

6　別に厚生労働大臣が定める施設基準に適合しているものとして地方厚生局長等に届け出た保険薬局において，在宅中心静脈栄養法を行っている患者に対して，その投与及び保管の状況，配合変化の有無について確認し，必要な薬学的管理及び指導を行った場合は，在宅中心静脈栄養法加算として，1回につき**150点**を所定点数に加算する。

7　保険薬局の所在地と患家の所在地との距離が16キロメートルを超えた場合にあっては，特殊の事情があった場合を除き算定できない。

8　区分番号15の2に掲げる在宅患者緊急訪問薬剤管理指導料は，別に算定できない。

15の4　退院時共同指導料……………………………………………**600点**

注　保険医療機関に入院中の患者について，当該患者の退院後の訪問薬剤管理指導を担う保険薬局として当該患者が指定する保険薬局の保険薬剤師が，当該患者の同意を得て，退院後の在宅での療養上必要な薬剤に関する説明及び指導を，入院中の保険医療機関の保険医又は保健師，助産師，看護師，准看護師，薬剤師，管理栄養士，理学療法士，作業療法士，言語聴覚士若しくは社会福祉士と共同して行った上で，文書により情報提供した場合に，当該入院中1回に限り算定する。ただし，別に厚生労働大臣が定める疾病等の患者については，当該入院中2回に限り算定できる。なお，区分番号00に掲げる調剤基本料の注2に規定する別に厚生労働大臣が定める保険薬局においては，算定できない。

15の5　服薬情報等提供料

1　服薬情報等提供料1………………………………………………**30点**

2　服薬情報等提供料2

イ　保険医療機関に必要な情報を文書により提供した場合…………	**20点**
ロ　リフィル処方箋による調剤後，処方医に必要な情報を文書により提供した場合……………………………………………………………	**20点**
ハ　介護支援専門員に必要な情報を文書により提供した場合………	**20点**

3　服薬情報等提供料3………………………………………………**50点**

注1　1については，保険医療機関の求めがあった場合において，患者の同意を得た上で，薬剤の使用が適切に行われるよう，調剤後も当該患者の服用薬の情報等について把握し，保険医療機関に必要な情報を文書により提供等した場合に月1回に限り算定する。

2　2については，保険薬剤師がその必要性を認めた場合において，当該患者の同意を得た上で，薬剤の使用が適切に行われるよう，調剤後も患者の服用薬の情報等について把握し，保険医療機関又は介護支援専門員に必要な情報を文書により提供を行った場合に月1回に限り算定する。

3　3については，入院前の患者に係る保険医療機関の求めがあった場合において，当該患者の同意を得た上で，当該患者の服用薬の情報等について一元的に把握し，必要に応じて当該患者が保険薬局に持参した服用薬の整理を行うとともに，保険医療機関に必要な情報を文書により提供等した場合に3月に1回に限り算定する。

4　区分番号13の2に掲げるかかりつけ薬剤師指導料，区分番号13の3に掲げるかかりつけ薬剤師包括管理料又は区分番号15に掲げる在宅患者訪問薬剤管理指導料を算定している患者については，算定しない。

5　区分番号00に掲げる特別調剤基本料Aを算定する保険薬局において，調剤基本料の注6に規定する厚生労働大臣が定める保険医療機関への情報提供を行った場合は，算定できない。

6　区分番号00に掲げる調剤基本料の注2に規定する別に厚生労働大臣が定める保険薬局においては，算定できない。

15の6　在宅患者重複投薬・相互作用等防止管理料

1　処方箋に基づき処方医に処方内容を照会し，処方内容が変更された場合

イ　残薬調整に係るもの以外の場合……………………………………40点

ロ　残薬調整に係るものの場合…………………………………………20点

2　患者へ処方箋を交付する前に処方医と処方内容を相談し，処方に係る提案が反映された処方箋を受け付けた場合

イ　残薬調整に係るもの以外の場合……………………………………40点

ロ　残薬調整に係るものの場合…………………………………………20点

注1　区分番号15に掲げる在宅患者訪問薬剤管理指導料を算定している患者その他厚生労働大臣が定める患者に対して，薬剤服用歴に基づき，重複投薬，相互作用の防止等の目的で，処方医に対し

て処方箋の処方内容に係る照会又は患者へ処方箋を交付する前に処方内容に係る提案を行った結果，処方に変更が行われた場合に，処方箋受付１回につき所定点数を算定する。ただし，区分番号 00 に掲げる調剤基本料の注２に規定する別に厚生労働大臣が定める保険薬局は，算定できない。

２　区分番号 10 の２に掲げる調剤管理料の注３に規定する重複投薬・相互作用等防止加算，区分番号 10 の３に掲げる服薬管理指導料，区分番号 13 の２に掲げるかかりつけ薬剤師指導料又は区分番号 13 の３に掲げるかかりつけ薬剤師包括管理料を算定している患者については，算定しない。

15 の７　経管投薬支援料……………………………………………………… **100 点**

注　胃瘻若しくは腸瘻による経管投薬又は経鼻経管投薬を行っている患者若しくはその家族等又は保険医療機関の求めに応じて，当該患者の同意を得た上で，簡易懸濁法による薬剤の服用に関して必要な支援を行った場合に，初回に限り算定する。ただし，区分番号 00 に掲げる調剤基本料の注２に規定する別に厚生労働大臣が定める保険薬局においては，算定できない。

15 の８　在宅移行初期管理料…………………………………………………… **230 点**

注１　在宅療養へ移行が予定されている患者であって通院が困難なもののうち，服薬管理に係る支援が必要なものに対して，当該患者の訪問薬剤管理指導を担う保険薬局として当該患者が指定する保険薬局の保険薬剤師が，当該患者の同意を得て，当該患者の在宅療養を担う保険医療機関等と連携して，在宅療養を開始するに当たり必要な薬学的管理及び指導を行った場合に，当該患者において区分番号 15 に掲げる在宅患者訪問薬剤管理指導料の１その他厚生労働大臣が定める費用を算定した初回算定日の属する月に１回に限り算定する。ただし，在宅移行初期管理料を算定した日には，区分番号 14 の２に掲げる外来服薬支援料１は算定できない。なお，区分番号 00 に掲げる調剤基本料の注２に規定する別に厚生労働大臣が定める保険薬局においては，算定できない。

２　在宅移行初期管理に要した交通費は，患家の負担とする。

16 から 19 まで　削除

第3節　薬　剤　料

区分

20　使用薬剤料

1　使用薬剤の薬価が薬剤調製料の所定単位につき15円以下の場合……………………………………………………………**1点**

2　使用薬剤の薬価が薬剤調製料の所定単位につき15円を超える場合の加算　　10円又はその端数を増すごとに**1点**

注1　使用薬剤の薬価は，別に厚生労働大臣が定める。

2　区分番号00に掲げる特別調剤基本料Aを算定する薬局及び区分番号00に掲げる調剤基本料の注2に規定する別に厚生労働大臣が定める保険薬局において，1処方につき7種類以上の内服薬（特に規定するものを除く。）の調剤を行った場合には，所定点数の**100分の90**に相当する点数により算定する。

第4節　特定保険医療材料料

区分

30　特定保険医療材料　　材料価格を10円で除して得た点数

注　使用した特定保険医療材料の材料価格は，別に厚生労働大臣が定める。

第5節　経過措置

平成24年3月31日以前に区分番号15の注1に規定する医師の指示があった患者については，区分番号15の注8，区分番号15の2の注7及び区分番号15の3の注7の規定は適用しない。

○保険医療機関及び保険医療養担当規則

〔昭和 32 年 4 月 30 日　厚生省令第 15 号〕
〔最終改正：令和 6 年 3 月 5 日　厚生労働省令第 35 号〕

第1章　保険医療機関の療養担当

（療養の給付の担当の範囲）

第1条　保険医療機関が担当する療養の給付並びに被保険者及び被保険者であった者並びにこれらの者の被扶養者の療養（以下単に「療養の給付」という。）の範囲は，次のとおりとする。

一　診察

二　薬剤又は治療材料の支給

三　処置，手術その他の治療

四　居宅における療養上の管理及びその療養に伴う世話その他の看護

五　病院又は診療所への入院及びその療養に伴う世話その他の看護

（療養の給付の担当方針）

第2条　保険医療機関は，懇切丁寧に療養の給付を担当しなければならない。

2　保険医療機関が担当する療養の給付は，被保険者及び被保険者であった者並びにこれらの者の被扶養者である患者（以下単に「患者」という。）の療養上妥当適切なものでなければならない。

（診療に関する照会）

第2条の2　保険医療機関は，その担当した療養の給付に係る患者の疾病又は負傷に関し，他の保険医療機関から照会があった場合には，これに適切に対応しなければならない。

（適正な手続の確保）

第2条の3　保険医療機関は，その担当する療養の給付に関し，厚生労働大臣又は地方厚生局長若しくは地方厚生支局長に対する申請，届出等に係る手続及び療養の給付に関する費用の請求に係る手続を適正に行わなければならない。

（健康保険事業の健全な運営の確保）

第2条の4　保険医療機関は，その担当する療養の給付に関し，健康保険事業の健全な運営を損なうことのないよう努めなければならない。

（経済上の利益の提供による誘引の禁止）

第2条の4の2　保険医療機関は，患者に対して，第5条の規定により受領する費用の額に応じて当該保険医療機関が行う収益業務に係る物品の対価の額の値引きをすることその他の健康保険事業の健全な運営を損なうおそれのある経済上の利益の提供により，当該患者が自己の保険医療機関において診療を受けるように誘引してはならない。

2　保険医療機関は，事業者又はその従業員に対して，患者を紹介する対価として金品を提供することその他の健康保険事業の健全な運営を損なうおそれのある経済上の利益を提供することにより，患者が自己の保険医療機関において診療を受けるように誘引してはならない。

（特定の保険薬局への誘導の禁止）

第2条の5　保険医療機関は，当該保険医療機関において健康保険の診療に従事している保険医（以下「保険医」という。）の行う処方箋の交付に関し，患者に対して特定の保険薬局において調剤を受けるべき旨の指示等を行ってはならない。

2　保険医療機関は，保険医の行う処方箋の交付に関し，患者に対して特定の保険薬局において調剤を受けるべき旨の指示等を行うことの対償として，保険薬局から金品その他の財産上の利益を収受してはならない。

（掲示）

第2条の6　保険医療機関は，その病院又は診療所内の見やすい場所に，第5条の3第4項，第5条の3の2第4項及び第5条の4第2項に規定する事項のほか，別に厚生労働大臣が定める事項を掲示しなければならない。

2　保険医療機関は，原則として，前項の厚生労働大臣が定める事項をウェブサイトに掲載しなければならない。

（受給資格の確認等）

第3条　保険医療機関は，患者から療養の給付を受けることを求められた場合には，次に掲げるいずれかの方法によって療養の給付を受ける資格があることを確認しなければならない。ただし，緊急やむを得ない事由によって当該確認を行うことができない患者であって，療養の給付を受ける資格が明らかなものについては，この限りでない。

一　健康保険法（大正11年法律第70号。以下「法」という。）第3条第13項に規定する電子資格確認（以下「電子資格確認」という。）

二　患者の提出する被保険者証

三　当該保険医療機関が，過去に取得した当該患者の被保険者又は被扶養者の資格に係る情報（保険給付に係る費用の請求に必要な情報を含む。）を用いて，保険者に対し，電子情報処理組織を使用する方法その他の情報通信の技術を利用する方法により，あらかじめ照会を行い，保険者から回答を受けて取得した直近の当該情報を確認する方法（当該患者が当該保険医療機関から療養の給付（居宅における療養上の管理及びその療養に伴う世話その他の看護に限る。）を受けようとする場合であって，当該保険医療機関から電子資格確認による確認を受けてから継続的な療養の給付を受けている場合に限る。）

2　患者が電子資格確認により療養の給付を受ける資格があることの確認を受けることを求めた場合における前項の規定の適用については，同項中「次に掲げるいずれかの」とあるのは「第一号又は第三号に掲げる」と，「事由によって」とあるのは「事由によって第一号又は第三号に掲げる方法により」とする。

3　療養の給付及び公費負担医療に関する費用の請求に関する命令（昭和51年厚生省令第36号）第5条第1項の規定により同項に規定する書面による請求を行っている保険医療機関及び同令第6条第1項の規定により届出を行った保険医療機関については，前項の規定は，適用しない。

4　保険医療機関（前項の規定の適用を受けるものを除く。）は，第2項に規定する場合において，患者が電子資格確認によって療養の給付を受ける資格があることの確認を受けることができるよう，あらかじめ必要な体制を整備しなければならない。

（要介護被保険者等の確認）

第3条の2　保険医療機関等は，患者に対し，訪問看護，訪問リハビリテーションその他の介護保険法（平成9年法律第123号）第8条第1項に規定する居宅サービス又は同法第8条の2第1項に規定する介護予防サービスに相当する療養の給付を行うに当たっては，同法第12条第3項に規定する被保険者証の提示を求めるなどにより，当該患者が同法第62条に規定する要介護被保険者等であるか否かの確認を行うものとする。

（被保険者証の返還）

第4条　保険医療機関は，患者の提出する被保険者証により，療養の給付を受ける資格があることを確認した患者に対する療養の給付を担当しなくなったとき，その他正当な理由により当該患者から被保険者証の返還を求められたときは，これを遅滞なく当該患者に返還しなければならない。ただし，当該患者が死亡した場合は，法第100条，第105条又は第113条の規定により埋葬料，埋葬費又は家族埋葬料を受けるべき者に返還しなければならない。

（一部負担金等の受領）

第5条　保険医療機関は，被保険者又は被保険者であった者については法第74条の規定による一部負担金，法第85条に規定する食事療養標準負担額（同条第2項の規定により算定した費用の額が標準負担額に満たないときは，当該費用の額とする。以下単に「食事療養標準負担額」という。），法第85条の2に規定する生活療養標準負担額（同条第2項の規定により算定した費用の額が生活療養標準負担額に満たないときは，当該費用の額とする。以下単に「生活療養標準負担額」という。）又は法第86条の規定による療養（法第63条第2項第一号に規定する食事療養（以下「食事療養」という。）及び同項第二号に規定する生活療養（以下「生活療養」という。）を除く。）についての費用の額に法第74条第1項各号に掲げる場合の区分に応じ，同項各号に定める割合を乗じて得た額（食事療養を行った場合においては食事療養標準負担額を加えた額とし，生活療養を行った場合においては，生活療養標準負担額を加えた額とする。）の支払を，被扶養者については法第76条第2項，第85条第2項，第85条の2第2項又は第86条第2項第一号の費用の額の算定の例により算定された費用の額から法第110条の規定による家族療養費として支給される額に相当する額を控除した額の支払を受けるものとする。

2　保険医療機関は，食事療養に関し，当該療養に要する費用の範囲内において法第85条第2項又は第110条第3項の規定により算定した費用の額を超える金額の支払を，生活療養に関し，当該療養に要する費用の範囲内において法第85条の2第2項又は第110条第3項の規定により算定した費用の額を超える金額の支払を，法第63条第2項第三号に規定する評価療養（以下「評価療養」という。），同項第四号に規定する患者申出療養（以下「患者申出療養」という。）又は同項第五号に規定する選定療養（以下「選定療養」という。）に関し，当該療養に要する費用の範囲内において法第86条第2項又は第110条第3項の規定により算定した費用の額を超える金額の支払を受けることができる。ただし，厚生労働大臣が定める療養に関しては，厚生労働大臣が定める額の支払を受けるものとする。

3　保険医療機関のうち，医療法（昭和23年法律第205号）第7条第2項第五号に規定する一般病床（以下「一般病床」という。）を有する同法第4条第1項に規定する地域医療支援病院（一般病床の数が200未満であるものを除く。），同法第4条の2第1項に規定する特定機能病院及び同法第30条の18の2第1項に規定する外来機能報告対象病院等（同法第30条の18の4第1項第二号の規定に基づき，同法第30条の18の2第1項第一号の厚生労働省令で定める外来医療を提供する基幹的な病院として都道府県が公表したものに限り，一般病床の数が200未満であるものを除く。）であるものは，法第70条第3項に規定する保険医療機関相互間の機能の分担及び業務の連携のための措置として，次に掲げる措置を講ずるものとする。

一　患者の病状その他の患者の事情に応じた適切な他の保険医療機関を当該患者に紹介すること。

二　選定療養（厚生労働大臣の定めるものに限る。）に関し，当該療養に要する費用の範囲内において厚生労働大臣の定める金額以上の金額の支払を求めること（厚生労働大臣の定める場合を除く。）。

（領収証等の交付）

第5条の2　保険医療機関は，前条の規定により患者から費用の支払を受けるときは，正当な理由がない限り，個別の費用ごとに区分して記載した領収証を無償で交付しなければならない。

2　厚生労働大臣の定める保険医療機関は，前項に規定する領収証を交付するときは，正当な理由がない限り，当該費用の計算の基礎となった項目ごとに記載した明細書を交付しなければならない。

3　前項に規定する明細書の交付は，無償で行わなければならない。

第5条の2の2　前条第2項の厚生労働大臣の定める保険医療機関は，公費負担医療（厚生労働大臣の定めるものに限る。）を担当した場合（第5条第1項の規定により患者から費用の支払を受ける場合を除く。）において，正当な理由がない限り，当該公費負担医療に関する費用の請求に係る計算の基礎となった項目ごとに記載した明細書を交付しなければならない。

2　前項に規定する明細書の交付は，無償で行わなければならない。

（食事療養）

第5条の3　保険医療機関は，その入院患者に対して食事療養を行うに当たっては，病状に応じて適切に行うとともに，その提供する食事の内容の向上に努めなければならない。

2　保険医療機関は，食事療養を行う場合には，次項に規定する場合を除き，食事療養標準負担額の支払を受けることにより食事を提供するものとする。

3　保険医療機関は，第5条第2項の規定による支払を受けて食事療養を行う場合には，当該療養にふさわしい内容のものとするほか，当該療養を行うに当たり，あらかじめ，患者に対しその内容及び費用に関して説明を行い，その同意を得なければならない。

4　保険医療機関は，その病院又は診療所の病棟等の見やすい場所に，前項の療養の内容及び費用に関する事項を掲示しなければならない。

5　保険医療機関は，原則として，前項の療養の内容及び費用に関する事項をウェブサイトに掲載しなければならない。

（生活療養）

第5条の3の2　保険医療機関は，その入院患者に対して生活療養を行うに当たっては，病状に応じて適切に行うとともに，その提供する食事の内容の向上並びに温度，照明及び給水に関する適切な療養環境の形成に努めなければならない。

2　保険医療機関は，生活療養を行う場合には，次項に規定する場合を除き，生活療養標準負担額の支払を受けることにより食事を提供し，温度，照明及び給水に関する適切な療養環境を形成するものとする。

3　保険医療機関は，第5条第2項の規定による支払を受けて生活療養を行う場合には，当該療養にふさわしい内容のものとするほか，当該療養を行うに当たり，あらかじめ，患者に対しその内容及び費用に関して説明を行い，その同意を得なければならない。

4　保険医療機関は，その病院又は診療所の病棟等の見やすい場所に，前項の療養の内容及び費用に関する事項を掲示しなければならない。

5　保険医療機関は，原則として，前項の療養の内容及び費用に関する事項をウェブサイトに掲載しなければならない。

（保険外併用療養費に係る療養の基準等）

第5条の4　保険医療機関は，評価療養，患者申出療養又は選定療養に関して第5条第2項又は第3項第二号の規定による支払を受けようとする場合において，当該療養を行うに当たり，その種類及び内容に応じて厚生労働大臣の定める基準に従わなければならないほか，あらかじめ，患者に対しその内容及び費用に関して説明を行い，その同意を得なければならない。

2　保険医療機関は，その病院又は診療所の見やすい場所に，前項の療養の内容及び費用に関する事項を掲示しなければならない。

3　保険医療機関は，原則として，前項の療養の内容及び費用に関する事項をウェブサイトに掲載しなければならない。

（証明書等の交付）

第6条　保険医療機関は，患者から保険給付を受けるために必要な保険医療機関又は保険医の証明書，意見書等の交付を求められたときは，無償で交付しなければならない。ただし，法第87条第1項の規定による療養費（柔道整復を除く施術に係るものに限る。），法第99条第1項の規定による傷病手当金，法第101条の規定による出産育児一時金，法第102条第1項の規定による出産手当金又は法第114条の規定による家族出産育児一時金に係る証明書又は意見書については，この限りでない。

（指定訪問看護の事業の説明）

第7条　保険医療機関は，患者が指定訪問看護事業者（法第88条第1項に規定する指定訪問看護事業者並びに介護保険法第41条第1項本文に規定する指定居宅サービス事業者（訪問看護事業を行う者に限る。）及び同法第53条第1項に規定する指定介護予防サービス事業者（介護予防訪問看護事業を行う者に限る。）をいう。以下同じ。）から指定訪問看護（法第88条第1項に規定する指定訪問看護並びに介護保険法第41条第1項本文に規定する指定居宅サービス（同法第8条第4項に規定する訪問看護の場合に限る。）及び同法第53条第1項に規定する指定介護予防サービス（同法第8条の2第3項に規定する介護予防訪問看護の場合に限る。）をいう。以下同じ。）を受ける必要があると認めた場合には，当該患者に対しその利用手続，提供方法及び内容等につき十分説明を行うよう努めなければならない。

（診療録の記載及び整備）

第8条　保険医療機関は，第22条の規定による診療録に療養の給付の担当に関し必要な事項を記載し，これを他の診療録と区別して整備しなければならない。

（帳簿等の保存）

第9条　保険医療機関は，療養の給付の担当に関する帳簿及び書類その他の記録をその完結の日から3年間保存しなければならない。ただし，患者の診療録にあっては，その完結の日から5年間とする。

（通知）

第10条　保険医療機関は，患者が次の各号の一に該当する場合には，遅滞なく，意見を付して，その旨を全国健康保険協会又は当該健康保険組合に通知しなければならない。

一　家庭事情等のため退院が困難であると認められたとき。

二　闘争，泥酔又は著しい不行跡によって事故を起したと認められたとき。

三　正当な理由がなくて，療養に関する指揮に従わないとき。

四　詐欺その他不正な行為により，療養の給付を受け，又は受けようとしたとき。

（入院）

第11条　保険医療機関は，患者の入院に関しては，療養上必要な寝具類を具備し，その使用に供するとともに，その病状に応じて適切に行い，療養上必要な事項について適切な注意及び指導を行わなければならない。

2　保険医療機関は，病院にあっては，医療法の規定に基づき許可を受け、若しくは届出をし、又は承認を受けた病床の数の範囲内で，診療所にあっては，同法の規定に基づき許可を受け，若しくは届出をし，又は通知をした病床数の範囲内で，それぞれ患者を入院させなければならない。ただし，災害その他のやむを得ない事情がある場合は，この限りでない。

（看護）

第11条の2　保険医療機関は，その入院患者に対して，患者の負担により，当該保険医療機関の従業者以外の者による看護を受けさせてはならない。

2　保険医療機関は，当該保険医療機関の従業者による看護を行うため，従業者の確保等必要な体制の整備に努めなければならない。

（報告）

第11条の3　保険医療機関は，厚生労働大臣が定める療養の給付の担当に関する事項について，地方厚生局長又は地方厚生支局長に定期的に報告を行わなければならない。

2　前項の規定による報告は，当該保険医療機関の所在地を管轄する地方厚生局又は地方厚生支局の分室がある場合においては，当該分室を経由して行うものとする。

第2章　保険医の診療方針等

（診療の一般的方針）

第12条　保険医の診療は，一般に医師又は歯科医師として診療の必要があると認められる疾病又は負傷に対して，適確な診断をもととし，患者の健康の保持増進上妥当適切に行われなければならない。

（療養及び指導の基本準則）

第13条　保険医は，診療に当っては，懇切丁寧を旨とし，療養上必要な事項は理解し易いように指導しなければならない。

（指導）

第14条　保険医は，診療にあたっては常に医学の立場を堅持して，患者の心身の状態を観察し，心理的な効果をも挙げることができるよう適切な指導をしなければならない。

第15条　保険医は，患者に対し予防衛生及び環境衛生の思想のかん養に努め，適切な指導をしなければならない。

（転医及び対診）

第16条　保険医は，患者の疾病又は負傷が自己の専門外にわたるものであるとき，又はその診療について疑義があるときは，他の保険医療機関へ転医させ，又は他の保険医の対診を求める等診療について適切な措置を講じなければならない。

（診療に関する照会）

第16条の2　保険医は，その診療した患者の疾病又は負傷に関し，他の保険医療機関又は保険医から照会があった場合には，これに適切に対応しなければならない。

（施術の同意）

第17条　保険医は，患者の疾病又は負傷が自己の専門外にわたるものであるという理由によって，みだりに，施術業者の施術を受けさせることに同意を与えてはならない。

（特殊療法等の禁止）

第18条　保険医は，特殊な療法又は新しい療法等については，厚生労働大臣の定めるもののほか行ってはならない。

（使用医薬品及び歯科材料）

第19条　保険医は，厚生労働大臣の定める医薬品以外の薬物を患者に施用し，又は処方してはならない。ただし，医薬品，医療機器等の品質，有効性及び安全性の確保等に関する法律（昭和35年法律第145号）第2条第17項に規定する治験（以下「治験」という。）に係る診療において，当該治験の対象とされる薬物を使用する場合その他厚生労働大臣が定める場合においては，この限りでない。

2　歯科医師である保険医は，厚生労働大臣の定める歯科材料以外の歯科材料を歯冠修復及び欠損補綴において使用してはならない。ただし，治験に係る診療において，当該治験の対象とされる機械器具等を使用する場合その他厚生労働大臣が定める場合においては，この限りでない。

（健康保険事業の健全な運営の確保）

第19条の2　保険医は，診療に当たっては，健康保険事業の健全な運営を損なう行為を行うことのないよう努めなければならない。

（特定の保険薬局への誘導の禁止）

第19条の3　保険医は，処方箋の交付に関し，患者に対して特定の保険薬局において調剤を受けるべき旨の指示等を行ってはならない。

2　保険医は，処方箋の交付に関し，患者に対して特定の保険薬局において調剤を受けるべき旨の指示等を行うことの対償として，保険薬局から金品その他の財産上の利益を収受してはならない。

（指定訪問看護事業との関係）

第19条の4　医師である保険医は，患者から訪問看護指示書の交付を求められ，その必要があると認めた場合には，速やかに，当該患者の選定する訪問看護ステーション（指定訪問看護事業者が当該指定に係る訪問看護事業を行う事業所をいう。以下同じ。）に交付しなければならない。

2　医師である保険医は，訪問看護指示書に基づき，適切な訪問看護が提供されるよう，訪問看護ステーション及びその従業者からの相談に際しては，当該指定訪問看護を受ける者の療養上必要な事項について適切な注意及び指導を行わなければならない。

（診療の具体的方針）

第20条　医師である保険医の診療の具体的方針は，前12条の規定によるほか，次に掲げるところによるものとする。

一　診察

イ　診察は，特に患者の職業上及び環境上の特性等を顧慮して行う。

ロ　診察を行う場合は，患者の服薬状況及び薬剤服用歴を確認しなければならない。ただし，緊急やむを得ない場合については，この限りではない。

ハ　健康診断は，療養の給付の対象として行ってはならない。

ニ　往診は，診療上必要があると認められる場合に行う。

ホ　各種の検査は，診療上必要があると認められる場合に行う。

ヘ　ホによるほか，各種の検査は，研究の目的をもって行ってはならない。ただし，治験に係る検査については，この限りでない。

二　投薬

イ　投薬は，必要があると認められる場合に行う。

ロ　治療上1剤で足りる場合には1剤を投与し，必要があると認められる場合に2剤以上を投与する。

ハ　同一の投薬は，みだりに反覆せず，症状の経過に応じて投薬の内容を変更する等の考慮をしなければならない。

ニ　投薬を行うに当たっては，医薬品，医療機器等の品質，有効性及び安全性の確保等に関する法律第14条の4第1項各号に掲げる医薬品（以下「新医薬品等」という。）とその有効成分，分量，用法，用量，効能及び効果が同一性を有する医薬品として，同法第14条又は第19条の2の規定による製造販売の承認（以下「承認」という。）がなされたもの（ただし，同法第14条の4第1項第二号に掲げる医薬品並びに新医薬品等に係る承認を受けている者が，当該承認に係る医薬品と有効成分，分量，用法，用量，効能及び効果が同一であってその形状，有効成分の含量又は有効成分以外の成分若しくはその含量が異なる医薬品に係る承認を受けている場合における当該医薬品を除く。）（以下「後発医薬品」という。）の使用を考慮するとともに，患者に後発医薬品を選択する機会を提供すること等患者が後発医薬品を選択しやすくするための対応に努めなければならない。

ホ　栄養，安静，運動，職場転換その他療養上の注意を行うことにより，治療の効果を挙げることができると認められる場合は，これらに関し指導を行い，みだりに投薬をしてはならない。

ヘ　投薬量は，予見することができる必要期間に従ったものでなければならない。この場合において，厚生労働大臣が定める内服薬及び外用薬については当該厚生労働大臣が定める内服薬及び外用薬ごとに1回14日分，30日分又は90日分を限度とする。

ト　注射薬は，患者に療養上必要な事項について適切な注意及び指導を行い，厚生労働大臣の定める注射薬に限り投与することができることとし，その投与量は，症状の経過に応じたものでなければならず，厚生労働大臣が定めるものについては当該厚生労働大臣が定めるものごとに1回14日分，30日分又は90日分を限度とする。

三　処方箋の交付

イ　処方箋の使用期間は，交付の日を含めて4日以内とする。ただし，長期の旅行等特殊の事情があると認められる場合は，この限りでない。

ロ　イの規定にかかわらず，リフィル処方箋（保険医が診療に基づき，別に厚生労働大臣が定める医薬品以外の医薬品を処方する場合に限り，複数回（3回までに限る。）の使用を認めた処方箋をいう。以下同じ。）の2回目以降の使用期間は，直近の当該リフィル処方箋の使用による前号への必要期間が終了する日の前後7日以内とする。

ハ　イ及びロによるほか，処方箋の交付に関しては，前号に定める投薬の例による。ただし，当該処方箋がリフィル処方箋である場合における同号の規定の適用については，同号へ中「投薬量」とあるのは，「リフィル処方箋の1回の使用による投薬量及び当該リフィル処方箋の複数回の使用による合計の投薬量」とし，同号へ後段の規定は，適用しない。

四　注射

イ　注射は，次に掲げる場合に行う。

⑴　経口投与によって胃腸障害を起すおそれがあるとき，経口投与をすることができないとき，又は経口投与によっては治療の効果を期待することができないとき。

⑵　特に，迅速な治療の効果を期待する必要があるとき。

⑶　その他注射によらなければ治療の効果を期待することが困難であるとき。

ロ　注射を行うに当たっては，後発医薬品の使用を考慮するよう努めなければならない。

ハ　内服薬との併用は，これによって著しく治療の効果を挙げることが明らかな場合又は内服薬の投与だけでは治療の効果を期待することが困難である場合に限って行う。

ニ　混合注射は，合理的であると認められる場合に行う。

ホ　輸血又は電解質若しくは血液代用剤の補液は，必要があると認められる場合に行う。

五　手術及び処置

イ　手術は，必要があると認められる場合に行う。

ロ　処置は，必要の程度において行う。

六　リハビリテーション

リハビリテーションは，必要があると認められる場合に行う。

六の二　居宅における療養上の管理等

居宅における療養上の管理及び看護は，療養上適切であると認められる場合に行う。

七　入院

イ　入院の指示は，療養上必要があると認められる場合に行う。

ロ　単なる疲労回復，正常分べん又は通院の不便等のための入院の指示は行わない。

ハ　保険医は，患者の負担により，患者に保険医療機関の従業者以外の者による看護を受けさせてはならない。

（歯科診療の具体的方針）

第21条　歯科医師である保険医の診療の具体的方針は，第12条から第19条の3までの規定によるほか，次に掲げるところによるものとする。

一　診察

イ　診察は，特に患者の職業上及び環境上の特性等を顧慮して行う。

ロ　診察を行う場合は，患者の服薬状況及び薬剤服用歴を確認しなければならない。ただし，緊急やむを得ない場合については，この限りではない。

ハ　健康診断は，療養の給付の対象として行ってはならない。

ニ　往診は，診療上必要があると認められる場合に行う。

ホ　各種の検査は，診療上必要があると認められる場合に行う。

ヘ　ホによるほか，各種の検査は，研究の目的をもって行ってはならない。ただし，治験に係る検査については，この限りでない。

二　投薬

イ　投薬は，必要があると認められる場合に行う。

ロ　治療上1剤で足りる場合には1剤を投与し，必要があると認められる場合に2剤以上を投与する。

ハ　同一の投薬は，みだりに反覆せず，症状の経過に応じて投薬の内容を変更する等の考慮をしなければならない。

ニ　投薬を行うに当たっては，後発医薬品の使用を考慮するとともに，患者に後発医薬品を選択する機会を提供すること等患者が後発医薬品を選択しやすくするための対応に努めなければならない。

ホ　栄養，安静，運動，職場転換その他療養上の注意を行うことにより，治療の効果を挙げることができると認められる場合は，これらに関し指導を行い，みだりに投薬をしてはならない。

ヘ　投薬量は，予見することができる必要期間に従ったものでなければならない。この場合において，厚生労働大臣が定める内服薬及び外用薬については当該厚生労働大臣が定める内服薬及び外用薬ごとに1回14日分，30日分又は90日分を限度とする。

三　処方箋の交付

イ　処方箋の使用期間は，交付の日を含めて4日以内とする。ただし，長期の旅行等特殊の事情があると認められる場合は，この限りでない。

ロ　イの規定にかかわらず，リフィル処方箋の２回目以降の使用期間は，直近の当該リフィル処方箋の使用による前号への必要期間が終了する日の前後７日以内とする。

ハ　イ及びロによるほか，処方箋の交付に関しては，前号に定める投薬の例による。ただし，当該処方箋がリフィル処方箋である場合における同号の規定の適用については，同号へ中「投薬量」とあるのは，「リフィル処方箋の１回の使用による投薬量及び当該リフィル処方箋の複数回の使用による合計の投薬量」とし，同号へ後段の規定は，適用しない。

四　注射

イ　注射は，次に掲げる場合に行う。

(1)　経口投与によって胃腸障害を起すおそれがあるとき，経口投与をすることができないとき，又は経口投与によっては治療の効果を期待することができないとき。

(2)　特に迅速な治療の効果を期待する必要があるとき。

(3)　その他注射によらなければ治療の効果を期待することが困難であるとき。

ロ　注射を行うに当たっては，後発医薬品の使用を考慮するよう努めなければならない。

ハ　内服薬との併用は，これによって著しく治療の効果を挙げることが明らかな場合又は内服薬の投与だけでは治療の効果を期待することが困難である場合に限って行う。

ニ　混合注射は，合理的であると認められる場合に行う。

ホ　輸血又は電解質若しくは血液代用剤の補液は，必要があると認められる場合に行う。

五　手術及び処置

イ　手術は，必要があると認められる場合に行う。

ロ　処置は，必要の程度において行う。

六　歯冠修復及び欠損補綴

歯冠修復及び欠損補綴は，次に掲げる基準によって行う。

イ　歯冠修復

(1)　歯冠修復は，必要があると認められる場合に行うとともに，これを行った場合は，歯冠修復物の維持管理に努めるものとする。

(2)　歯冠修復において金属を使用する場合は，代用合金を使用するものとする。ただし，前歯部の金属歯冠修復については金合金又は白金加金を使用することができるものとする。

ロ　欠損補綴

(1)　有床義歯

㈠　有床義歯は，必要があると認められる場合に行う。

㈡　鉤は，金位 14 カラット合金又は代用合金を使用する。

㈢　バーは，代用合金を使用する。

⑵　ブリッジ

㈠　ブリッジは，必要があると認められる場合に行うとともに，これを行った場合は，その維持管理に努めるものとする。

㈡　ブリッジは，代用合金を使用する。

⑶　口蓋補綴及び顎補綴並びに広範囲顎骨支持型補綴

口蓋補綴及び顎補綴並びに広範囲顎骨支持型補綴は，必要があると認められる場合に行う。

七　リハビリテーション

リハビリテーションは，必要があると認められる場合に行う。

七の二　居宅における療養上の管理等

居宅における療養上の管理及び看護は，療養上適切であると認められる場合に行う。

八　入院

イ　入院の指示は，療養上必要があると認められる場合に行う。

ロ　通院の不便等のための入院の指示は行わない。

ハ　保険医は，患者の負担により，患者に保険医療機関の従業者以外の者による看護を受けさせてはならない。

九　歯科矯正

歯科矯正は，療養の給付の対象として行ってはならない。ただし，別に厚生労働大臣が定める場合においては，この限りでない。

（診療録の記載）

第 22 条　保険医は，患者の診療を行った場合には，遅滞なく，様式第 1 号又はこれに準ずる様式の診療録に，当該診療に関し必要な事項を記載しなければならない。

（処方箋の交付）

第 23 条　保険医は，処方箋を交付する場合には，様式第 2 号若しくは第 2 号の 2 又はこれらに準ずる様式の処方箋に必要な事項を記載しなければならない。

2　保険医は，リフィル処方箋を交付する場合には，様式第 2 号又はこれに準ずる様式の処方箋にその旨及び当該リフィル処方箋の使用回数の上限を記載しなければならない。

3　保険医は，その交付した処方箋に関し，保険薬剤師から疑義の照会があった場合には，これに適切に対応しなければならない。

（適正な費用の請求の確保）

第 23 条の 2　保険医は，その行った診療に関する情報の提供等について，保険医療機関が行う療養の給付に関する費用の請求が適正なものとなるよう努めなければならない。

第3章　雑　則（略）

索　引

㊞は調剤報酬点数表を示す。

【ア】

【ウ】

【オ】

【カ】

【キ】

【ク】

【ケ】

【コ】

【サ】

【シ】

【ス】

【ソ】

【タ】

【ツ】

【テ】

【ナ】

【ニ】

【ヌ】

【ネ】

【ノ】

【ハ】

【ヒ】

【フ】

【へ】

【ホ】

【マ】

【ミ】

【ム】

【ユ】

【ヨ】

【ラ】

【リ】

【ル】

【レ】

【ロ】

【ワ】

医科診療報酬点数表
調剤報酬点数表

令和6年4月15日　発　行　**定価**(本体2,400円+消費税)

編集・発行者　**石　崎　洋**
東京都中央区入船2丁目2-14

発　行　所　**中和印刷株式会社**
東京都中央区入船2丁目2-14
電　話　東　京(03) 3552-0426
FAX　東　京(03) 3551-4604
振　替　00130-9-21453

ISBN 978-4-910781-14-3　C 3047